U0273302

陆渊雷

《伤寒论今释》

陆渊雷 著

郭江
李炜
高学松 整理

中国中医药出版社

·北京·

图书在版编目（CIP）数据

陆渊雷《伤寒论今释》/陆渊雷著；郭江，李炜，

高学松整理 . —北京：中国中医药出版社，2020.8（2023.12重印）

ISBN 978 - 7 - 5132 - 5957 - 6

Ⅰ . ①陆…　Ⅱ . ①陆…　②郭…　③李…　④高…　Ⅲ .

①《伤寒论》—研究　Ⅳ . ① R222.29

中国版本图书馆 CIP 数据核字（2019）第 279566 号

中国中医药出版社出版

北京经济技术开发区科创十三街 31 号院二区 8 号楼

邮政编码　100176

传真　010-64405721

万卷书坊印刷（天津）有限公司印刷

各地新华书店经销

开本 710×1000　1/16　印张 28　字数 440 千字

2020 年 8 月第 1 版　2023 年 12 月第 2 次印刷

书号　ISBN 978 - 7 - 5132 - 5957 - 6

定价　118.00 元

网址　www.cptcm.com

服 务 热 线　010-64405510

购 书 热 线　010-89535836

维 权 打 假　010-64405753

微信服务号　zgzyycbs

微商城网址　https://kdt.im/LIdUGr

官 方 微 博　http://e.weibo.com/cptcm

天猫旗舰店网址　https://zgzyycbs.tmall.com

如有印装质量问题请与本社出版部联系（010-64405510）

前言

陆渊雷（1894—1955），名彭年，江苏川沙县（今属上海市浦东新区）人。早年师从朴学大师姚孟醺治经学、小学，通诸子百家，工书法、金石，熟悉近代数、理、化、天文等科学，尤精于天文历算，并通晓英、法、德、日诸国文字。1919—1925年，先生曾执教于多所大中院校，讲授天文、航海、国学等，授课之余，研习中医学术。其父震甫公，亦儒亦医，故陆氏早年就阅读古医籍，早岁问学于章太炎先生，1925年师从恽铁樵先生，并协助创办函授学校。1927年悬壶沪上，1928年先后任教于中医专门学校和上海中国医学院。1929年，陆氏与徐衡之、章次公一起创办上海国医学院，聘请太炎先生为院长，自任教务长。1932年办遥从部，创办《中医新生命》杂志，1931年后任中央国医馆常务理事、学术专任委员会委员等职。一直致力于整理和发扬中国医学，著述甚多，有《伤寒论今释》《金匮要略今释》《陆氏论医籍》《中医生理术语解》《生理补正》及《病理补编》等。受恽铁樵先生革新中医的影响，亦为迎战当时余云岫等人中医不科学之逆潮，参加了反对废止中医的斗争。先生力主"中医科学化"，并为此付出了艰苦卓绝的努力，乃至暮年，顽疾缠身，仍抱病工作，未敢懈怠。中华人民共和国成立后，陆氏当选人大代表，积极筹组上海市中医学术团体，为新中国的卫生工作和新时期中医事业的发展贡献了力量。

论学识，时人视先生为"百科全书"式名医家；论作为，先生与中医事业，无论宏观全局，还是微观某些领域，皆成就卓著。

先生既坚决驳斥废止中医的谬论，又对《黄帝内经》中的一些中医理论异议诸多，对金元医家和温病学派的学术驳斥也较多，而专以《伤寒杂病论》为代表的辨证论治原则和相应方药的应用。为达"中医科学化"之目的，先生曾就改造中医发表文章《改造中医之商榷》（载于《中国医学月刊》），提出：①承认中医疗效，主张用科学方法研究中医实效："……国医有实效，而科学是真理，天下无不合实理之实效，而国医之理论乃不合实理……今用科学以研求其实效，解释其已知者，然后不信国医者可以信，不知国医者可以知，然后国医之特长，可以公布于世界医学界，而世界医学界可以得此而有长足之进步。国医科学化如此，岂能徒标榜空言哉！"②中医科学化必须吸收其他科学知识。先生曾指出："担任科学化之工作者，须有国医旧说根底，且须通晓普通科学，不然即无从化起。"③强调改造中医，沟通中西医，只有中医能胜任。④主张中医科学化的方法应从研究证候与药性入手。其所著《伤寒论今释》与《金匮要略今释》两书即践行了这些理念。先生在前书"叙例"中指出："近年欧西传来之医学出自种种精密实验，虽未能悉真际，大体已无多违失，是以鄙人治医取古书之事实，释之以科学之理论，此今释之所以命名也。"

《伤寒论今释》与《金匮要略今释》最突出的特点就是坚持"实证"。太炎先生在《伤寒论今释·序》中指陈我国诸《伤寒论》注家得失的同时，高度评价了日本汉方医学："其随文解义者，颇视我国为审慎。其以方术治病，变化从心，不滞故常者，又往往多效。令仲景而在，其必曰：吾道东矣。"陆氏受其影响，在条文之下，广征博引，取日本汉方医学论述较多。同时，在方法上"主以汉唐训诂，远西科学"。因汉唐义疏之例，注不破经，疏不破注，往往随文敷饰，终致学术沉翳不进，先生力破陈规，悉为辨正。先生认为医经之论，其义可闻，其效不可得见，尤其是金元以降，医家固守《内经》，鹜空言而不守实效，而经方所载，皆为行之比验之事实，必有科学之理，必持科学之理以求大论之旨，正如先生所言："凡理合，事实亦合，当以科学证明之；凡理合而事实不合，或理不合而事实合者，当存以待考；凡理论事实俱不合者，即当剪劈，勿使徒乱人意。"

在当时的历史环境下，先生能冲破旧袭是难能可贵的，而不避中外，唯学问是举，更是值得称道的。据有关学者统计，《伤寒论今释》中引用日本医家的论说达 674 处之多，《金匮要略今释》引用者也达 629 处，所引述医书种类繁多，近 40 家。在我国历代的仲景学说著作中，像先生这样广泛、深入研究如此众多的国外医学资料的，前所未有。先生以客观审慎的态度，以临床为依据，辨其瑕瑜，择善取录，并致力于发挥，其难以评判是非者，只要与事实有验，录之以冀后学开阔视野。《伤寒论今释》与《金匮要略今释》初为先生于沪上三所国医学院授课时的讲稿，前者初刊于 1931 年，再版于 1940 年。先生认为，"大论精粹，在证候方药"，因此一方面详于释证，与西学义可通者，尤加详述，同时于方解独重药物配伍，而又于每方证下比类附以验案，更是不厌其烦。先生以为，大论与《内经》异趣，而个中又羼入别派医家文字不少，因此论述条文本意时，反复辨析，以正其源。

《金匮要略今释》刊行稍晚，先生自己的说明是："《伤寒论今释》因读者督促，仓促付印，多未惬意。此篇则屡经改易，自以为有较《伤寒论今释》颇多是处。"潜读著作，先生用力之深，可以真切体会到：①潜心校勘，希获仲师原旨。先生除注重一字一词之讹脱倒衍外，尤重推敲整篇辞气，辨析羼入文字，以正本清源。医文并举，又从医学流派的角度进行推断，如对首篇提出大胆质疑。②疏通互证，汇通中西。先生用西医学知识对杂病证候进行了深入探讨，同时深入分析中医生理病理，并注重中药药理探讨，如分析泻心汤治疗吐血、衄血，"大黄亢进肠蠕动，引起下腹部充血，以诱导方法协芩连平上部之充血"。③博考深思，务去浮空执滞；先生于条文及注文悉断以临证实践，决不敷饰，于辨证处方尤不含糊，其义不周者，加以补充发挥，其情不符者，径示己见，供读者参考。如对痉病的证治，先生不惜笔墨，反复辨析，讨论了刚痉、柔痉与破伤风、脑脊髓膜炎的关系，指出葛根汤、栝楼桂枝汤的关系，提出葛根汤、栝楼桂枝汤用于刚痉、柔痉有误。

当然，限于时代关系，篇中不免亦夹有一些牵强附会之处，正如先生所言："学问与年俱进，今以为是者，安知他日不以为非？"但先生这种融会古今、汇通中西的学术气量，摒弃空论、唯实是举的科学精神，大胆质疑、精心求证的科学方法，都必将在今后中医事业的继承与发展中焕发出新的更大的生机。

整理说明：

1．本书以 1956 年人民卫生出版社版为底本。为保持原貌，对全书内容不删节，不改编，只做标点、句读和校勘。

2．原书系繁体字，今一律易为规范的简化字；通假字或异体字，或径改，或保留；原书系竖排本，现易为横排本，依照惯例，书中的"右"或"左"一律改为"上"或"下"字。为保持原著原貌，药名、处方及用量，原则上照原书不改；古人引书往往撮要旨而删繁节，原作者在引用他著时，在实质上没有重要差别，不影响文义者，一律不予校补，以保持原貌。

郭江　李炜　高学松

2020 年 2 月 10 日

序

《伤寒论今释》者，陆子渊雷为医校讲授作也。

自金以来，解《伤寒论》者多矣，大抵可分三部：陋若陶华，妄若舒诏，譬若黄元御，弗与焉。依据古经，言必有则，而不能通仲景之意，则成无己是也；才辩自用，颠倒旧编，时亦能解前人之执，而过或甚焉，则方有执、喻昌是也；假借运气，附会岁露，以实效之书，变为玄谈，则张志聪、陈念祖是也。去此三谬，能卓然自立者，创通大义，莫如浙之柯氏；分擘条理，莫如吴之尤氏。嗟乎！解伤寒者百余家，其能自立者，不过二人，斯亦惝矣。自《伤寒论》传及日本，为说者亦数十人，其随文解义者，颇视我国为审慎。其以方术治病，变化从心，不滞故常者，又往往多效。令仲景而在，其必曰：吾道东矣。

陆子综合我国诸师说，参以日本之所证明，有所疑滞，又与远西新术校焉，而为《今释》八卷。陆子少尝治汉儒训诂之学，又通算术物理，其用心精，故于医术，亦不敢率尔言之也。书成示余，余以为通达神旨，疗治必效，使汉师旧术，褒然自成为一家。今虽未也，要以发前修之痼惑，使后进者得窥大方，亦庶几近之矣。

抑余谓治《伤寒论》者，宜先问二大端，然后及其科条文句。二大端者何？一曰伤寒中风温病诸名，以恶寒恶风恶热命之。此论其证，非论其因，是仲景所守也。今远西论热病者，辄以细菌为本因，按《素问》言：人清静则腠理闭拒，虽有大风苛毒，勿能害。依说文，苛为小草，毒为害人之草，小草害人者，非细菌云何？宋玉《风赋》，以为庶人之雌风，动沙堁，吹死灰，骇溷浊，扬腐余。故其风中人，驱温致湿，生病造热，中唇为胗，得目为蔑。是则风非能病人，由风之所夹者以病人。溷浊腐余，是即细菌，沙堁死灰，即细菌所依，风则为传播之，以达人体，义至明白矣。而仲景亦不言，盖迩之不言病起于风寒热，远之又不言病起于苛毒腐余，独据脉证以施治疗。依其术，即投杯而卧者，何也？病因之说不必同，其为客邪则同。仲景之法，自四逆白通诸方急救心脏而外，大抵以汗、吐、下、利小便为主；清之则有白虎，方中知母亦能宣泄，则下法之微也；和之则有小柴胡，使上焦得通，津液得下，身濈然而汗出，则汗法之变也。要之，诸法皆视病之所在，因势顺导，以驱客邪于体外，使为风寒热之邪，固去也，使为细菌之邪，亦去也。若者为真因，固可以弗论也。

二曰太阳阳明等六部之名。昔人拘于脏腑，不合则指言经络，又不合则罔以无形之气，卒未有使人厌服者。近世或专以虚实论，又汗漫无所主。夫仲景自言撰用《素问》，必不事事背古。自有《素问》，以至汉末，五六百岁，其间因革损益亦多矣，亦宁有事事牵于旧术哉？余谓少阴病者，心病也。心脏弱，故脉微细，血行懈，故不能排逐客邪，而为厥冷，偶有热证，亦所谓心虚者热收于内也。若太阳病，则对少阴病为言。心脏不弱，血行有力，故能排其客邪，外抵孙络肌肤，而为发热，此不必为膀胱小肠也（篇中唯桃核承气证为热结膀胱，抵当汤丸证为小肠瘀热，然只其一端）。阳明病者，胃肠病也。胃家实之文，仲景所明著，其极至于燥屎不下。若太阴病，则对阳明病为言。以胃肠虚，故腹满而吐，自利益甚，此不必为脾也（篇中有胃气弱之文，又有脾家实之文，知脾本胃之通称）。少阳病者，三焦病也。津液搏于邪而不能化，故口苦咽干。其自太阳转入者，则上中二焦皆肿硬，故干呕胁满。津液与邪相结，邪热被阻，不得外至孙络，故往来寒热。若厥阴病，则以进于少阳为言。消渴，甚于口苦咽干也。吐蛔，甚于干呕也。热厥相间，甚于往来寒热也。或在上，则气上撞心，心中疼热，甚于胁满也。或在下，则下利脓血，是为下焦腐化，甚于上中二焦肿硬也，此不必为肝与心主也。然则少阴、阳明、少阳三者，撰用《素问》，不违其本。太阳、太阴、厥阴三者，但以前者相校，或反或进名之，又不规规于《素问》之义也。

医者，以疗病为任者也，得其疗术，即病因可以弗论。疗病者，以病所为据依者也，得其病所，则治不至于逆，随所在而导之可矣。前一事，余始发其凡，后一事，柯氏已略见大体，其论亦尚有支离，故为之整齐其说，隐括以亲绳墨焉。陆子读中东书，皆甚精博，以余言格之，其无有龃龉不调者乎。余耄矣，愿后起者益发愤以求精进也。一九三一年八月。章炳麟序。

　　《七略》叙方技为四种：医经、经方、房中、神仙。仲景书盖经方之流也。房中、神仙，非疾医所守，其事亦隐曲怪迂，君子弗道。医家所讲肄者，唯医经、经方二种。医经之书见存者，《黄帝内经》十八卷。原人血脉、经络、骨髓、阴阳、表里，以起百病之本，死生之分，若是而冠于方技之首，谁曰不宜？虽然，血脉、经络、骨髓，深藏而不可见也，阴阳、表里，暗昧而难征验也。今有病脑者，号笑无节，举措失常，而医经家指为心病，其持之有故，其言之成理，闻者则以为心病矣；有病内分泌者，肌肤黯淡，肢体罢敝，而医经家指为肾病，其持之有故，其言之成理，闻者则以为肾病矣。心肾之不能言，夫孰与发其诬妄？故医经之论，其言可闻，其效不可得见也。

　　经方以草石汤药疗病，视证候以投方。投方中，则覆杯而愈；不中，则不死为剧。岂若医经之大而无当者哉？《七略》著录经方十一家，今尽佚不存。皇甫士安云：伊尹以元圣之才，撰用"神农本草"，以为汤液，汉张仲景论广汤液，为十数卷，用之多验。案《七略》有汤液经法三十二卷，在经方十一家中，盖即士安指为伊尹所作，而后人推衍其法者。然则仲景书者，经方汤液之遗。汤液不可得见，得见仲景书，斯可矣。余少壮之年，弃儒学医，受《伤寒论》于武进恽铁樵先生，又请益于余杭章太炎先生。家君亦宿尚方术，过庭之训，不仅诗礼，以为《伤寒论》，经方之冠首，治疗之极则，学医所必由也，是以沉潜反覆，研索独勤。自远西科学发明，中医之为世诟病也久矣。金元以后医家，困守《内经》，莫能自拔，单词支义，奉为金科，驰骛空言，不验实效，其谬于科学也亦宜。夫科学岂能反乎事实哉？大论用药之法，从之则愈，违之则危，事实也，其必有科学之理存焉。余虽短浅，持科学以寻大论之旨，往往砉如解牛，动中肯綮，乃知中医取戾之道，固在医经，不在经方也。会诸医校延讲大论，乃申科学之理以说之，为《今释》八卷。盖大论方药之验，古今无二。若其凭证用方之故，非科学则莫得其真。犹有用之验而求之未得其理者，则余浅陋之过。抑亦今世科学所未及知也，用古人之法，释以今日之理，故曰《今释》。不然，成氏而降，注者百余家，岂无善本，而犹待余哓哓为哉？教学三年，属稿粗定，自唯急就多疵，未敢问世。而友朋驰书逼迫，不容或缓，因加熏理，以付手民，而发其凡如次。

《伤寒论》传世者两本，一为宋本，一为金成无己注解之本。成本辗转翻刻，已非聊摄之旧，如《明理论》所引论文，与正文或异。《本草纲目》谓人参柴胡，唯张仲景《伤寒论》作人薓茈胡。今所见《伤寒论》本，未有作薓作茈者，唯成本释音，有薓音参、茈音柴之文，则知成本多存古字。李氏所见犹尔，今为浅人改易尽矣。宋本者，治平中高保衡、孙奇、林亿等校定，国子监雕印。然今世藏家书目，殊不概见，盖原本绝矣。今所见者，为明赵开美覆刻之本，文字端好，当不失治平旧面。别有《金匮玉函经》，乃《伤寒论》别本而异名者，文字编次，与宋本、成本小异，与《脉经》《千金翼》《本事方》所引颇同。此书罕见，仅有传本。今正文用赵刻本。若他本文字有异，涉及辞义者，于说解中著其校。文字虽异，辞义犹同者，不悉校。赵刻本有显然错误者，则据他本改正。原文中细注或作字，皆林亿等校勘所记，可见古本异文，今故一仍其旧。原文用方诸条下又有数目字，每篇自为起迄，盖亦林亿等所沾，即林序所谓证外合三百九十七法，除复重，定有一百一十二方者也，今既不用林说，概从删剟。原本自六经及霍乱、阴阳易、差后病诸篇外，先之以辨脉、平脉、伤寒例、痉湿暍诸篇，终之以汗吐下可不可，及汗吐下后诸篇。今案伤寒例，有搜采仲景旧论之语，明是叔和撰集之文；辨脉平脉，辞气颇类叔和，义理乖张亦甚：痉湿暍本在《金匮》中；汗吐下诸篇，又皆与六经篇复重，注家自方有执以降，皆弃置不释。今亦但释六经霍乱阴阳易等十篇，厘为八卷。

大论精粹，在于证候方药。其有论无方诸条，多芜杂不足取，且辞气参错，不出一人，此等不知仲景所撰用，抑叔和所补缀也。自来注家遵汉唐义疏之例，注不破经，疏不破注，随文敷饰，千载沉翳，坐令学术不进。今悉为辨正，唯求心安理得，非敢立异也。又，论中厥阴病篇最难审。首条提纲，上热下寒，即乌梅丸证，旧注既是矣。下文寒热胜复诸条，截然与首条不类，且临病绌书，胥无征验。篇末下利呕哕诸条，既非上热下寒，亦非寒热胜复，其为杂凑，显然可见。又如所谓合病，成氏释为二经俱受邪相合病，诸家相承无异说。然论中凡称合病者，皆无二经以上俱见之证。有俱见之证者，又皆不称合病。余以为阴证除太阴少阴而外，更无所谓厥阴，合病则别派古医家之术语，仲景沿而用之，其本义已不可知。凡此皆伤寒家所未言，今不避专辄，悍然言之，知吾罪吾，所不敢知。

说解虽以科学为主，旧注不背科学者，仍多采用。集注通例，必先引前贤，后申己意。今不尔者，或顺原文之次，或取讲授诵览之便，无定例也。凡所援引，辄于初见处著其姓氏书名，便检索也。其后再见，或单称氏，或单称书，取文省也。雉间子炳之书，嫖帜乃师之《类聚方》。小丹波之书，绍述厥考之《辑义》。故二子独称名，父前子名，师前弟名也。

援引旧注，多删其繁芜，取其精要，虽剪裁衔接，不敢窜易旧文。又有本非逐条注释，别立论以阐经义者，如小丹波之《述义》等，其原书，大书细字，相间而行，今就其文势，剪裁联系，悉作直行大书，仍不窜入字句。又如汤本之书，和文甚繁冗，不宜直译，则意译为多。

说解中多有引本论条文相印证者，则细字注明条目，以便检对。唯山田之说解，多自举条目，而其分条，与本书稍异，则改从本书之条目，使归一律。

仲景自序，虽云撰用《素问》，今考论中用《素问》者，百仅一二。又皆沿其名而不袭其实，旧注援《素问》为释者，回曲穿凿，捉襟见肘，甚无谓矣。今于首卷，传经诸条下一发其覆，使无惑人，自谓有功后学不鲜。又有旧说通行已久，习焉而不知其非者。则略引数端，辨驳以示例。所用旧注，有瑕瑜相杂，不可删节者，亦略为辨正。其余小疵易知者，不复辨，不欲毛举细故也。

前贤述作，说理虽多逞臆，其凭证用药，则经验所积。有足多者，今于汤丸散诸方下，广引诸家用法，学者沉潜玩索，不特有裨实用，亦可触发巧思。其有臆决病情，不举证候者，仍不采录。用法之后，继以方解，则因医药之本始，先有疗法，后乃寻其理解故也。前贤治验，可以见活用之法。世有畏仲景方不敢用者，得此亦堪壮胆。今以附于方解之后，验案有与本论某条之证相对者，则以类相从，附于本条之后。唯鄙人一己之治验，概不附入，嫌标榜也。用法治验中，多有兼用后世方者，则细字注明药味。其有不知，则盖从阙。

引据诸书概用文言，说解自未能改用白话，唯务取浅显，以便学者。至于训诂考据之处，仍宗汉学家矩矱，范我驰驱，不敢诡遇。

此书本为讲授医校诸生而作，首卷成于上海中医专门学校，次两卷成于中国医学院，后数卷成于上海国医学院。专校课业无生理病理，全用旧说，余授大论，乃如鲁滨逊入荒岛，万端日用，事必躬亲，往往讲一条之文，累数千言而未已。中院课目堪相表里者，亦但有章君次公之药物，余书犹未得简要适当也。至上海国医学院，则诸课配置，指臂相联，余书始得专力于治疗。书成自读，乃觉首重尾轻，删补再三，犹未惬意。虽然，读书为学，亦如破竹，数节之后，迎刃而解，则后半正不妨稍简耳。岁在一九三〇年，十二月。陆渊雷记。

后叙

　　此书属稿，始于一九二八年之春。修饰付刊，始于一九三〇年之夏。砌版校勘时，复多所删补，印成已在一九三一年之秋。至于今，又九载矣。当排校过半时，已觉前半颇不惬，而不及追改。益以近年知见，发觉谬误尤多。今初版已罄，求索者犹踵趾相错不绝。原存纸版，既毁于兵燹。乃悉心订正，重付手民。举其大纲八端，以为后序。细菌为急性热病之病原，初属稿时，浸润师友门户之见，作意不许细菌学说，释发热恶寒为造温散温之变。夫麻黄证中，容有不染菌毒，纯由寒冒之病，如《金匮要略今释》中小续命汤下引周君价人之说是也。桂枝证汗出而热不减，其脉又缓弱不洪大，既非散温衰减，又非造温亢进，使非菌毒，何由致此？至于服麻黄剂不痊愈，以及少阳阳明诸证，更无论矣。今以发热恶寒为产生抗毒力之见象，则理论实验，胥无捍隔，一也。发热恶寒既非造温散温之变，则发表解肌诸方亦非蒸散体温而已。日人多谓为排毒疗法，顾未有以自成其说，今证以麻疹、天花、猩红热、流行性感冒诸病，信而有征。故发表解肌诸方，其主要目的为排毒，副作用则蒸散体温，二也。承气攻下，日本亦以为排毒，今审之，乃排除一种代谢废料，出自病中之特殊代谢者。其故具详阳明篇二百一十四条，此不复赘，三也。先时临病未多，未能质言结胸证为何等病，今确知为浆液性胸膜炎，而十枣汤、柴胡桂姜汤所治，亦有此病，四也。方药为中医术之中坚，近年留意古方，深知药物常以配伍之异而异其用，初非药自为效者，今于方解中特详配伍之理，五也。大论条文，质朴简洁者，义皆坚卓，纤巧繁缛者，理多可疑。吉益山田及山田所引刘栋之说，谓出后人所羼，多所删剟。今审之，有后人羼入，亦有内经家别派古医家之遗文。然浅尝者未易辨之，兹就管见所及，悉为辨别，六也。热论与大论异趣，而大论经注，时杂以热论家言。山田丹波已发其端。今释原书，亦尝推论，犹未详尽，今悉拈出，七也。原书议论恣肆，不避枝蔓，虽无妄语，而戏论绮语，在所不免。学佛已后，力戒绮语。又多读内典经论，执笔遣辞，为之拙钝。原书驳难揭发，亦峻刻伤忠厚，今多删除，其仅存者，亦改从温婉，八也。凡所订正，虽出自十余年临病教学所得，及佛学之破除我执，然友朋攻错，惠我尤多，如金君真如、徐君瀛芳、祝君味菊敬铭昆季、章君次公、徐君衡之等，皆启迪不鲜。寿君守型，先后遗书三通，已刊于遥从讲义中，皆附书识感。学问与年俱进，今以为是者，安知他日不以为非。订正宁有止境？然马齿已增，涉世良苦，方将专心学佛，用求解脱。且论医之书，属稿而未毕业，含意而未执笔者，尚有三数种，皆欲及此余生，刊行问世。使非年寿愈恒，将无余暇复及此书，则姑谓此为定本也可。虽然，并世贤达，赐以匡教，犹所企祷尔。一九四〇年五月。陆渊雷书于上海医寓。

目 录

卷
一

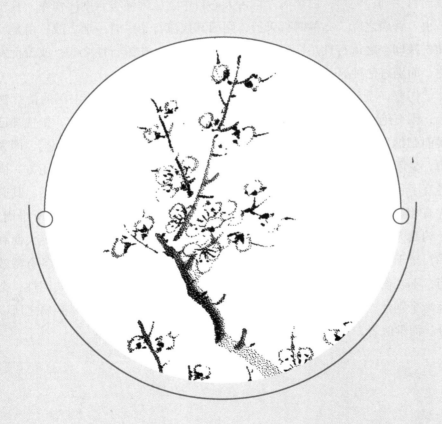

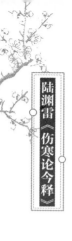

　　《伤寒论》，汉·张机撰，机字仲景，涅阳人，相传官至长沙太守。仲景著书时代在汉献帝建安纪年之后，建安十年之前，约当公元二百年之顷。其书本名《伤寒杂病论》，汉末丧乱，俄然散佚。晋·王叔和搜采而编次之，使杂病之部析出别行，即今之《金匮要略》。于是《伤寒论》不复兼杂病之名，故伤寒云者，对杂病而言。近世医家，辄谓伤寒与温热相对，乃误也。何谓伤寒？《素问·热论》云：人之伤于寒也，则为病热。又云：今夫热病者，皆伤寒之类也。两热字皆指发热，盖自其主要证候而言，则曰病热，曰热病。自古人心目中之原因而言，则曰伤寒，其实一也。晋唐之际，亦称时行天行，则因其病流行于一时一地之故。由是可知伤寒即今之流行性热性病矣。其不发热之病，非流行性之病，或流行发热，而别有他种显著证候之病，皆属杂病。

　　伤寒、杂病之分，于科学的病理学上无可据依。然于中医的治疗法上，则有绝大便利。中医治疗流行性热性病，不问其病原为何，皆视其证候而归纳为若干种证候群，予以施药治而知其宜忌。在《伤寒论》，即太阳、少阳、阳明、太阴、少阴、厥阴，所谓六经者是也。六经所用方，固各有子目，粗工固未易一蹴中肯，然能分辨六经，虽子目稍有舛错，其药犹有相当效力而不致偾事。夫病变万端，欲详为辨析，虽上智犹所难周。今约其大纲而分为六经，则中人之材，亦所优为，岂非治疗上之绝大便利乎？至于杂病，各有特殊显明之证候，诊察较易，而其疗法，又各有特效药，不若伤寒方之可以广泛应用。故就中医之疗法言，伤寒有共同性，杂病为个别性，而杂病中若干宜忌，亦与伤寒六经无异，此伤寒杂病之所以分。而学医者，尤须先读《伤寒论》，次读《金匮要略》也。

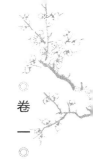

辨太阳病脉证并治上

太阳之为病，脉浮，头项强痛而恶寒。

程应旄《伤寒后条辨》云：太阳之见证，莫确于头痛恶寒，故首揭之，使后人一遇卒病，不问何气之交，而但兼此脉此证，便可作太阳病处治。亦必兼此脉此证，方可作太阳病处治。虽病已多日，不问其过经已未，而尚见此脉此证，仍可作太阳病处治。

柯琴《伤寒来苏集》云：仲景立六经总纲法，与《内经·热论》不同，太阳只重在表证表脉，不重在经络主病，看诸总纲各立门户，其意可知。

山田正珍《伤寒论集成》云：太阳指表而言，盖伤寒以六经言之，古来医家相传之说，不可遽易者也。夫人之常情，每信于其所习见，而疑于其所未尝习见者。故仲景氏亦不得已而袭其旧名，实则非经络之谓也，借此配表里脉证已，故论中无一及经络者。可见此书以六经立名，犹数家者流以甲乙为记号，注家不察，解以素灵经络之说，可谓不解事矣。太阳病有伤寒，有中风，此条统而论之，故唯云脉浮，而未分其紧与缓也；其所谓恶寒，亦兼恶风言之，恶风轻恶寒重，舍轻取重，所谓举大而小从者也；其唯称恶寒，而不言发热者，以太阳伤寒之初证，有或已发热或未发热之异也。后凡称太阳病者，皆指斯条之脉证而言。

内藤希哲云：此以后称太阳病者，指此脉此证一二见者而言，非单指脉证悉具者而言也（山田氏引）。

渊雷案：六经篇第一条，相传为该经之提纲，谓必具如此之证，乃得断定为此经之病也。旧注以为风寒之邪由表入里，太阳主皮肤而统营卫，故为风寒所始病之经。其解释脉浮以下诸证，亦从皮肤营卫，及太阳

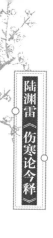

经络为说。所言既在可解不可解之间，证以今日科学知识，尤多错误。夫病有脉浮头项强痛而恶寒者，事实也，用麻黄桂枝诸方治此病而愈，亦事实也，事实则古今中外无异。若夫脉之所以浮，头项之所以强痛，乃至麻桂诸方之所以愈此病，则属病理药理，而有待于研究矣。前贤注解，大抵根据《内经》《难经》，而参以自己之臆想。即《内》《难》本文，亦不过依附五行四时等当时通行之理想，而托之黄帝岐伯越人而已。且以当时条件所限，故此等旧注类，多失真。近年欧西传来之医学，出自种种精密实验，虽未能悉合真际，大体已无多违失。是以鄙人治医，取古书之事实，释之以科学之理解，此《今释》之所以命名也。古书理论，及旧注之不背科学者，间亦援引，至于旧说沿误已久，深入人心者，辄根据科学以驳正之。非敢求胜前贤，亦冀中医学有所进步耳。凡百学术莫不因其所已知，从而推究试验，以求其所未知。若已知之理论为谬妄，则推求所得之新知，将愈益失真，此理甚明。而誉吾者诋为失却中医真面目，斯可异也。

今欲释伤寒太阳病，应先注意数事：第一，凡流行性病，皆有病原细菌为原因。菌之使人病也，或以其成群结队之菌体直接为害于人体，或分泌毒质以害人体。吾书为便于言说计，概称之为毒害性物质。第二，毒害性物质不制伏，其病则不愈，而中西药物，可以直接制伏毒害性物质者较少，即或有之，其性亦毒，用少则不足以愈病，用多则人体先受其害。直至近世，始有磺胺类及抗生素，而品类不多。临床家经验，或谓抗生素之效力，今日已不如初发明之日，盖细菌亦逐渐产生抗药力也。在仲景之世，流行性热病当然无特效药品，唯幸人体感染病毒后，必立起反应而产生抗毒力。此种抗毒力，即西医所谓自然疗能，中医古书，则谓之正气，其治疗热病，亦唯凭借此正气，从而利导匡救。第三，内科病之证候，多非疾病之本体，而是正气抵抗病毒时所发生之现象，故观察证候，可以测知正气抗病之趋势。于是选用方药，以利导匡救，而达治疗之目的。明乎此三者，然后可以释太阳病，而全部《伤寒论》亦不难知矣。

太阳病者，正气抗病之趋势向上向表，其目的欲令出汗，而从汗液中排除毒害性物质也。人体受病毒刺激，立即产生抗毒力。抗毒之法，盖视毒害性物质之种类而有不同，虽细菌学免疫学专家，亦未能详知。大抵是产生某种物质，使与毒害性物质结合，而化成无毒之物。抗毒力产生时，必恶寒发热，注射防疫菌苗者，用动物做细菌试验，或制造治疗血清者，

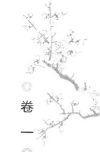

大多数见恶寒发热，可以征也。恶寒既常与发热同时发作，且伤寒以发热为主证，则知经文"恶寒"二字，即含发热在内。当发热时，体内新陈代谢亢进，而心脏之张缩力为之加强，心力强则脉搏大，大而未甚充实，则重按即觉其软，且古人观念，谓太阳病在肌表，遂以心理作用，认此种大而较软之脉为浮脉。不然，脉管有结缔组织，固着于一定部位，太阳轻浅之病，岂能移脉管而浮向外表耶？由是言之，"脉浮"二字，亦含发热在内，脉浮发热而产生抗毒力矣。然倘使毒害性物质相当强盛，则新生少量之抗毒力，未足以抵抗而胜任愉快。计之上者，莫如排除其一部毒害性物质，使仅留于体内者不足以危及生命，适足以引生抗毒力。太阳为热病之初起，病菌学证明病初起时，毒害性物质多在血液中，欲排除之则莫如出汗。汗腺在肌表，欲出汗，则气血必须趋而向表，吾于下文将说明一事。人体种种机能，表之与上，里之与下，常相联系。又汗腺之排列，上半身较多，故气血向表以求出汗者，同时必向上。气血向上，则上部充血，而头为之痛，项为之强，剧者且见鼻衄（本论四十七条五十六条）。故头项强痛，为气血向上向表之征，而是正气欲令病毒与汗俱出之征。太阳之病理如是，故发汗解肌，为太阳病之唯一疗法。

太阳病之目的欲出汗，是矣。然出汗之目的，安知非为放散体温以退热，而为排除病毒耶，曰："是不难知。"若于太阳病之临床经验较多，其例不胜枚举，最显著者，如麻疹、天花、猩红热诸病，皆须透发于皮肤，故始终宜发表，即始终不离太阳。其传染皆由接触，而于病向愈时之落屑期中，传染力最大。往昔种痘者，且取天花之疮痂，研末，纳于受种者之鼻孔，其人即迅速出天花。由此可知，此等诸病皮肤所发疹点疮痂，即是毒害性物质。而发表即是排除毒害性物质，使与汗同时排出也。又如流行性感冒之发热型亦始终不离太阳，而极易接触传染者，其滤过性病毒为病菌中极细小之一种。以臆测之，菌体极小，则易于窜透血管而入于汗腺，则此病发汗所排泄者，当不仅菌毒，亦有菌体。更推之麻疹、天花诸病，病原亦是滤过性病毒，其体亦极小，而其落屑落痂之最易传染，当亦有菌体排出皮肤之故。以是种种，得断定太阳病之发汗，为排除毒害性物质，非为放散体温以退热。其有一汗而热遂退者，则因毒害性物质既大部排除，其仅存者，不足为病故也。

太阳固为热病最先见之证候群，然热病不必皆起于太阳，有起病即为

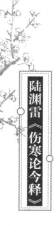

少阳或阳明者。旧说谓风寒之邪，必由表入里，可知不是。若起病即为阳明，则绝无退而传为少阳或太阳者。温热家谓温邪由里出表，可知亦非。六经传变之次序，下文别详之。

太阳阳明等六经之名，其源甚古，而其意义所指，递有不同。最初盖指经络，六经各分手足为十二，为针灸家所宗，《灵枢》《甲乙》诸书，及《素问》中大部是也；其次指气化，即太阳寒水、阳明燥金之等，为司天在泉运气家所宗，王冰附入《素问》之天元纪等大论是也；最后则指热病之证候群，为汤液家所宗，《伤寒论》及《素问·热论》是也。名则犹是，义则递异，故本论六经之名，譬犹人之姓名，不可以表示其人之行为品性。热病之六经，亦不可以望文而释其义。唯三阳经与三阴经之异，可以略说。凡正气充实，抗病力强者，为阳；正气不足，抗病力弱者，为阴。病情属实热者为阳，虚寒者为阴，此本论三阳三阴之义也。《素问·热论》则以表证为阳，里证为阴（热论与本论不同，详下文），故热病六经之名，阴阳字可释，太少明厥等字不可释。恽铁樵先生释太阳为最外，此盖以最释太，以外释阳，其说自辨，但恐仲景本意，未必如此。

太阳病，发热汗出，恶风脉缓者，名为中风。

太阳病，或已发热，或未发热，必恶寒，体痛，呕逆，脉阴阳俱紧者，名为伤寒。

此两条，言太阳病又分中风、伤寒两种，即所谓子目也。此所谓中风，绝非猝然倒地、口眼㖞斜之中风，此所谓伤寒，亦非书名《伤寒论》之伤寒。猝然倒地之中风是脑病，此中风是外感热病，犹俗所谓伤风耳。书名《伤寒论》之伤寒，是广义的，包括多数急性热病而言，此伤寒是狭义的，亦是外感热病。故《难经·五十八难》云："伤寒有五，有中风，有伤寒，有湿温，有热病，有温病。"《难经》虽系伪书，然伤寒之中又有伤寒，即是广义、狭义之别。可见伤寒之名，自古相传有广狭二义也。夫俱名中风，而有迥然不同之两种病，俱名伤寒，而有广狭不同之两意义。虽似漫无准则，但此等名称，有长时间之历史沿革，若欲率然重为订定，则尚非易易也。

中风与伤寒，皆是太阳病，故皆见脉浮发热恶寒之证。太阳既必脉浮，可知中风之脉缓，是浮而缓，伤寒之脉紧，是浮而紧也。抑缓之与紧，是脉象，是指端之触觉，初学者骤难辨析。凡鉴别诊断，当取显然易见之证候，故中风伤寒之鉴别法，不在脉之缓紧，不在热之已发未发，不在恶风恶寒之异，不在体痛呕逆与否，而在病人之有汗无汗。且缓脉常与自汗并见，紧脉常与无汗并见。中风条固明言汗出，伤寒条则未言无汗，然而知其无汗者，以其言脉紧也。凡无汗之病人，其皮肤必干燥，若皮肤略觉潮润，或时时微汗出，即为有汗。

中风伤寒，皆因抵抗病毒而发热。发热者体温过高，不适于生活，于是出汗以放散其热。是中风虽已发热，而调节体温之机能犹未失生理常态也。伤寒则发热而不汗出，此必因毒害性物质影响，使皮肤汗腺失其调节之职，有以致之，故伤寒之毒当盛于中风。临床上，伤寒之热度亦高于中风。然其预后，伤寒辄一汗径愈，中风则传变较多，此则临床医生所不可不知者。伤寒因皮肤汗腺及浅层动脉之紧张，热血不得达于肌表，故恶寒而脉紧。紧者紧张，与弦脉稍近，非急速之谓。中风反之，故恶风而脉缓。恶风由肌腠疏松，不耐风袭之故，脉缓谓宽柔，非谓迟缓。伤寒之体痛，亦因发热汗不出所致（详二卷三十六条）。呕逆则为兼见之或然证，非正证，然亦可见正气有上逆之势焉。

成无己《明理论》云：恶风则比之恶寒而轻也。恶寒者，啬啬然憎寒也，虽不当风而自然寒矣。其恶风者，谓常居密室之中，帷帐之内，则舒缓而无所畏也，一或用扇，一或当风，淅淅然而恶者，此为恶风也。

丹波元简《伤寒论辑义》云：人之感邪气，其表虚泄而汗出者，名为中风，其表实闭而无汗者，名为伤寒。其实，受邪之风寒，不知果何如，只就其表虚表实，有汗无汗，而立其目，以为处疗之方耳。故不曰此伤寒也，此中风也，而下名为二字，其意可自知也。

渊雷案：风与寒皆为六淫之一，古人以为外感病之病原。考其实际，风乃空气流动之现象，寒乃人体之感觉，初非真有一种物质名风名寒者，入而客于人体也。所以名为中风，名为伤寒，亦自有故。《内经》之法，以寒属冬，以风属春，春主舒散，冬主敛藏，此固征诸外界事物而可信者也。热病之无汗者，肌腠收缩，有似乎冬之敛藏，且大多数发于冬日，故名之为伤寒。其有汗者，肌腠疏缓，有似乎春之舒散，且大多数发于春日，故名之为中风。《伤寒论》虽非《内经》嫡胤，要亦有其因袭之处，

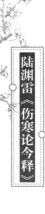

后人误以为真有风寒之邪，入而客于人体，非但违背事实，抑亦不知古人命名之意矣。

山田氏云："阴阳俱"三字，王叔和所掺入，宜删。原夫脉之动于周身也，是一血气之所贯。是以人迎、气口、太冲、趺阳，均无间断，岂复有阴阳尺寸之可分别者哉？故其分阴阳、论尺寸者，皆未知脉之所以为脉者耳。故论中言脉者百五十许条，未尝分阴阳尺寸也。可见其间称阴阳尺寸者，皆是王叔和所掺，绝非仲景氏之本色也。

伤寒一日，太阳受之，脉若静者，为不传；颇欲吐，若躁烦，脉数急者，为传也。

伤寒二三日，阳明少阳证不见者，为不传也。

"躁"，成本作"燥"，盖误。

此两条论传与不传。刘栋、中西唯忠、山田诸君，皆以为后人之言，非仲景所论。今审之，乃素问家言，岂自序所谓撰用《素问》者耶？传者传经，谓证候群之变换，亦即病之进行也。此处伤寒，包括中风而言，亦是广义的伤寒，下文依此类推。欲知何谓传经，当先知伤寒六经之大略。六经者，太阳、阳明、少阳、太阴、少阴、厥阴也。发热而恶寒者，无论有汗无汗，皆为太阳病；寒热往来如疟者，为少阳病；发热汗出，不恶寒，反恶热者，为阳明病；心脏衰弱，抗病力不足者，为少阴病；吐利之属于虚寒者，为太阴病；发热若干日，厥冷若干日，或消渴，或吐蛔，或下利者，为厥阴病，此六经病状之大略也。发热恶寒之太阳病，六七日后，变为寒热往来，则恶寒时热不壮，热壮时不恶寒，是谓太阳传于少阳；又过若干日，则不复恶寒而反恶热，是谓少阳传于阳明，此三阳经相传之大略也。然有太阳径传阳明，而不经过少阳者。又有两经三经之证同时俱见者，有后一经之证已见，而前一经之证未罢者，旧说相沿，谓之合病、并病。至于三阴经，则太阴传少阴，少阴传厥阴。亦有始病即为少阴者，即所谓少阴直中。其由阳证误治失治而传阴者，则太阳传太阴少阴，少阳三阴俱可传，阳明传厥阴。此就本论文字，参以临床实验而言，其实，厥阴不成为证候群。合病之本义，今不可知，后卷别详之。

一日太阳，二日阳明，三日少阳，乃《素问·热论》之传变法。脉静者，病轻而脉不变，可以不药自愈，故为不传。"若躁烦"之"若"字，作"或"字解。欲吐为本论之少阳证，躁烦为本论之阳明证，见少阳阳明证者为传。脉数急，对不传者之静而言，意即谓不静。此中前一条，糅合《热论》《本论》两家之言，盖《伤寒论》之驳文也，后一条为纯粹热论家言。

《热论》与《本论》不同，约之得三端。《热论》一日传一经，六日遍六经，周而复始，故七日复为太阳。《本论》则六七日传一经，一再传后，或愈或死，绝不周环，异一也。《热论》太阳传阳明，阳明传少阳，绝无例外。《本论》则太阳传少阳，少阳传阳明，有太阳径传阳明者，绝无阳明反传少阳者，异二也。《热论》之三阳经，在《本论》皆为太阳证，其三阴经，在《本论》皆为阳明承气汤证，而《本论》之少阳与三阴，为《热论》所不言，异三也。《热论》所说传变之型，不特异于《本论》，亦为临床所不见。注家不知辨析，而以《素问》释《伤寒》，以《伤寒》释《素问》，及其难通，则作回曲附会之词以强通之。总之，但求贯通二书，不顾临床事实，致令后之学者，读书治病，截然分为两事。谚云读书十年，天下无可治之病，治病十年，天下无可读之书，诚有慨乎言之。至于《医宗金鉴》张志聪《伤寒集注》诸书，以为伤寒传变真如热论之次，其误固不待言，而三百年竟无一人直揭其谬，中医学之发展，能不受其影响？

太阳病，发热而渴，不恶寒者，为温病。若发汗已，身灼热者，名风温。风温为病，脉阴阳俱浮，自汗出，身重，多眠睡，鼻息必鼾，语言难出。若被下者，小便不利，直视，失溲。若被火者，微发黄色，剧则如惊痫，时瘛疭，若火熏之。一逆尚引日，再逆促命期。

若发汗以下，成本析为别条。"瘛疭"二字，《玉函》作"掣纵发作"四字。山田氏云：若发汗以下，王叔和所加，较之伤寒例，其伪至为明显，况其曰灼热，曰阴阳俱浮，曰一逆尚引日，再逆促命期，皆非仲景氏之辞气乎。

《医宗金鉴》云：发热不渴恶寒者，太阳证也。发热而渴，不恶寒者，

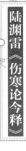

阳明证也。今太阳病始得之，不俟寒邪变热，转属阳明，而即热渴不恶寒者，知非太阳伤寒，乃太阳温病也。由于膏粱之人，冬不藏精，辛苦之人，冬伤于寒，内阴已亏，外阳被郁，周身经络，早成温化，所以至春一遇外邪，即从内应，感寒邪者，则名曰温病。

成无己《伤寒论注解》云：伤寒发汗已，则身凉。若发汗已，身灼热者，非伤寒，为风温也。

方有执《伤寒条辨》云：灼热谓热转加甚也，风温谓触犯于温，而有风也。

程氏云：冬时伤肾，则寒水被亏，是温病源头。误治温病，而辛温发散，是风温源头。风温即温病之坏病，非温病外又有风温也。

汪琥《伤寒辨注》云："小便不利"四字，当在"若被下者"四字之上，否则既云不利，又曰失溲，悖矣。

渊雷案：自古有温病之名，时复与伤寒对立，学者将以为温病治法异于伤寒，故仲景于此但举证候，不出主方。所以示渴而不恶寒之证既同于阳明，则治法亦在阳明法中也。不称阳明，而称太阳温病者，以自古相传之六经概念。阳明由传变而来，温病则始病即如此。至于治法，则凭当前之证候，不凭原因，及已往之经过故也。被下，被医者用药泻下也。被火，古有用火治病之法，若烧地卧灰，烧瓦熨背之等是也。微发黄色之微字，与下句剧字相对，谓被火后变证之轻重。轻者但发身黄，重者惊痫瘛疭，而黄色亦深如火熏也。惊痫瘛疭，指神经证，亦即时师所谓动肝风。古者小儿名惊，大人名痫，瘛疭即所谓搐搦，亦即所谓痉挛也。逆，误治也。引，延也。引日，犹言苟延残喘。

温病之说，最缴绕而最无理，至今为中医学进步之大障碍。盖初一步有温病属于伤寒与不属伤寒之争；温病之中，又有伏气与新感之争；其解本条也，又有温病风温对立，与风温即温病坏证之争。其言皆从臆测之病原立论，如谓冬伤于寒，不即发病，至春发为温病，至夏发为暑病，此即近世所谓伏气温病也。对伏气而言，又有新感温病，谓亦有不因伏气，但感春之温气、夏之暑气而病者。又如谓冬不藏精，为温病之因，故温病见肾亏液涸之证，即伏气亦伏久化热，熬煎肾液。又如谓温邪从口鼻入，异于伤寒之从皮毛入，承其说者，遂指肺炎及重症支气管炎为风温。今考伤寒温热，皆是流行性热病，其病原多为细菌。若论治法，则寒证用温，热证用凉，无论伤寒温热，胥不能违此例。即使诚有肾亏液涸之证，则甘寒之剂，自可取用。仲景书亦有炙甘草汤、黄连阿胶鸡子黄汤、肾气丸诸剂，未尝禁用腻补也。至于肺炎诸病，初起皆宜大量麻黄石膏之剂，温热家用其所谓辛凉轻剂，反多溃决不可收拾。由是言之，温热诸论，乃徒乱人意而已。鄙意，诚能审证用药不误，则伤寒家固能治温热，温热家亦能治伤寒。若斤斤于伤寒温热之异名异原异治，未见其有当也。温热家言论，罄竹难书，及门谢诵穆，辑诸书，上自内难，下迄清季，凡二十八家之说，作《温病论衡》，颇可省览。

《千金方》云：风温之病，脉阴阳俱浮，汗出体重，其息必喘，其形状不仁，嘿嘿但欲眠，下之者则小便难，发其汗者必谵言，加烧针者则耳聋难言，但吐下之则遗矢便利，如此疾者，宜服葳蕤汤。方：葳蕤、白薇、麻黄、独活、杏仁、芎䓖、甘草、青木香各二两，石膏三两。案：此正是麻黄石膏剂，可施于急性肺炎及重症支气管炎者。

病有发热恶寒者，发于阳也；无热恶寒者，发于阴也。发于阳，七日愈；发于阴，六日愈。以阳数七、阴数六故也。

阳谓三阳病，阴谓三阴病。然病属始发，而有恶寒证者，在阳病唯有太阳，在阴病唯有少阴。然则此条之意，谓始发病时，发热恶寒者为太阳，无热恶寒者为少阴耳。发热恶寒之太阳病，中风伤寒是其例。无热恶寒之少阴病，少阴篇三百七条三百八条附子汤证是其例。太阳之恶寒，或由浅层血管收缩，或由汗出肌疏之故。少阴之恶寒，则因心脏衰弱，体温低降之故。是以等是恶寒，在太阳则发热，在少阴则无热也。然发于阴之病，殊非绝对不发热者。少阴篇三百四条麻黄附子细辛汤证，三百五条麻黄附子甘草汤证，皆发于阴而发热之例。盖伤寒六经，不过就病变上分作六个段落，身体机能之亢进或衰减，中间阶级正多，非可截然分画，学者勿执定少阴无热可也。凡发于阴之少阴，皆即旧说所谓直中。至临床上所见少阴病，则多由传变而来（详少阴篇中）。

七日愈，六日愈，阳数七，阴数六，皆不可强解。伤寒传变，大多数固六七日而一经。然必谓太阳七日愈，少阴六日愈，已非事实。阳数七阴数六，尤涉附会，注家以水火之成数为说，未敢同意。

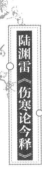

山田氏云：此条三阴三阳大纲领，寒热虚实之原本，不可不明也。但其发于阳七日愈以下，王叔和所补，今不取也。按《玉函经》以此一节为太阳篇开卷第一章，可谓仲景氏真面目也。后人不知，妄次之温病章后，遂遣全编大法不复明于世，悲哉。

太阳病，头痛至七日以上自愈者，以行其经尽故也。若欲作再经者，针足阳明，使经不传，则愈。

此条亦素问家言，非本论之旨。《热论》云：七日巨阳病衰，头痛少愈。巨阳即太阳，故此云头痛至七日以上自愈，其实即第五条不传之病。太阳病不传者，至六七日，头痛项强，恶寒发热，皆以渐自退，独举头痛者，省文也。

柯琴《伤寒论注》云：旧说，伤寒日传一经，六日至厥阴，七日再传太阳，八日再传阳明，谓之再经。自此说行，而仲景之堂，无门可入矣。夫仲景未尝有日传一经之说，亦未有传至三阴而尚头痛者。曰头痛者，是未离太阳可知。曰行，则与传不同。曰其经，是指本经而非他经矣。发于阳者七日愈，是七日乃太阳一经行尽之期，不是六经传变之日。庞安时《伤寒总病论》云：针足阳明，补三里穴。

渊雷案：三里足阳明经之穴。经，即《灵枢》所言经脉。《灵枢》之意，以血管为经脉。然经脉之径路，与解剖上所见血管迥异。或谓经脉实系神经纤维，亦未能证实。无论神经血管，要之，经脉必是蜿蜒细长之物。无论行其本经，传变他经，要之，伤寒所病，多属全身症状，绝非游行于人身细长之物如经脉者。且仲景书中，本无六经字面，其单言经者，亦非专指经脉，如百八条及百二十九条云"太阳病过经十余日"，百一十条云"过经谵语"，百一十九条云"到经不解"，二百二十五条云"过经乃可下之"，此皆借以名病状之段落，与《灵枢·经脉》之经自异。唯本条云"行其经尽"，百三十条云"太阳随经瘀热在里"，则似指经脉耳。仲景盖分伤寒证候群为六类，而借用《内经》太阳少阴等名目，又因太阳少阴等本是手足十二经之名，遂以太阳证已罢为过经，此皆沿其名而不袭其实。后人注仲景书者，必欲糅合《内经》，竟谓伤寒之邪，循经脉而传变，则失之远矣。

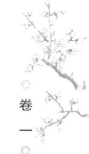

太阳病欲解时，从巳至未上。

六经皆有欲解时，太阳从巳至未，阳明从申至戌，少阳从寅至辰，太阴从亥至丑，少阴从子至寅，厥阴从丑至卯，其理难通，事实亦无所征验。读古医书，当分别观之，不可一概盲从。凡理论合，事实亦合者，当以科学证明之。凡理论合而事实不合，或理论不合而事实合者，当存以待考。凡理论事实俱不合者，即当剪辟，毋使徒乱人意。六经病之欲解时，理论事实俱不合者也。

时令与疾病，固有甚大关系。重病痼疾，多发于二分二至，死于二分二至，老人遇节气，常骨楚疲怠，此四季之关系疾病者也。通常热病，多日轻夜重，其死，多在黎明薄暮日中夜半之时，阳明病之日晡潮热，肺痨病之日晡骨蒸，此昼夜之关系疾病者也。其事固信而有征，其理则尚难索解。

风家表解而不了了者，十二日愈。

风家，谓病中风之人。表解，谓太阳病解。太阳病，系机能亢进于肌表，故称太阳证为表证。后凡言表者仿此。不了了，谓尚未复元。《巢源·寒食散发候》云：了者，是瘳然病除，神明了然之状也。柯氏云：七日表解后，复过一候，而五脏元气始充，故十二日精神慧爽而愈。此虽举风家，伤寒概之矣。

刘栋云：上三条，后人之所记也（山田氏引后仿此）。

病人身大热，反欲得衣者，热在皮肤，寒在骨髓也。身大寒，反不欲近衣者，寒在皮肤，热在骨髓也。

此条词旨浅薄，汪氏以为叔和所增入，山田氏以为仲景采古语以录之。皮肤谓表，骨髓谓里。表热里寒，为虚性兴奋，少阴病身反不恶寒、其人面色赤（三百二十条）是其例。表寒里热，是热聚于里，体温不得外达，伤寒脉滑而厥（三百五十三条）是其例。表热里寒者，当温其里，故前贤谓之真寒假热。表寒里热者，当清其里，故前贤谓之真热假寒。程氏云：寒热之在皮肤者，属标属假，寒热之在骨髓者，属本属真。本真不可

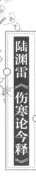

得而见，而标假易惑，故直从欲不欲处断之，情则无假也。不言表里，言皮肤骨髓者，极其浅深，分言之也。

太阳中风，阳浮而阴弱，阳浮者热自发，阴弱者汗自出，啬啬恶寒，淅淅恶风，翕翕发热，鼻鸣干呕者，桂枝汤主之。

阳浮阴弱，指脉也。阳谓寸口，阴谓尺中。旧说，寸口主气主卫，尺中主血主营。卫即体温，即血浆，故阳浮为体温外趋，为热自发，阴弱为血浆被泄，为汗自出。此等从脉测证之法，多是脉经家言，故山田氏以为叔和掺入之文矣。其实，太阳病之浅层动脉皆大而软，皆当属浮，近尺之部脉管渐入皮下深藏，故觉似弱耳。啬啬，悭吝怯退之貌。淅淅，猝然凛冽之貌。翕翕，轻附浅合之貌。在理论上，伤寒恶寒，中风恶风。事实上，恶风恶寒常兼见而不可分，故此条互言之。鼻鸣，因鼻黏膜充血发炎之故。干呕，因胃气上逆之故。鼻鸣干呕，皆兼见证，然亦可见正气有上冲之势。如上文所说，太阳之正气上冲，为欲祛除毒害性物质，使与汗俱出，桂枝汤所以助正气达此目的也。

生活体为欲产生体力，以供其行动云为，故营新陈代谢，起缓慢燃烧，而发生体温。体力之需要有常度，故代谢燃烧以至体温，亦皆有常度。倘体力之需要有所增加，则代谢机能亢进，而体温亦为之增高。故食后需消化之体力，劳役之际需倍常之体力，体温皆为之略高焉。患流行性热病者，于日常体力之外，骤需抵抗毒害性物质之力，故代谢亢进，体温增高而为发热。于此而欲强退之，必抑减其代谢机能而后可。代谢机能被抑制，则无以产生抗毒之体力，体力不足以抗毒，则毒害性物质愈益孳生，此取死之道也。故治太阳病，用寒凉抑热者，非是，视太阳方为退热剂者，亦非是。

山田氏云：此条王叔和掺入之文，非仲景氏语也，先辈诸医，皆不知其所以然，奉为金科玉条，抑何不达于辞义之甚。盖仲景有仲景之辞义，叔和有叔和之辞义，其辞其义，断然不同，若彼辨脉平脉及伤寒例，人皆能知其为叔和。若能知其为叔和，则此条之非仲景氏言，亦不俟辨而得矣。

桂枝汤方

桂枝（三两，去皮） 芍药（三两） 甘草（二两，炙） 生姜（三两，切） 枣（十二枚，擘）

上五味，哎咀三味，以水七升，微火煮取三升，去滓，适寒温，服一升。服已须臾，啜热稀粥一升余，以助药力。温覆令一时许，遍身漐漐微似有汗者，益佳，不可令如水流漓，病必不除。若一服汗出病差，停后服，不必尽剂。若不汗，更服，依前法。又不汗，后服小促其间，半日许令三服尽。若病重者，一日一夜服，周时观之。服一剂尽，病证犹在者，更作服。若汗不出，乃服至二三剂。禁生冷、黏滑、肉面、五辛、酒酪、臭恶等物。

《总病论》云：凡桂枝汤证，病者常自汗出，小便不数，手足温和，或手足指稍露之则微冷，覆之则温，浑身热，微烦，而又憎寒，始可行之。若病者身无汗，小便数，或手足逆冷，不恶寒，反恶热，或饮酒后，慎不可行桂枝汤也。

柯琴《伤寒附翼》云：此为仲景群方之魁，乃滋阴和阳，调和营卫，解肌发汗之总方也。凡头痛发热，恶风恶寒，其脉浮而弱，汗自出者，不拘何经，不论中风伤寒杂病，均可用此，唯以脉弱自汗为主耳。愚常以此汤治自汗盗汗，虚疟虚痢，随手而愈，因知仲景方可通治百病，与后人分门证类，使无下手处者，一可同年而语耶。

吉益为则《方极》云：桂枝汤，治上冲头痛发热汗出恶风者。雉间焕《类聚方集览》云：芍药、甘草、大枣三味，虽有小异，其所主治，则挛急也。桂枝汤有此三味，而《方极》不言挛急证者，以不待其言而可知故也。《方极》桂枝加芍药汤下云，本方证而拘挛剧者；桂枝去芍药汤下云，本方证而不拘挛者；桂枝加芍药生姜人参汤证云，或拘挛，可以见已。

吉益为则《方机》云：头痛发热汗出恶风者，正证也。头痛一证，亦当投此方矣。若由咳嗽呕逆而头痛者，非此方之所治也。

又云：恶寒鼻鸣干呕者，外邪之候也，此方主之。脉浮弱，或浮数，而恶寒者，证虽不具，亦用此方。浮数浮弱，盖桂枝汤之脉状也。

又云：汗吐下后，更凑一证，又发热汗出，而身疼痛者，此方犹为可用。若脉浮紧而疼痛者，则非此汤之所治也。

汤本右卫门《皇汉医学》云：余之经验，凡用芍药大枣甘草之证，必诊得肌肉挛急，而于腹直肌最为明确，易于触知，故诊得此肌肉挛急，即可为应用三药之目标。然则此肌肉之挛急，可为三药之腹证，桂枝汤中有此三药，其腹直肌亦当挛急，三药之腹证，亦可为此方之腹证矣。又，桂枝汤证之腹直肌挛急，非属于瘀血性，故其挛急，必现于右侧，而左侧全不现，或左侧稍挛急，比之右侧则甚轻。其气上冲之际，亦必沿右侧而发，不沿左侧也。以上纯属理论，于实际上，本方之应用，当随师论（案谓《伤寒》《金匮》也），准据脉证外证，可以不问腹证也。

渊雷案：桂枝汤之主药，易知为桂枝、芍药二味。论中太阳正方，无不用桂枝，而不必皆用芍药，是知桂枝为发表解肌所必需。解表既为祛毒，则桂枝能洗涤血液，排除毒害性物质于肌表，从可知也。顾芍药无发表之效，其配伍桂枝，而为本方之主药，果何所取耶？或谓芍药味酸性敛，中风自汗之证，用以敛汗。然葛根汤证无汗，何以亦需芍药？且古今治自汗盗汗之方，无专任芍药者，知芍药非为敛汗矣。《本经》云：芍药除血痹。《别录》云：通顺血脉，散恶血，逐贼血。则其效能，专见于血液。邹氏《本经疏证》云：能破阴凝，布阳和，阴气结则阳不能入，阴结破则阳气布焉，是布阳和之功，又因破阴凝而成也。又云：能破能收，世之人徒知其能收，而不知其收实破而不泄之功也。盖若干种毒害性物质，与血液中某种物质相得而互结，徒恃发表，不能拔除，必借芍药破其结，然后桂枝得成其发表之功尔。临床经验，凡麻黄汤大青龙汤诸证，不需芍药者，虽似热高病重，往往一汗径愈。凡桂枝汤、葛根汤、小青龙汤诸证，方用芍药者，虽似热浅病轻，往往缠绵不能速起，此无他，毒害性物质结与不结之异耳。故发表剂中之芍药，所以使毒害性物质与血液相游离，血为阴，故曰破阴凝。病毒游离，则得桂枝而祛出肌表，桂属阳，故曰布阳和。芍药虽能游离毒害性物质，而不能排之外出，故曰破而不泄。此邹氏深思研索所得，其言虽含混，其理则致足述也。生姜之辛，佐桂枝以发表，大枣之甘，佐芍药以和血，甘草主急迫而助药力，即皆易知者已。

桂有肉桂、桂枝之异，肉桂为大干之皮，桂枝其细枝也，虽同出一树，而气味之薄厚自殊，古方似多互用，今于攻泄方中用桂枝，于温补方中用肉桂。芍药有赤、白之异，而仲景书混称不别，今于攻泄方中用赤芍，于补益方中用白芍。此则后世辨析之进步，不可以泥古也。

汉晋权量，与今不同，诸家考据，亦甚有出入。林亿以古三两为一两，古三升为一升。李濒湖谓古之一两，今用一钱可也，古之一升，即今之二合半也。张景岳以古一两为六钱，古一升为三合三勺。徐洄溪谓汉晋升斗权衡，以今较之，不过十分之二。王朴庄谓古方凡云一两，准今七分六厘，凡云一升，准今六勺七抄。吉益东洞谓古之一两，不过今之二钱目，古之一升，今一合五勺也。小岛学古谓仲景之一两，当今之三分四厘八毫，一升，今之一合一勺强。章太炎先生平诸汉钱而计之，武帝三铢钱最重，一两当今之五钱一厘一毫，王莽货泉最轻，一两当今之三钱四厘八毫，又以王莽大泉寸法，计汉之一斗，当今之一升四合六勺强，以王莽货泉寸法，计汉之一斗，当今之一升八合三勺强。今从章先生所考，而折取其中，则汉之一两，当今之四钱二厘九毫半，汉之一斗，当今之一升六合五勺也。又唐《新本草》，苏恭曰：古秤皆复，今南秤是也。后汉以来，分一斤为二斤，一两为二两，古方唯张仲景，而已涉今秤，若用古秤，则水为殊少矣。据此，则药秤又当折半计算，然则桂枝汤桂芍姜各三两，分为三服，今当每服用各二钱，三服之水七升，今分三次煮，则每服用水三合八勺半也。

桂枝去皮者，盖古人用粗树枝之桂皮，其外层有虚软甲错之枯皮，须去之耳，今用细枝，则无皮可去。陶氏《本草序例》云：凡汤酒膏药旧方皆云㕮咀者，谓秤毕捣之如大豆，又使吹去细末。张景岳云：古人以口嚼药，碎如豆粒而用之，后世虽用刀切，而犹称㕮咀者，其义本此。又案：本方为解肌发汗剂，故药效以汗出为候，其云一服汗出病瘥，若不汗，又不汗者。意在病瘥，不在汗出，不然，证本自汗，药汗与病汗，将何从分辨哉。山田氏云：服法中，若病重者，一日一夜服，周时观之，十三字盖叔和注文，误入正文中也，观伤寒例可见矣。食禁十五字，后人所加，古无五辛之目，其说盖出释氏。酪者兽乳所制，其法本出胡貉，古昔中国人之所不食者，魏晋以来，其法渐入中国。若夫礼记所谓体酪盐酪之酪，皆指酢截言之，非乳浆也。

太阳病，头痛发热，汗出恶风，桂枝汤主之。

柯氏云：此条是桂枝本证，辨证为主，合此证即用此汤，不必问其为

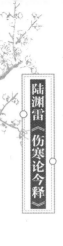

伤寒中风杂病也。今人凿分风寒，不知辨证，故仲景佳方，置之疑窟。四证中，头痛是太阳本证，头痛发热恶风，与麻黄证同。本方重在汗出，汗不出者，便非桂枝证。渊雷案：柯说是也。统观仲景书，但教人某证用某方，论中有桂枝证柴胡证之名，可知意在治疗，不尚理论。中医之治疗有特长，其理论则多凭空臆造，仲景不尚理论，正是识见胜人处。后人斤斤于风邪寒邪伤卫伤营之辨，而不于病证药方上着眼对勘，皆非善读仲景书者。

太阳病，项背强几几，反汗出恶风者，桂枝加葛根汤主之。

成氏云：几几者，伸颈之貌也。渊雷案：后世医家，皆从成意，然说文之几，所以状短羽之飞，非所以状项背之强。且项背强者，不得伸摇，成氏乃谓伸颈摇身，伸引其头，非也。豳风赤舄几几。毛传云：几几，绚貌。释文不出音，则当读如几案之几。绚者，履头饰。郑注士冠礼云：绚之言拘也，以为行戒，状如刀衣鼻，在履头。然则豳风之几几，所以状绚之强，《伤寒论》之几几，亦所以状项背之强，其读皆当如几案矣。

仲景之法，有一证用一药。太阳病汗出恶风，桂枝汤证也，而有项背强几几之证，故于桂枝汤中加葛根以治之。项背何故强？因肌肉神经拘急故也。肌肉神经何故拘急？因津液不达，失于濡养故也。肌肉神经遍于全身，津液不达而失养，何故独见于项背一部？因项背之神经本自稀少，平时津液达于项背者本自不多故也。"反汗出恶风"之"反"字，当无深意。本条云：项背强几几，反汗出恶风。葛根汤条云（中篇三十二条）：项背强几几，无汗恶风。似项背强者多无汗，故于汗出上著反字。盖汗亦津液，津液不外达之病，不当汗出也。然本论及《金匮·痉湿暍篇》之刚痉条，皆云"发热无汗，反恶寒者"，则知反字随文便，非义例所存。或云：反系而字之误。

桂枝加葛根汤方

葛根（四两） 麻黄（三两，去节） 芍药（二两） 生姜（三两，切）甘草（二两，炙） 大枣（十二枚，擘） 桂枝（二两，去皮）

上七味，以水一斗，先煮麻黄、葛根减二升，去上沫，内诸药，煮取三升，去滓。温服一升，覆取微似汗，不须啜粥，余如桂枝法，将息及禁忌。（臣亿等谨按：仲景本论，太阳中风自汗用桂枝，伤寒无汗用麻黄，今证云汗出恶风，而方中有麻黄，恐非本意也。第三卷有葛根汤证，云无汗恶风，正与此方同，是合用麻黄也。此云桂枝加葛根汤，恐是桂枝中但加葛根耳）

此方不当有麻黄，林说是也。太阳病汗出者，麻黄在所当禁，成无己本及《金匮玉函经》并无麻黄，为是。方中既去麻黄，则煮服法中，七味当作六味，先煮下当去"麻黄"二字，二升下当去"去上沫"三字。仲景用麻黄、葛根，皆先煮，煮麻黄有沫，煮葛根则无沫。又芍药二两，可发汗篇作三两，桂枝二两，《玉函》及仲景全书亦作三两，水一斗，《玉函》作九升，并是。

《方极》云：桂枝加葛根汤，治桂枝汤证而项背强急者。渊雷案：项背之肌肉神经强急，由于津液不达。津液即营养液也，其来源在消化器官，葛根能摄取消化器官之营养液，而外输于肌肉，故能治项背强急。《本草经》言葛根能起阴气，即输送津液之谓，张洁古谓葛根升阳生津，李东垣谓葛根之气轻浮，鼓舞胃气上行，生津液，皆体验有得之言。葛根与桂枝，皆能发表解肌，唯桂性温，葛性凉。病之性质，太阳属寒，阳明属热。热者宜凉，寒者宜温，故太阳解肌用桂枝，阳明解肌用葛根。东垣以葛根为阳明经药，说尚可通。洁古谓太阳初病，不可便服葛根，反引邪气入阳明，为引贼破家，则拘迂之论矣。桂枝加葛根汤及葛根汤，皆治项背强，仲景皆言太阳病，是知葛根为项强之特效药。太阳病兼见项背强，则于太阳方中加葛根以治之，正如呕者加半夏，恶寒者加附子，何引贼破家之有？注家有以项背强为太阳阳明合病者，袭张、李之误也。

太阳病，下之后，其气上冲者，可与桂枝汤，方用前法。若不上冲者，不得与之。

《玉函》《千金翼》，无"后"字及"方用前法"四字，得作"可"，成本亦作可，并是。

凡病证，如桂枝汤之头痛发热、汗出恶风等，多非疾病之本体，乃正气抵抗疾病之现象也。用药治病，非药力自能敌病，助正气以敌病也。正气者，即西医所谓自然疗能也。疾病之本体不可知，病证则显然可知。良医察其病证，知正气之欲恶，从而助之以药力。病证除而疾病去，疾病之

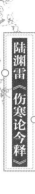

本体，虽不问可也。太阳病之证，头痛项强，鼻鸣干呕，可知正气欲上冲，发热脉浮，汗出恶风，可知正气欲外向。欲上冲，则不可抑之使下，欲外向，则不可遏之使内，若用攻下之药，是为逆正气之欲恶，此太阳之所以禁下也。下之而其气上冲，知正气驱病之势不因下药而改变，故可仍与桂枝汤。若不上冲者，不可与之。次条云：观其脉证，知犯何逆，随证治之可也。

丹波氏云：上冲，诸家未有明解，盖此谓太阳经气上冲，为头项强痛等症，必非谓气上冲心也。汤本氏云：气者，触于五官而无形，乃一种活动力，此处所谓气，指神经作用，前条之头痛是也。渊雷案：古医书所谓气，多指脏器之作用。后人有气分、血分之名，气分谓作用，血分谓实质也。气上冲为正气趋向上，向上即所以向外，以人体功能，上与外，下与内，常相联系故也。故上冲为表证，而为需用桂枝之候。又奔豚之病，气从小腹上冲心，而治之以桂枝加桂汤，益知上冲为需用桂枝之候。故吉益为则《药征》云：桂枝主治冲逆也，旁治奔豚头痛发热、汗出恶风身痛。

太阳病三日，已发汗，若吐，若下，若温针，仍不解者，此为坏病，桂枝不中与之也。观其脉证，知犯何逆，随证治之。

三日当活看，非谓二日之后，四日之前也。论中凡言日数者，皆不可泥。太阳病须六七日而罢，若始病三日左右，则犹在太阳时期，本可与桂枝汤，至坏病，则非下后其气上冲者比。以其桂枝证已罢，故桂枝不中与之。不中与，犹言不当与、不宜与也。

丹波氏云：温针，诸注欠详。王纶《明医杂著》云：问：近有为温针者，乃楚人法，其法，针于穴，以香白芷作圆饼，套针上，以艾蒸温之，多取效。答：古者针则不灸，灸则不针，未有针而加灸者，此后人俗法也。此法行于山野贫贱之人，经络受风寒致病者，或有效，只是温经通气而已。仲景楚人，此岂古温针之遗法耶？

柯氏云：坏病者，即变证也。若误汗，则有遂漏不止、心下悸、脐下悸等证；妄吐，则有饥不能食、朝食暮吐、不欲近衣等证；妄下，则有结胸痞硬、协热下利、胀满清谷等证；火逆，则有发黄清血、亡阳奔豚等证，是桂枝证已罢，故不可更行桂枝汤也。桂枝以五味成方，减一增一，便非桂枝汤，非谓桂枝竟不可用。丹波氏云：坏，成氏读为古坏切，云为医所坏病也，乃似于义不稳，有太阳病为医所坏，转为少阳、为阳明者，则不得谓之为坏病也。

巢源云：或已发汗吐下，而病证不解，邪热留于腑脏，致令病候多变，故曰坏伤寒。《外台秘要》引文仲云：伤寒八九日不差，名为败伤寒，诸药不能消。又引《古今录验》云：伤寒五六日以上不解，热在胸中，口噤不能言，唯欲饮水，为败伤寒，医所不疗。《千金方》作坏伤寒，所谓败伤寒，盖是坏败之义，即坏病耳，当互证也。

桂枝本为解肌，若其人脉浮紧，发热汗不出者，不可与之也。常须识此，勿令误也。

此条，赵刻本接上条为一，今从《玉函》成本析为二条。丹波氏云：解肌，解散肌表之邪气也，言桂枝虽为解肌之剂，若其人脉浮紧，发热汗不出者，不可与桂枝汤，当以麻黄汤解散其肌表之邪也。"解肌"二字，不专属于桂枝，《外台秘要》有麻黄解肌汤、葛根解肌汤，《名医别录》麻黄主疗云解肌，可以见耳。

渊雷案：此条言桂枝证、麻黄证之鉴别法，在于脉缓自汗与脉紧无汗。脉紧无汗之伤寒，禁桂枝汤，以桂枝虽能祛毒，不能开汗腺之闭，芍药又收而不泄故也。凡用桂枝葛根之剂，通常谓之解肌，用麻黄者，则谓之发汗。然有时麻黄亦称解肌，丹波氏所引是也。桂枝亦称发汗，本论云："伤寒发汗，解半日许复烦，脉浮数者，可更发汗，宜桂枝汤。"又云："太阴病，脉浮者，可发汗，宜桂枝汤。"是也。

若酒客病，不可与桂枝汤，得之则呕，以酒客不喜甘故也。

酒客，谓素常嗜饮之人，病，谓太阳中风也。此条所言，殊不可泥。愚尝治酒客中风，头痛发热，汗出恶风，桂枝证悉具，以本论有酒客不可与桂枝汤之戒，乃书防风、苏叶等俗方与之，明日，病如故。因思本论所以禁用桂枝，谓酒客不喜甘故也，桂枝汤之所以甘，以有甘草、大枣故也，甘草、大枣既非桂枝汤之主药，可以斟酌去取，乃于桂枝汤中去草枣，加葛花、枳椇子以解酒，应手而愈。其后又遇酒客中风，问其平日是

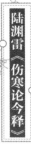

否不喜甘，乃殊不然，遂用桂枝汤原方，仍加葛花枳椇子与之，其病亦霍然而愈。又其后遇酒客，则用桂枝原方，不复加味，虽愈期有迟速，从无得之而呕者，因知酒客服桂枝汤而呕者，盖偶然之事，不可执以为常。

喘家作桂枝汤，加厚朴杏子佳。

此条示随证加药之例。凡病，有痼疾加以卒病者，常例当先治其卒病，后乃治其痼疾。若因卒病而痼疾加剧，则治卒病时，即当兼顾痼疾矣。卒病何以能使痼疾加剧？则因体力已弱，而抗病之力有所分散故也。素常病喘之人，卒病太阳中风，其喘必剧，故于桂枝汤中加厚朴、杏子为佳。

魏荔彤《伤寒论本义》云：凡病人素有喘证，每感外邪，势必作喘，谓之喘家，亦如酒客等有一定之治，不同泛常人一例也。渊雷案：喘家与酒客不同，酒客有卒病，多无病酒之证，喘家有卒病，必有喘证，此经验之事实也。无酒证，则不须加药，有喘证，然后加厚朴、杏子，如其不喘，则犹不必加入。用药当视证，证不具，则酒客喘家，与常人一也，魏氏之说非是。

钱潢《伤寒溯源集》云：杏子即杏仁也，前人有以"佳"字为"仁"字之讹者，非也。渊雷案：桂枝加厚朴杏子汤之证，为桂枝汤证而胸满微喘，方在太阳中篇，解释于彼。

凡服桂枝汤吐者，其后必吐脓血也。

此条亦不可信，以实验言，服桂枝汤，未闻有吐者；以病理言，吐脓血，当为肺坏疽、肺脓肿、肺结核、胃溃疡等病，服桂枝汤而吐，绝无造成此等病之理，以是知其不可信矣。

山田氏云："呕吐"二字，因自然、使然之分而判，自然者谓之呕，使然者谓之吐，此古之义也。所谓吐者，有为而自口内唾弃之之名。故"呕"之与"吐"，犹"下"之与"自下"之异。呕是病证，而吐则非病证也。后世医家，谓物出无声谓之吐，声物并出谓之呕（《金鉴》）。虽然，业既有物而翻出，岂有不为声者乎？或谓呕者有声无物，吐者吐出食物也（张介宾《景岳全书》）。果如此说，则呕与干呕，奚以辨之？古义若斯，然至于仲景氏论中，则既概而混用焉，如腹满而吐（二百七十六条）、呕吐而下利（百七十二条）是也。由此观之，呕吐之字，失古义也久矣。

太阳病，发汗，遂漏不止，其人恶风，小便难，四肢微急，难以屈伸者，桂枝加附子汤主之。

发汗之法，当使遍身染染微汗，不可令如水流漓。遂漏不止，即汗出如水流漓也。凡发表药分量失当，服不如法，或药不对证者，则生二种副作用，曰伤津，曰亡阳。伤津者，血浆被分泌过多，体内营养液因而不足也。亡阳者，体温被蒸散过多，细胞之生活力因而衰减也。盖汗液出自血浆，汗出多，则血浆被分泌，而营养液之来源竭矣。细胞之营生活，须赖适当之温度，故体温以三十七度为无病。汗出多，体温之蒸散亦多，则温度不足，而细胞之生活力衰减矣。然营养液之来源，由于饮食水谷，须经消化吸收种种作用而后成。此种作用，则赖各脏器细胞之生活力。故津伤而阳不亡者，其津自能再生，阳亡而津不伤者，其津亦无后继。是以良工治病，不患津之伤，而患阳之亡。阳明病之津液干枯，津伤而阳不亡也，撤其热则津自复。少阴病之津液干枯，阳亡而津不继也，回其阳则津自生。若不知回阳，但喜甘寒生津，岂知滋腻之药，用于阳证，则不能减热，用于阴证，则不能运化。桂枝加附子汤之证，伤津而兼亡阳也，仲景则回其阳而已，不养其津，学者当深长思之。

汗漏不止，其人恶风者，桂枝证仍在也。小便难，是伤津之证，水分尽泄于皮肤，则无以下输于膀胱也。四肢微急，难以屈伸，是亡阳之证，而其理稍赜，盖微急难以屈伸，因四肢之运动神经失养之故。神经所以失养，因津液缺乏，不能输达于四肢之故。因体温最难达到，则病至逆冷，必先从四肢之末端始，古人心知此理，故以四肢之温凉候体温之盈绌，而谓四肢为诸阳之本，其实，四肢非体温之策源地也。今津伤而阳又亡，则体温最难达到之处，津液亦最难输达，是以病变不在他处，而在四肢，故曰，四肢微急，难以屈伸，是亡阳之证也。又通常所谓亡阳者，其人汗出如雨，脉细如丝，手足逆冷，神色萎悴，急者三四小时可以致命，是为虚脱，西医必注射强心剂。若是者，宜四逆汤、附子干姜汤之类，非桂枝加附子汤所治也。余于此条亦云亡阳，乃因文字上便利，与虚脱之亡阳，实

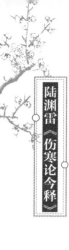

轻重不侔，严格言之，则当曰阳虚。

桂枝加附子汤方

桂枝（三两，去皮）　芍药（三两）　甘草（二两，炙）　生姜（三两，切）　大枣（十二枚，擘）　附子（一枚，炮，去皮，破八片）

上六味，以水七升，煮取三升，去滓，温服一升。

本云桂枝汤，今加附子。将息如前法。

赵刻本甘草作三两，今从《玉函》改。

《方极》云：桂枝加附子汤，治桂枝汤证而恶寒，或肢节微痛者。

渊雷案：此方以桂枝汤畅血运，敛汗，即所谓调和营卫也。以附子恢复细胞之生活力，即所谓回阳，所谓温经也。附子为兴奋强壮药，能兴奋全身细胞之生活力，起机能之衰弱，救体温之低落。李氏《纲目》引虞抟云：附子禀雄壮之质，有斩关夺将之气，能引补气药行十二经，以追复散失之元阳；引补血药入血分，以滋养不足之真阴；引发散药开腠理，以驱逐在表之风寒；引温暖药达下焦，以祛除在里之冷湿。案细胞生活力之作用，各随其所属脏器而异，附子之效，若非兴奋全身细胞之生活力，岂能无所不至，如虞抟所言乎？然阴虚之甚者，独任附子，危险亦甚。盖原浆虽由生活力以滋生，生活力亦借原浆以发动，此即阴阳互根之理。若原浆亏损已甚，遽用附子刺激其生活力，兴奋一起，阴津未及滋生，先有竭涸之虞，必须大剂养阴药，引之以附子，或有万一之望耳。以上所论，因附子而畅发其义，至桂枝加附子汤之证，本不甚剧，不过津液略伤，阳气微损而已，若真正伤津亡阳，又非此汤之所主矣。又，此条药证相对，<u>丝丝入扣</u>，汗漏者，桂枝芍药附子所主；恶风者，附子桂枝生姜所主；小便难者，桂枝附子所主；四肢微急，难以屈伸者，附子芍药甘草大枣所主，学者于此等处，最宜体味。

《本事方》云：有一士人，得太阳病，因发汗，汗不止，恶风，小便涩，足挛曲而不伸。予诊其脉，浮而大，浮为风，大为虚。予曰：在仲景方中，有两证，大同而小异，一则小便难，一则小便数，用药稍差，有千里之失。仲景第七证云：太阳病，发汗，遂漏不止，其人恶风，小便难，四肢微急，难以屈伸者，桂枝加附子汤。十六证云：伤寒脉浮，自汗出，小便数，心烦，微恶寒，脚挛，反与桂枝，欲攻其表，此误也，得之便厥，咽中干，烦躁吐逆。一则漏风小便难，一则自汗小便数，或恶风，或恶寒，病各不同也。予用第七证桂枝加附子汤，三啜而汗止，佐以甘草芍药汤，足使得伸。渊雷案：许氏所谓第七证者，即本条；所谓第十六证者，下文三十条是也。三十条当主何方，尚难论定，许氏以小便难，小便数、恶风恶寒辨其异，亦不足据。至谓脉浮大为风为虚，则因袭陈言，于审证用药上无所取，则学者但观其笃守仲景法，取效神速，斯可矣。

太阳病，下之后，脉促胸满者，桂枝去芍药汤主之。（促一作纵）

高阳生《脉诀》云：促者（速也，追也，近也），阳也，指下寻之极数，并居寸口，曰促，渐加即死，渐退即生。钱氏云：脉促者，非脉来数时一止复来之促也，即急促亦可谓之促也。顾宪章《伤寒溯源集》云：促有短促之义。

丹波氏云：辨脉法并王氏《脉经》，以促为数中一止之脉，非也。《素问·平人气象论》曰：寸口脉中手促，上击者，曰肩背痛。此促，急促之义，故《脉诀》为并居寸口之谓，今详促无歇止之义，《脉诀》为得矣。仲景论促脉四条，曰：伤寒脉促，手足厥逆者，可灸之。此盖虚阳上奔，脉促于寸部也。曰：太阳病下之后，脉促胸满者，桂枝去芍药汤主之，若微恶寒者，去芍药加附子汤主之。曰：太阳病桂枝证，医反下之，利遂不止，脉促者，表未解，喘而汗出者，葛根黄连黄芩汤主之。曰：太阳病，下之，其脉促，不结胸者，此为欲解也。胸满也，喘而汗出也，结胸也，皆为邪盛于上部，故脉急促于寸口者，非数中一止之义也明矣。后汉荀悦《申鉴》云：气长者以关息，气短者，其息稍升，其脉稍促，其神稍越。此乃为数促于寸口之义，虽非医家之言，亦可以为佐证矣。

渊雷案：《今释》初稿，从恽铁樵先生之说，以促为数中一止之脉，其后临床经验稍多，乃知其不然。西法无太阳禁下之例，于急性热病之初起，往往用轻泻剂荡涤胃肠，此等被下而表证仍在者，其脉寸口特躁疾，关尺部相形几如无脉，即《脉诀》所谓并居寸口者也。太阳禁下，为其逆正气之趋向，违治疗法之根本原则故也。然误下之后，病有因而遂解者，太阳下篇云"太阳病，下之，其脉促，不结胸，此为欲解"，是也。误下

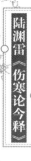

之变，为结胸痞硬，为挟热下利，为胀满清谷，多属下剂之副作用所致，而太阳本证，亦几乎悉解，若是者又何也？盖下剂能涤除血液中代谢产物之废料，病毒既与血液中某种物质相结，此结成之物亦属废料，而下剂能排去之。结物既去，则毒害性物质随以俱去，而病因此解矣。下剂排除废料之义，详阳明篇中。今所当知者，毒害性物质之质微，故可排除于汗液，与毒相结之物，其质粗，必须排除于大便而已，然则太阳病需用芍药之证，径用下剂治之，可乎？曰：不可，为其不能必解，又不能必无变坏故也。此条之证，脉促为寸口独盛，寸主上部，是正气犹欲上冲，犹有一部分游离不结之毒害性物质须从汗解也。胸满虽异乎结胸之剧，已非不结胸之比。脉促不结胸为欲解，可知脉促胸满为未解。未解，故犹须桂枝汤解其未尽之毒。胸之所以满，盖因胸腔内充血之故。芍药阴药，作用于内部，《药征》谓其主治挛急，可知能扩张内部血管，血管扩张，则愈益充血，此胸满之所以忌芍药欤。其互结之毒，既因下而排除，所余游离不结之毒不复须芍药之破结，此所以用桂枝汤而去芍药欤。

桂枝去芍药汤方

　　桂枝（三两，去皮）　甘草（二两，炙）　生姜（三两，切）　大枣（十二枚，擘）

　　上四味，以水七升，煮取三升，去滓，温服一升。本云桂枝汤，今去芍药。将息如前法。

　　《方极》云：桂枝去芍药汤，治桂枝汤证而不拘挛者。《方机》云：胸满，无拘急之证者，桂枝去芍药汤主之。若有喘而胸满，或痛，或胁下痞硬等证者，非此汤之所知也。

若微恶寒者，桂枝去芍药加附子汤主之。

　　赵刻本无"恶"字，今据《玉函》成本补。此承上条而言，若不但脉促胸满，又微觉恶寒者，则又因误下而虚其阳，心脏衰弱，故于前方加附子。

桂枝去芍药加附子汤方

　　桂枝（三两，去皮）　甘草（二两，炙）　生姜（三两，切）　大枣

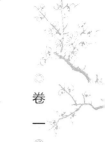

（十二枚，擘） 附子（一枚，炮，去皮，破八片）

　　上五味，以水七升，煮取三升，去滓，温服一升。本云桂枝汤，今去芍药，加附子。将息如前法。

　　《方极》云：桂枝去芍药加附子汤，治桂枝去芍药汤证而恶寒者。

　　太阳病，得之八九日，如疟状，发热恶寒，热多寒少，其人不呕，清便欲自可，一日二三度发，脉微缓者，为欲愈也；脉微而恶寒者，此阴阳俱虚，不可更发汗更下更吐也；面色反有热色者，未欲解也，以其不能得小汗出，身必痒，宜桂枝麻黄各半汤。

　　清便欲自可，《玉函》《千金翼》俱作清便自调，本论"欲"字当衍，案"圊"即厕所，本论中清便"清谷"清血，俱系"圊"字之假借。

　　清便，谓大小便也。此条自条首至"二三度发"，为总帽。以下分作三段，"脉微缓"二句为第一段，自"脉微而恶寒"，至"更吐"也，为第二段，自"面色"以下为第三段。分释如下：

　　动脉血管有两种神经，一司扩张，一司收缩。太阳病之始，浅层动脉收缩而不扩张者，为伤寒，扩张而不收缩者，为中风。其后两种神经交互兴奋，则血管时而扩张，时而收缩。当其扩张时，热血达表，则不恶寒而但发热；当其收缩时，肌表不得血，则复恶寒，是即往来寒热之少阳病。今得病八九日，正当少阳期。如疟状、发热恶寒，亦似少阳之往来寒热。然少阳当有呕证，今其人不呕，明非少阳也。病亦有不经过少阳，由太阳径传阳明者，则八九日正当阳明期。然阳明当恶热，今则恶寒；阳明当有里证，今则清便自可，明非阳明也。若是者，皆因桂枝证经日失治，故八九日尚未痊愈，又因本属不传之病，故始终太阳，不传为少阳阳明。其时浅层动脉时时收缩，可知时时闭汗，故不宜专任桂枝，亦须兼用麻黄。病既向愈，故药剂宜小。若是者，本条之桂麻各半，二十六条之桂二麻一，二十八条之桂枝二越婢一，可以择而用之。

　　脉微缓者，何以知为欲愈乎？盖缓本无病之脉，微因心力之弱。心力何以弱？则因抗病之后，心力稍稍弛懈，欲以恢复疲劳故也。若病不入阴证，则毒害性物质一日不尽，抗病力即一日不息，而心力亦一日不弛懈。

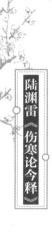

今心力弛懈，又非少阴。知毒害性物质已尽而欲愈也。何以知非少阴？少阴之脉微而躁，今不躁而缓，又不恶寒，知非少阴也。病既欲愈，则知寒热一日二三度发者，为发热后将复常温之弛张状态，若是者可以不服药。

若前证脉微不缓，又恶寒不已者，为转入少阴。其脉微为心脏衰弱，其恶寒为体温低落。体温低落为阳虚，心脏衰弱者，血必少，血少为阴虚，阴阳俱虚，即不可发汗吐下，宜桂枝加附子汤、附子汤之类温之。

若前证面色潮红者，为热色。热既为抗病之现象，热在，故知抗病未已而毒害性物质未尽。然病经八九日而寒热起落，抗病之势不复一往直前，而毒害性物质未得发出皮肤而作痒耳，故用各半汤轻剂发之。

黄炫《活人大全》云：或问经言用药，有言可与某汤，或言不可与，又有言宜某汤，及某汤主之，凡此数节，旨意不同。敢问，曰，《伤寒论》中，一字不苟，观是书片言只字之间，当求古人之用意处，轻重是非，得其至理，而后始可言医矣。所问有言可与某汤，或言不可与者，此设法御病也；又言宜某汤者，此临证审决也；言某汤主之者，乃对病施药也，此三者，即方法之条目也。渊雷案：凡言某汤主之者，方证相对，决然无疑之词也。病证万变，而伤寒金匮所载经方，不过三百首，以有限之方，御无穷之病变，则方与证有时而不能恰合，于是择其比较最切近者用之，则曰宜某汤。证候有疑似，方药有宜忌，权衡决择，定其去取，则曰可与不可与。黄氏所云，殊不了了。

桂枝麻黄各半汤方

桂枝（一两十六铢，去皮）　芍药　生姜（切）　甘草（炙）　麻黄（各一两，去节）　大枣（四枚，擘）　杏仁（二十四枚，汤浸，去皮尖及两仁者）

上七味，以水五升，先煮麻黄一二沸，去上沫，内诸药，煮取一升八合，去滓，温服六合。本云，桂枝汤三合，麻黄汤三合，并为六合，顿服。将息如上法。（臣亿等谨按：桂枝汤方，桂枝、芍药、生姜各三两，甘草二两，大枣十二枚。麻黄汤方，麻黄三两，桂枝二两，甘草一两，杏仁七十个。今以算法约之二汤各取三分之一，即得桂枝一两十六铢，芍药、生姜、甘草各一两，大枣四枚，杏仁二十三个零三分枚之一，收之得二十四个，合方。详此方乃三分之一，非各半也，宜云合半汤）

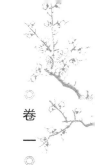

《方极》云：桂枝麻黄各半汤，治桂枝汤麻黄汤二方证相半者。

尾台榕堂《类聚方广义》云：中风伤寒，弃置涉日，或发汗后邪气犹缠绕不去，发热恶寒，咳嗽，或渴者，宜撰用以下三方（案：谓桂麻各半汤、桂二麻一汤、桂枝二越婢一汤也）。

又云：疟疾，热多寒少，肢体惰痛者，五七发后，择桂枝二麻黄一汤、桂枝麻黄各半汤。先其时温覆，大发其汗，则一汗而愈。若渴者，宜桂枝二越婢一汤。三方皆截疟之良剂。

又云：痘疮热气如灼，表郁而见点难，或见点稠密而风疹交出，或痘起不胀，喘咳咽痛者，宜桂枝麻黄各半汤。

浅田宗伯《勿误药室方函口诀》云：此方可活用于外邪之坏证，类疟勿论已，其他发风疹而痒痛者，宜之。一男子，风邪后腰痛不止，医谓为疝，疗之，其痛益剧。一夕，服此方发汗，脱然而愈。

渊雷案：汉晋二十四铢为两，唐宋四分为两。药秤一两，当今之二钱一厘五毫弱，则一铢当今之八厘四毫弱。此方分三服，则每服用桂枝一钱许，芍药、生姜、甘草、麻黄各七分许，大枣一枚而强，杏仁八枚，合计不过四钱有零，犹弗药而已。若用以截疟，用以治天花，其剂量当加重，否则不效。

太阳病，初服桂枝汤，反烦不解者，先刺风池风府，却与桂枝汤，则愈。

太阳病，谓中风也。中风服桂枝汤，药证相对，其病当解。今不解而加烦，故曰反。此非桂枝汤之不当，乃病势重，药力轻，杯水车薪故也。太阳病，以气血上冲，有头项强痛之证，故先刺头项部之经穴，平其充血。《甲乙经》云：风池二穴，在颞颥后，发际陷中，足少阳阳维之会；风府一穴，在项发际上一寸，大筋中宛宛中，督脉阳维之会。

古代医生无不能针刺者，故此条以刺法助药力。然不刺而但服桂枝，亦能取效，刺之则效较速而已。吉益氏荟萃仲景之方证，以为《类聚方》，于原文之当删及可指责者，皆方矩其外以域之。《类聚方》于此条，域"先刺风池风府"一句，知东洞遇此证时，不用刺法矣。雉间焕云：烦者，苦闷之谓，而是瞑眩也，虽瞑眩，病未得除，故又用桂枝汤也。案：以烦

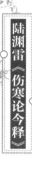

为服药之瞑眩，亦明其不必刺耳，然今日世俗心理，服汤反烦，必归咎于桂枝之热矣。

服桂枝汤，大汗出，脉洪大者，与桂枝汤，如前法。若形似疟，一日再发者，汗出必解，宜桂枝二麻黄一汤。

《医宗金鉴》云：服桂枝汤，大汗出，病不解，脉洪大，若烦渴者，则为表邪已入阳明，是白虎汤证也。今脉虽洪大而不烦渴，则为表邪仍在太阳也。丹波氏云：脉洪大者，《玉函》作若脉但洪大者，有"但"字，可见其无他证也。

渊雷案：大汗而脉洪大，疑似阳明白虎汤证。脉但洪大，则无白虎证，而桂枝证未解也。盖汗出是桂枝白虎共有之证，洪大是白虎独有之脉，唯白虎尚有以烦渴为主要证。今汗出脉洪大而不烦渴，与桂枝，则对证不对脉，与白虎，则对脉不对证，是二汤者，皆非得当之剂也。仲景竟与桂枝，不从其脉之洪大，而从其证之不烦渴，可知诊治之法，证重于脉矣。且烦渴与否，可以问而知，不可以切而得也。近时名医治病，有不许病人自诉症状，自示脉法之神者，亦异于仲景矣。

桂二麻一汤之证，与各半汤略同。形似疟，一日再发，即如疟状，发热恶寒，热多寒少也。彼云，其人不呕，清便自可，此不言者，省文也。唯此条得之大汗之后，则桂枝证多于麻黄证，故增桂枝之量为桂二。大汗之后，而形似疟，则浅层血管乍张乍缩，当其缩时，必复闭汗，故仍须麻黄以发之。

桂枝二麻黄一汤方

桂枝（一两十七铢，去皮尖）　芍药（一两六铢）　麻黄（十六铢，去节）　生姜（一两六铢，切）　杏仁（十六个，去皮尖）　甘草（一两二铢，炙）　大枣（五枚，擘）

上七味，以水五升，先煮麻黄一二沸，去上沫，内诸药，煮取二升，去滓，温服一升，日再服。本云，桂枝汤二分，麻黄汤一分，合为二升，分再服，今合为一方。将息如前法。（臣亿等谨按：桂枝汤方，桂枝、芍药、生姜各三两，甘草二两，大枣十二枚。麻黄汤方，麻黄三两，桂枝二两，甘草一两，杏仁十个。今以算法约之，桂枝汤取十二分之五，即得桂枝芍药生姜各一两六铢，甘草二十铢，大枣五枚。麻黄汤取九分之二，即得麻黄十六铢，桂枝十铢三分铢之二，收之得十一铢，甘草五铢三分铢之一，收之得六铢，杏仁十五个九分枚之四，收之得十六个。二汤所取相合，即共得桂枝一两十七铢，麻黄十六铢，生姜芍药各一两六铢，甘草一两二铢。大枣五枚，杏仁十六个，合方）

《方极》云：桂枝二麻黄一汤，治桂枝汤证多，麻黄汤证少者。

渊雷案：此汤分为二服，则每服得桂枝二十铢二分铢之一，麻黄八铢，芍药、生姜各十五铢，甘草十三铢，大枣二枚二分枚之一，杏仁八个。桂枝麻黄各半汤分为三服，则每服得桂枝十三铢三分铢之一，麻黄芍药生姜甘草各八铢，大枣一枚三分枚之一，杏仁八个。是二方每次所服，麻杏同量，而此方之桂芍姜草枣，多于桂麻各半汤约各一倍，故彼名各半，此名桂二麻一也。二方药量本微，其所出入，则微之又微，于此可悟药量随证轻重之法，固不必执泥古方之定量也。

服桂枝汤，大汗出后，大烦渴不解，脉洪大者，白虎加人参汤主之。

太阳病，发汗而大汗出，其变不一。遂漏不止，恶风，小便难，四肢微急者，桂枝加附子汤主之（二十一条）。脉但洪大，无他证者，仍与桂枝汤（二十六条）。脉浮数而烦渴者，五苓散主之（七十三条）。脉洪大而大烦渴者，白虎加人参汤主之。白虎汤及白虎加人参汤之证，皆属阳明病。本论中用白虎汤者三条（百八十三条、二百二十七条、三百五十三条），证候殊不完具，用人参白虎者四条（本条及百七十五至百七十七条），《脉经》《千金》《千金翼》《外台秘要》，俱以为白虎汤。然则本论中之人参白虎证，实为白虎证，而人参白虎证乃不具也。凡白虎证，其人壮热，汗出，不恶寒，反恶热，脉洪大滑数，唇舌干燥，烦渴欲引冷者，是也。或有手足冷，背微恶寒者，则为例外，然按其胸腹，仍必灼热。若白虎证而心下痞硬者，人参白虎所主也。

毒害性物质重者，虽服药不误，太阳病犹不能即愈，况服药不如法而大汗出乎。然桂枝汤若不误用，则大汗出后，病势必受顿挫，而桂枝证为

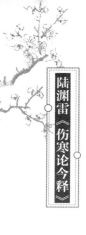

之罢除，旋复发热，热更高，且烦渴，是为转属阳明。凡治太阳而转属阳明者，非施治之误，尤非桂枝热性所引起，须知太阳少阳传变多，阳明无传变，传变多即危机多，无传变即危机少。

流行性热病之发热，因欲产生抗毒力，体内代谢机能亢进之故。毒害性物质重，则抗毒力盛，而发热高。反之，热高者亦能使代谢机能亢进。二者互为因果，是成阳明之壮热。此时皮肤虽尽量出汗，而体温之去路，仍不能放散过高之体温。病阳明者，所放散之体温，有比健康人多一倍半，乃至二倍，而温度之产生，有比健康人多至三倍者，故汗出虽多，身热反壮。热壮，则心脏之张缩强而速，故脉洪而数。浅层动脉扩张，使热血充分输于肌表，以放散体温，故脉大而滑。脏腑受高热熏灼，故烦。汗出不已，且新陈代谢亢进，则津液之消耗多，胃肠得高热，反阻碍消化而不能食，则津液之来源少，是即津伤而阳不亡之病。因其津伤，唾腺黏膜不能如常分泌，故唇舌干燥而渴。夫太阳发热，为体力抗病之表现，不宜寒药逆折，前已言之久矣。然热至某种限度，体力所不能堪，将不死于毒而先死于热，故阳明高热，须白虎汤清而减之。若问热至若干度始须清，则因病人之体质、年龄、环境，而颇有上下，在治疗上，则以壮热汗出、不恶寒反恶热为候，亦即太阳已罢而转属阳明之候，非体温计所能刻定也。

白虎及人参白虎，为寒凉清热之主剂，其力彻于表里上下，故白虎证之热，亦彻于表里上下，异乎太阳证之热偏于表。承气证芩连证之热偏于里，唯白虎之清热，辛散苦泄，仍寓宣通之意，故热减而无流弊。若易以地黄石斛诸药，则滋腻之性，意近冷罨，病可以日久无进退，病人则有因此致劳损，以至不救者。

以上所论白虎证，为阳明病之一种，其别一种，有燥屎结于大肠者，须用承气汤下之。医家或称白虎证为阳明经病，承气证为阳明腑病，盖经病之主症为壮热，是全身症状，腑病之主症为腹满痛，不大便，偏重局部症状，故以经腑分之。经病不愈，往往进而为腑病，故阳明之经病腑病，是先后二级，非若太阳之中风伤寒，是平列两种。腑病详阳明篇中。

白虎加人参汤方

知母（六两）　石膏（一斤，碎，绵裹）　甘草（炙，二两）　粳米（六合）　人参（三两）

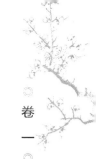

上五味，以水一斗，煮米熟，汤成去滓，温服一升，日三服。

煮服法似有脱文。《外台》云：上五味，切，以水一斗二升，煮米熟，去米，纳诸药，煮取六升，去滓，温服一升，日三。《活人辨疑》云：化斑汤（即本方），治赤斑口燥烦渴，中暍。

《徐同知方》云：人参白虎汤，治伏暑发渴，呕吐身热，脉虚自汗，如伏暑作寒热未解，宜与五苓散同煎服。《保赤全书》云：人参白虎汤，治盛暑烦渴，痘出不快，又解麻痘斑疱等热毒。

《方极》云：白虎加人参汤，治白虎汤证而心下痞硬者。

龟井鲁道载《病因备考》云：消渴经年，虽五十以上，间有得治者，白虎加人参汤主之，世医多以此病为难治，畏石膏故也。汤本氏云：糖尿病，多宜石膏剂者，然不必本方之主治也。

《类聚方广义》云：白虎加人参汤，治霍乱吐泻之后，大热烦躁，大渴引饮，心下痞硬，脉洪大者。

又云：治消渴，脉洪数，昼夜引饮不歇，心下痞硬，夜间肢体烦热更甚，肌肉日消铄者。

又云：治疟病，大热如煅，谵语烦躁，汗出淋漓，心下痞硬，渴饮无度者。

渊雷案：观以上诸家之说，则白虎加人参汤，可以治斑疹，可以治日射病，可以治天花麻疹，可以治糖尿病尿崩症，可以治霍乱，可以治疟。所治之病至不一，然其证候，则皆是大热烦渴，脉洪汗出，心下痞硬也。抑人参白虎所治，岂特以上数病而已，凡有大热烦渴，脉洪汗出，心下痞硬之证者，不问何病，人参白虎悉治之。学者须知病之与证，实不相蒙。研究病理当从病，或从其病灶，或从其病菌，或从其所中之毒，西医所论详矣。商量治疗当从证，有自觉证，有他觉证，望闻问切，及按腹所得，仲景所论是矣。中医多以证候为病名，其病名既不当，故古医书之以病分类者，其说愈烦，则其失愈远，以其不知病灶病菌，而谈病理故也。西医近日之趋势，似欲每病得一特效药，然药之特效于病者，至今绝少，以其轻视审证，而必欲治疗原因故也。余以为理论当从西医之病名，治疗当宗仲景之审证为宜也。

白虎汤之主药，为石膏、知母。知母解热生津，治阳明病阳盛津伤，

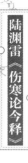

最为适当。石膏系硫酸钙之含水结晶体，有碱性反应，其治效当与西药之诸钙盐类似。约而言之，胃肠内发生过剩之酸液时，用钙盐为制酸剂，或慢性胃肠炎，黏液分泌过多，沉淀而蔽其黏膜，阻碍其消化吸收时，用钙盐类溶解之，此皆作用于胃肠，古人以石膏为清胃药，有以也。新陈代谢疾患，如糖尿病等，血液有酸性反应时，用钙盐类中和之。劳动过度，亚砒酸及磷之中毒，或热性传染病之经过中，体内发生乳酸时，亦为钙盐类之适应证。此外又有止血消炎镇静强心强壮诸作用。唯碱性土类，内服后最难吸收，西医尝以此疑石膏之无用，今则试用而得效，已不持此论矣。中医用石膏，则以唇舌干燥、小便赤浊、烦渴引饮为标准。若病属阴证，腹中觉冷，或下利者，忌之。用粳米者，殆因伤津之故，盖以知母、石膏清其热，恢复其胃肠之机能，而以粳米滋养之也。合知母、石膏、粳米、甘草，治大热汗出脉洪烦渴，是为白虎汤。若因胃机能衰弱，致心下痞硬者，则加人参。人参主胃机能衰弱，其证候为心下痞硬，亦能兴奋新陈代谢机能，然宜于急性病，不宜于慢性病。若以为人参大补元气者，谬也。余之经验，凡常用诸方有人参者，如小柴胡泻心理中等，代以太子参甚效，用党参则不效，或反致胀满。

《病因备考》云：一男子，年六十余，鼻不闻香臭者四年，来请治。余曰，病已积年，药无益也。翁曰，某自少壮，即苦气易上逆，幸得治逆气，足矣，余乃漫然作参连白虎汤（即人参白虎加黄连）与之，六十余日，忽闻香臭，即而平复。

汤本氏云：鼻疾患多石膏剂之证，宜注意焉。

《生生堂治验》云：草庐先生，年七旬，病消渴，引饮无度，小便白浊，周殚百治，疲瘁日加，举家以为莫愈，病人亦嘱后事于乃弟矣。会先生（中神琴溪也，后仿此）诊之，脉浮滑，舌燥裂，心下硬，曰，可治也，乃与白虎加人参汤，百余贴而痊愈。

太阳病，发热恶寒，热多寒少，脉微弱者，此无阳也，不可发汗，宜桂枝二越婢一汤。

山田氏云：无阳当作亡阳，此所以致斯误也。夫所谓阳者，指元气言之（案：即细胞之生活力），人之所借而运用营为者，表里上下左右前后，其活泼温暖，咸是一元气之发也，人苟无此气，则死矣，犹天之有太阳，而四时行焉，百物生焉。体中之物莫贵焉，故谓之阳也，非指表指热之阳也，故论中唯有亡阳，而无亡阴，《素问》所谓阳气若天与日，失其所则折寿不彰者，便是也。后世注家，乃有汗多亡阳、下多亡阴之说。虽然，如桂枝去芍药加附子汤证，下后微恶寒者，其可谓之亡阴乎？不深考而已。唯过汗则多亡表中之阳，过吐下则多亡里中之阳，汗吐下俱过，则并亡表里之阳。若夫所谓阴阳俱虚者，乃表里之阳俱亡，所以危急也。此条"热多寒少"句下，当有"一日二三度发，脉浮紧者可更发汗也若之"十六字。一说云，"宜桂枝二越婢一汤"八字，宜移至"热多寒少"句下而看，非有脱简，文法乃尔。余谓此诚然，然而详考全论，凡若此之处，必有分界之可察存焉，桂枝麻黄各半汤条以"也"字分之，小青龙汤条以"服汤"字分之，麻黄汤条以"服药"字分之（四十七条），茯苓桂枝白术甘草汤条以"脉沉紧"分之（六十八条当云以"发汗则"三字分之），皆是也，今此条绝无分界之可察，则其为阙文无疑矣。

丹波元坚《伤寒论述义》云：桂枝麻黄各半汤、桂枝二麻黄一汤、桂枝二越婢一汤，皆表虚经日不愈，以致邪郁者也。其证轻重不均，故有三方之设焉。盖桂枝证失汗数日，邪郁肌肉，故热多寒少，其滞稍深，故如疟状，发作有时，但本是表虚，故有嫌麻葛之发，今则郁甚有桂枝之力不能及者，是以酌量麻桂二方。言日二三发者，其邪稍重，言日再发者，其邪稍轻，不言发数者，其邪尤重。且桂枝二越婢一，其力紧，桂二麻一，其力慢，桂麻各半，在紧慢之间矣。此三条，其意互发，各半汤其证特审，他二条则文甚略矣。盖各半汤条，八九日者，约略言之之辞，而二条亦冒之。发热恶寒，热多寒少，三证叠言，而麻一汤省寒热，但言如疟状，越婢一汤言寒热，而省如疟状。其人不呕，清便自可，亦二条所蕴。如疟状，疑于少阳证，故别以不呕，热多疑于阳明证，故别以清便自可。一日二三度发，与脉微缓者，文势一串，故似为愈候，然照麻一汤，实是表郁所致，宜接面色反有热色者看。考面赤证，参二阳并病面色缘缘正赤（四十九条）及阳明病面合赤色（二百一十四条），当是表郁兼里热者使然。今但表郁而有之，故下一反字。不得小汗出者，言得病以来，未曾小小发汗，故致此表郁，且身痒也。桂二麻一汤证，尝经大汗，亦是失治，然幸无亡阳之变，亦不转属阳明，犹缠滞表分，累日不解，但以其既

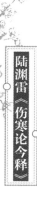

汗，比之二证，则其郁为轻。桂二越婢一汤证，其热最重，犹麻黄之有大青龙，假石膏之力，以越散郁阳。脉微弱者不可发汗者，盖戒此方之不可轻用，与各半汤之脉微而恶寒，大青龙之脉微弱同例，乃系倒笔法。但此条文甚约，故诸家不察及，今以经释经，非敢好异也。

渊雷案：越婢汤之主药麻黄、石膏，本为发汗而设，此条既云脉微弱无阳不可发汗，又云宜桂枝二越婢一汤，似自相抵触。旧注或作强解，或以为错误，与不得已。今得山田氏小丹波氏之说，遂觉怡然理顺。合论三复方，小丹波之说自佳。盖太阳上篇，自十二条以下，俱论桂枝汤一类之证，故知三复方皆桂枝证经日不愈所致。桂枝证，本自汗出，今则时时闭汗，故参以麻黄。若不但闭汗，又有热盛烦渴之证者，则用石膏，为桂二越婢一。经文虽略，皆从药测证而可知也。至谓"脉微弱"三句系倒笔法，则义虽可通，文理终觉不顺。各半汤大青龙汤二条，皆段落分明，文理清顺。此条于不可发汗下，更不著一语，径接宜桂枝二越婢一汤，以文法论，不当如此倒装。山田氏以为有阙文，盖近是。无阳字，又见少阴篇二百八十六条、二百八十九条，"无"字彼作亡，《脉经》并作"无"，意皆谓无太阳表证，不可发汗。山田以元气释阳，乃求深反凿。

桂枝二越婢一汤方

桂枝（去皮）　芍药　麻黄　甘草（各十八铢，炙）　大枣（四枚，擘）　生姜（一两二铢，切）　石膏（二十四铢，碎，绵裹）

上七味，以水五升，煮麻黄一二沸，去上沫，内诸药，煮取二升，去滓，温服一升。本云，当裁为越婢汤桂枝汤，合之饮一升，今合为一方，桂枝汤二分，越婢汤一分。（臣亿等谨按：桂枝汤方，桂枝、芍药、生姜各三两，甘草二两，大枣十二枚。越婢汤方，麻黄二两，生姜三两，甘草二两，石膏半斤，大枣十五枚。今以算法约之，桂枝汤取四分之一，即得桂枝、芍药、生姜各十八铢，甘草十二铢，大枣三枚。越婢汤取八分之一，即得麻黄十八铢，生姜九铢，甘草六铢，石膏二十四铢，大枣一枚八分之七，弃之。二汤所取相合，即共得桂枝、芍药、甘草、麻黄各十八铢，生姜一两三铢，石膏二十四铢，大枣四枚，合方。旧云：桂枝三，今取四分之一，即当云桂枝二也。越婢汤方，见仲景杂方中。《外台秘要》一云起脾汤）

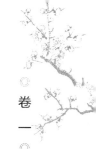

《方极》云：桂枝二越婢一汤，治桂枝汤证多，越婢汤证少者。

雉间焕云：脚挛急而上冲者，主之。

《类聚方广义》云：风湿痛风初起，寒热休作，肢体疼重，或挛痛，或走注肿起者，以此方发汗后，可与加术附汤（案：即越婢汤加术附子也），兼用应钟散（大黄芎藭，本名芎黄散）、蕤宾丸（甘遂、芒硝、芫花、商陆、吴茱萸，本名平水丸）等。

柯氏云：考越婢汤，比大青龙无桂枝、杏仁，与麻黄杏子石膏汤同为凉解表里之剂。此不用杏仁之苦，而用姜枣之辛甘，可以治太阳阳明合病，热多寒少而无汗者，犹白虎汤证背微恶寒之类，而不可以治脉弱无阳之证也。

渊雷案：越婢汤，见《金匮·水气病篇》。《外台》一名起脾汤，见第十六卷肉极门，彼引《千金》，有附子。

注云：本方无附子，删繁同。《内经》曰：脾主为胃行其津液。是汤所以谓之越婢者，以发越脾气，通行津液，《外台》方一名起脾汤，即此义也。

服桂枝汤，或下之，仍头项强痛，翕翕发热，无汗，心下满微痛，小便不利者，桂枝去桂加茯苓白术汤主之。

成氏云：头项强痛，翕翕发热，虽经汗下，为邪气仍在表也。心下满微痛，小便利者，则欲成结胸。今外证未罢，无汗，小便不利，则心下满微痛，为停饮也，与桂枝汤以解外，加茯苓、白术，利小便，行留饮也。

徐大椿《伤寒类方》云：凡方中有加减法，皆佐使之药。若去其君药，则另立方名，今去桂枝而仍以桂枝为名，所不可解。

《金鉴》云：去桂当是去芍药。此方去桂，将何以治头项强痛，发热无汗之表乎？论中有脉促胸满、汗出恶寒之证，用桂枝去芍药加附子汤主之。去芍药者，为胸满也。此条证虽稍异，而其满则同，为去芍药可知矣。

吉益猷《观证辨疑》云：本作去桂，今从《医宗金鉴》去芍药。历观此证，无去桂之理。此因水气结滞，致心下满微痛而头项强痛，不逐心下之水，则不得外发，故服桂枝汤或下之而不解也，今加茯苓术以逐水气，

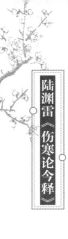

以桂枝散其满，去芍药者，欲令其力专也。凡逐水气之剂，未尝有芍药，以是知其当去矣。

丹波氏云：成注不及去桂之义，但云桂枝汤以解外，则成所注本，无"去桂"二字欤。若不去桂，而用此方于此证，或有效验。

尾台榕堂《方伎杂志》云：桂枝去桂加茯苓术汤，"去桂"二字可疑。太阳篇瓜蒂散条曰"病如桂枝证，头不痛，项不强"，是头痛项强，本桂枝汤证也。今虽已服桂枝汤，或下之，仍头项强痛，翕翕发热不止，是桂枝汤证依然仍在也，何得去桂枝乎？况方剂无去其主药之理，是故桂枝去芍药加附子汤、桂枝去芍药加皂荚汤、桂枝去芍药加蜀漆龙骨牡蛎汤、柴胡去半夏加栝楼汤、木防己去石膏加茯苓芒硝汤，此等诸方，其所去加，皆不过臣佐药，可以证焉。后读徐灵胎之说，与余意如合符契，益信鄙见之不谬。且观成无己注，知其所注本，必无"去桂"二字也。

渊雷案：此条去桂之义，前贤辩论甚繁，不能备引，综而观之，桂之不当去，诸家无异词。此外有以去桂为去芍药之误者，《金鉴》及小吉益氏等是也。有以心下满微痛为停饮水气者，成氏小吉益氏等是也。今考仲景方，凡苓术并用者，多为逐水之剂，则心下满微痛，为水饮无疑。凡逐水诸方，及汗吐下诸方之峻快者，皆不用芍药，则芍药之当去无疑。逐水方多用桂枝，况有头项强痛、翕翕发热之表证，则桂枝之不当去，亦无疑。由是言之，此条之证，盖其人素有水饮，因卒病太阳而引起宿疾，水停中焦，致令心下满微痛也，治之以桂枝去芍药加茯苓术汤者，盖临时御变，与喘家加厚朴杏子同意。

水饮者，非饮水过多之谓也。生理上，毛细动脉管常漏出液状成分，以渗润组织，而供其营养，是为淋巴，或名生理的滤出液。此液更吸收组织之代谢产物，自组织腔输入淋巴管。经淋巴总管，而入大静脉，还归血液。有时毛细管之漏出较多，则淋巴管之吸收还流亦从而亢进，借以维持平衡。若毛细管漏出甚多，淋巴管又不能尽量吸收，则停潴于组织或体腔间。此等滤出液所停潴，无论在局部，在全身，在内脏，在肌表，西医统称为水肿。其停潴于体腔内脏器间者，即古人所谓水饮矣。水饮亦有得之出淋巴者，因淋巴管破裂，管内还流之淋巴漏出所致。唯淋巴管中之压力，远不及血压之高，故淋巴管破裂之出淋巴，不若血管破裂时出血之多，破裂处亦较易恢复。

水饮在膈下者，停于骨盆之上，西医谓之腹水。《金匮》所谓水走肠间，沥沥有声者也。在膈上者，因膈膜穹起之故。停于膈上四周，西医谓之胸水，《金匮》所谓水流在胁下咳唾引痛者也。此条云心下满微痛，则是停于膈上也，若水饮之滤出不多，则渐由组织吸收，仍入于淋巴管及毛细血管，其人安然如无病。今无汗而小便不利，则血中水分必充溢，又曾服桂枝汤，则血运畅盛，毛细管之血压高，其滤出必加多，或经下之，则肠蠕动亢进，淋巴管被挤压，管中压力亦增高，设有破裂之处，淋巴即漏出不已，而水饮不能自愈矣。

山田氏云：此证本非中风桂枝之证盖伤寒麻黄之证，兼停饮者也，称仍无汗者可见矣。而今不取麻黄，又用桂枝者，何也？心下满微痛，小便不利，固虽白术茯苓所得而主，若奋力于发表，则不能专其宣导之功也。

桂枝去桂加茯苓白术汤方

芍药（三两） 甘草（二两，炙） 生姜（切） 白术 茯苓（各三两）大枣（十二枚，擘）

上六味，以水八升，煮取三升，去滓，温服一升，小便利则愈。本云桂枝汤，今去桂枝，加茯苓白术。

从上文所释，则方名当称桂枝去芍药加茯苓白术汤。方中芍药，当作桂枝，煮服法中"今去桂枝"，当作"今去芍药"。《脉经》载此条文，"术"上无"白"字。苏颂云：古方云术者，皆白术也。喜多村《伤寒疏义》云：术分赤白，昉见陶弘景《本草经集注》。所谓赤术，即苍术也。盖仲景之时，未曾有苍白之分。《素问·病能论》云：泽泻术各十分。《本草经》亦只称术，不分苍白，此后人所加明矣。渊雷案：依近世通例，本方宜用苍术。

《方极》云：桂枝去桂加苓术汤，治桂枝汤证而悸，小便不利，不上冲者。案：吉益氏从药测证，以茯苓主悸，术主小便不利，桂枝主上冲，故云尔，然与本条之证不相对也。

渊雷案：凡西医所称水肿之病，倘不用手术放水，唯有使组织自吸收之，从小便排出体外，然后其病可愈，此本方之所以用苓术也。《别录》云：术消痰水，逐皮间风水结肿。可知术能使组织吸收液体。术以吸收之，茯苓以利其小便，则水饮除，而心下之满痛愈。一面仍用桂枝汤，治

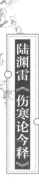

头项强痛、翕翕发热之表证。去芍药者，不欲扩张内部之血管也，血管扩张而充血则水饮之漏出不止矣。

　　伤寒脉浮，自汗出，小便数，心烦，微恶寒，脚挛急，反与桂枝，欲攻其表，此误也，得之便厥。咽中干，烦躁吐逆者，作甘草干姜汤与之，以复其阳。若厥愈足温者，更作芍药甘草汤与之，其脚即伸。若胃气不和，谵语者，少与调胃承气汤。若重发汗，复加烧针者，四逆汤主之。

　　《金鉴》云：是当与桂枝增桂加附子汤，以温经止汗，今反与桂枝汤，攻发其表，此大误也。

　　元坚云：此证不啻表疏，其人阳津素少，故虽桂枝本汤，犹过其当。盖与少阴直中稍相近似，而不比彼之寒盛，故虽经误汗，仅须甘草干姜。而阳回之后，或变胃燥，若其重误治，则变为纯阴证也。此条本证，次条拟以桂枝增桂加附子者，不无可疑，何以言之？夫既为附子所宜，则误汗便厥之际，不得不径与四逆。而仅用单味小方，窃恐万无其理。盖自汗出、小便数、心烦等证，与伤寒二三日，心中悸而烦（百七条小建中汤证），稍同其情。而系从前虚乏，为邪凌虐者，则亦是小建中所主也。渊雷案：喜多村《伤寒论疏义》说与小丹波略同，以为建中新加（六十三条桂枝加芍药、生姜各一两，人参三两，新加汤也）之属所主。

　　山田氏云：伤寒二字，泛称疫而言，非太阳伤寒也。脉浮，自汗出，小便数，心烦，微恶寒，脚挛急，即少阴病。当知其汗出恶寒者，乃与附子泻心之恶寒汗出者，同为阳虚之病，故此证虽有脉浮恶寒之似表者，决不可攻表，唯宜以干姜附子扶阳剂以温之也。今乃错认其似表者以发之，故有厥冷咽干、烦躁吐逆之变，因作干姜附子汤，以复其阳气。旧本作甘草干姜汤，大非也。甘草干姜汤，治肺痿多涎唾者之方，安能挽回阳气将尽者乎？

　　渊雷案：小便数，谓尿意频数，尿量反少，即二十一条之小便难也。厥，手足冷也，下文云厥愈足温，可以知矣。咽中干，阳亡而津不继也。烦躁吐逆，胃中寒也。此条本证，《金鉴》以为桂枝增桂加附子汤者，盖据次条而言。然本宜附子之病，误表之后，其阳益虚，附子在所必用。今仅用甘草干姜，复其胃肠局部之阳，乃必无之理，故小丹波喜多村等，以为本证是建中新加所主。然脉浮、自汗出、小便数、心烦、微恶寒、脚挛急，与二十一条桂枝加附子汤之证，若合符节，何尝似建中新加之证？且厥凉咽干、烦躁吐逆，亦非甘草干姜汤所能胜任，故山田氏改为干姜附子汤。由是言之，此条本证，当主桂枝加附子汤。若上冲不剧者，不须增桂。误表而厥，则与干姜附子汤，其方在太阳中篇。

山田氏云：自"胃气不和"以下，至"四逆汤主之"，盖他条错乱而入者，删之可也。何以知之？以上文序证，至脚挛急止，而不及胃气不和等事已。

渊雷案：凡阴证叠用干姜附子，阳回之后，往往转为胃燥，此非干姜附子之过，乃《内经》所谓中阴溜府，为阴证获愈之一种出路。胃燥，故用调胃承气汤。谵语本是神识昏蒙之脑病，在热病经过中，往往因胃不和而发，详见阳明篇。然则调胃承气一段，当是原文，不可删。唯四逆汤一段，是后人注语，传抄时误入正文。盖此君亦知误表便厥之际，当用四逆，而不敢质言，故加重发汗复烧针之语。以干斡之尔。

甘草干姜汤方

甘草（四两，炙）　干姜（二两）

上二味，以水三升，煮取一升五合，去滓，分温再服。

成本，"干姜"下有"炮"字。

《外台》引《备急》云：疗吐逆，水米不下，甘草干姜汤。

《直指方》云：甘草干姜汤（于本方加大枣一枚），治脾中冷痛，呕吐不食。

又云：甘草干姜汤，治男女诸虚出血，胃寒，不能引气归元，无以收约其血。

朱氏《集验方》云：二神汤（即本方），治吐血极妙，治男子妇人吐红之疾。盖是久病，或作急劳，损其营卫，壅滞气上，血之妄行所致。若投以藕汁生地黄等凉剂治之，必求其死矣。每遇患者，用药甚简，每服二钱，水一中盏，煎至五七沸，带热呷，空心日午进之，和其气血营卫，自然安痊，不可不知。

《证治准绳》引曹氏《必用方》法：吐血，须煎干姜甘草，作汤与服，

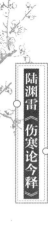

或四物理中汤亦可，如此无不愈者，若服生地黄竹茹藕汁，去生便远。

渊雷案：吐血有宜温者，甘草干姜（须炮黑）汤可也。有宜凉者，朱丹溪葛可久之法可也。今人概用凉润，固失之，然甘草、干姜，亦非一切吐血之特效药，不可不知。

《方极》云：甘草干姜汤治厥而烦躁、多涎唾者。

《方机》云：甘草干姜汤治足厥、咽中燥、烦躁呕逆者；吐下后厥逆烦躁，不可如何者，吐涎沫，不咳，遗尿，小便数者，兼用南吕（即礞石滚痰丸）。

《类聚方广义云》：甘草干姜汤之厥，只是因误治，一时激动急迫之厥耳，不比四逆汤之下利清谷、四肢拘急、脉微大汗厥冷也。甘草倍干姜者，所以缓其急迫也，观咽干、烦躁、吐逆之证，可以知其病情矣。

渊雷案：干姜与附子，俱为纯阳大热之药，俱能使机能亢进。唯附子之效，遍于全身；干姜之效，限于局部，其主效在温运消化，而兼及于肺。故肺寒、胃寒、肠寒者，用干姜；心脏衰弱，细胞之活力退减者，用附子。吉益氏《药征》谓附子主逐水，干姜主结滞水毒。盖心脏衰弱者，往往引起瘀血性水肿，其舌淡胖，如经水浸，用干姜、附子以强心，则水肿自退，非干姜、附子能逐水也。心脏不衰弱者，虽有水毒，不用干姜、附子。陷胸汤丸、十枣汤之属，最为逐水峻剂，亦何尝用干姜、附子哉？

吴遵程《方注》云：甘草干姜汤，即四逆汤去附子也。辛甘合用，专复胸中之阳气，其夹食夹阴，面赤足冷，发热喘咳，腹痛便滑，外内合邪，难以发散，或寒药伤胃，合用理中，不便参术者，并宜服之。真胃虚夹寒之圣剂也。若夫脉沉畏冷，呕吐自利，虽无厥逆，仍属四逆汤。

芍药甘草汤方

白芍药　甘草（各四两，炙）

上二味，以水三升，煮取一升五合，去滓，分温再服。

《玉函》，芍药上无"白"字。

魏氏《家藏方》云：六半汤（即本方入无灰酒少许再煎服），治热湿脚气，不能行步。

朱氏《集验方》云：去杖汤，治脚弱无力，行步艰难。友人戴明远用之，有验。

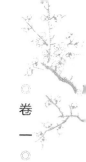

《内科摘要》云：芍药甘草汤，治小肠腑咳，发咳而矢气。

《医学心悟》云：芍药甘草汤，止腹痛如神。脉迟为寒，加干姜；脉洪为热，加黄连。

《古今医统》云：芍药甘草汤，治小儿热腹痛，小便不通，及痘疹肚痛。

《方极》云：芍药甘草汤，治拘挛急迫者。

《方机》云：治脚挛急者，兼用应钟紫圆（出《千金方》，代赭石、赤石脂、巴豆、杏仁）。

《类聚方广义》云：芍药甘草汤，治腹中挛急而痛者，小儿夜啼不止，腹中挛急甚者，亦奇效。

《建殊录》云：云州医生祝求马，年可二十，一日，忽苦跟痛，如锥刺，如刀刮，不可触近。众医莫能处方者，有一疡医，以为当有脓，刀擘之，亦无效矣。于是迎先生（吉益东洞也，《建殊录》皆记东洞治验）诊之，腹皮挛急，按之不弛，为芍药甘草汤饮之，一服，痛即已。

《生生堂医谈》云：一翁，五十余岁，闲居则安静，聊劳动则身体痛不可忍，家事坐废，殆三十年，医药一无验。来请予，予诊之，周身有青筋，放之，迸出毒血甚夥，即与芍药甘草汤，约十次而复常，任耕稼矣。

《麻疹一哈》云：伊势某，丙申夏，患麻疹，疹后经数十日，自舌本左边至牙龈，肿痛如刺，又自耳后连左额，痛楚殆不可耐，呻吟发屋。四邻来进医，更医十一人，与芎黄梅肉（梅肉散也，梅肉霜、栀子霜、巴豆、轻粉）辈，不知。或缓或急，迁延自苦，至戊戌春三月，请予诊治。予就诊之，舌本强直，且肿痛不能言，妻为告其苦楚状，因按其腹，自心下至脐上，腹皮拘急甚，又无他异，乃作芍药甘草汤饮之，下利，日二三行（案：所饮非下剂，而下利乃所谓瞑眩也），三日而痛楚减半。二十日所，肿痛痊愈，能言语；再详其腹候，胸腹微满，时或微痛，时以紫圆下之，每服，下利如倾，十日一次，凡五六次，无虑，百日所诸证全治，健食倍故云。

调胃承气汤方

大黄（四两，去皮，清酒洗）　甘草（二两，炙）　芒硝（半升）

上三味，以水三升，煮取一升，去滓，内芒硝，更上火微煮令沸，少

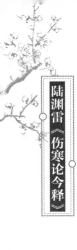

少温服之。

阳明篇，大黄下无"去皮"二字，煮服法云，上三味，切，以水三升，煮二物至一升，去滓，内芒硝，更上微火一二沸，温顿服之，以调胃气。

《医垒元戎》云：调胃承气汤，治实而不满者，腹如仰瓦，腹中转矢气，有燥粪，不大便而谵语，坚实之证，宜用之。

《卫生宝鉴》云：调胃承气汤，治伤寒发狂烦躁，面赤脉实。

《经验良方》云：调胃承气汤，治热留胃中，发斑，及服热药过多，亦发斑，此药主之。

《口齿类要》云：调胃承气汤，治中热，大便不通，咽喉肿痛，或口舌生疮。

《试效方》云：调胃承气汤，治消中，渴而饮食多。

《外科枢要》云：破棺丹（即本方为末炼蜜丸），治疮疡热极汗多，大渴便秘，谵语发狂。

《玉枢微义》云：调胃丸，治齿痛，血出不止，以调胃承气汤为末，蜜丸服。

《方极》云：调胃承气汤，治大黄甘草汤证而实者（大黄甘草汤治秘闭急迫者）。《类聚方》注云：但急迫而大便不通者，主之。

《方机》云：调胃承气汤，治因汗吐下谵语者；发汗后，热而大便不通者；服下剂，下利不止，心烦或谵语者；吐下之后，心下温温欲吐，大便溏，腹微满，郁郁微烦者；吐后腹胀满者。

鼬鼻老人《用方经权》云：调胃承气汤，治膏粱太过之徒。其毒酿于肠胃，升降失政，潮热寝汗，微咳脉数，大便或秘，或作下利状者；形如虚劳，心气迫塞，悲笑无时，胸动而行步难，其腹微满，或里急拘挛者。凡胃府酿成食毒，发诸症，或下流而郁结于肠中，小腹微满，大便不快，月事为之失政者，视其的证施之，则有万全之效。

《类聚方广义》云：痘疮麻疹，痈疽疔毒，内攻冲心，大热谵语，烦躁闷乱，舌上燥裂，不大便，或下利，或大便绿色者，宜调胃承气汤。

又云：牙齿疼痛，齿龈肿痛，龋齿枯折，口臭等，其人平日多大便秘闭而冲逆，宜调胃承气汤。

又云：反胃膈噎，胸腹痛，或烦满，腹中有块，咽喉燥者，郁热便秘者，消渴，五心烦热，肌肉燥瘠，腹凝闭而二便不利者，皆宜调胃承气汤，或为兼用方，亦良。

渊雷案：大黄系植物性下剂，其作用为刺激肠黏膜，使肠蠕动亢进，且制止结肠首端之逆蠕动，则肠内容物移运迅速，水分未及吸收，已达直肠，故令粪便中富有液体也。芒硝为硫酸钠之含水结晶体，系盐类下剂，内服之后，绝难吸收，故无刺激作用，不过在消化器内，保有其溶解本药之水分，勿令吸收，故能保持小肠内容物之液状形态，直至直肠，粪便即成溏收。古人谓大黄荡涤，芒硝软坚，信不诬也。由是言之，临诊上之应用，若欲急速排除肠内容物者，宜大黄；若因肠内容干燥而便秘者，宜芒硝。若二者合用，则泻下之力尤大，调胃承气汤是也。又，大黄刺激肠管之结果，能引起腹腔内骨盆腔内之充血，为月经过多、子宫出血等症，在孕妇，或致流产早产。故肠及下腹部有充血炎性机转者，大黄亦须慎用。调胃承气汤合大黄芒硝以攻下，加甘草以治急迫，故能治便秘便难。涤除食毒，其在急慢性肠炎，肠内容物起异常发酵，产生有害物，刺激肠黏膜，使炎症转剧时，用此方以助其排除，则肠炎自止，故又能治下利、大便绿色等证。肠蠕动亢进，使腹腔脏器充血，则以诱导方法，能平远隔脏器之炎症充血，故又能治谵语发狂（脑部充血）、发斑面赤、龈肿出血（患部充血）、疔疮痈疽（患部炎症）等症。此皆古人所实验，证之今日之药理学而符合者也。于此须注意者，硝黄俱属寒药，宜于阳证，切忌误施于虚寒证耳。承气名义，详阳明篇大承气条下。

户田斋非《药选》云：难曰：古法药用上行以酒，下行以盐，缓寒亦以酒炒，不可谓无其理也。斋答曰：予屡试乎，未尝见其效已。且夫盐酒，固不敌于本味十分之一也，况炒过之本味添味俱减乎。又且中世以上，未有用酒醋人溺盐水姜汁，暨涂酥涂蜜土炒麸炒等制法也。其调胃承气汤抵当汤下，有大黄酒浸酒洗之事者，乃后人之加也明矣。

《十形三疗》云：一小儿，小溲不通，号跳旋转，下则成砂石，大便秘，肛门脱出一二寸。戴人曰：此下焦塞也，不吐不下，则何以开？不令饮水，小溲何以利？以调胃承气汤一两，加牵牛子头末三钱，河水煎服，又用瓜蒂末糊丸，芥子许六十丸吞下。上吐下泻，一时齐出，有脓有血。涌泄既定，令饮新水二三十次，每次饮一盏，其病若失。

渊雷案：此即膀胱结石，古人所谓石淋也，调胃承气汤加牵牛能治

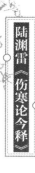

之，亦足以广异闻。

《漫游日记》云：一老夫，过经十余日不解，手足冷，心下满，口不能食，舌上焦黄，昼间微烦，头汗出，脉沉细无力。余一诊而与调胃承气汤，得燥屎八九枚，脉变洪迟，乃与竹叶石膏汤，数十日而解。

《成绩录》云：一男子，腹胀，脚以下洪肿，小便不利，不大便十余日，舌上黑胎，唇口干燥，心烦呕吐，饮食如故。先生（谓吉益猷也，字南涯，东洞之子，《成绩录》皆记南涯之治验）与之以调胃承气汤，大下秽物，小便快利，诸证悉去。

《生生堂治验》云：一妇人，年二十，大便一滴不通者已三年，饮食动止，犹不异常。巴豆、大黄、芒硝，为之费数斤，皆不应。先生按其腹，虽甚硬，然一无燥屎及块物应手者，即作调胃承气加葱白汤与之，便利遂不失节。

四逆汤方

甘草（二两，炙）　干姜（一两半）　附子（一枚，生用，去皮，破八片）

上三味，以水三升，煮取一升二合，去滓，分温再服。强人可大附子一枚，干姜三两。

《医林集要》云：干姜附子汤（即本方），治伤寒阴证，唇青面黑，身背强痛，四肢厥冷，及诸虚沉寒。

《济生方》云：姜附汤（即本方），治五脏中寒，口噤，四肢强直，失音不语，或猝然晕闷，手足厥冷者。

《万病回春》云：凡阴证，身静而重，语言无声，气少，难以喘息，目睛不了了，口鼻气冷，水浆不下，大小便不禁，面上恶寒如刀刮者，先用艾灸法，次服四逆汤。

《方极》云：四逆汤，治四肢厥逆，身体疼痛，下利清谷，或小便清利者。

《方机》云：四逆汤，治手足厥冷者，下利清谷者，腹拘急，四肢厥冷，下利恶寒者；大汗出，热不去，拘急，四肢厥冷者；下利，腹胀满，身体疼痛者。

《古方便览》云：世医所谓中寒中湿，及伤寒阴证、霍乱等诸证，厥冷恶寒，下利腹痛者，皆可用四逆汤。又虽一年二年下利清谷不止，亦可用。

《类聚方广义》云：四逆汤，治霍乱吐利甚者，及所谓暴泻症。急者死不崇朝，若仓皇失措，拟议误策，毙人于非命，其罪何归。医人当平素讨究讲明，以济急靖难，可参考大汗出热不去云云（本论厥阴篇三百五十六条）以下诸章。又云：四逆汤，救厥之主方也。然伤寒热结在里者，中风卒倒，痰涎沸涌者，霍乱未吐下，内犹有毒者，老人食郁，及诸卒病闭塞不开者，纵令全身厥冷，冷汗脉微，能审其证，以白虎泻心承气紫圆备急走马之类，解其结，通其闭，则厥冷不治自复。若误认为脱证，遽用四逆真武，犹如救经引足，庸工杀人，常当坐此。呜呼，方伎虽小，死生系焉，存亡由焉，自非高才卓识，难探其理致矣。

《方函口诀云》：四逆汤，阴证正面之治方也，以四肢厥冷、下利清谷等为目的，其他有假热证者，别有此方冷服之法，即加猪胆汁之意也（本论三百一十八条三百九十四条）。

渊雷案：四逆者，四肢厥逆也，通常为高度心脏衰弱之征（宜与热厥鉴别然热厥甚少见），故四逆汤为强心主剂。其主药附子，为毛茛科植物双兰菊之球根，化学分析，得其主成分曰乌头碱（阿科涅丁），其构造式虽因产地不同而微异，然皆类似，其性效为麻醉而非兴奋。凡心脏衰弱者，禁麻醉药，或以此疑中医用附子强心之误。然临床实验，干姜附子之效，实不亚于毛地黄樟脑诸剂初。用时，虽不及西药之效速而确，然连续用之，至阳回之后，往往从此遂愈，更无流弊。由是言之，附子不因麻醉而减其强心之效，乃事实也。尝究其所以然之故，约得三端。仲景于亡阳虚脱之证，必用生附子配干姜，甚或依证更配以人参，化验单味药所得之性效，或与配合之复方不能齐一，一也。使用药物之经验，高度之兴奋，常致麻醉，而轻量之麻醉，反见兴奋，彼吗啡酒精皆麻醉品，苟用少量，不但不觉麻醉，常得不可名言之兴奋。仲景于阳虚证，心脏衰弱不甚者，则用炮熟附子，量亦不大，同一理也。至于镇痛，乃用大量炮熟附子，此则用其麻醉之性甚明，然皆不与干姜相配，二也。经化验之附子，皆西洋及日本产，而国产者未经化验，国产附子中容有强心成分，三也。吾以为循此三方向作更进一步之研究，必能得附子所以强心之故。今之生附子，皆用盐渍，饱含水分，一枚约重今秤八钱至一两，大者乃至二两许，则四逆汤每服当用生附子四钱至一两，干姜钱半至三钱。时医但用淡附片淡干姜，

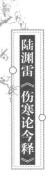

几经浸淡，等于药滓，用量又仅数分，苟遇四逆证，唯有坐以待毙耳。

《名医类案》云：郭雍治一人，盛年，恃健不善养，因极饮冷酒食，内外有所感，初得疾，即便身凉自利，手足厥，额上冷汗不止，遍身痛，呻吟不绝，偃卧不能转侧，心神俱无，昏愦恍惚。郭令服四逆汤，灸关元及三阴交，未知。加服九炼金液丹（硫黄制剂），利厥汗证少止。稍缓药艾，则诸证复出，再急灸治，如此进退者三。凡三日两夜，灸千余壮，服金液丹亦千余粒，四逆汤一二斗，方能住灸汤药。阳气虽复，而汗不出，证复如太阳病，未敢服药，以待汗。二三日，复大烦躁饮水，次则谵语斑出，热甚，无可奈何，复与调胃承气汤，得利，大汗而解。阴阳反覆，有如此者。

问曰：证象阳旦，按法治之而增剧，厥逆，咽中干，两胫拘急而谵语。师曰：言夜半手足当温，两脚当伸。后如师言，何以知此？答曰：寸口脉浮而大，浮为风，大为虚，风则生微热，虚则两胫挛，病形象桂枝，因加附子参其间，增桂令汗出，附子温经，亡阳故也。厥逆，咽中干，烦躁，阳明内结，谵语烦乱，更饮甘草干姜汤。夜半阳气还，两足当热，胫尚微拘急，重与芍药甘草汤，尔乃胫伸。以承气汤微溏，则止其谵语，故知病可愈。

阳旦即桂枝汤之别名，《金匮》产后门阳旦汤原注云，即桂枝汤。《千金》《外台》别有阳旦汤，乃桂枝汤加黄芩，名同而实异也。"师曰"之"曰"字，《玉函》无。

山田氏云：凡论中设问答而言之者，皆叔和所附托，非仲景氏之言。何以知之？以其言繁衍丛脞，而与本论所说大相乖戾也尔。

渊雷案：此条似设为问答，申明上条之义，然语无精要，反觉支离，舒驰远、尤在泾等皆以为非仲景原文，柯氏直删去之，皆是也。且如脉大何以知是虚，虚何以知其两胫挛，信如所言，则脉大者，两胫必挛乎？自"病形象桂枝"以下，序次凌乱，亦与上条不相应，不可从矣。

以上太阳上篇，凡三十一条。自首条至十一条，为太阳纲领，寒热大要。十二条以下，皆中风一类之治法，诸方皆从桂枝汤加减而来。唯二十七条白虎加人参汤，因桂二麻一汤而连类及之，明大汗后有此一种传变。末两条系救逆法，其病亦从中风来，故以此列于后。

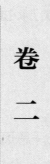

卷
二

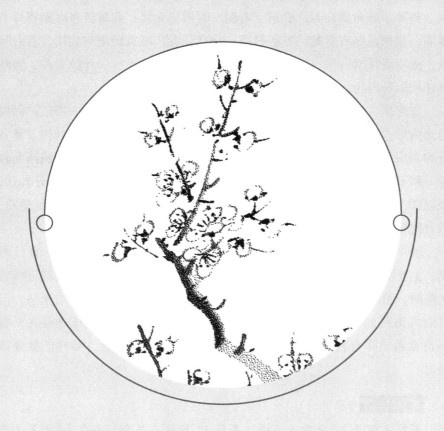

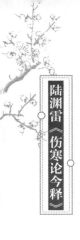
辨太阳病脉证并治中

太阳病，项背强几几，无汗恶风，葛根汤主之。

恶风下，可发汗篇及《玉函》《外台》，并有者字，是。

葛根汤为发热头痛脉浮无汗之主方，应用最广，不必见显著之项强也。其异于麻黄汤证者，麻黄证有喘，葛根证无之；麻黄证身疼腰痛骨节疼痛，葛根证纵有骨楚，亦颇轻微；病有汗者，麻黄汤绝对禁用，若有咳嗽，或胃肠证时，虽有小汗，葛根汤犹为可用。若不咳，汗较多者，当然属桂枝加葛根汤。

方有执、钱潢等，意此方是麻黄汤加葛根者，云不喘故去杏仁，而以芍药为后人误入。此乃读书作文，习见骈耦两扇之观念，遂谓麻桂二汤各有加葛根一证，不知疾病不如是整齐也。盖葛根汤证，汗闭如麻黄汤而较轻，而其毒害性物质，则与血液中某种物质相结，津液又不得上升外达，是以需芍药、葛根。世既有此种病，医自不可无此种方，岂可削趾适履，求合臆见乎？

汤本氏云：余多年之研究，知项背强几几者，谓自腰部，沿脊柱两侧，上至后头结节，其肌肉有强直性痉挛也。故病者若诉肩凝，或诉腰背挛痛时，可以指头沿上述肌肉之横径而强按压之，倘触知其凝结挛急，同时病人诉疼痛者，即可断为项背强几几，百无一失。然此证之存在，有不自觉者，亦有自觉而难以明确触知者，是当详细问触，参外证脉象以决之。

葛根汤方

葛根（四两） 麻黄（三两，去节） 桂枝（二两，去皮） 生姜（三两，切） 甘草（二两，炙） 芍药（二两） 大枣（十二枚，擘）

上七味，以水一斗，先煮麻黄葛根，减二升，去白沫，内诸药，煮取三升，去滓，温服一升，覆取微似汗，余如桂枝法将息及禁忌。诸汤皆仿此。

白沫，《玉函》《千金翼》《外台》俱作上沫，为是。

《外台秘要》云：延年秘录解肌汤（本方去生姜加黄芩二两），主天行二三日，头痛壮热。

《方极》云：葛根汤，治项背强急，发热恶风，或喘，或身疼者。

《方机》云：葛根汤，治项背强而无汗恶寒者，兼用应钟。二阳合病，下利者，痉病无汗，小便反少，气上冲于胸，口噤不能语言者，兼用紫圆。

又云：痘疮自初热至点见，投本方，兼用紫圆下之一度。自起胀至贯脓，葛根加桔梗汤主之，本方内加桔梗。自落痂以后，葛根加大黄汤主之，本方内加大黄。若恶寒剧，起胀甚，而一身肿胀，或疼痛者，葛根加术附汤主之，本方内加术附子，兼用紫圆。若肿胀甚者，兼用桃花散，寒战咬牙而下利者，兼用紫圆，俱加术附汤。

又云：头疮，加大黄汤主之。

又云：小疮，葛根加梓叶汤主之，于本方内加梓叶，兼用桃花散，以蓖麻子搽之。毒剧者，以梅肉攻之。

又云：诸顽肿恶肿，加术附汤主之。

又云：葛根汤，治瘰疬便毒疡疔之类。瘰疬兼用七宝（七宝丸有二方，一用牛膝、轻粉、土茯苓、大黄、丁子，又一方用巴豆、丁子、大黄，名后七宝丸），梅肉日投亦可也。便毒疡疔，兼以梅肉攻之，伯州散（蝮蛇、蟹、鹿角各烧为霜）朝五分，夕五分，酒送下。

又云：治痔疮，兼七宝或梅肉之类选用。

又云：凡诸有脓，则加桔梗，若疼剧，则加术、附。

又云：世俗所谓小儿赤游风丹毒类，皆加术附汤主之，兼用紫圆攻之。

《漫游杂记》云：痉病有太阳证，其手足拘挛，类瘫痪者，以葛根汤发汗。表证既去，拘挛瘫痪不休者，与大柴胡汤。

原南阳丛桂亭《医事小言》云：夫达表戴毒温散，桂枝为上，非桂

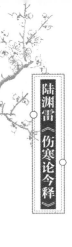

枝，无以达四肢而解肌。或谓桂枝为温补药，主四肢逆冷，则不读古书之误也。若欲解肌发表，葛根汤最佳。世医不识桂枝，惧其实实，乃多不敢用。近者，余治发惊，亦单用葛根汤，又用于下利之初期。又云：治毒痘，无定法。若毒内壅，则表气难达，行且焦枯黑陷，可用黄连解毒汤三黄汤紫圆之类，通其内壅，痘出即快，仍宜频服葛根汤。若用多味之复方，则药力顽钝，无益于治。

渊雷案：凡麻疹、猩红热、天花等，毒害性物质必须排泄于皮肤者，皆当与汗俱出，故葛根汤为必用之方，唯斑疹伤寒忌发汗，则不用麻黄，而葛根仍所不废。吉益氏之学派，以桂枝、桂心为一物，故有误桂枝为补剂而不敢用者。我国风气，则以桂枝为大热药，亦畏惧不敢用。其见解虽不同，其失则一也。余尝历试荆芥、防风、羌活、独活、苏叶、薄荷等药，皆远不如桂枝之效速而稳，豆卷、豆豉，更无论矣。葛根尤极平善，观于葛粉充食饵，可知绝无副作用。而时医读王孟英书者，亦畏忌终身不敢用，何耶？

《类聚方广义》云：葛根汤，治麻疹初起，恶寒发热，头项强痛，无汗，脉浮数，或干呕下利者。若热炽，咽喉刺激，心胸烦闷者，兼用黄连解毒汤。

又云：疫痢初起，发热恶寒脉数者，当先用本方温覆发汗。若呕者，以加半夏汤取汗后，撰用大柴胡汤，厚朴三七物汤，大小承气汤，调胃承气汤，桃核承气汤，大黄牡丹皮汤，大黄附子汤，各随证处之，以疏荡里热宿毒。

又云：咽喉肿痛，时毒痄腮，疫眼焮热肿痛，项背强急，发热恶寒，脉浮数者，择加桔梗、大黄、石膏，或兼用应钟散、再造散、泻心汤、黄连解毒汤等。

又云：痈疽初起，壮热憎寒，脉数者，以葛根汤发汗后，转用加术附汤，促其酿脓。脓成者，可速入针。若心胸烦闷，郁热便秘者，兼用泻心汤、大柴胡汤。

渊雷案：流行性热病，流行性感冒为最多，其证三类，若发热，若咳嚏，若吐利，葛根汤皆治之。故临床施治，葛根汤之应用最广。

《漫游杂记》云：一衲子，年三十余，来寓于浪华之逆旅，猝感外邪，寒热往来（案：当是恶寒发热），头痛如劈，腰背疼痛，四肢困倦，脉洪

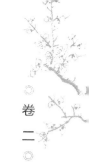

数，饮食不进，酷似伤寒，急作大剂葛根汤，一日夜进五剂，温覆取汗，如此者三日，恶寒仅减，余证如前。余谓塾生曰，此疫将为大患，慎勿轻视。是夜五更起诊，其脉如转索，来去不自由，余以为受邪太深，殆将不起，益进葛根汤，增其铢两。经五日，塾生来告，病人发红痘，满面见点矣。余抵掌曰，有是哉，此衲生矣。翌日，热去食进，脉亦复常，复二十日而痊愈。可知年长患痘者，透出较难，而葛根桂枝，实拯其死。

《生生堂治验》云：河原街平野屋清右卫门之妻，年六十余，一日，无故觉项背强痛，延及全身，四肢挛蜷，不能自转侧。及暮，迎师诊之，其脉紧急，即举其手指头，皆扎住之，刺取黑血，即效。又有青筋一条，结于喉，旁刺之，血大进，由是四肢得屈伸，因与葛根加大黄汤，三日而复故。汤本氏云：吾于刺络，未尝学问，若论处方，则于葛根加大黄汤中，合用桂枝茯苓丸，或桃核承气汤，为是。

《医事小言》云：一商妇，每至秋间，常苦喘息，动作不自由，无异废人，求治于予。往诊之，见其支臂于炉架而坐，云已数十日不能动，不能睡，若少变其倚息之状，立即喘悸不可耐。问其发时情况，则自脊至头板硬，痛不可回顾，一医劝用八味丸，服之数十两，喘少减云。乃与葛根汤，五贴许，即得起步，再进数帖而痊愈。

太阳与阳明合病者，必自下利，葛根汤主之（一云用后第四方）。

成氏云：伤寒有合病，有并病。本太阳病不解，并于阳明者，谓之并病。二经俱受邪，相合病者，谓之合病。合病者，邪气甚也。

方有执《伤寒条辨》云：必，定然之词。自，谓自然而然也。伤寒无他故，自然而然下利者，太阳阳明合病。经中之邪热甚，胃气弱，不化谷，不分清，杂进而走注，所以谓之必也，但以葛根汤泻经中之寒邪，而以不治治利也。

渊雷案：旧注皆谓有太阳证又有阳明证者，为太阳阳明合病。今验之方药，葛根汤但治太阳证兼下利者，若有阳明证，辄不效。然则合病之说不足据也，辨在阳明篇二百二十七条。本条殆以下利为阳明里证，故谓之合病耳。其实，此证之下利，初非大小肠本身之病，何以知之？治方用葛

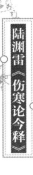

根之升津，知津液之不上升，不外达。病属表证，知正气抗病之势，固欲祛毒外出肌表，体内积有祛毒之力，欲出而未能竟出，则迫及肠中之津液，下注而为利矣。是此证之下利，正由表证造成，非里证也。葛根汤以芍药破毒害性物质之结，且以缓弛腹内组织血管之挛急，以麻桂开汗腺而祛毒出表，以葛根输达津液，使消化管中之营养液吸收于血管，灌输于肌表，则项强自除，下利自止。至于麻疹、天花、猩红热等，其毒害性物质必须排泄于肌表者，得葛根汤，则疹点亦随外达之津液而透发。由是言之，东洞创葛根加大黄汤，其未达古人立方之意乎？葛根汤，所以吸收津液，灌输于肌表，大黄所以急速排除肠内容物，使津液不及吸收。仲景方，未有葛根与大黄并用者，亦未有发汗与攻下同方者。贤如东洞，不免小疵，甚矣方伎之难也。

下利有寒有热，葛根汤治热利之有表证而无汗者，不可以治寒利。《明理论》云：下利家，何以明其寒热耶？且自利不渴属太阴，以其脏寒故也（二百八十条）；下利欲饮水者，以有热也（三百七十七条）；故大便溏，小便自可者，此为有热（似二百三十五条存疑）；自利，小便色白者，少阴病形悉具，此为有寒（二百八十五条）；恶寒脉微，自利清谷，此为有寒；发热后重，泄色黄赤，此为有热，皆可理其寒热也。

原注一云用后第四方者，谓用葛根黄芩黄连汤也。《千金翼》亦注云，一云用后葛根黄芩黄连汤。盖二方皆治热利，无汗恶寒，表热盛者，宜葛根汤，汗出而喘，里热盛者，宜葛根芩连汤。

《漫游杂记》云：一儿年五六岁，病天行痢二日，发惊痫，直视挛急，身冷脉绝，医将用三黄汤。余止之曰，痫发于初病时，腹气坚实，虽危不死。今外证未散，而用三黄汤，则痫毒郁积（案：当云表热内陷），将迁延数十日而不愈，彼时腹气虚竭，再发痫，则不可救矣。今日之政，唯须发散耳，乃以葛根汤发之，稍加熊胆，经五日而痢愈，痫不再发。

渊雷案：观于此案，有当注意者二事焉。其一，小儿得急性热病，热高者，往往发痉挛，时医谓之急惊风，其实非真正脑病，急解其表热，则痉挛自止。其二，病有表里证者，当先解其表，表解而里未和，然后乃攻其里。此皆治病之大法，学者宜拳拳勿失者也。

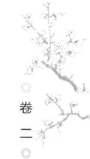

太阳与阳明合病，不下利，但呕者，葛根加半夏汤主之。

胃肠为津液之策源地，在肠之津液被迫，则下注而为利，在胃之津液被迫，则上逆而为呕，各从其近窍出也。下利者，得麻桂之启表，葛根之升津，而利自止。呕者，犹恐升津之力助其逆势，故加半夏以镇之，皆非所谓合病也。

葛根加半夏汤方

葛根（四两） 麻黄（三两，去节） 甘草（二两，炙） 芍药（二两） 桂枝（二两，去皮） 生姜（三两，切） 半夏（半升，洗） 大枣（十二枚，擘）

上八味，以水一斗，先煮葛根、麻黄，减二升，去白沫，内诸药，煮取三升，去滓，温服一升，覆取微似汗。

赵刻本生姜作二两，今据"可发汗篇"及成本改。白沫，《玉函》作上沫。

葛根汤虽能运输消化管中之水液，然水在胃而不下降者，因胃无吸收水分之能力，必加半夏以止呕降逆，使水液下达于肠，然后葛根汤能成其运输之功也。《本草经》但言半夏主心下坚，胸胀咳逆，《别录》以下，始言主呕逆，今西医用为镇呕剂，功效大著。或云，有脑病证者不宜用。《本草》谓半夏有毒，得姜则解，故今人皆用姜制半夏，盖半夏之黏液中，有一种苦涩之味，刺激人之喉咽故也。古方既多与生姜同用，又有甘草大枣等甘味，包摄其苦涩之味，即无刺激咽喉之弊，故不用姜制，但洗去其黏液可矣。

太阳病，桂枝证，医反下之，利遂不止，脉促者，表未解也，喘而汗出者，葛根黄芩黄连汤主之。（促一作纵）

人体之热，与血俱行，血之所至，热亦至焉。太阳病桂枝证，本是肌表充血，热在于表，用发表解肌，则病毒减而热亦散。今反用下剂，引起腹腔内之充血，则表热随血入里，而作热利，利遂不止也。利虽不止，若脉促者，知正气犹欲上冲（参看二十二条之解释），即表证未解，是当于葛根汤、桂枝加葛根汤、桂枝汤诸方中，择其证候相对者用之。若下利而

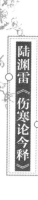

脉不促，喘而汗出者，则为热陷于里，表证已解，故主葛根芩连汤，清其里热。凡用黄芩黄连之证，病人必自觉心下痞满，泻心诸汤司见也。心下何以痞满？因胸腔充血之故。胸腔何以充血？因误下而表热内陷之故。盖人体对于疾病及有害物，本有抵抗消弭之本能，不当下而误下之，则下药为有害之物，于是正气驱气血向里，以为抵抗。里既充血，则肌表之充血自平，于是表热内陷，表解而里热炽盛。热在腹，则下利愈益不止。热在胸，则心下痞满，喘而汗出。

山田氏云：汗出一证，有属表者，有属里者，此条虽首称桂枝证，今唯言汗出，而不及其他表证，可见此汗非表不解之汗，而实为因喘之汗矣。乃知此证者，桂枝证下之后，余热攻胸中之候也。注家不察，并下利脉促表未解，以为一病而说之，非也。岂有表未解之病，舍桂枝而用芩连之理乎？果其言之是乎，则喘而汗出一句，当在利遂不止句下也，胡以"也"字别之乎？又胡特下一"者"字乎？据文绎义，其判为二证者，了然也。论中往往有此文法，不可不察。

渊雷案：葛根芩连汤治热利甚效，故知"喘而汗出"一句，承"利遂不止"说下。山田氏谓喘而汗出与脉促表未解是两病，是也。谓喘而汗出与下利亦是两病，非也。

葛根黄芩黄连汤方

葛根（半斤）　甘草（二两，炙）　黄芩（三两）　黄连（三两）

上四味，以水八升，先煮葛根，减二升，内诸药，煮取二升，去滓，分温再服。

《方极》云：葛根黄芩黄连汤，治项背强急，心悸而下利者。

《方机》云：治下利，喘而汗出者。项背强，汗出下利者，并兼用紫圆。

渊雷案：吉益氏谓葛根主治项背强，故云尔。然本方之重用葛根，乃取其输运津液，减少肠中水分以止利，且令病毒仍向外解，故其量特重，非为项强而用之，固不必有项强证矣。

方舆輗云：下利初发，用桂枝汤葛根汤之类，表证虽解，脉益促（案：当是"急促"之"促"），热犹盛者，可用葛根芩连汤。小儿痢疾，热炽而不需下剂者，用此多效。

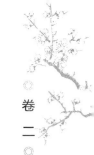

元坚云：此方移治滞下有表证，而未要攻下者，甚效。

《类聚方广义》云：葛根黄芩黄连汤，治平日项背强急，心胸痞塞，神思郁悒不舒畅者，或加大黄。

又云：项背强急，心下痞塞，胸中冤热，眼目牙齿疼痛，或口舌肿痛腐烂者，加大黄，则其效速。

《方函口诀》云：此方治表邪内陷之下利，有效。尾洲之医师，用于小儿疫痢，屡有效云。余用于小儿之下利，经验亦多。此方之喘，乃热势内壅所致，非主证也。

渊雷案：凡有里热，而病势仍宜外解者皆葛根芩连汤所主。利与喘汗，皆非必具之证。黄芩、黄连俱为苦寒药，寒能泄热。所谓热者，充血及炎性机转是也。黄连之效，自心下而上及于头面；黄芩之效，自心下而下及于骨盆，其证候皆为心下痞，按之濡而热，或从种种方面，诊知有充血炎性机转者，是也。

太阳病，头痛发热，身疼腰痛，骨节疼痛，恶风，无汗而喘者，麻黄汤主之。

此即上篇第三条太阳伤寒之证治也。正气欲祛毒害性物质出表，故脉浮头痛发热恶寒。毒害性物质则使汗腺闭缩，故脉紧无汗。其身疼腰痛，骨节疼痛，皆是神经痛。西医治神经痛之药，多有退热发汗之效。麻黄汤亦唯发汗退热，而神经痛自愈。故知急性热病之神经痛，可能因汗不出热不退所致（唯阴证不在此例）。恶风即恶寒之互文。无汗而喘，谓此证之喘，由无汗所致也。何以言之？喘者，肺呼吸过大过急之谓。肺之专职，为吸收氧气，呼出碳酸气，而皮肤亦能略营呼吸，唯其量甚小，仅得肺呼吸两百分之一，不能变静脉血为动脉血。然洗沐之后，每觉精神爽慧，则因皮肤之宿垢涤除，皮肤呼吸畅利故也。皮肤之专职，为放散体温，排泄水毒；而肺之吸气，与冷俱入，其呼气与热俱出，故呼吸亦能放泄少量之体温与水毒。由是言之，人身之吸氧排碳，散温泄水乃肺与皮肤相助为理。吸氧排碳，则肺为主，而皮肤副之；散温泄水，则皮肤为主，而肺副之。古人谓肺合皮毛，盖有见于此等机转也。凡相助为理之器官，一方面失职，他方面必起救济代偿。故皮肤之散温泄水失职者，肺则代之，此麻

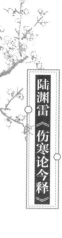

黄证之所以喘也。独不见夏日之犬乎，犬皮唯不能出汗，故散温泄水之量甚小。每至夏日，必张口喘息，吐舌流涎，以助体温之放散。盖以喘息代皮肤之放散，以流涎代汗液之蒸发也。病太阳伤寒者，肌腠固密，浅层动脉收缩，热血不达于肌表，毒害性物质与热不得从皮肤汗腺以散泄，因而呼吸不得不喘。肺之喘，所以代偿皮肤之失职也，故麻黄证之喘，正因无汗所致。柯氏谓太阳为诸阳主气，阳气郁于内，故喘，此言仅得其仿佛。成氏谓营强卫弱，故气逆而喘，王朴庄谓寒水上逆，不呕即喘，则皆臆测，去实际远矣。

麻黄汤方

麻黄（三两，去节） 枝桂（二两，去皮） 甘草（一两，炙） 杏仁（七十个，去皮尖）

上四味，以水九升，先煮麻黄，减二升，去上沫，内诸药，煮取二升半，去滓，温服八合，覆取微似汗，不须啜粥，余如桂枝法将息。

柯氏云：此方治风寒在表，头痛项强，发热，身痛腰痛，骨节烦疼，恶风恶寒，无汗，胸满而喘，其脉浮紧浮数者，此为开表逐邪发汗之峻剂也。若脉浮弱，汗自出者，或尺脉微迟者，是桂枝所主，非此方所宜也。

又云：予治冷风哮，与风寒湿三气成痹等证，用此辄效，非伤寒一证可拘也。

《方极》云：麻黄汤，治喘而无汗，头痛发热恶寒，身体疼痛者。

《方机》云：头痛发热，身疼腰痛，骨节疼痛，恶风无汗而喘者，是其正证也。又治喘而胸满者，服发汗剂而不汗，却衄者。

《类聚方广义》云：卒中风，痰涎涌盛，不省人事，心下坚，身大热，脉浮大者，以白散或瓜蒂取吐下后，有可用麻黄汤者，宜当参考。

又云：初生儿，有时时发热，鼻塞不通，不能哺乳者，用此方即愈。

又云：治痘疮见点时，身热如灼，表郁难发，及大热烦躁而喘，不起胀者。

又云：治哮喘痰潮，声音不出，抬肩滚肚而不得卧，恶寒发热，冷汗如油者，合生姜半夏汤用之，立效。按哮喘症，大抵一年一二发，或五六发，又有每月一二发者，其发必因外感过食。由外感而来者，宜麻黄汤、麻杏甘石汤、大青龙汤等。因饮食或大便不利而发者，先以陷胸丸、紫圆等取吐下，疏荡宿滞后，用对证方为佳。汤本氏云：余之经验，由饮食或大便不利而发者，多宜用大柴胡汤、桃仁承气汤、大黄牡丹皮汤之一方乃至三方者。其需陷胸丸、紫圆者，乃极稀有。

渊雷案：自古知麻黄为发汗药，张洁古王海藏辈，始以为入手太阴，李东璧遂谓为肺经专药，此因麻黄能兼治喘咳。而金元以后，事事宗尚《内经》，人身百体，必分属于五脏，《内经》有肺合皮毛之语，遂以汗出皮毛为肺所主尔。其实，麻黄之治喘咳，正由发汗之故。盖发汗之目的不一，排除水气，一也；放散体温，二也；有表证而汗闭者，汗出则毒害性物质亦出，三也。病喘咳者，支气管以炎性渗出物之刺激，而助长炎症，炎性渗出物，水气之类也，用麻黄发汗以排除之，使炎症易消，则喘咳自止。麻黄岂肺经专药哉？夫出汗能祛除毒害性物质，放散体温，吾书上文已言之矣。其能排除水气，何谓也？仲景书用麻黄之方，莫简于甘草麻黄汤与麻黄醇酒汤，其证曰里水，曰黄疸。古人以黄疸为湿病，湿正水气之类，则麻黄排水，岂不甚明。丁仲祐化学实验新本草，引三浦之说，谓麻黄冷服，颇得利尿之效，而始终不见发汗。夫尿与汗，皆所以排除水毒，而互为消长者也，温暖则排泄于汗腺而为汗，寒冷则排泄于肾脏而为尿。麻黄冷服则利尿。其为排水，不更明乎？仲景用麻黄，但取其发汗，故药皆温服，而温覆以取汗。然其配伍之药，则视发汗之目的而异。为发表祛毒，则伍桂枝，麻黄汤、葛根汤、大小青龙汤是也；为发越郁阳，则与石膏为伍，麻杏甘石汤、越婢汤是也；为止咳定喘，则与杏仁为伍，麻黄汤、大青龙汤、麻杏甘石汤是也；为排除水气，则不与他药为伍，甘草麻黄汤、麻黄醇酒汤是也。甘草与酒，不足为配药，且汗出则水气无有不泄，不须配药故也。唯放散体温，未见有特配他药以达此目的者，盖麻黄所以发汗，热病宜汗者为太阳，太阳之热，为正气抗毒之表现，而为体力所能堪，不可以抑制或蒸放故也。由是言之，太阳用发汗剂，而体温暂时降低者，特汗剂之副作用，非其主要目的，唯其是副作用，故大青龙汤有汗多亡阳之戒也。又，近日化验麻黄者，得其主成分曰麻黄素，其性效略似副肾素（阿特林那灵），能兴奋交感神经之末梢，能鼓舞心脏，收缩血管，亢进血压，能扩张支气管，能散大瞳孔，此皆与古方用麻黄之意不相远，所以不尽同者，无配伍之药故也。证候之成，约由三途：一为正气之抗病现象，二为毒害性物质所直接造成，三为他证候之结果。药治标准，

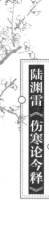

首重抗病现象，视证候而揣知抗病力之趋势，当扶助者扶助之，当矫正者矫正之，汗下温清，由此其选也，是为治本。其第二、第三种证候，视体力能堪者听之。若苦楚甚，体力不能堪，因而障碍抗病力，或且危及生命者，亦须用药轻减排除之，所谓治标也。麻黄汤诸证，头痛、发热、脉浮、恶风，为抗病力所示现之表证，须用药扶助之者也。脉紧无汗，为毒害性物质所直接造成，本可置之不问，然汗不出则毒害性物质无由出表，故须用药发之。身疼、腰痛、骨节疼痛与喘，皆为发热无汗之结果，汗出而表解热减，则疼痛自止，喘亦自平。故麻黄汤方，以桂枝祛毒出表，助抗病力也，以麻黄发汗，治病证之障碍抗病力者也，杏仁、甘草为之佐使，而无镇痛定喘之味，古方之药不虚设如此。

《方伎杂志》云：昔十三岁时，病家来请诊，适长兄萝齐他出，王父紫峰君曰：汝可诊之。因往诊而归，王父问其病证，答曰：伤寒头痛如裂，恶寒发热，脉浮数而有力。又问将何以治之。答曰：拟麻黄汤。王父含笑报可，乃作三帖，命使者持归，温覆取汗。翌日又诊之，则大汗已出，疾痛脱然，尚有余热。转用小柴胡汤，不日而复故。此余之初试为医也。

舒氏《女科要诀》云：会医一产妇，发动六日，儿已出胞，头已向下，而竟不产。医用催生诸方，及用催生灵符，又求灵神炉丹，俱无效。延予视之，其身壮热无汗，头项腰背强痛，此太阳寒伤营也，法主麻黄汤。作一大剂投之，令温覆，少顷得汗，热退身安，乃索食，食讫，豁然而生。此治其病而产自顺，上乘法也。

浅田宗伯《橘窗书影》云：室街美笃室正八之妻，临产破浆后，振寒，腰痛如折，不能分娩。前医与破血剂，余诊之曰，脉浮数而肌热，恐是外感，与麻黄汤加附子。温覆令发汗，须臾，腰痛稍宽，而呈腹胀，余以为产期已至，即令坐草，遂产一女。

太阳与阳明合病，喘而胸满者，不可下，宜麻黄汤。

阳明可下，合病则表证未解，故不可下。阳明病，腹满者可下，今合病而胸满，则其满不在肠，故不可下。喘而胸满者，因汗不得出，热毒壅迫于肺脏故也，与麻黄汤发汗，则喘满自除。

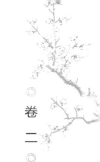

太阳病，十日以去，脉浮细而嗜卧者，外已解也。设胸满胁痛者，与小柴胡汤。脉但浮者，与麻黄汤。

"以去"，《玉函》《千金翼》并作"已去"。以、已，古字通。十日以去，犹言十日以上也。脉虽浮，而已细，则祛毒出表之机能不复继续亢进。嗜卧，因正气胜邪之后，疲乏故也。表解而不了了者，十二日愈。今十日以去，脉浮细而嗜卧，无其他证候，则知外证已解，不须服药矣。设见胸满胁痛之少阳证，则知浮细是太阳少阳之脉，十日以去，又当少阳时期，故与小柴胡汤治其少阳。若脉但浮而不细，汗不出，热不退，则是外证未解，虽十日以去，仍宜麻黄汤发汗退热也。山田氏云：脉但浮云云八字，恐是后人所加，否则必有阙文。何者？仲景氏之立论，必参合脉证，而后敢言其方，今此文唯云脉而不云证，若非有阙文，则后人之言已。

《金鉴》云：论中脉浮细，太阳少阳脉也；脉弦细，少阳脉也；脉沉细，少阴脉也；脉浮细，身热嗜卧者，阳也；脉沉细，身无热嗜卧者，阴也；脉缓细，身和嗜卧者，已解也，是皆不可不察也。程氏云：脉浮细而嗜卧者，较之少阴为病之嗜卧（二百八十四条），脉浮则别之；较之阳明中风之嗜卧（二百三十七条），脉细又别之。脉静神恬，解证无疑矣。

渊雷案：赵刻本此条下载小柴胡汤方，今从成氏本删之。小柴胡汤方在后文九十九条。

太阳中风，脉浮紧，发热恶寒，身疼痛，不汗出而烦躁者，大青龙汤主之。若脉微弱，汗出恶风者，不可服之。服之则厥逆，筋惕肉瞤，此为逆也。

成氏云：此中风见寒脉也。浮则为风，风则伤卫，紧则为寒，寒则伤营，营卫俱病，故发热恶寒身疼痛也。风并于卫者，为营弱卫强，寒并于营者，为营强卫弱。今风寒两伤，则营卫俱实，故不汗出而烦躁也。与大青龙汤发汗，以除营卫风寒。

柯氏附翼云：盖仲景凭脉辨证，只审虚实，故不论中风伤寒，脉之缓紧，但于指下有力者为实，脉弱无力者为虚，不汗出而烦躁者为实，汗出多而烦躁者为虚。证在太阳而烦躁者为实，证在少阴而烦躁者为虚，实者可服大青龙，虚者便不可服，此最易知也。大青龙汤，为风寒在表，而兼

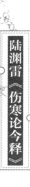

热中者设，不是为有表无里而设，故中风无汗烦躁者，可用，伤寒而无汗烦躁者，亦可用。盖风寒本是一气，故汤剂可以互投。论中有中风伤寒互称者，如大青龙是也，有中风伤寒兼提者，如小柴胡是也（百五条）。仲景但细辨脉证而施治，何尝拘拘于中风伤寒之别其名乎？此既立麻黄汤治寒，桂枝汤治风，而中风见寒，伤寒见风者，曷不用桂枝麻黄各半汤，而更用大青龙为主治耶？妄谓大青龙为风寒两伤营卫而设，不知其为两解表里而设。请问石膏之设，为治风欤？治寒欤？营分药欤？卫分药欤？只为热伤中气，用之治内热也。

丹波氏云：《外台秘要》引《古今录验》，载本条，方后，张仲景《伤寒论》云：中风见伤寒脉者，可服之。《活人书》曰：盖发热恶风，烦躁，手足温，为中风候，脉浮紧，为伤寒脉，是中风见寒脉也。大青龙汤治病，与麻黄汤证相似，但病尤重，而又加烦躁者。大抵感外风者，为中风，感寒冷者为伤寒，故风则伤卫，寒则伤营，桂枝主伤卫，麻黄主伤营，大青龙主营卫俱伤故也，此成氏注解所原，其来久矣。然风寒营卫两伤，尤不可信据，何则？脉浮紧，发热恶寒，身疼痛，不汗出者，伤寒之候。烦躁，亦非中风之候。虽曰太阳中风，并无中风之候证。盖中风二字，诸家纷纭，无有的据显证，故姑置之阙疑之例而可已。《活人》云"大青龙汤治病，与麻黄汤相似，但病尤重，而又加烦躁者"，此乃用此汤之指南，宜无复异议也。渊雷案：麻黄汤证加烦躁口渴者，为大青龙汤证。烦躁与否，常因病人之性情而异，不如口渴为确。经文不言口渴者，殆因口渴嫌于温病若阳明，而经意属此证于伤寒太阳欤？然温病伤寒之辨，本是无谓纠纷，此证因里热而烦渴，正不妨称为太阳阳明合病也。烦渴里热之证，若由麻黄证经日失汗而致者，则为表热蕴积之故，即所谓郁阳也，若初病即见者，则为毒害性物质剧，病人之体气亦盛，其抗病力特强故也。

注家见本论辨脉法篇及可发汗篇，俱有风则伤卫、寒则伤营之文，遂以桂枝证为风伤卫，麻黄证为寒伤营。又见本条言中风脉浮紧，次条言伤寒脉浮缓，遂以大青龙证为中风见寒脉，伤寒见风脉，谓是风寒两伤，营卫俱病，于是乎论太阳病者，有麻、桂、青龙三方鼎峙之说。自此说行，而太阳之病理，晦盲而不可晓矣。夫辨脉法可发汗二篇，本系叔和附益，非仲景之文，名为中风，名为伤寒，不过审证用药上借以区别。既不知何

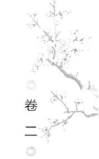

者为风，何者为寒，更何从知其伤卫伤营之情状乎？且伤寒中风之辨，只在无汗有汗，本条证既无汗，何从知其兼有风？次条既脉缓，于常例当有汗，既有汗，何得谓之伤寒，更何得用大青龙大发之乎？是故伤营伤卫，本是虚言，中风脉浮紧，伤寒脉浮缓，徒存疑窦，不得据此以立说也。必欲合论三方，则桂枝证因抗病而发热，因发热而自然出汗以散泄之，调节体温之生理机能未失常态，其病为轻；麻黄证亦因抗病而发热，虽发热，而不能出汗以自散泄，毒害性物质之力，使生理失其常态，病斯重矣；大青龙证至表里俱热，而仍不能出汗，则病最重。何以故？出汗散热，为体温过高时之反射动作，体温愈高，则出汗愈多愈易，今至里热，体温甚高矣，而仍不能出汗，则毒害性物质剧烈可知，故大青龙证为三证中最重者，其方亦为三方中最峻者。

脉微弱汗出恶风，是兼少阴之阳虚证，轻者宜桂枝加附子汤，重者宜附子汤。误服大青龙，则虚虚而阳益亡，故有厥逆筋惕肉𤻠之变。筋惕肉𤻠，因筋肉不得煦濡所致，阳亡而津不继故也。筋惕肉𤻠之逆，方氏、程氏、张氏（张璐《伤寒缵论》）、山田氏等，俱主真武汤，唯吉益南涯主茯苓四逆汤。汤本氏云：往年偶遇此证，用茯苓四逆汤，一服即止，则南涯之说优矣。

大青龙汤方

麻黄（六两，去节） 桂枝（二两，去皮） 甘草（二两，炙） 杏仁（四十枚，去皮尖） 生姜（三两，切） 大枣（十二枚，擘） 石膏（如鸡子大碎）

上七味，以水九升，先煮麻黄，减二升，去上沫，内诸药，煮取三升，去滓，温服一升，取微似汗。汗出多者，温粉粉之。一服汗者，停后服。若复服，汗多亡阳，遂（一作逆）虚，恶风烦躁不得眠也。

赵刻本大枣作十枚，今据《玉函》成本《金匮》《千金》改。山田氏云：大青龙汤，乃越婢汤加桂枝杏仁减大枣者。麻黄甘草生姜三味，分量无异，由是推之，所谓石膏鸡子大，乃亦半斤已。

吴绶《伤寒蕴要》云：大青龙汤，治伤寒脉浮紧，头痛，身疼痛，恶寒发热，不得出汗，烦躁扰乱不安者，以此汗之。古人以伤寒为汗病，其身热烦躁，无奈何者，一汗而凉，斯言是也。

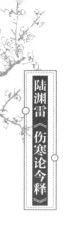

《方极》云：大青龙汤，治喘及咳嗽，渴欲饮水，上冲，或身疼，恶风寒者。

《方机》云：大青龙汤，治发热恶寒，身疼痛，不汗出，烦躁者；脉浮缓，发热身重，乍有轻时者；头痛剧，四肢惰痛，发热而汗不出者。

《类聚方广义》云：大青龙汤，治麻疹脉浮紧，寒热头眩，身体疼痛，喘咳咽痛，汗不出而烦躁者。

又云：治眼目疼痛，流泪不止，赤脉怒张，云翳四围，或眉棱骨疼痛，或头疼耳痛者，又治烂睑风，涕泪稠黏，痒痛甚者。俱加苤苢（即车前子）为佳，兼以黄连解毒汤加枯矾，频频洗蒸。每夜临卧，服应钟散。每五日十日，可与紫圆五分或一钱下之。

又云：治雷头风，发热恶寒，头脑剧痛如裂，每夜不能眠者。若心下痞，胸膈烦热者，兼服泻心汤、黄连解毒汤。若胸膈有饮，心中满，肩背强急者，当以瓜蒂散吐之。

又云：风眼症（即淋菌性结膜炎角膜炎），暴发剧痛者，不早救治，则眼球破裂进出，尤为极险至急之症，急用紫圆一钱或一钱五分，取峻泻数行。大势已解之后，可用此方。更随其腹诊，兼用大承气汤、大黄硝石汤、泻心汤、桃核承气汤等。

又云：治小儿赤游丹毒，大热烦渴，惊惕，或痰喘壅盛者，兼用紫圆，或龙葵丸（龙葵、巴豆、轻粉）。

又云：急惊风，痰涎沸涌，直视口噤者，当先用熊胆、紫圆、走马汤等取吐下后，大热烦躁，喘鸣搐搦不止者，宜以此方发汗。

渊雷案：大青龙汤麻石相伍，所以散发郁阳，麻桂相伍，所以出汗祛毒，而其副作用亦能放散体温，故用之不当，则体温低落，心力为之衰弱，是以有厥逆亡阳之戒也。又麻黄之量，三倍桂枝，则排除水气之力亦峻，故《金匮》以治溢饮。方解治验，互详《金匮要略今释》。

山田氏云：温粉者，熬温之米粉也，同温针温汤之温。刘熙《释名》云：粉，分也，研米使分散也。《字汇》粉字注曰：米细末。《说文》：傅面者。古傅面亦用米粉，是也。按《后汉书·华佗传》曰：体有不快，起作一禽之戏，怡而汗出，因以着粉。义与本论同。成无己《明理论》载《外台》辟温粉方，以为温粉，非也。辟温粉，乃辟温疫之粉，非止汗之设也，无己引而混之，可谓卤莽矣。

渊雷案：汗后着粉，恐其漏风耳，非真能止汗也。今用爽身粉，亦得。

伤寒，脉浮缓，身不疼，但重，乍有轻时，无少阴证者，大青龙汤发之。

《金鉴》云：乍有轻时，谓身重而有轻时也。若但欲寐，身重无轻时，是少阴证也。今无但欲寐，身虽重，乍有轻时，则非少阴证。

山田氏云：此条承前章，论其有异证者，故唯言其异者，而不言同者。虽则不言乎，其发热恶寒不汗出而烦躁者，含蓄其中。古文之简乃尔。少阴证者，前所谓脉微弱汗出恶风是也。

渊雷案：发热恶寒，不汗出而烦躁口渴者，大青龙之主证也。身疼非必见之证，因汗不出热不减所致，与麻黄证同理。麻黄证亦有身不疼者矣，虽不疼而重，且有发热、恶寒、不汗出、烦燥、口渴，则主证已具，仍是大青龙所主。然身重疑于少阳阳明之一身尽重难转侧（百一十二条二百二十七条），故别之曰乍有轻时。又疑于少阴之四肢沉重（三百一十九条），故别之曰无少阴证，所以示辨析疑似之法也。论中多有但言副证，不言主证者，盖一方必具一方之主证，举方名则主证可知，故可不言，言副证以辨析疑似而已。前贤或不知此理，以谓病不过脉浮缓身重，何必投大青龙险峻之剂。于是徐大椿疑之，程应旄、张璐竟改为小青龙。疑之固非是，改小青龙，亦岂有一证近似哉？

魏氏云："发"字诸家多置议，然不过发汗之义耳，不必深言之，反晦也。

伤寒表不解，心下有水气，干呕发热而咳，或渴，或利，或噎，或小便不利，少腹满，或喘者，小青龙汤主之。

"不解"，《千金》作"未解"。干呕发热而咳，《玉函》《千金翼》并作"咳而发热"，无"干呕"字，是。或喘，《玉函》《脉经》《千金》并作或微喘。

岛寿云：《千金》以此论方为发汗后证，是也。汪昂曰：仲景书中，凡

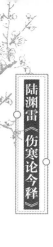
有里证兼表证者，则以"表未解"三字赅之（山田引）。

钱氏云：心下，心之下，胃脘之分也。水气，水饮之属也。

中西惟忠云：干呕、咳、渴、噎、喘，皆心下有水气之状也。其云"或"者，谓有兼证如此者；又"否"者，亦皆主之也（亦山田引）。

王肯堂《证治准绳》云：小青龙汤证与小柴胡汤证相似，有不同者，小青龙汤无往来寒热、胸胁满硬痛之证，但有干呕发热而咳。此则为表不解，水停心下也，虽有"或为之证"与小柴胡相似，终无半表半里之证为异耳。

渊雷案：小青龙汤，治急性呼吸器病之方也。其主证为发热恶寒头痛，咳而微喘，《玉函》《千金翼》以咳而发热为主证，不举干呕，是也。如急性支气管炎、螺旋菌性支气管炎、支气管性肺炎、渗出性胸膜炎等，凡咳喘而有太阳表证者，皆是。此种表证，本非麻桂诸汤所能治，故服麻桂诸汤而仍不解。以其服表药不解，而有咳喘，始知心下水气为病。此因古人概以热病为伤寒，见太阳证辄与表，故有此失耳。仲景书凡言心下者皆指胃，独此条之水气，不在胃而在呼吸器，以其主证为咳喘故也。胃中蓄水，固有致咳喘者，然属苓桂术甘汤、真武汤所治，不属小青龙。小青龙之水气，即上述诸病之炎性渗出物，以其浸润而非停潴，故不曰饮而曰气。若胸膜炎之胸膜囊中积水者，即属饮。其胸胁满痛者，属柴胡剂，皆非小青龙所治。《准绳》辨本方与小柴胡之异，正以此故。不然，青龙太阳方，柴胡少阳方，人皆知之，安用辨为，诸或然证皆非必见者，唯喘为支气管病，本方证所必见，胸膜病则不必见耳。噎即膈噎，程氏改作噫，山田从之，引生姜泻心汤干噫食臭胁下有水气为证。无论是噎是噫，在小青龙证皆甚稀见。山田亦执定心下为胃耳。

小青龙汤方

麻黄（去节） 芍药 细辛 干姜 甘草（炙） 桂枝（去皮）（各三两） 五味子（半升） 半夏（半升，洗）

上八味，以水一斗，先煮麻黄，减二升，去上沫，内诸药，煮取三升，去滓，温服一升。若渴，去半夏，加栝楼根三两；若微利，去麻黄，加荛花如一鸡子，熬令赤色；若噎者，去麻黄，加附子一枚，炮；若小便不利、少腹满者，去麻黄，加茯苓四两；若喘，去麻黄，加杏仁半升，去皮尖。且荛花不治利，麻黄主喘，今此语反之，疑非仲景意（臣亿等谨按：小青龙汤大要治水。又按《本草》，芫花下十二水，若水去，利则止也。又按《千金》，形肿者应内麻黄，乃内杏仁者，以麻黄发其阳故也。以此证之，岂非仲景意也）。

《方极》云：小青龙汤，治咳喘，上冲头痛，发热恶寒，或干呕者。

《方机》云：治干呕发热而咳，或咳且微喘者，以上兼用南吕。喘息者，兼用南吕，或姑洗（本名控涎丹，甘遂、大戟、白芥子）或太蔟（本名人参大黄丸，大黄、黄芩、人参）。咳唾吐涎沫者，兼用南吕，或时时以紫圆攻之。

柯氏云：此方又主水寒在胃，久咳肺虚。丹波氏云：案《金匮要略》，本方治溢饮。又加石膏，治肺胀咳而上气，烦躁而喘，脉浮者，心下有水气。又本方，治咳逆倚息不得卧。《外台秘要》《古今录验》沃雪汤，即本方去芍药甘草，治上气不得息，喉中如水鸡声。凡《局方》温肺汤、杏子汤之类，从此方增损者颇多。

《御药院方》细辛五味子汤（即本方），治肺气不利，咳嗽喘满，胸膈烦闷，痰涎多，喉中有声，鼻塞清涕，头痛目眩，肢体倦怠，咽嗌不利，呕逆恶心。

渊雷案：小青龙汤为麻桂合方去杏仁、生姜，加细辛、干姜、五味子、半夏。姜、杏为麻、桂发表之佐使；细辛辛散，五味酸敛，辛味相伍，开阖相济以镇咳；干姜温肺，半夏降逆涤痰，姜、夏相伍，温降相借以逐水，故本方发表之力，低于麻黄，胜于桂枝，而镇咳逐水之力则至优。昔贤说二青龙命名之故，方中行谓大青龙与云致雨，小青龙倒海翻江，喻嘉言亦谓大青龙升天而行云雨，小青龙鼓波而奔沧海，意皆谓一主发汗，一主逐水，理或然也。由今日之病理言，急性喘咳之病多有细菌为病原，水气不过为病变之产出物，然则治法宜以杀菌为主，次则消炎，而逐水为末务。然中医古方之法，如慢性胃肠炎之多黏液者，如胸膜炎胸膜囊积水者，皆以逐水为主，不但小青龙而已，而试用皆极效。盖涤除此等产出物，直接所以免炎症之刺激而增长，间接即所以助正气之消炎。

柯氏云：两青龙俱治有表里证，皆用两解法，大青龙是里热，小青龙是里寒，故发表之药相同，而治里之药则殊也。此与五苓同为治表不解而心下有水气，然五苓治水之蓄而不行，故专渗泻以利水，而微发其汗，使

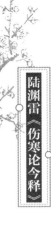

水从下而去也。此方治水之动而不居，故备举辛温以散水，而大发其汗，使水从外而出也。仲景发表利水诸法，精义入神矣。

渊雷案：柯氏论两青龙，移以释《金匮》溢饮则恰是，今释《伤寒》，则未尽然。何则？本论之大青龙治无形之热，小青龙治有形之寒。大青龙证是官能上疾患，无病灶可见，小青龙之外证，虽亦是官能疾患，其里证则肺脏或胸膜必有病灶。质言之，大青龙可治发热为主之纯粹伤寒，小青龙但治喘咳为主之类似伤寒也。又，五苓散证是排泄失职，其病变在肾；小青龙证是呼吸器发炎，其病变在肺；五苓散之水，是血中水毒不得排泄，其水不在心下；小青龙之水，是呼吸器之炎性渗出物，故在心下。由今日之病理知识观之，二方为用迥异，不得相提并论矣。

钱氏云：详推后加减法，凡原文中每具诸或有之证者，皆有之，如小青龙汤、小柴胡汤、真武汤、通脉四逆汤、四逆散，皆是也。余窃揆之以理，恐未必皆出于仲景也。惟忠云：加减法，后人补入，不足据矣。

丹波氏云：且荛花以下二十字，盖是叔和语。大柴胡方后云"不加大黄，恐不为大柴胡汤"，许氏《本事方》引为叔和语，此段语气，亦与彼条相类，可以证也。且《玉函》《外台》并有此语，可见不出于后人手。

《建殊录》云：京师河源街，贾人升屋传兵卫女，病，众医皆以为劳瘵，而处方亦皆无效。羸瘦日甚，旦夕且死，贾人素惧古方，然以不得已，来求诊治。先生既往诊之，知其意之不信，即谢归矣。逾月，其女死。其后二年，其妹亦病。贾人谒曰：仆初有五子，其四人者皆已亡，其病皆劳瘵也。盖龄及十七，则其春正月，瘵必发，至秋八月，必皆死矣。向先生所诊，就其一也，亦已死矣。而今者，季子年十七，亦病之。夫仆固非不知古方有奇效，惧其多用峻药也，然顾缓补之剂救之，不见一有其效矣。愿先生瘳之，纵死，无所复悔矣。先生为诊之，气力沉溺，四肢惫惰，寒热往来，咳嗽殊甚，作小青龙汤及滚痰丸杂进。其岁未至八月，全复常。

渊雷案：此条病状，似是传尸劳，乃肺结核之一种。然肺结核，未见有宜麻桂者，存以待考。

伤寒，心下有水气，咳而微喘，发热不渴。服汤已，渴者，此寒去欲解也。小青龙汤主之。

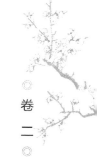

此不待发表表不解，起病即识为小青龙证。然犹冠以伤寒之名，可知古人所谓伤寒，所包者广。又，此条但举主证，不言或然证，但举微喘，不言干呕，盖咳剧者必兼喘，而干呕却非必见之证，与上条合看，则小青龙之证候益明。服汤已，谓服过小青龙汤也。末句小青龙汤主之，即注明服汤已句，非谓寒去欲解之时，复主小青龙也。四十七条云"此当发其汗，服药已，微除，其人发烦目瞑，剧者必衄，衄乃解，所以然者，阳气重故也，麻黄汤主之"，文法与本条同。盖《伤寒论》本有此等倒笔法，张璐、张志聪、《金鉴》等，以"小青龙汤主之"六字，移于"发热不渴"句下，殆不深考耳。

山田氏云：此条"不渴"二字，对下文"渴"字言之，非辨热之浅深也。其服汤已渴者，此寒去欲解故也，勿治之，俟津液回，其渴自止也。寒即所谓水气，指心下停饮而言，理中丸条胃上有寒（四百条），四逆汤条膈上有寒饮（三百二十七条）等皆尔。虽然，论中寒字，又有以痰而言者，如瓜蒂散条胸有寒（百七十三条）即是也。盖饮与痰，俱非温养人身之物也。

渊雷案：以上十一条，俱论麻黄汤一类证治。

太阳病，外证未解，脉浮弱者，当以汗解，宜桂枝汤。

方氏云：外证未解，谓头痛、项强、恶寒等犹在也，浮弱即阳浮而阴弱，此言太阳中风，凡在未传变者，仍当从于解肌，盖言不得下早之意。

山田氏云：此亦论太阳病发汗后，当解而不解者也，故不言不解，而言未解，所以示其经发汗也。浮弱乃浮缓也，对浮紧言之。

渊雷案：此言太阳无汗之证，服麻黄诸方，汗出而表仍未解者，宜桂枝汤以解未尽之表也。赵刻本每篇必重出各方，此条下出桂枝汤方，今从成氏本删之。

太阳病下之，微喘者，表未解故也，桂枝加厚朴杏子汤主之。

成氏云：下后大喘，则为里气大虚，邪气传里，正气将脱也；下后微喘，则为里气上逆，邪不能传里，犹在表也。

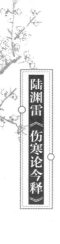

渊雷案：成说是也。太阳病者，正气上冲，外向之现象也，故误下而表证不变者，则为上冲（十五条），为微喘。上冲与微喘，皆正气抵抗下药，不使表热内陷之故。唯上冲为太阳本有之证，故仍与桂枝汤，不须加药，微喘则下后新加之证，故于桂枝汤中加厚朴杏子以治之。若下后表证骤除而大喘，则是正气暴脱，肺气垂绝之候，法在不治，《内经》所谓下之息高是也。

山田氏云：葛根黄芩黄连汤，治太阳病桂枝证，医反下之之后；喘而汗出，无表证者。麻黄杏仁甘草石膏汤，治太阳病桂枝证发汗后，汗出而喘，无表证者。今此条之证，虽既经误下，其表犹未解，故以桂枝解外，加杏仁、厚朴，以治其微喘也。

张志聪《伤寒集注》引燕氏曰：此与喘家作桂枝汤加厚朴、杏子，同一义也。

渊雷案：喘家之喘是宿疾，下后之喘是新病，原因不同而用药同，可知用药从证，不从原因也。

桂枝加厚朴杏子汤方

桂枝（三两，去皮） 甘草（二两，炙） 生姜（三两，切） 芍药（三两） 大枣（十二枚，擘） 厚朴（二两，炙，去皮） 杏仁（五十枚，去皮尖）

上七味，以水七升，微火煮取三升，去滓，温服一升，覆取微似汗。

《方极》云：桂枝加厚朴杏子汤，治桂枝汤证而胸满微喘者。

汤本氏云：所以追加胸满二字者，以本方中有厚朴，主治胸腹满故也。唯厚朴之用量少，故止于胸满，而不及腹满。此方之胸满，异于桂枝去芍药汤证者，为比较的实证而恒存的（案：去芍药汤不拘挛，此方则仍拘挛）。其异于人参证之心下痞硬者，为普遍的膨满，而非局限的也。

《方机》云：喘家，桂枝加厚朴杏子汤主之。若喘而身疼痛者，非此汤之所主也。

《类聚方广义》云：本有喘症者，谓之喘家。喘家见桂枝汤证者，以此方发汗则愈。若喘因邪而其势急，邪乘喘而其威盛者，非此方所得治也，宜参考他方以施治，不可拘拘于成法。

《伤寒类方》云：《别录》，厚朴主消痰下气。《本经》，杏仁主咳逆上气。

《药征》云：厚朴，主治胸腹胀满也，旁治腹痛。

《本事方》云：戊申正月，有一武臣，为寇所执，置舟中艎板下，数日得脱，乘饥恣食，良久，解衣扪虱，次日遂作伤寒，自汗而嗝不利。一医作伤食而下之，一医作解衣中邪而汗之，杂治数日，渐觉昏困，上喘急高，医者怆惶失措。予诊之曰：太阳病下之，表未解，微喘者，桂枝加厚朴杏仁汤，此仲景之法也。指令医者急治药，一啜喘定，再啜漐漐微汗，至晚，身凉而脉已和矣。医曰：某平生未曾用仲景方，不知其神捷如是。予曰：仲景之法，岂诳后人也哉？人自寡学，无以发明耳。

太阳病外证未解，不可下也，下之为逆，欲解外者，宜桂枝汤。

外证谓头痛恶寒等证。《金鉴》云：凡表证未解，无论已汗未汗，虽有可下之证，而非在急下之例者，均不可下。柯氏云：外证初起，有麻黄桂枝之分，如当解未解时，唯桂枝汤可用。故桂枝汤为伤寒中风杂病解外之总方，凡脉浮弱，汗自出，而表不解者，咸得而主之也。即阳明病脉迟汗出多者（二百三十九条）宜之，太阴病脉浮者（二百七十九条）亦宜之，则知诸经外证之虚者，咸得同太阳未解之治法，又可见桂枝汤不专为太阳用矣。

《伤寒选录》引张兼善曰：或问：有言汗不厌早，下不厌迟，斯言何如？予曰：凡汗证固宜早，仲景谓不避晨夜（出"伤寒例"，是叔和语，非仲景语）者，此也。夫下证须从宜定夺，当急则急，当缓则缓，安可一概而治。假如阳明病，已有可下之理，但为面合赤色（二百一十四条），其在经之热犹未敛，又如呕多虽有阳明证（二百一十二条），谓热在上焦，未全入腑，皆言不可攻。凡此之类，固宜迟也。若阳明篇中言急下者（二百五十七至二百五十九条），事不可缓，其可迟乎？所言从宜定夺是也。（案：张氏说与此条《金鉴》注同意）今人执定伤寒下不厌迟，是执一而无权也。《至真要大论》云：病之从内之外者，调其内；从外之内者，治其外；从内之外而盛于外者，先调其内，而后治其外；从外之内而盛于内者，先治其外，而后调其内（以上《至真要大论》）。从内之外，谓

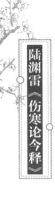

内伤七情也，从外之内，谓外感六淫也。外感之病，虽盛于内，犹当先治其外，故外证未解者，不可下。又，温热家主张伏气，以为温热自里达表，乃谓伤寒下不厌迟，温热下不厌早。不知温热犹是外感，犹当先治其外，且议论则云下不厌早，用药则始终豆卷豆豉，斯可异尔。

太阳病，先发汗，不解，而复下之，脉浮者不愈。浮为在外，而反下之，故令不愈。今脉浮，故在外，当须解外则愈，宜桂枝汤。

太阳用汗法，本不误，汗后病不解，脉仍浮者，当再汗之。桂枝汤有服至二三剂者，正为表证仍在故也。若不知审证，唯以药试病，一汗不愈，以为不当汗也，乃改变方针，从而下之。不知脉浮者，病势欲外达之象，今乃下之，则与自然疗能相左，故令不愈。然幸而下后脉仍浮，则桂枝证仍在，不为坏病，故仍宜桂枝汤解外。成氏云：经曰"柴胡汤证具，而以他药下之，柴胡汤证仍在者，复与柴胡汤，此虽已下之，不为逆（百五十六条）"，则其类矣。

刘栋云：此条承上条，而后人之所记也。山田氏云：刘说甚是，决非仲景氏之言也。晰于文辞者，自能辨之。

太阳病，脉浮紧无汗，发热，身疼痛，八九日不解，表证仍在，此当发其汗。服药已，微除，其人发烦目瞑，剧者必衄，衄乃解。所以然者，阳气重故也。麻黄汤主之。

病虽至于八九日，然麻黄证仍在，则当与麻黄汤发其汗。服汤微除者，病势小作顿挫也。既而反发烦目瞑，甚则鼻衄者，所谓瞑眩，为病势较重，而药中肯綮之现象。日人和田启有"瞑眩论"，节其文如下。

药剂之有效者，曰汗，曰吐，曰下，曰和。药得其效，则随毒之所在，而汗吐下和，各有其所，病以大愈，是曰药之瞑眩。小病小瞑眩，大病大瞑眩。《书》曰：若药不瞑眩，厥疾弗瘳。是千古不灭之论也。或曰：汗剂之效汗，吐剂之效吐，下剂之效下，和剂之效和，此为自然之药效，焉足名药之瞑眩。吾人处方，年不下数百千，然未尝见药之瞑眩。虽有因多用剧药，与误用而瞑眩者，是不能愈病，只能加病，毕竟误治之所致也。《尚书》所言，不过中医之假词耳。余答之曰：汗剂之效汗，吐剂之效吐，和下之效和下，乃西医之对症疗法，所谓期待其应效者是也。然此期待效果不佳，与待病势之自然消退者为同一想法耳。真正中医，依对原症的疗法，所生之应效，汗剂未必为汗，吐剂未必为吐，和下剂未必为和下。易言之，则汗吐下和，非出于医者之所预期，乃毒害性物质潜伏之地，为药力所攻，全身无余地可容，随毒之所在，取最捷之径以外遁也。故瞑眩为病毒遁去间所起之一种反应症状，虽经验丰富者，亦不能知其经过，及从何道而外遁也。东洞先生曰：夫药治病，当随病之所在而治之。药中肯，则或汗或吐或下或和，均治。以余验之，有下剂反吐者，汗剂反下者（以上东洞语），不其然乎？由多用剧药与误治致瞑眩者，是不可言瞑眩，乃中毒也。中毒与瞑眩，全异其性质，免死为幸，尚何治病之足云。故彼等之瞑眩论，根本谬误，中医所谓真正瞑眩者，细胞由药力起强烈反应，以驱逐毒害性物质于体外之现象，非中毒症状也。连用其起瞑眩之药方，使毒害性物质全行驱尽，则瞑眩消散。《尚书》药不瞑眩，厥疾弗瘳之言，洵为千古不磨之论，行医者其奉为圭臬也可。

渊雷案：发烦目瞑鼻衄，虽为瞑眩现象，然其所以致此，亦可得而略言焉。据日人广濑天津久保山等之试验，麻黄能增高血压。据西尾重之报告，服麻黄后温覆，则心脏机能亢进，脉搏增加，全身温暖，颜面及耳边尤甚，次即汗出。然则麻黄之发汗，必先血压亢进而头面充血，故发烦目瞑。充血之甚，则鼻黏膜破裂而为衄。经此瞑眩现象，则知麻黄之效已达，汗已出，而久郁之病毒与体温已得充分排除，故曰衄乃解。

山田氏云："所以然"以下九字，叔和注文。凡论中云所以然者，多尔（五十一条、六十一条、七十六条、九十六条、百三十条）。

渊雷案：阳气重，盖谓较高之体温郁积已久，不得放散也。末句麻黄汤主之，乃注明上文服药已句，与四十二条同例，非谓衄后仍主麻黄汤也。

太阳病，脉浮紧，发热，身无汗，自衄者愈。

成氏云：衄则热随血散，故云自衄者愈。

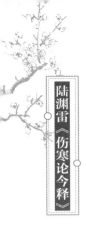

方氏云：汗本血之液，北人谓衄为红汗，达此义也。

岛寿云：衄而头痛微止者，自愈之衄也，世谓之衄汗；衄而病证依然者，不愈之衄也，可发其汗，麻黄汤主之。

内藤希哲云：诸本"身"字下无"疼"字，盖脱落也，今补之。

山田氏云：希哲补"疼"字，是也。若无"疼"字，则与但头汗出证奚择焉。

渊雷案：麻黄证不服药，自衄而愈者，非热随血散之谓也。盖自衄者，头面之充血必甚。头面充血甚者，肌表亦必充血，毒害性物质与体温随血以达肌表，则散泄而病除热退耳。若如成氏之说，将谓涓滴之衄，足以散泄久郁之热毒乎？斯不然矣。何以知充血于头面者，必充血于肌表也？太阳病，正气欲驱毒害性物质外向，而其证候，不但外向，亦且上冲，则知上冲即所以外向，此其一。徐之才云：轻可去实，麻黄葛根之属是也。夫麻葛之发汗解肌，欲其外向也，而其性皆轻，轻者上浮，则知上浮者必能外向，此其二。以此观之，头面充血者，肌表亦必充血，肌表充血，则热毒随血达表以散泄矣。

二阳并病，太阳初得病时发其汗，汗先出不彻，因转属阳明，续自微汗出，不恶寒。若太阳病证不罢者，不可下，下之为逆，如此可小发汗。设面色缘缘正赤者，阳气怫郁在表，当解之熏之。若发汗不彻，不足言阳气怫郁不得越，当汗不汗，其人躁烦，不知痛处，乍在腹中，乍在四肢，按之不可得，其人短气，但坐，以汗出不彻故也，更发汗则愈。何以知汗出不彻？以脉涩故知也。

山田氏云：此条属阳明以上，阳明篇之文（案：见百九十二条），续自微汗出以下，叔和敷衍之文。何以知之？以文义全同乎辨脉平脉二篇，而毫不与本论惬也。

渊雷案：此条后半，文繁而理不惬，盖叔和文中，又杂有后人注语故也。"怫郁在表"以下，当径接"更发汗则愈"一句，余俱删去，则文理俱适，可读矣。二阳指阳明，亦是《素问》家言。并病，意谓太阳之邪，以渐归并于阳明也。次三句言并病之故，因先在太阳时，发汗未彻，毒害性物质未尽所致。其实，病自有不能径愈于太阳，必至阳明乃愈者，初非尽属汗出不彻之故。转属阳明之后，虽无汗恶寒之病，亦自汗出而不恶寒，此时若从阳明施治，则攻下为大法（大法犹言常例）。若归并未尽，犹有太阳证未罢者，则虽见下证，未可遽下，当用桂枝汤类先解其外。若面色缘缘正赤，则为头面充血而未得汗出，为表证之重者，虽见阳明证，仍须麻黄汤类发其汗也。缘缘，联绵之貌，此条之面色缘缘正赤，各半汤条之面色反有热色，阳明篇之面合赤色，皆同理。热与毒害性物质已随血向外，为阳气怫在表，虽已向外，而未得出汗以散泄，为阳气郁在表，乃可发汗之证也。

原文"当解之熏之"，解之谓解外，犹可说也，熏则仲景书中他无用之者。若发汗不彻，不足言阳气怫郁不得越，意谓阳气怫郁者病重，故当解且熏。发汗不彻者病轻，故但发汗不熏即可愈，似矣。然烦躁短气，但坐不得眠，岂轻于仅仅面色正赤者？且脉涩何以知为发汗不彻？叔和当不如是粗率，故知是后人注语，当删。

《外台·伤寒门》引崔氏方：疗伤寒阮河南蒸法，薪火烧地良久，扫除去火，可以水小洒，取蚕沙若桃叶桑柏叶，诸禾糠及麦麸，皆可取用。易得者牛马粪亦可用，但臭耳。桃叶欲落时，可益收取干之，以此等物着火处，令厚二三寸，布席卧上，温覆，用此发汗，汗皆出。若过热，当细审消息，大热者可重席。汗出周身，辄便止，当以温粉粉身，勿令遇风。又，"天行病发汗门"引张文仲方：支太医桃叶汤熏身法，水一石，煮桃叶，取七斗，以荐席自围，衣被盖上，安桃汤于床箦下，取热自熏。停少时，当雨汗，汗遍去汤。待歇，速粉之，并灸大椎，则愈。此皆隋唐以前所行熏法，施于辛苦之人，感冒风寒而无菌毒者，亦可得效，然非仲景法也。

脉浮数者，法当汗出而愈。若下之，身重心悸者，不可发汗，当自汗出乃解。所以然者，尺中脉微，此里虚，须表里实，津液自和，便自汗出愈。

脉浮数者，病势必外向而发热，当依太阳法发其汗。若误下后，身重

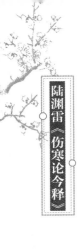

心悸，则阴阳俱虚，不可发汗，当选用建中新加之属，待其自汗出而愈也。身重为阳虚，与真武汤证之四肢沉重（三百一十九条）同理。心悸为阴虚，与炙甘草汤证之心动悸（百八十四条）同理。所以然者以下，乃后人注语。何以知之？上文以身重心悸为不可发汗之理由，此又以尺中脉微为不可发汗之理由，自相龃龉故也。脉法以尺中主里，故尺中微为里虚。须，待也。山田氏云：此条云法当，云所以然者，皆叔和家言，且脉分三部，亦仲景氏之所不取。

脉浮紧者，法当身疼痛，宜以汗解之。假令尺中迟者，不可发汗。何以知然？以营气不足，血少故也。

浮紧是伤寒脉，当有身疼痛之伤寒证，宜麻黄汤发汗者也。假令以下，盖后人所沾。营气不足，谓血浆少也。下文八十六条至九十条，皆因血少不可发汗。然彼有显著之原因，可以知其血少，此则但见尺中迟，何由知为血少乎！

《外台》引范汪论：黄帝问于岐伯曰：当发汗而其人适失血，及大下利，如之何？岐伯答曰：数少与桂枝汤，使体润漐漐汗才出，连日如此，自当解也（《千金》同）。

渊雷案：脉浮紧，发热汗不出者，不可与桂枝汤（十七条）。范汪之论，殆不可从。余意阴虚血少之甚者，可于麻黄汤中加当归地黄人参生姜等补血之味，与之。其不甚者，径与麻黄汤急发其汗，犹无伤也。

山田氏云：此条言法当，言假令尺中迟，言营气不足，皆非仲景氏辞气。

脉浮者，病在表，可发汗，宜麻黄汤。（法用桂枝汤）

脉浮者，知其病在表，其实非病之本体在表，乃正气驱病于表，欲使从表解耳。正气欲从表解，当因其势而汗之。经文用麻黄，原注用桂枝（《脉经》作桂枝汤），本无定法，要不出于发表解肌已。

山田氏云：此条及次条，唯言脉以附主方，非仲景之言明矣，辨已见上（三十八条）。且夫脉之浮者，虽多属表证哉，主方则随证区别，岂一麻黄之所总耶？

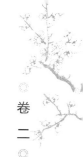

脉浮而数者，可发汗，宜麻黄汤。

以上两条，当是叔和可发汗篇之文。"宜麻黄汤"四字，又为后人所沾。

病常自汗出者，此为营气和，营气和者，外不谐，以卫气不共营气谐和，故尔。以营行脉中，卫行脉外，复发其汗，营卫和则愈。宜桂枝汤。

柯氏云：下条发热汗出，便可用桂枝汤，见不必头痛恶寒俱备。此只自汗一证，即不发热者亦用之，更见桂枝方于自汗为亲切耳。

丹波氏云：《灵枢·营卫生会》篇云"营在脉中，卫在脉外"，又"卫气篇"云"其浮气之不循经者为卫，其精气之行于经者为营气"，正此段之所根柢也。

山田氏云：此条及次条，皆以营卫言之，合于辨脉法中说，而不合于仲景全论之旨，其为叔和明白。

渊雷案：此条但论桂枝汤治自汗耳，乃说出尔许废话。营卫之说，出自《灵枢》，丹波氏所引是也。《灵枢》之书晚出，昔贤或谓依傍皇甫谧《甲乙经》而伪撰，此岂仲景所及见。仲景自序，有撰用《素问》《九卷》之语，说者以谓《九卷》即《灵枢》，想当然而已。今考仲景书，同于《素问》者，十无一二；同于《灵枢》者，百无一二，唯辨脉平脉伤寒例，及可不可诸篇，多出入灵素，则叔和编次之文，非仲景之旧已。何以知之？数篇者，文皆相似，而伤寒例有搜采仲景旧论之语，其为叔和之文甚明。《灵枢》所谓营卫者，营指血浆，卫指体温。体温之来源在内脏（肝脏温度最高），而随血行以温及四末。血之行于脉中也可见，故曰营在脉中。体温之随血运行也不可见，故曰卫在脉外。血之运行，至静脉而还流，故曰精气之行于绎者。体温之随血运行，至浅层血管而放散于外，故曰浮气之不循经者。营卫之故，如是而已。病常自汗出者，由于肌腠疏，汗腺分泌过多耳，何有于卫气不共营气谐和哉？桂枝汤之治自汗，由于桂枝收摄浅层血管，芍药弛缓内部组织血管耳，何有于和营卫哉？后世医家，好援引灵素以释经方，其失往往如此，不可从矣。又案，用桂枝汤治不发热之自汗盗汗者，宜用白芍。

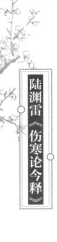

病人脏无他病，时发热自汗出而不愈者，此卫气不和也，先其时发汗则愈，宜桂枝汤。

时发热自汗出，则有不发热不汗出时，此则似于疟，非必太阳中风。但以发热汗出，有桂枝证，故桂枝亦治之也。汪氏云：脏无他病者，谓里和能食，二便如常也。

山田氏云：以上七条，叔和补入之语，宜删。

伤寒脉浮紧，不发汗，因致衄者，麻黄汤主之。

不发汗致衄之理，已于四十八条释讫，彼云自衄者愈，谓衄后得汗而病解也，此条乃示虽衄不汗出之治法。下文云，衄家不可发汗，亡血家不可发汗（八十九条、九十条），《内经》亦云，夺血者无汗，盖衄家亡血家云者，皆谓夺血已多，营气不足，血少，故不可汗耳。今因不发汗而衄，非屡夺血大夺血之比也。

江瓘《名医类案》云：陶尚文治一人，伤寒四五日，吐血不止，医以犀角地黄汤等治而反剧。陶切其脉，浮紧而数，若不汗出，邪何由解？遂用麻黄汤，一服汗出而愈。或问：仲景言衄家不可汗，亡血家不可发汗，而此用麻黄汤，何也？曰：久衄之家，亡血已多，故不可汗。今缘当汗不汗，热毒蕴结而成吐血，当分其津液乃愈。故仲景又曰：伤寒脉浮紧，不发汗因致衄者，麻黄汤主之。盖发其汗，则热越而出，血自止也。

伤寒不大便六七日，头痛有热者，与承气汤。其小便清者（一云大便青），知不在里，仍在表也，当须发汗。若头痛者必衄。宜桂枝汤。

"与"字上，《玉函》有"未可"二字。山田氏云："若头痛者必衄"六字，文义不贯，疑是前条注文，错乱入此，宜删焉。

胃肠病往往引起脑症状，故不大便六七日者，可以致头痛，盖亦自家中毒之一种也。不云发热而云有热，则不但身热，亦含恶热之意，是可与承气汤矣。然此证若小便清者，为里无热。里所以无热，因抗病力尚未向里向下，气血尚未趋集于里故，是则仍须桂枝汤发汗也。

自古相传，小便赤涩为里热（昉见《史记·仓公传》），然病人饮水少而小便少者，殆无有不赤涩。亦有显然为太阳或少阴证，而小便赤涩，得解表药或温经药，小便反清长者。故仅仅小便赤，未可断为里热下证，唯下证则小便必赤耳。

伤寒发汗已解，半日许复烦，脉浮数者，可更发汗，宜桂枝汤。

伤寒发汗，谓服麻黄汤也。已解，谓热退身和。复烦，犹言复发热也。脉浮数，则病势仍欲外解，故可更发汗，宜桂枝汤。以其曾经发汗热退，表已不闭，故不复用麻黄。

以上十六条，申明解表余义，以下至本篇之末，俱论太阳传变之证。

凡病，若发汗，若吐，若下，若亡血，亡津液，阴阳自和者，必自愈。

凡治病，或发汗，或吐或下，或因他故而亡血，皆足以致亡津液，亡津液即伤津，释在二十一条。毒药治病，当汗则汗，当吐下则吐下，虽亡津液，有所不避。何则？毒害性物质既除，则阴阳自和，无所用其补益也。盖细胞之生活力恢复常态，消化吸收分泌俱无障碍，是为阴阳自和。阴阳自和，则津液自生，弗药自愈。

大下之后，复发汗，小便不利者，亡津液故也。勿治之，得小便利，必自愈。

山田氏云：自此以下数条，承上章，说阴阳不和者也。其"得小便利"四字，疑是古注文，或叔和语已，宜删。若有此四字，则必自愈三字，果是何等病证乎？按方有执以"勿"字管下六字看之，其说虽是，文法不稳，不可从矣。《金鉴》云：大下之后，复发其汗，重亡津液，小便当少，以水液内竭故也。勿治之，言勿利其小便也，须俟津液回而小便利，必自愈矣。

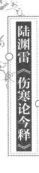

下之后，复发汗，必振寒，脉微细。所以然者，以内外俱虚故也。

前两条是津伤而阳不亡，此条是阳亡而津不继，即太阳误治而成少阴也。振寒，谓振掉而恶寒，与真武汤之身振振摇同，非战栗之谓。振寒脉微为阳亡，脉细为津不继。内外俱虚者，下之虚其内，发汗虚其外也。津伤而阳不亡者，其津自能再生，故前两条皆云必自愈。阳亡而津不继者，其津不能自复，故此条不云自愈。然则姜附四逆之辈，当择用矣。山田氏云：必者，十而八九然之谓也。

下之后，复发汗，昼日烦躁不得眠，夜而安静，不呕不渴，无表证，脉沉微，身无大热者，干姜附子汤主之。

程氏云：昼日烦躁不得眠，虚阳扰乱，外见假热也。夜而安静，不呕不渴，无表证，脉沉微，身无大热，阴气独治，内系真寒也。宜干姜附子汤，直从阴中回阳，不当于昼日烦躁一假证狐疑也。

山田氏云：其所谓昼日烦躁，夜而安静者，乃表里俱虚之候。如其所以然者，则存而不论。非不论也，不可知也。不呕不渴者，示其里无邪热之辞，盖对烦躁之似里热而言，如桂枝附子汤条不呕不渴（百八十一条），桂枝麻黄各半汤条不呕（二十四条），皆然。烦躁专属阳证，而今无少阳主证之呕，阳明主证之渴，太阳主证之身热，而其脉沉微，其非阳证之烦躁明矣。此条烦躁，与茯苓四逆汤（七十条）、吴茱萸汤（三百一十二条）之烦躁。皆亡阳虚寒之烦躁，大青龙汤方后所谓汗多亡阳，遂虚，恶风，烦躁不得眠者，是也。与栀子豉汤之虚烦不得眠（七十九条）者，不可误混也。

汤本氏云：昼日烦躁不得眠，夜而安静者，为非瘀血所致也。

渊雷案：通常热病，多日轻夜重，此条昼日烦躁不得眠，夜而安静，则是日重夜轻。其所以然之故，皆不可知。汤本氏以为非瘀血所致者，因热入血室条，有昼日明了，暮则谵语如见鬼状（百五十二条）之证，故推测言之耳。无大热，又见麻杏甘石汤（六十四条百六十九条）、大陷胸汤（百四十二条）、白虎加人参汤（百七十六条）诸条，皆谓表热不壮耳。中西惟忠训为大表之大（《扁鹊列传》：病应见于大表），山田氏读如泰，皆求深反凿。

干姜附子汤方

干姜（一两）　附子（一枚，生用，去皮切，八片）

上二味，以水三升，煮取一升，去滓，顿服。

《外台秘要》云：深师干姜丸（即本方以苦酒丸如梧子），疗伤寒病腕不止，兼主天行。《肘后》同。

《和剂局方》云：姜附汤（即本方），治暴中风冷，久积痰水，心腹冷痛，霍乱转筋，一切虚寒，并皆治之。

《三因方》云：干姜附子汤，治中寒猝然晕倒，或吐逆涎沫，状如暗风，手脚挛搐，口噤，四肢厥冷，或复燥热。

《易简方》云：姜附汤，治阴证伤寒，大便自利而发热者，尤宜服之。渊雷案：姜附证之自利，必系清淡如米泔，不甚臭秽者。发热则非姜附主证，或虽热而不高，或真寒假热耳。

《名医方考》云：附子散（即本方为散），治寒痰反胃者。

《痘证宝筏》云：朱子姜附汤，治痘出传风，眼直斜视，牙关紧闭，不可用驱风药，应服此解之。

《方极》云：干姜附子汤，治下利烦躁而厥者。

《方机》云：治烦躁不得眠，脉沉微者。

雉间焕云：干姜附子汤，治下利干呕者。又云：当有下利烦躁恶寒证。又云：此方，昼日烦躁，夜则安眠者，实能治之，大奇也。

《类聚方广义》云：干姜附子汤者，因汗下误施，致变此证，与甘草干姜汤之烦躁略似。然彼因误治，病势激动而致急迫，此则为误治而病加重，又无急迫之证，唯精气脱甚。是以此用附子，彼用甘草也。

发汗后，身疼痛，脉沉迟者，桂枝加芍药生姜各一两人参三两新加汤主之。

《玉函》《脉经》《千金翼》，并无"各一两"及"三两新加"七字，是。

《金鉴》云：发汗后，身疼痛，脉浮紧，或浮数，乃发汗未彻，表邪

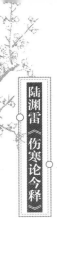

未尽也，仍当汗之，宜桂枝汤。今发汗后，身虽疼痛，脉见沉迟，是营卫虚寒，故宜桂枝新加汤，以温补其营卫也。

山田氏云：发汗后，诸证皆去，但身痛未除者，是余邪未尽之候，其脉沉迟者，过汗亡津液也，故与桂枝以解未尽之邪，增芍药生姜，加人参，以补其津液。其不用附子者，以未至筋惕肉瞤汗出恶风之剧也。

张氏《集注》云：曰新加汤者，谓集用上古诸方，治疗表里之证，述而不作，如此汤方，则其新加者也，亦仲祖自谦之意。

渊雷案：身疼痛，脉沉迟，颇似少阴证，少阴非新加汤所能治，即药以测证，知此条乃太阳伤寒发汗太峻，病未解而津已伤。伤寒本有身疼证，今因大汗伤津，血中液少，血管不得不收缩，以维持血压，于是肌肉不得营养而拘挛，故疼痛益甚。血液少而血管缩，循环系统之机能衰减，故脉沉迟。加芍药者，弛放血管，疏津液之流委也。加生姜人参者，兴奋胃机能，浚津液之源泉也。用桂枝汤者，治其未解之太阳，即五十八条更发汗宜桂枝汤之义也。不用附子者，津伤而阳不亡也。

桂枝加芍药生姜各一两人参三两新加汤方

桂枝（三两，去皮）　芍药（四两）　甘草（二两，炙）　人参（三两）　大枣（十二枚，擘）　生姜（四两）

上六味，以水一斗二升，煮取三升，去滓，温服一升。本云桂枝汤，今加芍药生姜人参。

《方极》云：桂枝加芍药生姜人参汤，治桂枝汤证，而心下痞硬，或拘挛，及呕者。

《方机》云：发汗后，疼痛甚，脉沉迟，或痹，或四肢拘挛，心下痞塞者，桂枝加芍药生姜人参汤主之，兼用太蔟或应钟。

《续建殊录》云：一老父，大便不通者数日，上逆目眩，医与备急圆，自若也，因倍加分量投之，乃得利，尔后身体麻痹，上逆益甚，大便复闭。更医，医诊而与之大剂承气汤，一服得下利，复三帖，下利如倾盆，身体冷痛，不能卧，大便复结。又转医，医作地黄剂服之，上逆尤剧，面色如醉，大便益不通。于是请治于先生（吉益南涯），先生诊之，心下痞硬，少腹无力，即与桂枝加芍药生姜人参汤，服之三帖，冲气即低，大便快通，经二三日，冷痛止而得卧，二旬之后，诸证悉去而复常。

《麻疹一哈》云：松田蔀妻，年三十余，发热二三日，身热顿退，口鼻清冷，四肢皆微厥，脉诊难以摸索，头出冷汗，时或呕逆，按其腹状，心下痞硬，脐腹拘急甚，自言经候不来者两月，因与桂枝加芍药生姜人参汤。其明，蒸蒸发热，偏身汗出，虽疹随汗出，而拘急未安，兼与浮石丸（汤本氏云：方中有芒硝）。三四日所，经信通利倍常。疹收后，前证复旧。

发汗后，不可更行桂枝汤，汗出而喘，无大热者，可与麻黄杏仁甘草石膏汤。

张兼善云：余观仲景凡言发汗后，乃表邪悉解，止余一证而已，故言不可行桂枝汤。今汗出而喘，无大热，乃上焦余邪未解，当用麻黄杏仁甘草石膏汤以散之（《证治准绳》引）。

元坚云：麻黄杏仁甘草石膏汤证，是表既解而饮热迫肺者也，成氏以此条与葛根芩连汤相对，为邪气外甚，非是。盖此汗出，殆里热外熏所致耳。且考其方意，与小青龙加石膏、越婢加半夏、厚朴麻黄（皆《金匮》治水饮之方）等汤，实系一辙，则知是饮热相搏之证矣。注家止为肺热者，亦未是也。盖麻黄与石膏同用，则相借开疏水壅也。

渊雷案：行，用也。发汗后，表未尽者，当用桂枝汤更发之。亦有不可更用桂枝汤者，其证汗出而喘，无大热者是。盖本是呼吸器病，有喘咳为主证，故发汗剂仅能略解表热，不能恰中病情，此与小青龙汤之伤寒表不解同一事理。二方亦同为治呼吸器病之主方，唯彼属寒，此属热，又不治胸膜炎而已。汗出而用麻黄，无大热而用石膏。或疑经文有误，今考本论，麻杏甘石证两条，皆云汗出而喘，无大热，知非传写错误。又，本方即《金匮》越婢汤去姜枣加杏仁。越婢汤证云：续自汗出，无大热。越婢加术汤证云：腠理开，汗大泄。《千金·肉极门》解风痹汤、西州续命汤，皆君麻黄，其证皆云汗大泄。解风痹汤且云：麻黄止汗通肉。《外台》引删繁同。是知汗出者不必禁麻黄，无大热者不必禁石膏矣。凡言汗出禁麻黄者，惧其放散体温，汗多亡阳也；无热禁石膏者，惧其遏制造温也。今考仲景用麻黄诸方，欲兼放散体温者，必合桂枝，不合桂枝，则但治喘咳水气；用石膏诸方，欲抑制造温者，必合知母或麻桂（唯麻黄升麻汤可

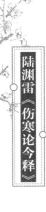

疑，证亦不具），不合知母麻桂，则但治烦渴。方药之用，因其配合而异，岂可拘拘于一味之宜忌乎。吉益猷《气血水药征》云：麻黄合杏仁，则治疼痛及喘，合桂枝，则治恶寒无汗，合石膏则治汗出。斯言得之。

麻黄杏仁甘草石膏汤方

麻黄（四两，去节） 杏仁（五十个，去皮尖） 甘草（二两，炙） 石膏（半斤，碎，绵裹）

上四味，以水七升，煮麻黄减二升，去上沫，内诸药，煮取二升，去滓，温服一升。本云黄耳杯。

《方极》云：麻黄杏仁甘草石膏汤，治甘草麻黄汤证（喘急迫或自汗或不汗），而咳，烦渴者。

《方机》云：治汗出而喘，热伏者，又治喘息而渴者，兼用南吕或姑洗。

《张氏医通》云：冬月咳嗽，寒痰结于咽喉，语声不出者，此寒气客于会厌，故猝然而喑也，麻杏甘石汤。

方舆輗云：用小青龙汤，表解而喘犹盛者，水热相结也，麻杏甘石汤主之。

《类聚方广义》云：麻黄杏仁甘草石膏汤，治喘咳不止，面目浮肿，咽干口渴，或胸痛者，兼用南吕丸、姑洗丸。

又云：哮喘，胸中如火，气逆涎潮，太息呻吟声如拽锯，鼻流清涕，心下硬塞，巨里动如奔马者，宜此方。当须痰融声出后，以陷胸丸、紫圆之类疏导之。

又云：治肺痈发热喘咳脉浮数，臭痰脓血，渴欲饮水者，宜加桔梗，时以白散攻之。

《方函口诀》云：此方与麻黄汤，有表里之异（原文云麻黄汤里面之药，今意译之），以汗出而喘为目的，热在肉里，上熏肺部者，非麻石之力不解，故此方与越婢汤，皆云无大热也。

渊雷案：麻杏甘石汤之主证，为烦渴喘咳，凡支气管炎、支气管喘息、百日咳、白喉等，有烦渴喘咳之证者，悉主之。白喉者，西医或称实扶的里，初起时，恶寒发热，烦渴喘咳（或不咳），喉咽肿痛，有苍白色之假膜，用麻杏甘石汤。轻者数小时，重者一昼夜，热退身和，肿病悉

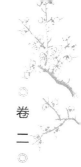

去，取效较速。世传白喉忌表之书，托之仙灵乩笔。彼所谓白喉者，盖指少阴咽痛，即西医所谓坏死性咽炎，非实扶的里也。若不鉴别，以其法治真白喉，死者多矣。喉科医或又谓白喉固忌表，烂喉丹痧则当表。所谓烂喉丹痧者，乃指猩红热，此种证候与白喉绝相似，西医以有无白喉杆菌辨之。中医之治疗，证候同，则用药亦同。彼喉科专家者，知烂喉丹痧之当表，不知白喉之不当忌表，可谓知二五而不知一十已。麻杏甘石治白喉，铁樵先生于所著《伤寒研究》中发表，日人野津猛所著《汉法医典》亦载之。

本云黄耳杯，未详。汪氏云：黄耳杯，想系置水器也。元坚云：汪说难信。或曰：此传写有讹脱，当是本云麻黄汤，今去桂枝加石膏。

发汗过多，其人叉手自冒心，心下悸，欲得按者，桂枝甘草汤主之。

丹波氏云：悸，《说文》云"心动也"，今云心下悸，脐下悸。《活人书》云"悸气者，动气也"，乃知悸假为动气之总称。《活人指掌》云：悸即怔忡之别名。未允（以上丹波氏）。惟忠云：按之则少安，故欲得按也。

渊雷案：表证为气血上冲，发表剂则借其冲势以取效，故发表过度，则冲势亦剧。气血上冲之唯一方法，为扩张上行动脉，收缩下行动脉，下行动脉收缩不已，心室输来之血，不能柔和容纳，而与脉管壁撞击，则见动悸。故此证之心下悸，发于下行大动脉，由于过度发表，冲势一往不返所致。所以不作衄者，以再三汗出，浅层动脉不甚紧张故也。桂枝虽是表药，用大量，则反不见汗出，特见平冲逆之效，故独任之。

桂枝甘草汤方

桂枝（四两，去皮）　甘草（二两，炙）

上二味，以水三升，煮取一升，去滓，顿服。

《证治大还》云：桂枝汤，治生产不快，或死腹中，桂枝一握，甘草三钱，水煎服。

《方极》云：桂枝甘草汤，治上冲急迫者。

渊雷案：用桂诸方，仲景书皆作桂枝，《千金》《外台》，则或作桂，

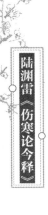

或作桂心，或作桂枝。细核之，殊无义例。知古人于肉桂桂枝，固通用也，今则温补降纳之剂例用肉桂，若本方，及下文之苓桂甘枣、苓桂术甘诸方，皆宜用肉桂者。又，此证似可用芍药以弛下行大动脉之挛缩，所以不用者，以发汗已多，血浆被泄而血压已降，若更弛张血管，恐血压从此低落，而心脏愈益大张大缩以为救济，则动悸将益甚耳。

发汗后，其人脐下悸者，欲作奔豚，茯苓桂枝甘草大枣汤主之。

此因卒病而引动水饮宿疾也。发汗之剂，本助正气以上冲外向，今发汗后，卒病虽解，冲气未平，值其人下焦素有水饮，水气随冲势上泛，故脐下筑筑然动悸，欲作奔豚也。

《金匮》云：奔豚病，从少腹起，上冲咽喉，发作欲死，复还止。巢氏《病源》云：奔豚者，气下上游走，如豚之奔，故曰奔豚。

茯苓桂枝甘草大枣汤方

茯苓（半斤） 桂枝（四两，去皮） 甘草（二两，炙） 大枣（十五枚，擘）

上四味，以甘澜水一斗，先煮茯苓，减二升，内诸药，煮取三升，去滓，温服一升，日三服。作甘澜水法：取水二斗，置大盆内，以杓扬之，水上有珠子五六千颗相逐，取用之。

《方极》云：苓桂甘枣汤，治脐下悸，而挛急上冲者。

《方机》云：治脐下悸者，奔豚迫于心胸，短气息迫者，兼用紫圆。

《证治摘要》云：苓桂甘枣汤，治脐下悸者，欲作奔豚，按之腹痛冲胸者，累用累验。

《方函口诀》云：此方主脐下动悸，大枣能治动悸者也。又云：此方主治奔豚之属于水气者，然运用之于澼饮，殊有特效。

《时还读我书续录》云：古方之妙，殆不可思议。苓桂甘枣汤治澼囊累年不愈，为余数年所实验，应如桴鼓，妙不可言。渊雷案：澼饮澼囊，皆指胃扩张病，胃内有停水者。

汤本氏云：凡瘀血之上冲，必在左腹部，沿左侧腹直肌而发。气及水

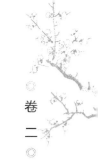

毒之上冲，必在右腹部，沿右侧腹直肌而发。所以然之故，至今未明。古人盛倡左气右血，征之实验，乃适相反。本方治奔豚，故腹诊上，右侧腹直肌之挛急甚明显，按之疼痛。但芍药证之挛急，浮于腹表而较硬，本方证，则沉于腹底而较软，触之觉挛引而已。

渊雷案：凡水滞而气不行，水气上攻而气逆（说本《观证辨疑》），致心下悸，或肉𥆧筋惕（说本《药征》）者，茯苓主之。苓桂甘枣汤，以茯苓利水，以桂枝降冲，以甘草缓其急迫，以大枣舒其拘挛。就今日所有之药物知识言，可知者止于此而已。若问此等药物何以能治此等证候，则尚待研究。不宁唯是，谓水气随冲势而上泛者，因奔豚起于发汗之后，想当然耳。不过吾之理想，根据生理病理之机转，贤于气化五行等空论而已。然奔豚之病，本有不因发汗，居然而患之者，则其所以上冲，尤未可知。

甘澜水，不知有何效用。《玉函》作甘澜水，《千金翼》作水一斗，不用甘澜水。《灵枢·邪客篇》半夏汤，治目不瞑，不卧出，以流水千里以外者八升，扬之万遍，取其清五升煮之，盖亦甘澜水之意。先煮茯苓者，《伤寒类方》云：凡方中专重之，法必先煮。

《生生堂治验》云：一男子，年三十，奔豚日发一次或二次。甚则牙关紧急，不省人事，百治无效。先生诊之，脐下悸，按之痛，服苓桂甘枣加大黄汤，兼用反胃丸（方未详）二十丸，每日一次，旬余而愈。

《橘窗书影》云：下田之妻，年三十余，少腹有块，时时冲逆于心下，颜色青惨，身微肿，前阴漏下污水，众医疗之，然药汁入口则吐。余诊之曰：病非难治，特药力不达耳，能自誓服，必可治。病者大悦，因与苓桂甘枣汤加红花，药味淡白，始得纳于胃中，乃连服数日，上冲止，胀气去，兼用龙硫丸（汤本氏云：龙骨硫黄之丸药也），污水减，块大安。

又云：烟田传一郎妹，脐下动悸，任脉拘急，时时冲逆于心下，发则背反张，人事不省，四肢厥冷，呼吸如绝。数医疗之，不验。余诊之曰：奔豚也。与苓桂甘枣汤，服之数旬，病减十之七八，但腹中常拘急，或牵引手足拘挛，因兼用当归建中汤，数月而全治。

发汗后，腹胀满者，厚朴生姜半夏甘草人参汤主之。

发汗后，表证已解，而腹胀满，其病当是胃炎胃扩张之类。急性胃炎

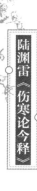

初起时，往往恶寒发热头痛，形似伤寒，本非发汗所能愈，宜此汤。此等病，舌苔常垢腻，其边尖常红，口涎常多，常作呕吐，大便秘结或自利，以此得与伤寒鉴别。若谓伤寒方，但可用于北地冬日之正伤寒，何其视仲景之隘乎。

元坚云：厚朴生姜半夏甘草人参汤证，汗后胃寒，虚气壅滞者也。

渊雷案：胃寒，谓胃机能衰弱。虚气壅滞者，盖残留未消化之物，发酵分解，而生气体，壅滞于胃中也，非宿食燥屎之比，故为虚气。

厚朴生姜半夏甘草人参汤方

厚朴（半斤，炙，去皮） 生姜（半斤，切） 半夏（半升洗） 甘草（二两，炙） 人参（一两）

上五味，以水一斗，煮取三升，去滓，温服一升，日三服。

"甘草"下，赵刻本脱"炙"字，今据成本及《千金翼》补。

《张氏医通》云：厚朴生姜半夏甘草人参汤，治胃虚呕逆，痞满不食。

喻昌《伤寒尚论篇》云：移此治泄后腹胀，果验。

《方极》云：厚朴生姜半夏甘草人参汤，治胸腹满而呕者。

《类聚方广义》云：治霍乱吐泻之后，腹犹满痛，有呕气者。所谓腹满者，非实满也。

《用方经权》云：治平生敦阜之症，或噫气，或吞酸，心下坚满而膨胀者。

渊雷案：敦阜之症，谓脾胃病也。噫气吞酸，心下坚满膨胀，皆慢性胃炎及胃扩张之证。

《证治大还》云：孙召治一女子，心腹胀满，色不变。经曰：三焦胀者，气满皮肤，硁硁然石坚。遂以仲景厚朴生姜半夏人参甘草汤，下保和丸，渐愈。

《张氏医通》云：石顽治总戎陈孟庸，泻利腹胀作痛，服黄芩白芍之类，胀急愈甚，其脉洪盛而数，按之则濡，气口大三倍于人迎，此湿热伤脾胃之气也，与厚朴生姜甘草半夏人参汤二剂。痛止胀减，而泻利未已，与干姜黄芩黄连人参汤二剂。泻利止，而饮食不思，与半夏泻心汤二剂而安。

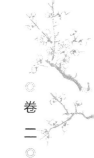

伤寒若吐若下后，心下逆满，气上冲胸，起则头眩，脉沉紧，发汗则动经，身为振振摇者，茯苓桂枝白术甘草汤主之。

"若下"下，《玉函》有"若发汗"三字。《脉经》《千金翼》并云，伤寒发汗吐下后。

尤怡《伤寒贯珠集》云：此伤寒邪解而饮发之证，饮停于中则满，逆于上，则气冲而头眩，入于经，则身振振而动摇（案：振摇因阳虚非因饮入于经）。《金匮》云：膈间支饮，其人喘满，心下痞坚，其脉沉紧。又云：心下有痰饮，胸胁支满，目眩。又云：其人振振身瞤剧，必有伏饮，是也。发汗则动经者，无邪可发，而反动其经气，故与茯苓白术，以蠲饮气，桂枝甘草，以生阳气。所谓病痰饮者，当以温药和之也。

丹波氏云：逆满者，上虚而气逆不降，以为中满。气上冲胸者，时时气撞抢于胸胁间也。二证递别。

元坚云：此条止脉沉紧，即此汤所主，是若吐若下，胃虚饮动致之。倘更发汗，伤其表阳，则变为动经，而身振振摇，是与身动振振欲擗地（八十五条真武汤证）相同，即真武所主也。盖此当为两截看，稍与倒装法类似。其方专取利水以健胃。与甘枣汤有小异。甘枣汤，其病轻，而饮停下焦者也。术甘汤，其病重，而饮停中焦者也。

渊雷案：尤氏及二丹波之说并是也。尤所谓饮，其病非一。于此指慢性胃炎之蓄水，由所饮汤水之不下降，与胃壁所泌之过量黏液，相合而成，故《金匮》以本方治痰饮。彼自然而发，此因新病乍愈，正虚而发，其病证药法则一也。心下指胃，胃有蓄水，故自觉满闷，按之亦能得其满状。胃肠本以下降为职，不下降而停蓄若上泛，皆为逆，故曰逆满。气上冲胸，即蓄水上泛所致。胃病易发脑证，起动则蓄水震荡，故头眩。沉紧与弦，则水饮之常脉也。四句为苓桂术甘本证，下二句为误治之变，属真武汤证，乃插入之笔也。水饮属寒，本宜温药和之（语出《金匮》），若更发汗，则益虚其阳，而头眩者变为振摇，头重脚轻，欲仆地也。动经字，论中他无所见，疑出后人沾注，解之者以为伤动经脉云。

茯苓桂枝白术甘草汤方

茯苓（四两）桂枝（三两，去皮）白术　甘草（各二两，炙）

上四味，以水六升，煮取三升，去滓，分温三服。

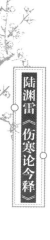

白术,《金匮》及《玉函》作三两。"三服"下,《玉函》有"小便即利"四字。

《方极》云:苓桂术甘汤,治心下悸,上冲,起则头眩,小水不利者。

《方机》云:苓桂术甘汤,治心下逆满,起则头眩者,兼用应钟或紫圆。眼痛生赤脉,不能开者,兼用应钟或紫圆。耳聋,冲逆甚,头眩者,兼用应钟及七宝。

《类聚方广义》云:苓桂术甘汤,治饮家眼目生云翳,昏暗疼痛,上冲头眩,睑肿,眵泪多者,加苄苢,尤有奇效,当以心胸动悸,胸胁支满,心下逆满等证为目的。治雀目证,亦有奇效。

渊雷案:慢性胃病,世间最多,不必皆有蓄水。其有蓄水者,大半为苓桂术甘证,故本方之应用极多。胃水常引发目疾,赤痛而多眵泪,本方加车前子,奇效。时医治目疾,但晓寒凉滋润,桂之温,术之燥,皆视为禁药,于是经久不得愈,而世俗有眼百帖之口号矣。

《建殊录》云:僧某者,请诊治曰:贫道眼目非有外障碍明,然但望物不能久视,或强之,则无方圆大小,须臾渐杀,最后如锥芒辄射目中,则痛不可忍,如此者凡三年。先生为诊之,上气烦热,体肉𥆧动,为桂苓术甘汤及芎黄散服之,数十日,其视稍真,无复锥芒(下文用小柴胡汤)。

又云:服部久左卫门女,初患头疮,瘥后两目生翳,卒以失明。召先生,求诊治。先生诊之,上逆心烦,有时小便不快利,为苓桂术甘汤及芎黄散杂进,时以紫圆攻之,障翳稍退,左目复明。于是其族或以为古方家多用峻药,虽障翳退,恐至有不讳也,久左卫门亦然其言,大惧之,乃谢罢,更召他医,服缓补之剂。久之,更复生翳,漠漠不能见。于是久左卫门复谒曰:向我女赖先生之庇,一目复明,而惑人闲阻,遂复失明,今甚悔之,幸再治之,先生之惠也。请甚恳,先生因复诊之,乃服前方数月,两目复明。

又云:良山和尚,年七十余,其耳聩者数年,尝闻先生之论,百疾生于一毒也,深服其理,因来求诊治。先生诊之,心胸微烦,上气殊甚,作苓桂术甘汤及芎黄散服之,数月而未见其效,乃谢罢。居数日,复谒曰:谢先生来,颇得通听,意者上焦毒颇尽邪。先生诊之曰:未也,设再服汤液,当复不能听,然后更得能听,其毒信尽。因复服前方数月,果如先生之言。汤本氏云:以上数证,东洞翁俱兼用芎黄散,余则自信黄解丸

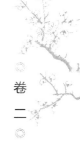

（黄连、黄芩、大黄、栀子，一方无大黄有黄柏）为优。

又云：丸龟侯臣，胜田八九郎女弟，患痿癖，诸治无效。先生诊之，体肉瞤动，上气殊甚，为苓桂术甘汤饮之，须臾，坐尿二十四行，乃忽然起居。

渊雷案：本论云，"气上冲咽喉，眩冒，经脉动惕者，久而成痿"（百六十七条），说者多以为苓桂术甘汤证，东洞盖本此以为治也。

《成绩录》云：摄南某氏妻，郁冒上逆，居恒善惊，闻足音跫然，则惊悸怵惕，以故不欲见人，常独卧深闺。是家给富，家人咸敷毡以步，俾莫席音。摄养修治，无所不到，一不见寸效，荏苒在床者，数年。于是请先生，先生与以苓桂术甘汤，积年之痼，以渐而愈。

汤本氏云：此病乃重症癔病（即《金匮》之脏躁）也。

《生生堂治验》云：一男子腰痛，大便每下血合余，面色鲜明，立则昏眩，先生处茯苓桂枝白术甘草加五灵脂汤，顿愈。

《橘窗书影》云：下总国小见川西云寺，脐下动悸，时时迫于心下，眩冒卒倒，头中常如戴大石，上盛下虚，不得健步，尽国中之医手而无效。出于都下，乞治于余。余与苓桂术甘汤，兼用妙香散，服之数旬，积年之痼，脱然而愈。

发汗病不解，反恶寒者，虚故也，芍药甘草附子汤主之。

山田氏云：病不解，不复常之谓，非谓表不解也，如后章发汗若下之，病仍不解，烦躁者，亦复尔尔。若夫表不解之烦躁，乃大青龙汤所主，岂反用茯苓四逆乎？

吉益氏云：芍药甘草附子汤，其证不具也。为则按其章曰，发汗病不解，反恶寒，是恶寒者附子主之，而芍药甘草则无主证也。故此章之义，以芍药甘草汤脚挛急者，而随此恶寒，则此证始备矣（《药征》甘草条）。

渊雷案：此汤及干姜附子汤，俱是阳虚之证，唯彼则汗下逆施，表里之阳俱虚，故用生附而配以干姜，此则过汗，但虚其表阳，而有肌肉挛急之证，故用炮附而配以芍药。病不解，反恶寒，为阳虚之故。固已，然但以恶寒而用此汤，则证候不备。得吉益氏之说，而后此方可施于实用焉。

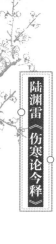

芍药甘草附子汤方

芍药　甘草（各三两，炙）　附子（一枚，炮，去皮，破八片）

上三味，以水五升，煮取一升五合，去滓，分温三服，疑非仲景方。

各三两，《玉函》作各一两，非。《玉函》《千金翼》，水五升，作水三升，无疑非仲景方五字。案：叔和以此条药证不甚相对，因疑非仲景方耳。

《张氏医通》云：芍药甘草附子汤，治疮家发汗而成痉。

《方极》云：芍药甘草附子汤，治芍药甘草汤证而恶寒者。

《方机》云：治汗后恶寒者，又治脚挛急疼痛者，兼用应钟、紫圆或蕤宾。

《类聚方广义》云：治痼毒沉滞，四肢挛急难屈伸，或骨节疼痛，寒冷麻痹者，兼用七宝承气丸，或十干承气丸。

又云：此方加大黄，名芍药甘草附子大黄汤，治寒疝，腹中拘急，恶寒甚，腰脚挛痛，睾丸𤸷肿，二便不利者，奇效。

《方函口诀》云：此方不但治发汗后恶寒，又治芍药甘草汤证而属于阴证者。又以草乌头代附子，妙治虫积痛。又活用于疝及痛风鹤膝风等。由痛风而成鹤膝风者，以绵裹药包足，有效。凡下部之冷，专冷于腰者，宜苓姜术甘汤（《金匮》方也），专冷于脚者，宜此方。又用于湿毒后足大冷者，若有余毒，兼用伯州散。

汤本氏云：本方之适应证，为腰部神经痛、坐骨神经痛、关节强直证等。

发汗若下之，病仍不解，烦躁者，茯苓四逆汤主之。

《金鉴》云：大青龙证不汗出之烦躁，乃未经汗下之烦躁，属实。此条病不解之烦躁，乃汗下后之烦躁，属虚。然脉之浮紧沉微，自当别之。

山田氏云：发汗或下之之后，仍不复常，反生烦躁者，乃亡阳假热之烦躁，与干姜附子汤之烦躁同，而比之干姜附子汤，其证稍异矣。大青龙汤条所谓汗多亡阳遂虚，恶风烦躁者，是也，非实热之烦躁也，宜与茯苓四逆汤，回复阳气。按干姜附子汤条，是汗下俱犯之证，此则或汗或下，犯其一者也，观"若"字可见矣。成无己以汗下两犯解之，非也，此盖四

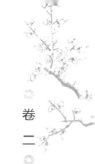

逆证而兼烦躁者已。

渊雷案：前条但云恶寒，此条但云烦躁，证候皆不完具也。《金鉴》以已汗下未汗下，辨烦躁之虚实，山田氏以或汗或下犯其一，辨成注之非，皆拘执文字。须知仲景著书，不同春秋笔削，非可于一字一句间求其义例者。且已往之治疗经过，但可供诊断上参考，若夫决择方剂，自当凭其见证。不汗出者，不必皆实，已汗下者，不必皆虚，汗下俱犯与犯其一，又岂得为干姜、附子与茯苓、四逆之标准哉？

茯苓四逆汤方

茯苓（四两）　人参（一两）　附子（一枚，生用，去皮，破八片）甘草（二两，炙）　干姜（一两半）

上五味，以水五升，煮取三升，去滓，温服七合，日二服。

《圣济总录》云：治霍乱脐上筑悸，平胃汤（即本方）。

《方极》云：茯苓四逆汤，治四逆加人参汤证（四逆汤证而心下痞硬者）而悸者。

《方机》云：治手足厥冷，烦躁者，肉瞤筋惕，手足厥冷者，心下悸，恶寒，腹拘急，下利者。

《类聚方广义》云：治四逆加人参汤证，而心下悸，小便不利，身瞤动，烦躁者。

又云：霍乱重症吐泻后，厥冷筋惕，烦躁，不热不渴，心下痞硬，小便不利，脉微细者，可用此方。服后小便利者得救。

又云：治诸久病精气衰惫，干呕不食，腹痛溏泄而恶寒，面部四肢微肿者，产后失于调摄者，多有此证。

又云：治慢惊风，搐搦上窜，下利不止，烦躁怵惕，小便不利，脉微数者。

丹波氏云：《千金·方妇人产后》，淡竹茹汤方后云：若有人参，入一两，若无，用茯苓一两半亦佳。盖人参茯苓，皆治心烦闷，及心虚惊悸，安定精神。元坚云：茯苓，前辈称为益阴，余谓渗利之品，恐无其功。盖脾胃喜燥而恶湿，其燥必暖，阳气以旺，其湿必冷，阳气以衰。水谷瘀留，津液不行，苓之渗利，能去水湿，此所以佐姜附以逐内寒，与理中之术，其理相近矣。《方函口诀》云：此方君茯苓，以烦躁为目的。《本草》

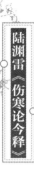

云：茯苓主烦满。盖古义也，凡四逆汤证，而汗出烦躁不止者，非此方则不能救。

《橘窗书影》云：尾池治平女，患疫八九日，汗大漏，烦躁不得眠，脉虚数，四肢微冷，众医束手。时藩医员黑岩诚道者，在余塾，其父尚谦，延余诊之。投以茯苓四逆汤，服之一二日，汗止，烦闷去，足微温矣。

又云：汤岛明神下，谷口佐兵卫妻，年四十许，经水漏下。一日，下血块数个，精神昏愦，四肢厥冷，脉沉微，冷汗如流，众医束手。余与茯苓四逆汤，厥愈，精神复常。

发汗后恶寒者，虚故也。不恶寒但热者，实也，当和胃气，与调胃承气汤。（《玉函》云：与小承气汤）

程氏云：汗后不恶寒反恶热，其人大便必实，由发汗后亡津液所致，病不在营卫，而在胃矣，法当和胃气。

丹波氏云：阳明篇，"太阳病三日，发汗不解，蒸蒸发热者，属胃也，调胃承气汤主之"（二百五十三条），正与此条发矣。

渊雷案：发汗后，因虚恶寒者，如干姜附子汤证、芍药甘草附子汤证、茯苓四逆汤证，皆由误治过治而传为少阴者也。若汗后不虚而实，则不恶寒但热，是太阳已罢而传为阳明者也。三阳皆属实，皆为机能亢进，太阳实于肌表，阳明实于胃肠，少阳实于胸胁间。实于肌表者，汗之而愈，实于胃肠者，下之而愈，实于胸胁间者，和解之而愈。今实于胃肠，而为实犹轻，故与调胃承气汤。

以上十三条，皆论太阳之传变。结以调胃承气证者，明太阳传变而虚者，多是误治之逆，其实者，为自然传变，非误治也。

太阳病，发汗后，大汗出，胃中干，烦躁不得眠，欲得饮水者，少少与饮之，令胃气和则愈。若脉浮，小便不利，微热消渴者，五苓散主之。（即猪苓散是）

此下四条，皆论五苓散证治。五苓之主证，为渴而小便不利，其原因

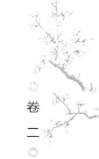

为肾脏泌尿障碍。然伤寒卒病之渴，有因于亡津液者，证似五苓，而非五苓所主，故本条前半，特明辨之。盖大汗伤津，则唾腺及口腔黏膜无所分泌，故口渴欲得饮水。津伤而阳不亡，则胃肠自能吸收，所谓阴阳自和者，必自愈，故不须服药。但生理机能不如健康人之畅适，调节机能不如健康人之优豫，故虽渴欲饮水，仍当少少与之，若恣意狂饮，恐生他变也。五苓证则不然，因肾脏泌尿障碍，小便不利，故血液中水毒充积，血既积水，则胃肠中水分不复吸收入血，故胃中亦有积水。液体之代谢既起障碍，则唾腺及口腔黏膜亦不分泌，故口渴。然因胃有积水，故水入则吐（七十七条）。凡霍乱肾脏炎糖尿诸病，小便不利，口渴，而兼表证者，皆五苓证也。由此可知亡津液之渴，由于体内水竭，其皮肤必干燥；五苓证之渴，由于体内水积，其皮肤必鲜明，甚则浮肿。

山田氏云：按先辈（方有执、钱潢及《金鉴》等）皆谓太阳是膀胱之经，此证小便不利而渴者，是经邪传入其腑也（案：五苓散证是肾脏病，猪苓汤证乃为膀胱病），遂以五苓散为太阳经腑俱病之剂。虽然，仲景氏所立六经之名，非以经脉言也，假以配表里脉证也已。故除五苓之证，及阳明胃实之外，少阳及三阴病，并未有云其脏腑者也。若必以经脉言之，则其云脏腑，何唯太阳阳明已，而不及少阳及三阴病，则其非以经脉言也明矣。再按消渴者，言其所饮之水，徒皆消尽，而渴不为之止，愈饮愈渴也。成无己云：饮水多而小便少者，谓之消渴。此是后世医家俗说，大非古义。若必以小便少而名焉，唯云消渴足矣，何更烦"小便不利"四字乎？此盖因消渴病之饮多利少，而误来如此。

五苓散方

猪苓（十八铢，去皮） 泽泻（一两六铢） 白术（十八铢） 茯苓（十八铢） 桂枝（半两，去皮）

上五味，捣为散，以白饮和服方寸匕，日三服，多饮暖水，汗出愈。如法将息。

《千金方》云：五苓散，主时行热病，但狂言烦躁不安，精采言语，不与人相主当者。

《三因方》云：五苓散，治伏暑饮热，暑气流入经络，壅溢发衄，或胃气虚，血渗入胃，停留不散，吐出一二升许。

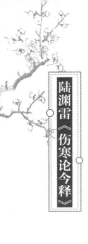

渊雷案：以上两条，皆是尿中毒证，否则非五苓之治也。

《伤寒百问经络图》云：五苓散，又治瘴气温疟，不服水土，黄疸或泻；又治中酒恶心，或呕吐痰水，水入便吐，心下痞闷；又治黄疸，如黄橘色，心中烦急，眼睛如金，小便赤涩，或大便自利。若治黄疸，煎山茵陈汤下，日三服。

渊雷案：治中酒及黄疸用五苓散，盖引酒毒及胆汁色素从小便出，非谓其肾脏有病也。

《直指方》云：五苓散，治湿症小便不利。经云：治湿之法，不利小便，非其治也。又治伤暑烦渴，引饮过多，小便赤涩，心下水气，又流行水饮，每二钱，沸汤调下。小便更不利，加防己佐之。又治尿血内加辰砂少许，用灯芯一握，新水煎汤调下。又治便毒，疏利小便，以泄败精，用葱二茎，煎汤调下。

吴遵程《方论》云：五苓散，逐内外水饮之首剂。凡太阳表里未解，头痛发热，口燥咽干，烦渴饮水，或水入即吐，或不便不利者，宜服之。又治霍乱吐利，烦渴引饮，及瘦人脐下有动悸，吐涎沫而颠眩者，咸属水饮停蓄，津液固结，便宜取用，但须增损合宜耳。若津液损伤，阴血亏损之人，作渴而小便不利者，再用五苓利水劫阴之药，则祸不旋踵矣。

张杲《医说》云：春夏之交，人病如伤寒，其人汗自出，肢体重痛，转侧难，小便不利，此名风湿，非伤寒也，阴雨之后卑湿，或引饮过多，多有此证。但多服五苓散，小便通利，湿去则愈，切忌转泻发汗，小误必不可救。初虞世云：医者不识，作伤风治之，发汗死，下之死。己未年，京师大疫，正为此。予自得其说，救人甚多。壬辰年，余守官洪州，一同官妻，有此证，因劝其速服五苓散，不信，医投发汗药，一夕而毙，不可不谨也。大抵五苓散能导水去湿耳，胸中有停痰，及小儿吐哯，欲作痫，服五苓散最效。初君之说详矣，予因广此说，以信诸人，出信效方。

《博闻类纂》云：春夏之交，或夏秋之交，霖雨乍歇，地气蒸郁，令人骤病，头疼壮热呕逆，有举家皆病者，谓之风湿气，不知服药，渐成温疫，宜用五苓散半帖，入姜钱三片，大枣一枚，同煎，服一碗，立效。

渊雷案：以上两条，皆是霍乱病，何以知之？流行于春夏之交，或夏秋之交，一也。其证，汗出，肢体重痛，转侧难，小便不利，呕逆，二也。忌汗下，小误必不可救，若是他种热病，初病时误汗下，必不立毙，三也。有举家皆病者，不知服药，渐成温疫，己未年京师大疫正为此，四也。其病宜五苓散，五苓散治霍乱，本论有明文，五也。以是五者，知为霍乱无疑，今乃名其病曰风湿，古人审证用药，经验丰富，足为吾侪法式也。

《方极》云：五苓散，治消渴，小便不利，若渴欲饮水，水入则吐者。

《方机》云：大汗出而烦躁，小便不利，身热消渴者，正证也。发汗而脉浮数烦渴者，亦可用焉。又治发热而烦渴欲饮水，水入口则吐者，兼用紫圆。又治发热小便数（与发汗同意）者，或渴欲饮水者，头痛发热，汗出恶寒，身疼痛，而欲饮水者。又治发热呕吐下利，渴而欲饮水者，心下悸，吐涎沫，头眩者，并兼用紫圆。又治心下痞，烦渴口燥，小便不利者，兼用黄钟丸（本名三黄丸，大黄、黄芩、黄连）。

《类聚方广义》云：霍乱吐下后，厥冷烦躁，渴饮不止，水药共吐者，严禁汤水果物。每欲饮水，辄与五苓散，但一帖服二三次为佳，不过三帖，呕吐烦渴必止。吐渴俱止，则必厥复热发，身体惰痛，仍用五苓散，则漐漐汗出，诸证脱然而愈。是五苓散小半夏汤之别也。

又云：此方治眼患，略似苓桂术甘汤，而彼以心下悸、心下逆满、胸胁支满、上冲等证为目的，此以发热消渴、目多眵泪、小便不利为目的。二方俱以利小便为治也。

渊雷案：此方以猪苓、泽泻、茯苓利小便，恢复肾脏机能；术以促吸收，排除胃肠之积水；桂枝以降冲逆，使服散不吐，兼解其表。故桂枝为一方之关键，有人畏桂枝如虎，特去此味，谓之四苓，方意尽失。不用汤，而为散，以白饮和服者，因水入则吐故也。多饮暖水者，旧水既去，液体之代谢复常，需新水故也。白饮者，白米饮也，《医垒元戎》作白米饮。《名医别录》云：方寸匕者，作匕正方一寸，抄散取不落为度。

发汗已，脉浮数，烦渴者，五苓散主之。

发汗已，脉仍浮数，则表证未尽，即前条之脉浮微热也。烦之故有二：一因胃中积水，一因排泄失职，起尿中毒症也。但云烦渴，不云小便不利者，承前条而言，省文也。又案：急性肾脏炎，多为他种急性病之续发病，前条云发汗后，此条云发汗已，是也。其病亦自能发热，前条之脉

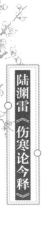

浮发热，此条之脉浮数，或亦肾脏炎之热，未必皆是原发病之热也。

伤寒汗出而渴者，五苓散主之；不渴者，茯苓甘草汤主之。

此条以汗出而渴、不渴，辨五苓散、茯苓甘草汤之异，二方之证皆不具。然五苓证承前二条而言，省文，从可知，茯苓甘草证，则必有阙文矣。厥阴篇云：伤寒厥而心下悸，宜先治水，当服茯苓甘草汤，却治其厥；不尔，水渍入胃，必作利也（三百五十九条）。据此，知茯苓甘草汤，本是治水饮之方，其证有心下悸，而与苓桂术甘汤、苓桂甘枣汤，皆以一味出入，其用法可推而知焉。邨井杶云：茯苓甘草汤证不具，杶按此方之证以有茯苓生姜各三两观之，则有悸无呕者，盖属脱误也。故东洞翁曰：当有冲逆而呕证（案见《类聚方》）。余曰：心下悸，上冲而呕者，此方主之，屡试屡验（《续药征》生姜条）。

茯苓甘草汤方

茯苓（三两）　桂枝（二两，去皮）　甘草（一两，炙）　生姜（三两，切）

上四味，以水四升，煮取二升，去滓，分温三服。

赵刻本茯苓作二两，非，今据《玉函》改。

《方极》云：茯苓甘草汤，治心下悸，上冲而呕者。

浅田宗伯《杂病辨要》云：痘疮放点稀朗红润，而心下悸者，急须治其悸，否则小便不利，水气满于皮肤，结痂必迟。治悸宜茯苓甘草汤。

东洞《家配剂钞》云：几右卫门，年五十，自七年前，患世所谓痫症，月四五发，发则颠倒不知人事，与茯苓甘草汤、应钟及紫圆。

方舆軏：心下悸，大率属痫与饮，此方加龙骨牡蛎绝妙。又，此症有致不寐者，酸枣汤（《金匮》方）归脾汤（后世方）皆不能治，余用此方，屡奏奇效。有一妇人，自心下至膈上，动悸甚剧，有城郭震撼之势，于是眩晕不能起，夜则悸烦目不合，如此者数年，更医而不愈。余最后诊治，谓病家曰：群医方案不一，今我姑置其病因，止投一神方，服之弗怠，可以收功起身。即用茯苓甘草汤加龙骨梅花蛎与之，日渐见效，淹久之病，半年而痊愈，病家欣忭不已。夫非奇药异术，能起沉疴痼疾者，其唯汉以上之方药乎。

中风发热，六七日不解而烦，有表里证，渴欲饮水，水入则吐者，名曰水逆，五苓散主之。

魏氏云：表里证，里证何？即所谓烦渴饮水，水入即吐，是也；表证何？即前条所谓头项强痛，而恶寒发热汗出是也。

渊雷案：此亦承前数条而言，故不举主证，但举水入则吐之异证也。肾脏炎糖尿诸病，多并发续发于他种急性传染病，故中风发热六七日不解者，多有五苓散证。

北山友松《医方口诀集》云：予治平野庄一民，伤风发热，口燥而渴，与水则吐，后服汤药亦吐，诸医袖手，请治于予。脉之，浮数，记得《伤寒论》曰：中风六七日不解而烦，有表里证，渴欲饮水，水入则吐者，名曰水逆，五苓散主之。遂以五苓末，白饮和服，一匕知，三匕已。

未持脉时，病人手叉自冒心，师因教试令咳，而不咳者，此必两耳聋无闻也。所以然者，以重发汗虚故如此。

刘栋云：此条，后人之所掺，恐是上文叉手冒心（六十五条）之注，误出于此也。

山田氏云：此条，王叔和敷衍桂枝甘草汤条意者，辞气与平脉法相似，决非仲景氏之言也，宜删。

渊雷案：此条文气浅薄，不类汉人。程氏魏氏小丹波氏汤本氏，皆以为桂枝甘草汤证。桂枝甘草汤治耳聋，略似苓桂术甘汤，详苓桂术甘条下。

发汗后，饮水多必喘，以水灌之亦喘。

汗后亡津液而引饮者，当少少与饮之，若恣意狂饮，则肠不及吸收，胃不及下降，水势上侵，故令作喘。凡喘多是水饮病，此则本非水饮，但新水为患耳。发汗之后，体温方在放散，若用冷水渍灌，皮肤得冷而急闭，体温则改从呼吸器放散，亦令作喘。此条，喻氏张氏魏氏，并以为麻

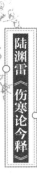

杏甘石所主，盖从郭雍《补亡论》之说，虽未必对，要当不离乎麻黄之治已。

发汗后，水药不得入口，为逆，若更发汗，必吐下不止。

发汗后水药不得入口，亦是五苓散证。逆，即七十五条所谓水逆已。水逆当以五苓利小便，若更发汗，当然有变证。然以理推之，不必变为吐下不止，《玉函》无"若更"以下九字，于义为长。

刘栋云：此二条，后人之所记，恐是上文水逆之注也。

山田氏云：前条当是麻黄杏仁甘草石膏汤注，后条乃水逆注已。

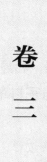

卷三

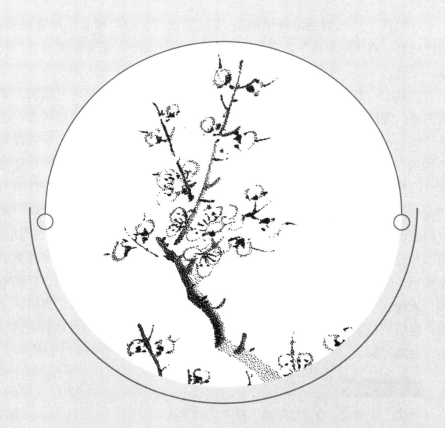

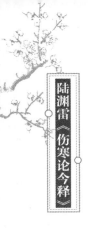

发汗吐下后，虚烦不得眠，若剧者，必反覆颠倒，心中懊侬，栀子豉汤主之；若少气者，栀子甘草豉汤主之；若呕者，栀子生姜豉汤主之。

成氏云：心中懊侬而愦闷，懊侬者，俗谓鹘突是也。刘完素《伤寒直格》云：懊侬者，烦心热躁，闷乱不宁也，甚者如中巴豆草乌头之类毒药之状也。

丹波氏云：此似后世所谓嘈杂。《医学统旨》曰：嘈者，似饥而甚，似躁而轻，有懊侬不自宁之况；皆因心下有痰火而动，或食郁而有热，故作，是也。

渊雷案：心中懊侬，即虚烦之剧者，反覆颠倒，即不得眠之剧者，无论剧易，皆栀子豉汤主之。夫既经发汗吐下，则毒害性物质之在表者，已从汗解，在上者，已从吐解，在下者，已从下解，其虚烦不眠，非因毒害性物质，乃由脑部心脏部之充血，阳证机能亢进之余波也。何以知是充血？以其用栀豉知之。栀豉皆称苦寒药，夫药之寒温，非可以温度计测而知也。能平充血症状，抑制机能之亢进者，斯谓之寒，能治贫血症状，兴奋机能者，斯谓之热。《本草》于栀豉，皆云味苦寒，故知其病为充血也。何以知充血在脑与心脏？因不得眠是脑充血症状，虚烦懊侬是心脏部充血症状也。既是充血，则其病为实，今云虚烦，何也？因吐下之后，胃肠空虚，无痰饮食积相夹为患，异于胃实结胸之硬满，故谓之虚耳。若阴证之虚，岂得用栀豉之苦寒哉？少气，即西医所谓呼吸浅表，亦即东洞所谓急迫，故加甘草。

栀子豉汤方

栀子（十四个，擘） 香豉（四合，绵裹）

上二味，以水四升，先煮栀子，得二升半，内豉，煮取一升半，去

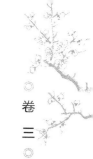

滓，分为二服，温进一服，得吐者，止后服。

《千金方》云：栀子豉汤，治少年房多短气。

《肘后方》云：栀子豉汤，治霍乱吐下后，心腹胀满。

《圣济总录》云：豉栀汤（即本方），治虾蟆黄（黄疸之一种），舌上起青脉，昼夜不睡。

《小儿药证直诀》云：栀子饮子，治小儿蓄热在中，身热狂躁，昏迷不食。大栀子仁七个，槌破，豆豉半两。上共用水三盏，煎至二盏，看多少服之，无时，或吐或不吐，立效。

《方极》云：栀子豉汤，治心中懊侬者。

《方机》云：治心中懊侬者；烦热，胸中窒者；身热不去，心中结痛者；下后烦，心下濡者；此烦与桂枝汤发汗后之烦不可混。

《类聚方广义》云：此方，栀子、香豉二味而已，然施之其证，其效如响，设非亲试之于病者，焉知其效。

渊雷案：栀子治上部充血，略同黄连，又能利小便，故治发黄，香豉则兼有退热解毒之功，故本方证有身热不去（八十一条），而《金匮》以治六畜鸟兽肝中毒也。《药征》云：栀子，主治心烦也，旁治发黄；香豉，主治心中懊侬也，旁治心中结痛，及心中满而烦。《气血水药征》云：香豉，治肿脓之水，盖栀豉相伍，专主心中懊侬，热而不实者。

张氏《集注》云：旧本有"一服得吐止后服"七字，此因瓜蒂散中有香豉，而误传于此也。张锡驹《伤寒直解》云：栀子豉汤，旧说指为吐药，即王好古之高明，亦云。《本草》并不言栀子能吐，奚仲景用为吐药？此皆不能思维经旨，以讹传讹者也。如瓜蒂散二条，本经必曰吐之，栀子豉汤六节，并不言一吐字，且吐下后虚烦，岂有复吐之理乎？此因瓜蒂散内用香豉二合，而误传之也。

渊雷案：栀子豉证而呕者，加生姜以止呕，可知栀豉决非吐剂，煮服法中得吐以下六字，必后人所增也，当删，以下四方仿此。

《名医类案》云：江应宿治都事靳相主，患伤寒十余日，身热无汗，怫郁不得卧，非躁非烦，非寒非痛，时发一声，如叹息之状。医者不知何证，迎予诊治，曰：懊侬怫郁证也。投以栀子豉汤一剂，十减二三，再以大柴胡汤下燥屎，怫郁除而安卧，调理数日而起。

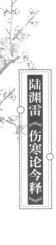

和久田寅叔《腹诊奇览》，载松川世德之治验云：邑民金五郎之妻，年二十五，下血数日，身体倦，心烦微热，服药不见效，予与本方二帖，下血减半。妇人喜，复乞药，与前方数贴而痊愈。

又云：岳母某君，踬而损腰，尔来下血，小腹微痛，服药无效。余以为此病，由颠仆惊惕而致者也，乃进本方数贴而痊愈。

又云：月洞老妃，年七十余，鼻衄过多，止衄诸方无效。予问其状，颇有虚烦之状，因作本方与之，四五日后来谢曰：服良方，衄忽止。

又云：柳田长助，年八十许，一日鼻衄过多，郁冒恍惚，乃与本方而愈。

渊雷案：《本草纲目》，栀子治吐血、衄血、血痢、下血、血淋，损伤瘀血，松川氏诸案，皆其验也。栀子治血证，世鲜知者，故表而出之。

栀子甘草豉汤方

栀子（十四个，擘） 甘草（二两，炙） 香豉（四合，绵裹）

上三味，以水四升，先煮栀子、甘草，取二升半，内豉，煮取一升半，去滓，分二服，温进一服，得吐者，止后服。

《千金方》云：栀子甘草豉汤，治食宿饭陈臭肉，及羹宿菜，发者。

《方极》云：栀子甘草豉汤，治栀子豉汤证而急迫者。

《时还读我书续录》云：栀子甘草豉汤，治膈噎食不下者。

松川世德《治验》云：伴藏之妻，产后下血过多，忽唇舌色白，气陷如眠，脉若有若无，殆将死，乃以栀子甘草豉汤，加芎䓖苦酒与之，半时许，尽五六帖，忽如大寐而寤。

栀子生姜豉汤方

栀子（十四个，擘） 生姜（五两） 香豉（四合，绵裹）

上三味，以水四升，先煮栀子生姜，取二升半，内豉，煮取一升半，去滓，分二服，温进一服，得吐者，止后服。

《方极》云：栀子生姜豉汤，治栀子豉汤证而呕者。

松川世德《治验》云：松川村兵藏，便血数月，服药虽渐愈，而色泽不华（原文云身体无色），面上及两脚浮肿，心中烦悸，头微痛，时时呕，寸口脉微，乃与栀子生姜豉汤而愈。

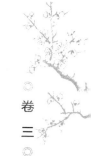

发汗若下之，而烦热，胸中窒者，栀子豉汤主之。

元坚云：烦热，即虚烦不得眠之互词。考"烦"，本"热闷"之义，故三阳皆有烦者。又假为苦恼难忍之貌，如疼烦、烦疼之烦是已，如少阴厥阴之烦，亦是也。

方氏云：窒者，邪热壅滞而窒塞，未至于痛。而比痛较轻也。

渊雷案：栀豉诸汤，能治轻证膈噎，可知胸中窒即指膈噎，所谓食管狭窄病也。盖因食管黏膜干燥，咽物不能滑利之故，阳明篇云"心中懊侬，饥不能食"（二百三十四条），亦是此证。

伤寒五六日，大下之后，身热不去，心中结痛行，未欲解也，栀子豉汤主之。

未欲解也，《玉函》作此为不解。

《伤寒类方》云：结痛，更甚于窒矣。按胸中窒结痛，何以不用小陷胸？盖小陷胸证乃心下痛，胸中在心之上，故不得用陷胸。何以不用泻心诸法？盖泻心证乃心下痞，痞为无形，痛为有象，故不得用泻心。古人治病，非但内外不失厘毫，即上下亦不逾分寸也。

元坚云：此证最疑于结胸，唯心下硬濡为分。

渊雷案：依徐说，心中即胸中，依小丹波说，心中即心下。此结痛，当亦是食管病，发炎肿疡之类。病在上部者，证见于胸中，病在下部近胃者，证见于心下耳。

伤寒下后，心烦腹满，卧起不安者，栀子厚朴汤主之。

山田氏云：此虚烦兼腹满者，故于栀子豉汤内，去香豉，加厚朴枳实以主之。心烦即虚烦，卧起不安，即不得眠已。其致腹满，以下后内虚，气涩不通也，与厚朴生姜半夏甘草人参汤，同一虚胀尔，是以虽满而不坚实，此其所以不用大黄芒硝也。

栀子厚朴汤方

栀子（十四个，擘） 厚朴（四两，炙，去皮） 枳实（四枚，水浸，炙令黄）

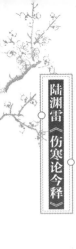

上三味，以水三升半，煮取一升半，去滓，分二服，温进一服，得吐者，止后服。

《方极》云：栀子厚朴汤，治胸腹烦满者。

《方机》云：治心烦腹满，卧起不安者。

《类聚方广义》云：下后心烦腹满，卧起不安者，世医辄谓病不尽，犹有用三承气汤等误治者，长沙氏所以有是等方法也，措治之间，最宜注意。

《药征》云：枳实，主治结实之毒也，旁治胸满胸痹，腹满腹痛。

汤本氏云：主治结实之毒者，谓治心下肋骨弓下（似柴胡之胁满而尤甚）及腹直肌之结实也，其作用有似芍药，芍药主结实拘挛，枳实则结实较优，拘挛较劣也。旁治胸满腹满，又似厚朴，而枳实以结实为主，胀满为客，厚朴以胀满为主，结实为客。至于治食毒，或食兼水毒，则枳实与厚朴共之。

某氏云：津久井郡又野村，井上与兵卫，患黄疸数月，东京浅田氏疗之，不验。其证腹硬满，呼吸促迫，遍身黄黑色，昼夜卧起不安，予以栀子厚朴汤加术，与硝黄丸互进，不日而胸腹烦闷减。益投前方，三十余日而病减半，后百余日，与前方不止，遂至痊愈。

伤寒，医以丸药大下之，身热不去，微烦者，栀子干姜汤主之。

丸药，盖汉时俗医习用之剂，有巴豆者，虽制为丸，吐下之力仍剧。伤寒大法，有表证者，当先解其表。今以丸药大下之，里已虚寒，表仍未解，成上热下寒之局，故身热不去而微烦也。栀子豉汤之虚烦，系纯于热者，此条之微烦，乃寒热交错者，故以栀子清上热，干姜温下寒，与泻心黄连等汤同义。

栀子干姜汤方

栀子（十四个，擘） 干姜（二两）

上二味，以水三升半，煮取一升半，去滓，分二服，温进一服，得吐者，止后服。

《杨氏家藏方》云：二气散（即本方用炒栀子），治阴阳痞结，咽膈噎塞，状若梅核，妨碍饮食，久而不愈，即成翻胃。

渊雷案：二气散证候，显然为食管狭窄病，其用栀子，盖从栀子豉汤之胸中窒，心中结痛悟出，其用干姜，当有里寒证耳。

《圣惠方》云：治赤白痢，无问日数老少，干姜散方，即本方，入薤白七茎，豉半合，煎服。

《成绩录》云：已未之秋，疫痢流行，其证多相似，大抵胸满烦躁，身热殊甚，头汗如流，腹痛下痢，色如尘煤，行数无度，医虽疗之，皆入鬼簿。先生取桃仁承气汤、栀子干姜汤，以互相进，无一不救者。

凡用栀子汤，病人旧微溏者，不可与服之。

《玉函》，汤下有"证"字，病作其，无旧字。

此条为栀子诸汤之禁例，亦为一切寒凉药之禁例。旧微溏者，平日大便微溏也。举微溏，以明其人里虚而下焦寒。里虚而下焦寒者，虽有心烦懊恼之栀豉证，不可与栀豉苦寒药，当先以温药调其里。成氏引《内经》云：先泄而后生他病者，治其本，必且调之，后乃治其他病。是也。本论九十四条急当救里，亦是此意。

以上六条，论栀豉诸汤之证治。阳明篇有栀豉证二条。厥阴篇有栀豉证一条。当参看。

太阳病发汗，汗出不解，其人仍发热，心下悸，头眩，身𬌗动，振振欲擗（一作僻）地者，真武汤主之。

山田氏云：蹳、擗、辟三字通用。所谓擗地，即蹳地也。又按《脉经》作仆地，字异而义同。此条言太阳病，以麻黄青龙辈大发其汗，其人充实者，当汗出复度也；若其人虚弱者，汗出表证罢，而病仍不解，发热，心下悸，头眩，身𬌗动欲仆地，此以汗出多而亡阳故也。虽有发热，非表不解之发热，乃虚火炎上之发热，后世所谓真寒假热者也。心下悸者，胃阳虚而水饮停蓄也。头眩者，头中之阳虚也，《灵枢·卫气篇》所谓上虚则眩是也。身𬌗欲仆者，经中之阳虚也，茯苓桂枝白术甘草汤条所谓发汗则动经，身为振振摇是也。此表里上下俱虚之候具焉，故与真武

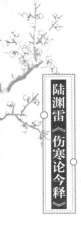

汤，以复其阳，以行其水也。

元坚云：方氏以来，立太阳三纲之说，以诸变证，原其来路，分隶于桂麻青龙三等。然仲景之意，盖不若是其几也，且姑举一证言之。如太阳中篇真武汤证，或自桂枝证汗之如水流漓，或自桂枝证误用麻黄，或自麻黄证误用青龙，诸般过汗，皆能变此，有一定乎？如方氏诸辈，专持偏见，以绳缚圣法，其害殆不为浅，学者宜勿被眩惑焉。

汤本氏云：发汗后，其人仍发热，此非表证，乃少阴发热也。心悸头眩，身瞤欲仆，虽因阳虚，亦由水毒侵袭，故主以真武。真武证与苓桂术甘证相似，而有阴阳虚实之别。

渊雷案：以上三日人之说，皆切当可从，不须赘释。真武汤方为苓芍姜术附五味，《脉经》《千金》及《翼》，俱名玄武汤，赵宋避其先人讳，改玄为真。赵刻本于此出方，然本是少阴方，少阴篇三百一十九条下方证完具，故删此处之方，解释于彼。又案此条，亦是误汗过汗之逆，当次于苓桂术甘汤后，而次于此者。殆因下文诸条，出禁汗之例，故以此发端软。

《医学纲目》云：孙兆治太乙宫道士周德真，患伤寒，发汗出多，惊悸目眩，身战掉欲倒地，众医有欲发汗者，有作风治者，有用冷药解者，病皆不除。召孙至，曰：太阳经病，得汗早，欲解不解者，因太阳经欲解，复作汗，肾气不足，汗不来，所以心悸目眩身转（案：说理皆不核不可从），遂作真武汤服之，三服，微汗自出，遂愈（此下本有一段议论以其不核删之）。

咽喉干燥者，不可发汗。

咽喉干燥者，上焦津液不足也。肺结核，喉头结核，咽头结核，皆咽喉干燥之例。病结核者，营养不良，津液缺乏，故在禁汗之例。

淋家不可发汗，发汗必便血。

淋家者，患膀胱病尿道病之人也，下焦津干，故在禁汗之例。便血即尿血，《伤寒补亡论》常器之云：宜猪苓汤。案：猪苓汤，治淋病尿血之剂，非所以代发汗解表也。

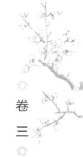

疮家，虽身疼痛，不可发汗，汗出则痓。

疮家有二义：一者，刀剑所伤，亡血过多；二者，痈疡之病，流脓已久。此皆血液组织液受到损失，身疼痛虽属麻黄汤证，然因血亏，故在禁汗之例。误汗而益虚其体液，肌肉失于营养，以致项背强直而为痉矣。痓《玉函》作痉，为是，详《金匮要略今释》。

衄家不可发汗，汗出必额上陷，脉急紧，直视不能眴（音唤，又胡绢切，下同，一作瞬），不得眠。

《玉函》云：必额上促急而紧。《病源》同，促作菹。《外台》引《病源》，促作脉，皆无陷字。

伤寒不发汗，因致衄者，麻黄汤主之。此则素患衄血之人，血燥于上，故在禁汗之例。陷字盖衍文，额上有颅骨撑持，不致陷也。唯衄家之前额部本少营养，复发汗，则额上筋脉拘急，成局部之痉。额内之动眼神经亦拘急，令直视不能眴。眴，目动也。不得眠者，阴虚生烦躁也。此皆亡失血液体液之故。禁汗七条中，误汗之变，此条最剧，法在不治。常器之拟犀角地黄汤，则是治衄之普通剂，非救逆之方。

亡血家不可发汗，发汗则寒栗而振。

亡血者阴虚，寒栗而振者阳虚。阴阳互根，故阴虚而误汗，则阳亦随虚。六十一条下后复发汗，振寒脉微细，与此同一机转。山田氏云：亡血家者，如呕血下血崩漏产后金疮破伤类是也。亡者失也，非减也。寒栗而振，乃干姜附子汤证。

汗家复发汗，必恍惚心乱，小便已阴疼，与禹余粮丸。（方本阙）

汗家液竭于表，故在禁汗之例。恍惚心乱，亦阴虚阳越之象。小便已阴疼者，小便之后，尿道口作痛，气弱不利故也。伊泽信恬云：此条，考前后诸条，亦系禁汗之例，不须自主一方，"与禹余粮丸"数字，盖衍文也。

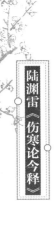
病人有寒，复发汗，胃中冷，必吐蛔。（一作逆）

山田氏云：有寒，谓肠胃虚寒，太阴篇所谓，"自利不渴者属太阴，以其脏有寒故也，当温之，宜服四逆辈"，是也。

渊雷案：里寒之人，虽有表证，仍当先温其里（参看九十四条），否则表证虽除，里寒转甚，胃中冷而呕吐作矣。吐蛔，依成本作吐逆为是。蛔系消化器官之寄生虫，健康人不当有之。旧注以为胃冷不能化谷，蛔不得养，因上从口出，非也。吐蛔详厥阴篇。

以上七条，论禁汗之例。

本发汗，而复下之，此为逆也；若先发汗，治不为逆。本先下之，而反汗之，为逆；若先下之，治不为逆。

本当发汗之病，而反下之，此为逆也。若先发其汗，表解后，有里证，然后下之，即不为逆矣。本当先下之病，而反汗之，亦为逆。若先下之，里证既除，表犹未解，然后汗之，即不为逆矣。

惟忠云：虽不及吐，自在其中也。"本""发"之间，脱"先"字。

方氏云："复"与"覆"同，古字通用。复亦反也，犹言误也，与下文反汗之反同意。

汪氏云：治伤寒之法，表证急者即宜汗，里证急者即宜下，不可拘拘于先汗而后下也。汗下得宜，治不为逆。

伤寒，医下之，续得下利，清谷不止，身疼痛者，急当救里；后身疼痛，清便自调者，急当救表。救里宜四逆汤，救表宜桂枝汤。

此条言病有表里证者，当权其轻重，知所缓急，此治病之大法，学者宜细心体味。伤寒误下之后，下剂之药力虽尽，其人仍下利不止，且所下者是完谷，未能消化，则知胃肠虚寒，消化机能全失，斯时虽有表证，急当用温药救里，不可兼解其表。学者须知治病之原则，不过凭借人体之自然疗能，从而辅翼匡赞之尔。阳证之机能亢进，自然疗能祛病之现象也。太阳证之亢进于肌表，自然疗能祛病之趋向也，医者因势利导，助自

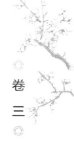

然疗能祛除毒害性物质于肌表，则有发汗解肌之法。胃肠者，后天水谷之本，胃肠虚寒，自然疗能内顾且不暇，夫何能祛病于外？当此之时，与解表之药，既无所凭借，乃不能祛除毒害性物质，反伤其阳。阳既伤，毒害性物质且内陷而益猖獗。以是急当救里也。及其清便自调，则胃肠之机能已复，内顾无忧，自然疗能必奋起祛病，斯时设仍有身疼痛之表证，自当急解其表矣。救表之救字，盖攻字，传写所讹。太阳上篇云，"反与桂枝，欲攻其表"，厥阴篇云，"攻表宜桂枝汤"，可证也。此条主旨，在于表里缓急，其称四逆桂枝，不过聊举一例，非一成不变之方也。

前条先汗后下，就阳证而言，古人所谓祛邪也。此条先温后表，就阴证而言，古人所谓扶正也。治阳证之法，汗下吐和，无非祛除毒害性物质。治阴证之法，虽有异证，唯务温补，则欲恢复机能也。

濑穆曰：清者，反语，不净之处，即厕也。谷，食不化之谓。自调，言如常调和也。

病发热头痛，脉反沉，若不差，身体疼痛，当救其里，宜四逆汤。

"若不差"上，当有阙文。身体疼痛，亦未见是急当救里之候。以意推之，当云病发热头痛，脉反沉，可与麻黄附子细辛汤，若不差，身体疼痛，下利呕逆者，当救其里，宜四逆汤。盖发热头痛，是太阳证，其脉当浮，今得少阴之沉脉，故曰反。证则太阳，脉则少阴，此即《内经》所谓两感之病，其实乃正气祛病而力不足之现象，宜发汗温经并行，则麻附细辛为对证之方。且以文势论，亦必有可与一句，然后若不差句有所承接。下文云，"腹中急痛，先与小建中汤，不差者，小柴胡汤主之"，可以为例也。身体疼痛，虽太阳少阴俱有之证，究不得为里，必下利呕逆而脉沉，乃为里寒，合于救里之义也。

以上三条，论表里俱病之治法。

太阳病，先下而不愈，因复发汗，以此表里俱虚，其人因致冒，冒家汗出自愈。所以然者，汗出表和故也。里未和，然后复

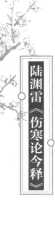

下之。

元坚云：此条为汗下先后之例而设，以臆测之，此本兼有表里证，医以里为急而先下之，后见表仍在，以发其汗。然被下之际，表邪不陷，亦似表里之热从汗下解，乃知其病俱轻，但以汗下过当，与先后失序，而致表里俱虚也。

程氏云：冒者，清阳不彻，昏蔽及头目也（案：是脑贫血耳）。

张氏《直解》云：然后者，缓词也，如无里证，可不必下也。

渊雷案：此条，文不雅驯，理亦枘凿，非仲景之言也。表里俱虚而冒，为急性病过程中一种证候，不得称冒家，谬一矣。冒家汗出自愈，此必表里已解，唯余冒证，乃能不药自愈。而下文云，"汗出表和"，则是汗未出时，表未解也，又云，"里未和，然后复下之"，则是既冒之后，里亦有未解者。正气则表里俱虚，邪气则表里未解，如此正虚邪盛，岂有汗出自愈之理？谬二矣。若谓汗出自愈是愈其冒，非愈其表里，则表里俱虚而病不解者，急当救里攻表，岂可坐待冒愈，延误病机？谬三矣。以是观之，非仲景之言甚明。小丹波但释表里俱虚，而于冒家汗出云云，不著一语，盖亦心知不妥，特不敢直斥其非耳。

太阳病未解，脉阴阳俱停（一作微），必先振栗，汗出而解。但阳脉微者，先汗出而解，但阴脉微（一作尺脉实）者，下之而解。若欲下之，宜调胃承气汤。（一云用大柴胡汤）

丹波氏云：停脉，成氏为均调之义，方喻、张柯、魏汪并同。程钱二氏及《金鉴》，为停止之谓。然据下文阴脉微、阳脉微推之，宋版注一作微者，极为允当。况停脉，《素》《灵》《难经》及《本经》中，他无所见，必是讹谬。且本条文意，与他条不同，诸注亦未明切。

渊雷案：此条以脉之阴阳，辨病解之由于汗下，无论脉停脉微，其理皆不可通，其事皆无所验，明是迷信脉法之人。凭空臆测，非仲景之文。汤本右卫门乃谓此条辨汗下之歧路，为吃紧之要语，不可不深铭肺肝。噫！此何异于读书不通之人，捧兔园旧册，而盱衡赞叹耶。

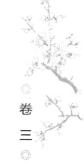

太阳病，发热汗出者，此为营弱卫强，故使汗出，欲救邪风者，宜桂枝汤。

此与五十四条、五十五条同意，而云欲救邪风，则似真有邪风客于人体者，以是知非仲景之言矣。仲景则云名为中风（第二条），名为者，不可知而强名之之谓也。

山田氏云：上三条，并王叔和所掺入，非仲景氏言也。凡称所以然者，盖叔和家言矣。且脉之分阴阳，及调胃承气本非下剂（案：山田以为和胃气），而称欲下之，仲景未尝语营卫，而称营弱卫强者，皆足以发其奸。况文采辞气，本自不同乎。

伤寒五六日中风，往来寒热，胸胁苦满，嘿嘿不欲饮食，心烦喜呕，或胸中烦而不呕，或渴，或腹中痛，或胁下痞硬，或心下悸，小便不利，或不渴，身有微热，或咳者，小柴胡汤主之。

自此以下，论柴胡汤一类证治。柴胡汤主少阳病，大论列柴胡诸证于太阳篇，而少阳篇仅存空洞之词，何也？曰：仲景之论六经，沿热论之名，而不袭其实故也。热论三阳之次，太阳阳明少阳，谓太阳传阳明，阳明传少阳也。仲景次少阳篇于阳明篇后，沿热论之名也。然仲景之少阳，来自太阳，传诸阳明，故柴胡证不可次于阳明之后，即不可列于少阳篇矣。热论之三阳，皆仲景之太阳，故皆可发汗。仲景之少阳，则为柴胡证，不可发汗。此一证候群，为热论所不言，此皆不袭热论之实也。故柴胡诸证虽在太阳篇，曾不称为太阳病，大柴胡条虽有太阳病过经十余日之文，已过太阳经，即非太阳病，此皆明其病之非太阳也。少阳篇云，"太阳病不解，转入少阳者，与小柴胡汤"，明太阳传少阳，少阳主柴胡也。百一条云，"服柴胡汤已，渴者，属阳明"，明少阳传阳明也。凡此，皆仲景自异于热论之微旨，故列柴胡证于太阳篇。次少阳篇于阳明篇之后者。仲景之不得已，亦仲景之不彻底也。

仲景之三阳，皆视抗病力所在而为之界说。太阳为在表在上，阳明为在里在下，而少阳自昔称为半表半里。所谓半表半里者，非半在表半在里之谓，谓在表里上下之间也。故太阳证在头项，在躯壳，头项为上，躯壳为表也。阳明证在肠在腑，腑为里，肠行大便为下也（阳明之胃实指肠，

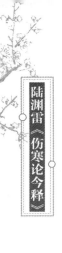

三泻心汤治胃者，注家犹指为少阳焉）。而少阳证在胸胁在胸膜若膈膜，胸胁与膈膜为上下之间，胸膜为表里之间也。腹膜病不属少阳者，位已近下，虽在表里之间，不在上下之间故也。余常谓表与上，里与下，常相因，以是推之，其事益明。

伤寒五六日中风，系倒句法，谓伤寒或中风，经五六日也。病起五六日，为太阳传入少阳之期。揭五六日，明下文之证候为少阳证也。往来寒热，与恶寒发热不同。恶寒发热者，恶寒之自觉证，与发热之他觉证同时俱见。往来寒热，则恶寒时不知热，发热时不知寒，寒与热间代而见，疟疾其代表型也。胸胁苦满，谓肋骨弓下有困闷之自觉证。"满"与"懑"通，"懑"之音义俱同"闷"。胸胁之所以苦满，不但肝脾胰三脏肿大，亦因胸胁部之淋巴腺肿硬故也。淋巴系即古书所谓三焦，三焦之经为手少阳，故胸胁苦满为少阳证，干性胸膜炎，其代表型也。嘿嘿，即默默。喜呕，犹言屡呕。嘿嘿不欲饮食，心烦喜呕，皆因病毒蓄积于膈膜附近，胸胁部有炎症，影响胃机能故也。自往来寒热至喜呕，为小柴胡之主要证。以下历举或然证，明此汤应用之广，虽有异证，仍可施用也。

山田氏云：其或以下数证，便是所兼之客证，不问其兼与不兼，皆在一小柴胡所得而主也。盖人之为体，有虚有实，有老有少，有有宿疾者，有无宿疾者，故邪气之所留虽同也，至于其所兼者，则不能齐，是以有兼证若此者也。

成氏云：病有在表者，有在里者，有在表里之间者，此邪气在表里之间，谓之半表半里。邪气在表者，必渍形以为汗，邪气在里者，必荡涤以取利，其于不外不内，半表半里，是当和解则可也。小柴胡和解表里之剂。

岛寿云：半表半里者，不表不里，正在表里之中间也。又有表里俱见者，不与此同。夫表里俱见者，有头痛寒热之表证，而复有口舌干燥腹满等之里证也，非若所谓半表半里，寒热往来，胸胁苦满等证也。后学不察，误者亦多，特表而出之。

小柴胡汤方

柴胡（半斤） 黄芩（三两） 人参（三两） 半夏（半升，洗） 甘草（炙） 生姜（各三两，切） 大枣（十二枚，擘）

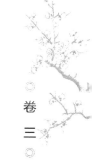

上七味，以水一斗二升，煮取六升，去滓再煎，取三升，温服一升，日三服。若胸中烦而不呕者，去半夏、人参，加栝楼实一枚；若渴，去半夏，加人参，合前成四两半，栝楼根四两；若腹中痛者，去黄芩，加芍药三两；若胁下痞硬，去大枣，加牡蛎四两；若心下悸，小便不利者，去黄芩，加茯苓四两；若不渴，外有微热者，去人参，加桂枝三两，温覆微汗愈；若咳者，去人参、大枣、生姜，加五味子半升，干姜二两。

《千金方》云：妇人在蓐得风，盖四肢苦烦热，皆自发露所为。若头痛，与小柴胡汤；头不痛，但烦热，与三物黄芩汤（黄芩、苦参、干地黄）。案：此条亦见《金匮·妇人产后篇》，当参看。

又云：黄龙汤，治伤寒瘥后，更头痛壮热烦闷，方，仲景名小柴胡汤。

《苏沈良方》云：此药，《伤寒论》虽主数十证，大要其间有五证最得当，服之必愈。一者，身热，心中逆，或呕吐者，可服。若因渴饮水而呕者，不可服，身体不温热者，不可服。二者，寒热往来者可服。三者，发潮热者可服。四者，心烦胁下满，或渴或不渴，皆可服。五者，伤寒已瘥后，更发热者，可服。此五证但有一证，更勿疑，便可服，若有三两证以上，更得当也。世人但知小柴胡汤治伤寒，不问何证，便服之，不徒无效，兼有所害，缘此药差寒故也。元祐二年，时行无少长皆咳。本方去人参、大枣、生姜，加五味子、干姜各半两，服此皆愈。常时上壅痰实，只依本方，食后卧时服，甚妙。赤白痢尤效，痢药中无知此妙，盖痢多因伏暑，此药极解暑毒。

渊雷案：胸胁苦满，心下痞硬，时时呕逆，口苦目眩，脉弦细，舌苔薄白，向边渐淡者，小柴胡之的证也。具此证者，无论有热无热，寒热往来与否，亦无论何种病，服小柴胡汤，无不效者。《苏沈良方》所举五证，唯第四证最核，其他四证，不可过信。

《直指方》云：小柴胡汤，治男女诸热出血。血热蕴隆，于本方加乌梅。

渊雷案：有人以柴胡为升提发汗之峻烈药，不敢使用，此风盖启自洁古东垣，至于今，天下滔滔皆是矣。夫大论以目眩为少阳证，孙真人以柴胡汤治产后得风头痛，杨仁斋以柴胡汤治诸热出血，诸热出血者，衄血吐

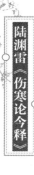
血也，由是观之，柴胡岂升提药哉？仲景于少阳禁发汗，而独任柴胡，柴胡岂发汗药哉？耳食盲从，不学不思，良可叹也。

《得效方》云：小柴胡汤治挟岚嶂溪源蒸毒之气，自岭以南，地毒苦炎，燥湿不常，人多患此状，血乘上焦，病欲来时，令人迷困，甚则发躁狂妄，亦有哑不能言者，皆由败毒瘀心，毒涎聚于脾所致，于此药中，加大黄、枳壳各五钱。

《名医方考》云：疟发时耳聋胁痛，寒热往来，口苦喜呕，脉弦者，名曰风疟，小柴胡汤主之。

《医方口诀集》云：小柴胡汤，予常用之，其口诀凡六，伤寒半表半里之证，加减而用之，其一也；温疟初发，增减而用之，其二也；下疳疮，又便毒囊痈等类，凡在前阴之疾，皆用为主剂，其三也（案：此说难从）；胸胁痛，寒热往来，因怒为病之类，凡属肝胆者，皆用为主剂，其四也；寡尼室女，寒热往来，头痛，胸胁牵引，口苦，经候失常者，似疟非疟，似伤寒非伤寒，此热入血室也，以此方为主药，随见证作佐使用之，其五也；古书治劳瘵骨蒸，多以本方加秦艽、鳖甲等药主之，予虽未之试，知其不为无理，故取为口诀之六。

《方极》云：小柴胡汤，治胸胁苦满，或寒热往来，或呕者。渊雷案：当有心下痞硬证。

《方机》云：小柴胡汤，治往来寒热，胸胁苦满，嘿嘿不欲饮食，心烦喜呕者；胸满胁痛者；身热恶风，颈项强，胁下满，或渴，或微呕者。又治胁下逆满，郁郁不欲饮食，或呕者，兼用应钟；发潮热，胸胁满而呕者，兼用消块；寒热发作有时，胸胁苦满，有经水之变者，兼用应钟；产妇四肢苦烦热，头痛，胸胁满者，兼用解毒散；产妇郁冒，寒热往来，呕而不能食，大便坚，或盗汗出者，兼用消块或应钟；发热，大便溏，小便自可，胸满者，兼用消块；发黄色，腹痛而呕，或胸胁满而渴者，兼用应钟；胁下硬满，不大便而呕者，兼用消块。

《古方便览》云：小柴胡汤治疟疾，当随其腹诊，考而用之。古今以此汤为治疟疾之方，一概施用，多不验者，以其但据寒热，不知腹诊故也。东洞先生主腹诊而教弟子，腹诊不精，则不足治病。

又云：治水肿，胸胁苦满，小便不利者，兼用三黄丸、平水丸。

汤本氏云：小柴胡汤以胸胁苦满为主证，诊察之法，令病人仰卧，医

116

以指头从其肋骨弓下，沿前胸壁里面，向胸腔按压，触知一种抵抗物，而病人觉压痛，是即小柴胡汤之腹证。然则胸胁苦满云者，当是肝脾胰三脏之肿胀硬结矣。然肝脾胰并无异状，而肋骨弓下仍有抵抗物触知者，临床上所见甚多，是必有他种关系，以理推之，殆该部淋巴腺之肿胀硬结也。何则？凡以肋骨弓下抵抗物为主证，而用小柴胡汤，治脑病，五官器病，咽喉病，呼吸器病，胸膜病，心脏病，胃肠病，以及肝脾胰肾子宫等病，其病渐愈，则抵抗物亦从而消缩，据经验之事实，以推其病理，除淋巴系统外，无可说明。盖因上述诸脏器中，一脏乃至数脏之原发病变，其毒害性物质由淋巴及淋巴管之媒介，达于膈膜上下，引起该部淋巴腺之续发病变，使之肿胀硬结也。仲师创立小柴胡汤，使原发续发诸病同时俱治，而以续发的胸胁苦满为主证者，取其易于触知故也。

渊雷案：药治之原则，在利用人体之天然抗病力，而顺其趋势，证在上在表者，知抗病力欲外达，故太阳宜发汗；证在下在里者，知抗病力欲下夺，故阳明宜攻下；至于证在表里上下之间，则抗病力之趋势不可知，故汗吐下诸法，皆禁施于少阳（参看少阳篇二百六十八至二百七十条）。夫阳证祛毒之治，除汗吐下，更无他法，汗吐下俱在所禁，则少阳之药法，几于穷矣，独有柴胡一味，专宜此病。征诸实验，若服柴胡剂得当，有汗出而解者，有微利而解者，非柴胡兼有汗下之功，特能扶助少阳之抗病力，以祛除毒害性物质耳。亦有不汗不利，潜然而解者，昔贤因称柴胡为和解剂，意者，柴胡特能产生少阳之抗毒力，与毒害性物质结合，而成无毒之物，故不假祛毒，而病自愈欤。小柴胡汤之主药柴胡，专治胸胁部及胸膜膈膜之病，又能抑制交感神经之兴奋，能疏涤淋巴之壅滞。神经证，古医书称为肝，其兴奋过度者，又称为胆，肝胆之经相为表里，胆又与淋巴系之三焦称少阳经，故柴胡称肝胆药，又称少阳药。主药柴胡，及不足重轻之副药甘草大枣而外，芩参姜夏皆胃药，胃邻接胸膈，受胸膈病之影响最大故也，然其与柴胡相伍，必有特殊之效，愧余未能探索耳。

张氏《本草选》云：昧者以粗大者为大柴胡，细者名小柴胡，不知仲景大小柴胡，乃汤名也。

王氏《古方选注》云：小柴胡汤去滓再煎，恐刚柔不相济，有碍于和也。七味主治在中，不及下焦，故称之曰小。《伤寒类方》云：此汤除大枣，共二十八两（案：徐氏作半夏半斤，故云尔），较今称，亦五两六钱

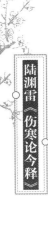

零，虽分三服，已为重剂，盖少阳介于两阳之间，须兼顾三经，故药不宜轻。去渣再煎者，此方乃和解之剂，再煎则药性和合，能使经气相融，不复往来出入。古圣不但用药之妙，其煎法俱有精义。山田氏云：加减法，后人因或字所加，说见小青龙汤条下。

《医方口诀集》云：坂阳一室女，病疟，热多寒少，一医投药而呕，一医投药反泄。请予诊治时，疟利并作，且呕，脉之但弦，投以本方加芍药，未至五帖，诸证并瘳。

又云：一寡妇，不时寒热，脉上鱼际，此血盛之证也，用本方加地黄治之而愈。

又云：一妇人，身颤振，口妄言，诸药不效，以为郁怒所致也。询其故，盖因素嫌其夫，含怒已久。投以本方，稍可，又用加味归脾汤而愈。

又云：一室女，十四岁，天癸未至，身发赤斑而痒痛，左关脉弦数，此因肝火血热也，以本方加生地、山栀、丹皮治之而愈。

《建殊录》云：山下谒先生曰：有男生五岁，哑而痫，痫日一发或再发，虚怔羸惫，且夕待毙，且其阿苦之状，日甚一日矣。父母之情，不忍坐视，原赖先生之术，幸一见起，虽死不悔。先生因为诊之，心下痞，按之濡，乃作大黄黄连汤饮之。百日所，痞去，而痫不复发，然而胸胁烦胀，胁下支满，哑尚如故，又作小柴胡汤及三黄丸与之，时以大陷胸丸攻之。可半岁，一日，乳母拥儿倚门，适有牵马而过者，儿忽呼曰："乌麻。"父母喜甚，乃襁负俱来，告之先生。先生试拈糖果以挑其呼，儿忽复呼曰："乌麻伊。"（日语呼马乌麻，呼甘味乌麻伊）父母以为过愿，踊跃不自胜，因服前方数月，言语卒如常儿。

又云：一贾人，面色紫润，掌中肉脱，四肢痒痛，众医以为癫疾，处方皆无效。先生诊之，胸胁烦胀，心下痞硬，作小柴胡汤及梅肉丸杂进。数十日，掌肉复故，紫润始退。

又云：京师木屋街鱼店，吉兵卫之男，年十四岁，通身洪肿，心胸烦满，小便不利，脚殊濡弱，众医无效。先生诊之，胸胁苦满，心下痞硬，四肢微热，作小柴胡汤饮之，尽三服，小便快利，肿胀随减，未满十服而痊愈。

又云：凡患恶疾者（案谓"癞"也），多由传继，而其身发之，诟辱及于祖先者也。江州一贾人患之，谒先生，求诊治。先生诊视之，面色紫

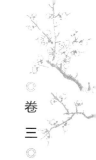

润，身体处处烂，按其腹，两胁拘急，心下痞硬，先用小柴胡汤和解胸腹，后作七宝丸饮之，半岁所，诸证全退。

《成绩录》云：一男子患疟，他医与药，既一二发之后，一日，大汗出不休，因请先生，先生与小柴胡加石膏汤，乃复故。

又云：一男子，患耳聋，胁下硬，时时短气上冲，发则昏冒不能言，两脚挛急，不能转侧，每月一二发，先生诊之，投小柴胡汤，兼以硫黄丸而愈。

《古方便览》云：一男子，年四十余，初，手背发毒肿，愈后，一日忽然恶寒发热，一身面目浮肿，小便不通。余诊之，心下痞硬，胸胁烦胀，乃以小柴胡汤及平水丸杂进，小便快利而痊愈。

又云：一妇人发黄，心中烦乱，口燥，胸胁苦满，不能食，数日后，两目盲，不得见物，余乃作小柴胡汤及芎黄散与之，目遂复明，一月余，诸证痊愈。

又云：一男子吐血，数日不止，日益剧，余诊其腹，胸胁烦胀而痛，乃作此方与之，二三剂而奏效。

又云：一男子，年五十余，得一病，常郁郁不乐，独闭户塞牖而处，惕然不欲闻鸡犬之声，上冲目昏，寤寐不安，睡则见梦，或遗沥漏精，饮食无味，百治不愈，绵延三年。余诊视之，胸胁苦满，乃作柴胡加桂汤及三黄丸饮之，时时以紫圆攻之，三月而病痊愈。

又云：一女年十八，咳嗽吐痰，气上冲，头目昏眩，四肢倦怠，心志不定，寒热往来，饮食无味，日就羸瘦而不愈，一年所，众医皆以为劳瘵。余诊之，胸胁烦胀，乃令服小柴胡加桂汤及滚痰丸，三月许而收全效。

血弱气尽，腠理开，邪气因入，与正气相搏，结于胁下，正邪分争，往来寒热，休作有时，嘿嘿不欲饮食，脏腑相连，其痛必下，邪高痛下，故使呕也（一云脏腑相违，其病必下，胁膈中痛），小柴胡汤主之。

王宇泰《伤寒准绳》云：血弱气尽，至结于胁下，是释胸胁苦满句。正邪分争三句，是释往来寒热句，倒装法也。嘿嘿不欲饮食，兼上文满痛

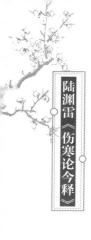

而言，脏腑相连四句，释心烦喜呕也。

刘栋云：此条后人所记，上条注文也。

渊雷案：此条自嘿嘿不欲饮食以上，文意可解，而理不核，自脏腑相连以下，文意且不可解矣，此非仲景旧文，当删。

服柴胡汤已，渴者，属阳明，以法治之。

赵刻本与上条连属为一，今从《玉函》成本析之。

《金鉴》引郑重光云：少阳阳明之病机，在呕渴中分，渴则转属阳明，呕则仍在少阳。如呕多虽有阳明证，不可攻之（二百一十二条），因病未离少阳也。服柴胡汤，渴当止，若服柴胡汤已，加渴者，是热入胃腑，耗精消水，此属阳明胃病也。

山田氏云：前条辨太阳之一转而为少阳，此条乃辨少阳之一转而为阳明，可见六经次序，阳明在少阳前者，虽循《素问》之旧，实则不然矣。按以法治之语，亦见阳明五苓散条，及少阳篇内，论中治渴方，种种不同，宜求其全证以与主方。

汤本氏云：此等证，宜小柴胡加石膏汤，或大柴胡加石膏汤者，甚多。后世派医，用小柴胡白虎合方，名柴白汤，不如小柴胡加石膏之简捷矣。

得病六七日，脉迟浮弱，恶风寒，手足温，医二三下之，不能食，而胁下满痛，面目及身黄，颈项强，小便难者，与柴胡汤，后必下重；本渴饮水而呕者，柴胡汤不中与也，食谷者哕。

钱氏云：后谓大便也，下重者，非下体沉重，即大便后重也。

刘栋云：此下伤寒四五日条之注文，后人所掺，误出于此也。

渊雷案：胸胁苦满为柴胡主证，此条示胃肠病之胁下满痛，不可误认为胸胁苦满，而漫投柴胡也。何以知是胃肠病？以其身面黄，食谷哕，且柴胡证之满痛在躯壳，此证之满痛在胃肠也。脉浮弱，恶风寒，手足温，颈项强，颇似太阳桂枝证。然脉迟而身不热，则表里虚寒，解表且不可，而况二三下之乎。误下至于二三，故胃气大伤而不能食，且引起胃肠炎症也。胃炎，故胁下满痛，饮水而呕，食谷而哕；肠炎故身面俱黄，小便难而下重也。病在胃肠为里，而非半表半里之少阳，故柴胡不适当。

伤寒四五日，身热恶风，颈项强，胁下满，手足温而渴者，小柴胡汤主之。

浅田宗伯《伤寒杂病辨证》云：身热者，大热也，太阳上篇曰，"身大热"，干姜附子汤曰，"身无大热"，可以征焉。其位属阳明，与微热相反，盖微热，潜在于里者也，身热，显发于表者也。大抵身字以表言也，身黄、身疼、身凉之类，可以见焉。注家或以为表热，或以为里热，纷纷费解，中西惟齐曰，"身热者，胸腹常热，而热在肌肤，使人身重微烦"，此说得之。又云：小柴胡汤曰身热恶风，则是三阳合病，而治取少阳者也，非谓往来寒热之变态。

汤本氏云：此条暗示本方与葛根汤之鉴别法，不可不知。余之实验，柴胡证之颈项强，乃从肩胛关节部，沿锁骨上窝之上缘，向颞颥骨乳突部，此一带肌肉挛急之谓，以此与葛根汤之项背强区别，在临床上非常重要，不可忽略。张氏《集注》引陆氏云：手足温者，手足热也，乃病人自觉其热，非按而得之也。不然，何以本论既云身热，而复云手足温？有谓身发热而手足温和者，非也。凡《灵》《素》中言温者，皆谓热也，非谓不热也。

渊雷案：以上三家之说，均以此条之伤寒四五日恶风是太阳证，身热及病人自觉手足温而渴是阳明证，颈项强，胸胁满，是少阳柴胡证，故知此条，是三阳合病，而治从少阳者也。刘栋以上条为此条之注文，盖后人附注疑似证，以示临床鉴别。今案两条所同者，为恶风，颈项强，胁下满，手足温而渴。此条与上条异者，一则身热，二则身面不黄，三则饮水不呕，四则食谷不哕。此条主柴胡，上条则当于太阴寒湿中求之。又案：以证候言，此条实是三阳合病，而经文不著合病之名，其明称合病者，又皆不具合病之证候，盖合病云者，古医家相传之术语，仲景沿而用之，其义今不可考。注家所释，皆望文生义耳，说详阳明篇中。

伤寒阳脉涩，阴脉弦，法当腹中急痛，先与小建中汤，不差

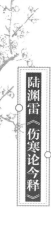

者，小柴胡汤主之。

山田氏云：阳脉以下八字，叔和所掺，何者？脉分阴阳，非仲景氏所拘。"法当"二字，亦是叔和家言，仲景氏之所不言也。按："伤寒"二字，承前条，亦指少阳病也。急痛者，拘急而痛也，其证多属虚寒，如《金匮》所载，虚劳里急腹中痛，主小建中汤，可见矣。

渊雷案：成本急痛下有"者"字，与"法当"字文法龃龉，可见法当等字，后人所沾也。

《发秘》云：伤寒无呕而腹中急痛者，宜先与小建中汤，以缓其急矣。伤寒有呕而腹痛微者，宜小柴胡汤，故曰，呕家不可用建中汤是也。"先"字有试意，权用之义也。

汪氏云：此条乃少阳病兼夹里虚之证。伤寒脉弦者，弦本少阳之脉，宜与小柴胡汤。兹但阴脉弦，而阳脉则涩，此阴阳以浮沉言，脉浮取之，则涩而不流利，沉取之，亦弦而不和缓。涩主气血虚少，弦又主痛，法当腹中急痛，与建中汤者，以温中补虚，缓其痛而兼散其邪也（案：小建中不能散邪），先温补矣。而弦脉不除，痛犹未止者，为不差，此为少阳经有留邪也。后与小柴胡汤，去黄芩，加芍药（案：此从小柴胡加减法而言，然非定法），以和解之。盖腹中痛，亦柴胡证中之一候也。

元坚云：就汪注考之，此条不举少阳证者，盖省文也。因其人胃中虚燥有寒，得病更甚，里寒为少阳之邪所鼓动，故腹中急痛，治先用小建中，亦犹先与四逆之意。而痛未止者，里寒虽散，而邪气犯胃所致，故换以小柴胡乎。

渊雷案：胃中虚燥，邪气犯胃，两胃字皆指肠。征之实验，建中证之腹痛，在肠部者多，在胃部者少。

柯氏云：仲景有一证用两方者，如用麻黄汗解，半日复烦，用桂枝更汗（五十八条）同法，然皆设法御病，非必然也。先麻黄，继桂枝，是从外之内法。先建中，继柴胡，是从内之外法（参看四十五条之解释）。

小建中汤方

桂枝（三两，去皮） 甘草（二两，炙） 大枣（十二枚，擘） 芍药（六两） 生姜（三两，切） 胶饴（一升）

上六味，以水七升，煮取三升，去滓，内饴，更上微火消解，温服一

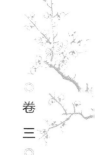

升，日三服。呕家不可用建中汤，以甜故也。

《千金方》云：治产后苦少腹痛，芍药汤（即本方）。

《苏沈良方》云：此药（谓小建中）治腹痛如神。然腹痛按之便痛，重按却不甚痛，此只是气痛。重按愈痛而坚者，当自有积也。气痛不可下，下之愈甚，此虚寒证也。此药偏治腹中虚寒，补血，尤止腹痛。若作散，即每五钱匕，生姜五片，枣三个，饴一栗大。若疾势甚，须作汤剂，散服恐力不胜病也。

《本事方后集》云：治肠风痔漏（皆谓大便下血），赤芍药，官桂去皮，甘草炙，以上等分，上㕮咀，每服二钱，生姜二片，白糖一块，水一盏，同煎至七分，去滓，空心服。

《证治准绳》云：治痢，不分赤白久新，但腹中大痛者，神效。其脉弦急，或上浮大，按之空虚，或举按皆无力者，是也。

《方极》云：小建中汤，治里急，腹皮拘急，及急痛者。

《方机》云：腹中急痛，或拘挛者，此其正证也，兼用应钟。若有外闭之证，则非此汤之所主治也。又云：衄失精下血之人，腹中挛急或痛，手足烦热者，衄兼用解毒（黄连解毒丸也），下血兼用应钟（案：此药可疑）。又云：产妇手足烦热，咽干口燥，腹中拘挛者，兼用应钟，若有块者，兼用夷则（海浮石丸也，海浮石、大黄、桃仁）。

《伤寒蕴要》云：胶饴，即饧糖也，其色紫深如琥珀者佳。汪氏《医方集解》云：此汤以饴糖为君，故不名桂枝芍药，而名建中。今人用小建中者，绝不用饴糖，失仲景遗意矣。汤本氏云：胶饴之作用，酷似甘草，其治急迫，二者殆相伯仲。所异者，甘草性平，表里阴阳虚实各证，俱可通用；本药则其性大温，阴虚证可用，阳实阳虚及寒实证不可用，适于里证，不适于表证。又甘草殆无营养成分，本药则滋养成分丰富，是亦其别也。渊雷案：饧者正字，糖者俗字。吴氏云饧糖，盖饴糖之误。胶饴系半流动体之糖质，沪地俗名净糖者是也。古人称脾胃为中州，胃主消化，脾主吸收，其部位在大腹，故药之治腹中急痛者，名曰建中汤。建中者，建立脾胃之谓。然此方，君胶饴之滋养，佐芍药之弛缓，则知病属营养不良，肠腹部神经肌肉挛急，致腹中急痛，非真正脾胃病也。大建中汤（在《金匮》中），药力猛，此则和缓，故曰小。又，此方去胶饴，即是桂枝加

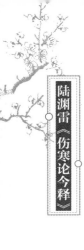

芍药汤，可参看太阴篇二百八十二条之解释。

柯氏云：建中汤禁，与酒客不可与桂枝同义。丹波氏云：《外台》载《集验》黄芪汤，即黄芪建中汤，方后云，呕者倍生姜。又《古今录验》黄芪汤，亦即黄芪建中汤，方后云，呕即除饴糖。《千金》治虚劳内伤，寒热呕逆吐血方，坚中汤，即本方加半夏三两。《总病论》曰：旧有微溏或呕者，不用饴糖也。据以上数条，呕家亦不可全禁建中汤。

伤寒中风，有柴胡证，但见一证便是，不必悉具。

刘栋云：凡柴胡汤正证中，往来寒热，一证也；胸胁苦满，一证也；嘿嘿不欲饮食，一证也；心烦喜呕，一证也，病人于此四证中，但见一证者，当服柴胡汤也，不必须其他悉具矣。山田氏云：刘栋此解，于柴胡正证中定焉，可谓的确矣。征之论中用柴胡诸证，有但认胸满胁痛而施者（三十八条），有但认胸胁满不去而施者（二百三十五条），有但认胁下硬满，不大便而呕，而施者（二百三十六条），有但认呕而发热而施者（三百八十三条），有但认寒热如疟而施者（百五十一条），可以见其说之正矣。成无己、钱潢诸人，皆以其所兼之客证言之，胸中烦而不呕，为一证；渴为一证；腹中痛为一证；胁下痞硬为一证；心下悸，小便不利，为一证；不渴，身有微热，为一证；咳为一证，非也。程应旄于少阳篇首口苦咽干目眩中求焉，亦非也。此等证候，诸经通有焉，岂足但就一证以定少阳柴胡部位乎？唯前条有认腹中急痛一证用柴胡者，然先与小建中汤而不差，然后用柴胡，其不为柴胡正证可知矣。按：所谓伤寒中风，盖指太阳之伤寒中风言之，凡论中伤寒中风兼举者皆然。本节所云柴胡一证，亦宜就太阳病上求焉。若病势已深之后，又或带三阴虚寒候者，纵有似柴胡证者，不可妄与柴胡，况于大柴胡乎。

凡柴胡汤病证而下之，若柴胡证不罢者，复与柴胡汤，必蒸蒸而振，却复发热汗出而解。

《玉函》《千金翼》，无"病"字、"若"字，及"却复"之"复"字。成本亦无"复"字。

钱氏云：蒸蒸者，热气从内达外，如蒸炊之状也。顾氏《溯源集》

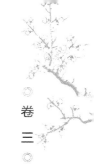

云：翕翕者，热在表也；蒸蒸者，热在里也。绎蒸字之义，虽不言有汗，而义在其中矣。

方氏云：蒸蒸而振，作战汗也。

山田氏云：蒸蒸，内热貌。蒸蒸而振者，其内如蒸，而外则振寒也。凡病人已经数日之后，药能中其膏肓，则间有振寒发热而解者，岂唯下后为然乎，亦岂唯一柴胡汤为然乎？

尾台氏云：凡用大小柴胡汤，蒸蒸而振，却发热汗出者，所谓战汗也。伤寒累日，虽已经汗下之后，柴胡证仍在者，可复用柴胡汤，必蒸蒸而战栗，大汗淋漓，所患脱然而解。宜预告喻病家，若发振寒，则重衾温覆以取汗，勿失其期。

渊雷案：柴胡汤非汗剂，服汤而汗出病解，乃所谓瞑眩也。凡非汗剂而汗，非吐下剂而吐下者，为瞑眩，瞑眩则病脱然而解。经验所及，柴胡汤之瞑眩，多作战汗，泻心汤之瞑眩，多为下利，诸乌附剂，多为吐水，其他则殊无定例。

《建殊录》云：越中二口誓光寺主僧某者，请诊治云云（详苓桂术甘汤条）。于是僧归期已迫，复竭曰：越去京师也殆千里，且道路艰险，度难再上，病尚有不尽，愿得受方法以归也。因复诊之，前证皆除，但觉胸胁苦满，乃书小柴胡汤之方以与之。僧归后，信服之，虽有他证，不复他药。一日，僧大恶寒，四体战栗，心中烦闷，不能气息，弟子惊愕，谋延医治。病者掩心徐言曰：宁死无他药矣。更复为小柴胡汤，连服数剂，少焉，蒸振烦热，汗溢腹背。至是，旧疴百患，一旦顿除，四体清快，大异于往常。僧乃为之作书，走一介，谢先生云。

●附论 战汗

《伤寒证治明条》云：凡伤寒疫病战汗者，病人忽身寒鼓颔战栗，急与姜米汤热饮，以助其阳。须臾战定，当发热汗出而解。或有病人恶热，尽去衣被，逆闭其汗，不得出者，当以生姜、豆豉、紫苏等发之。有正气虚，不能胜邪，作战而无汗者，此为难治。若过半日，或至夜而有汗，又为愈也。如仍无汗而神昏，脉渐脱者，急以人参姜枣煎服以救之。又有老人虚人，发战而汗不行，随即昏闷，不知人事，此正气脱而不复苏矣。又

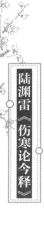
云：余见疫病，有五六次战汗者，不为害也。盖为邪气深，不得发透故耳。又有二三次复举者，亦当二三次作战，汗出而愈。

《医林绳墨》云：应汗而脉虚弱者，汗之必难，战不得汗，不可强助，无汗即死。当战不得用药，用药有祸无功，要助其汗，多用姜汤。

《续医说》引《王止仲文集》云：一人病伤寒期月，体兢兢而振，齿相击不能成语，仲宾以羊肉斤许熟之，取中大脔，别以水煮良久，取汁一升，与病人服，须臾战止，汗大出而愈。

《温疫论》云：应下失下，气消血耗，即下亦作战汗，但战而不汗者危，以中气亏微，但能降陷，不能升发也，次日当期复战。厥回汗出者生，厥不回，汗不出者死，以正气脱，不胜其邪也。战而厥回无汗者，真阳尚在，表气枯涸也，可使渐愈。凡战而不复，忽痉者，必死。痉者，身如尸，牙关紧，目上视。凡战，不可扰动，但可温覆。扰动则战而中止，次日当期复战。又云：狂汗者，伏邪中溃，欲作汗解，因其人禀赋充盛，阳气冲击，不能顿开，故忽然坐卧不安，且狂且躁。少顷，大汗淋漓，狂躁顿止，脉静身凉，霍然而愈。

《证治要诀》云：病六七日候至，寒热作汗之顷，反大躁扰，复得汗而解，盖缘候至之时，汗已成而未彻。或者当其躁扰，误用冷剂，为害非轻，不可不审也。

渊雷案：观以上数则，知战汗之状况，为恶寒战栗，烦闷躁扰，一若病势忽然加剧者，及其汗出，则霍然而解。汗不出者，明日此时当复战，其战而神昏，战而脉微，战而痉厥者，为死证。战时宜温覆，忌扰动，但仍可服药。《建殊录》某僧连服小柴胡汤，遂得汗而解，是也。《绳墨》谓当战不可用药，殆非。然切忌据战时证候以处方，《要诀》所戒是已。若问何故战汗，则因正气欲令从汗解，而病所在之部位较深故也。少阳者，病在半表半里，谓在躯壳之里，脏腑之外也。唯其在脏腑之外，故可从汗解，唯其在躯壳之里，故作汗难，而至于战也。知此，则知柴胡汤之所以战汗矣。

伤寒二三日，心中悸而烦者，小建中汤主之。

《外台》作伤寒一二日。钱氏云：心中，心胸之间，非必心脏之中也。

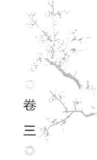

悸，虚病也。刘栋云：胸胁苦满，心烦而呕者，小柴胡之主也。心中悸而烦，无呕者，小建中之主也。

《金鉴》云：伤寒二三日，未经汗下，即心悸而烦，必其人中气素虚，虽有表证，亦不可汗之。盖心悸阳已微，心烦阴已弱，故以小建中汤先建其中，兼调营卫也。

方舆輗云：伤寒里虚时悸，邪扰时烦，故虽初起二三日，有此证候，即不可攻其邪，但与小建中汤，温养中气，中气建，则邪自解。而发表攻里之地，亦自此出矣，是仲景御变之法也。疝症多有此证，可仿此治之。

太阳病，过经十余日，反二三下之，后四五日，柴胡证仍在者，先与小柴胡汤。呕不止，心下急（一云呕止小安），郁郁微烦者，为未解也，与大柴胡汤下之则愈。

赵刻本脱小柴胡汤之"汤"字，今据《玉函》成本《脉经》《千金翼》《外台》补"呕不止心下急"六字，《玉函》《脉经》《千金翼》并作"呕止小安"四字。

山田氏云：过经者，邪气过去经脉之表，而既转入乎少阳或阳明之辞，故于少阳及阳明，每每称焉，盖表解之谓也。经者，经脉之经，与茯苓桂枝白术甘草汤条发汗则动经，及太阳下篇经脉动惕久而为痿之经同焉，皆指表之辞，对脏腑之里为言也。本篇调胃承气汤条曰，"过经谵语者，以有热也，当以汤下之"，阳明篇大承气汤条曰，"过经乃下之"，此皆于阳明称之也。若夫本节"过经"二字，殊指少阳证言之，观下文柴胡证仍在之文，可见矣。心下急，谓心下痞硬。百十一条云，"少腹急结者，宜桃核承气汤"，百三十条云，"少腹硬满，抵当汤主之"，百七十二条云，"心下痞硬，呕吐而下利者，大柴胡汤主之"，合而考之，急与痞硬，同是一证。但急与急结，以病者所自觉而言，痞硬硬满，以医者所诊得言之，略寓其轻重已。元坚云，"心下急，急字无明解"，柯氏曰，"急者满也"，犹不了。考急是缓之对，盖谓有物窘迫之势，非拘急之谓。李氏《脾胃论》曰：里急者，腹中不宽快是也。盖所谓不宽快者，以释里急，则未为当，而于心下急，则其义甚衬。桃核承气汤条少腹急结之急，亦同义也。

程氏云：云柴胡证仍在，可知未下时已有柴胡证，云呕不止，可知未

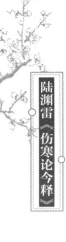

服小柴胡时已有呕证。

渊雷案：太阳病，十余日，虽已过经，无表证，而有少阳柴胡证者，不可下。今乃二三下之，于治为逆，故曰反。又其后四五日，论日期，已入阳明，若柴胡证仍在者，仍当先与小柴胡汤。盖用药凭证，不凭日期也。呕本是小柴胡证之一，服小柴胡，呕当止，今乃不止，且加心下急，郁郁微烦，则知别有症结矣。心下者，胃及横结肠之部位，是必病夹食积为内实，水毒愈不得下降，故令呕不止。呕不止而心下急，郁郁微烦，视小柴胡之嘿嘿不欲饮食，已更进一步。盖少阳未解，胃家已实，特未至大承气证之大实痛耳。少阳未解，则不可用承气，胃家已实，又不得不下，所以有取乎大柴胡也。大柴胡证，最所常见，不必误下后始有之。又案：读此条，可见伤寒传变，必先少阳而后阳明，足证热论及太阳上篇二日阳明，三日少阳之误。

二百一十二条云：伤寒呕多，虽有阳明证，不可攻之。此条呕不止，而用大柴胡，或疑"呕不止心下急"六字，当从《玉函》作"呕止小安"四字。此不然矣，凡本论云攻者，专指大承气而言，非泛指一切下剂也。百七十二条云：呕吐而下利者，大柴胡汤主之。亦以呕吐用大柴胡汤，与此条正同。盖阳明胃家已实，而犹有少阳呕证，故消息于承气柴胡之间，立大柴胡汤，为少阳阳明并病之主方。二百一十二条所云，示呕多者不可用大承气耳，此条正与彼互发。

大柴胡汤方

柴胡（半斤）　黄芩（三两）　芍药（三两）　半夏（半升，洗）　生姜（五两，切）　枳实（四枚，炙）　大枣（十二枚，擘）

上七味，以水一斗二升，煮取六升，去滓再煎，温服一升，日三服。一方加大黄二两，若不加，恐不为大柴胡汤。

"再煎"下，《玉函》《外台》并有"取三升"三字，是。

《直指方附遗》云：大柴胡汤，治下痢，舌黄口燥，胸满作渴，身热腹胀谵语，此必有燥屎，宜下，后服木香黄连苦坚之。

又云：治疟热多寒少，目痛多汗，脉大，以此汤微利为度。

《伤寒绪论》云：伤寒斑发已尽，外势已退，内实不大便，谵语者，小剂凉膈散或大柴胡汤微下之。

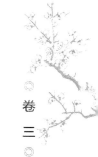

《方极》云：大柴胡汤，治小柴胡汤证，而心下不痞硬，腹满拘挛，或呕者。

《方机》云：治呕吐不止，心下急，郁郁微烦者；心下痞硬而痛，呕吐下利者；心下满痛，大便不通者；胸胁苦满，腹拘挛，大便不通者。

《漫游杂记》云：痉病有太阳证，其手足拘挛类瘫痪者，以葛根汤发汗。表证既去，拘挛瘫痪不休者，与大柴胡汤四五十日则愈。

和田东郭《蕉窗杂话》云：应用大柴胡汤大柴胡加芒硝汤之证，若概用承气汤，则泻下虽同，未足宽缓两胁及心下之痞硬，是二证之所以别也。盖承气汤之腹候，心下自宽，而脐上至脐下胀满特甚者也。

又云：俗间所称卒中风之证，虽心下急缩甚，有可治者，宜大柴胡汤。若急缩自心下及于脐下，脉见洪大弦紧，面戴阳（面色浮红虚脱之象）者，不治。

又云：眼疾肝实（即胸胁苦满也）者，可用大柴胡。

方舆輗云：世所谓疝痫留饮，胸腹满急者，大柴胡之的证也。夫柴胡之主治，在于胸胁，而庸医以为寒热药。寒热者，少阳之一证，少阳之位，在于胸胁，故以柴胡治胸胁，则其寒热随治。不然，太阳表热，阳明里热，何以用之而不效耶？此义，非熟读《伤寒论》者不知。凡患在左胸者，用柴胡，若鼓应桴；若在右胸者，与数十剂，如石投水，是长沙所未及论，余数十年来得心应手之诀也。渊雷案：左胸右胸，盖据旧说左肝右肺而言，确否尚待证实，学者勿轻信。

《类聚方广义》云：大柴胡汤，治麻疹，胸胁苦满，心下硬塞，呕吐，腹满痛，脉沉者。

又云：治狂症，胸胁苦满，心下硬塞，膻中动甚者，加铁粉，奇效。

又云：平日心思郁塞，胸满少食，大便二三日或四五日一行，心下时时作痛，吐宿水者，其人多胸胁烦胀，肩项强急，脐旁大筋坚韧，上入胸胁，下连小腹，或痛或不痛，按之必挛痛，或兼吞酸嘈杂等证者，俗称疝积留饮痛，宜常服此方。当隔五日十日，用大陷胸汤十枣汤等攻之。

又云：治梅毒沉滞，头痛耳鸣，眼目云翳，或赤眼疼痛，胸胁苦满，腹拘挛者，时时以梅肉散等攻之。大便燥结者，加芒硝（大柴胡加芒硝也）为佳。

汤本氏云：大柴胡之胸胁苦满，视小柴胡证尤甚，常从肋骨弓下左右

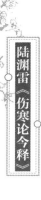

相合而连及心下，所谓心下急是也。其余波，左右分歧，沿腹直肌至下腹部，所谓腹直肌之结实拘挛也。方中柴胡治胸胁苦满，而黄芩、枳实、大黄副之，枳实、芍药治心下急，而大枣、大黄佐之。腹直肌之结实拘挛，则枳实芍、药大枣所治也，故精究此等药效，即为会意腹诊之捷径。

《本事方》云：大柴胡汤，一方无大黄，一方有大黄。此方用大黄者，以大黄有荡涤蕴热之功，为伤寒中要药。王叔和云：若不加大黄，恐不名大柴胡汤。且经文明言下之则愈，若无大黄，将何以下心下之急乎？应从叔和为是。渊雷案：本方作七味，及煮服法中一方加大黄云云，《肘后》《千金》《千金翼》《外台》，及成本并同，知沿误已久，唯《玉函》及《金匮·腹满篇》所载，有大黄二两，作八味，宜据以改正。本方即小柴胡去参草加芍药枳实、大黄，而生姜加多二两，故小柴胡证而里实拘急者宜之。少阳之呕，因水毒上迫所致，水毒宜下降，里实则阻其下降之路，故呕不止，心下急，郁郁微烦，是以去参草之助阳恋胃，加芍药、枳实、大黄，以舒其拘急，下其里实，加生姜以止呕。

《名医类案》云：傅爱川治一人，脉弦细而沉，天明时发寒热，至晚，二腿汗出，手心热甚，胸满拘急，大便实而能食，似劳怯。询之，因怒而得，用大柴胡汤，但胸背拘急不能除，后用二陈汤加羌活、防风、红花、黄芩煎服，愈。渊雷案：旧说，谓怒伤肝，少阳胆经，与肝为表里，故柴胡能疏肝。傅爱川用大柴胡，必询其因怒而得，盖由于此。其实，脉弦细而沉，寒热有定时，胸满拘急，大便实，已足为大柴胡之的证，必欲装点因怒而得，反觉蛇足。

《漫游杂记》云：某仆，病疫，经十五日不解，请余诊之。面赤微喘，潮热舌强，狂吼，脉数急，胸腹硬满，时有微利，医与麻黄杏仁甘草石膏汤。数日，病益剧。余曰：是受病之始，发汗不彻，邪气郁蕴入里，欲为结胸也。作大柴胡汤与之，其翌，大便再行，胸满浸减，下利自止。乃作小柴胡加枳实汤与之，日进二帖，服之三日，大便秘而不通，复与大柴胡汤，又秘则又与，如此者三十日而得愈。

《续建殊录》云：一男子，猝然气急息迫，心下硬满，腹中挛痛，但坐不得卧，微呕，小便不利，与之以大柴胡汤，诸证悉愈。

《成绩录》云：一男子，每饮食，觉触掠胸上，心下结硬，大便易秘，经久不治，请先生，饮以大柴胡汤而愈。汤本氏云：此证恐系轻度之食道狭窄。

又云：滩横田某者，恒怵惕悸怯，凡目之所触，虽书画器物，悉如枭首，或如鬼怪，以故不欲见物。然有客访之，则一见如亲故，其人归去，则恋恋悲哀，瞻望弗止，如此数月，百事咸废，于是求治于先生。先生诊之，胸腹有动，心下硬满，大便不通，剧则胸间如怒涛，其势延及胸肋，筑筑然现于皮外，乃与大柴胡加茯苓牡蛎汤。服数剂之后，屡下秽物，病减十之七八，既而头眩频起，更与苓桂术甘汤，不日而旧痾如洗。

又云：某所患粗同前证，但见诸物，以为人首，始遇人，则必畏怖，稍相识则不然，其人去，则反悲哀，以是虽家人，不得出去，如外出移时，则眷慕不堪，遂乃晕绝。先生诊之，胸腹动高，所未曾见，胸骨随动有声，乃与大柴胡加茯苓牡蛎汤，大下秽物而愈。

《蕉窗杂话》云：桦山某，寄居萨州，病右足将十五年，每骑马步行，未及二里，即麻痹不用。自六月上旬，求治于余。余诊察而与大柴胡汤。病人自云：先是服巴豆、甘遂、大黄多矣，初则下利，二三日以后即不知，何况单用大黄？今见药中有大黄，是以不欲服也。余解说百端，始勉服之。其月中旬，病人来告，因感风邪而发热。诊之，热虽壮，殊无风邪之候，令仍服原方。自服大柴胡，一日即下利一二行，经二月，腹大痛，下秽物如败布，长八九寸者，甚多，皆柔韧不可断。如是者半月，热解痛止，而足之麻痹，亦霍然若失。

《古方便览》云：一男子年四十余，卒倒不知人事，醒后半身不遂，舌强不得语，诸医无效。余诊之，胁胸痞硬，腹满甚，且拘挛，按之彻于手足，乃作大柴胡汤饮之。十二三日，身体略能举动，又时时以紫圆攻之，二十日许，乃得痊愈。

又云：一酒客，年五十余，久患左胁下硬满，大如磐，腹皮挛急，时时发痛，烦热喘逆不得卧，面色痿黄，身体羸瘦，丙申之春，发潮热如火，五十余日不愈。余乃作大柴胡汤饮之，凡五十余剂，其热稍退，又时时以紫圆攻之，病者信服前方，一年许，旧病尽除。

又云：一妇人，年三十四五，患热病十八九日，谵语烦躁不安，热不减，不欲饮食，诸医以谓必死。余诊之，胸肋烦胀，腹满拘挛，乃与大柴胡汤，六七日而腹满去，思食，出入二十日许而收全效。

《生生堂治验》云：五条高仓之东，松屋甚兵卫，年在知命，卒倒不

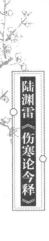

省人事，半身麻木，先生刺口吻及期门，即苏，而后与大柴胡汤（原注有心下急腹满等证），兼敷遂散（未详），三年后复发，竟死。

《麻疹一哈》云：豚儿年二旬，发热三四日，疹子咸发，稠密干燥，紫黑色，唇焦舌裂，烦渴引饮，烦闷不能眠，谵语如见鬼状，不省人事，按其腹状，热如灼手，胁腹微满，大便难，小溲不利，因作白虎汤饮之。尽十帖，诸症渐安，疹子收，身热犹未退，胁膈满闷，大便不通五六日，两目黡然，昼不见物。更作大柴胡汤服之，又兼与芎黄散，时以紫圆攻之，每服下利数行，无虑五十日所，乃全复故。

又云：太夫人之侍婢，年十七岁，疹后患耳聋，用药数十日而不知，乞予诊治。按其腹状，胸胁满闷，小腹有坚块，大便四五日一次，经信不来者二三月，因作大柴胡汤及承气丸饮之。无虑三十日所，大便日二三行，经信倍常，时或下黑块血数枚，两耳复聪。

《橘窗书影》云：海老原保，年四十余，少腹左旁有坚块，时时冲逆于心下而刺痛，或牵腰股痛，不可屈伸俯仰，大小便不利，医以为寒疝，疗之，益甚。余诊之，脉沉紧，舌上黄苔而干燥，与大柴胡汤加茴香、甘草，大小便快利，痛大减，霍然而愈，汤本氏云：寒疝投乌附辛温之剂而益剧者，用此方，屡奏效。盖本《外台·疝门》治腹中卒痛用柴胡桂枝汤之例，其痛轻者柴桂，重者此方。

伤寒十三日不解，胸胁满而呕，日晡所发潮热，已而微利，此本柴胡证，下之以不得利，今反利者，知医以丸药下之，此非其治也。潮热者实也，先宜服小柴胡汤以解外，后以柴胡加芒硝汤主之。

"已而"之"已"，《玉函》《脉经》《千金翼》并无之，《外台》作"热毕"二字。"以不"之"以"，成本作"而"，盖是。

伤寒十三日不解，其证为胸胁满而呕，日晡所发潮热，且微下利，此本大柴胡证，以其潮热，故当下之。伤寒用下剂而适宜，则畅利一二次后，热解而利亦自止。今下之，始则不得利，继乃微利不止者，知前医所用下剂，是丸药而非汤药，下法不适宜故也。下法不适，则热毒自在，故利虽不止，而潮热之实证，依然未除。是当消息复下之，但以其呕多，故

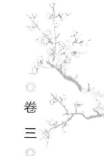

先宜小柴胡解外。此外字，指少阳，对潮热为里实而言。又以曾经丸药峻下，不宜再与大柴胡，故用柴胡加芒硝汤主之。经文但云柴胡证，知是大柴胡者，以其本有潮热证，且承前条而言也。

山田氏云："下之"二字，衍文，盖下文下之语讹重已。而不得利（山田氏注本"以"作"而"），宋版作"以不得利"，今依成本改之。十三日，当作十余日，其误可见矣。渊雷案：山田氏以十三日为十余日之误，从成本改以为而，皆是也。删"下之"二字，则非。盖热性丸药不适病情，且丸性较缓，故始则不得利，继则微利不止。不得利，乃指乍用丸药后事，非指大柴胡本证。

元坚云：此证本是少阳阳明并病，以用下失法，徒扰肠胃，而邪与实依然俱存者。此证既是兼里，乃似宜早从大柴胡双解之法，而先用小柴胡者，盖以丸药误下，不欲续以快药，仍姑清和，以待外安也。且其下利，故壅实轻于大柴胡证，而燥结则有甚，是以不借大黄之破实，而殊取芒硝之软坚矣。

山田氏云："先宜"以下十二字，后人掺入之文，宜删去之，何者？以柴胡非解外之药也。按阳明篇云，"阳明病，发潮热，大便溏，小便自可，胸胁满不去者，小柴胡汤主之"，其证全与本条同。但一则由攻下而致微利，一则不由攻下而自溏，故芒硝犹有所畏，况大黄乎？是以虽有潮热，不敢以攻之也。渊雷案：小丹波之说近是，山田说非也。凡少阳阳明并病，少阳证急者，先与小柴胡，阳明证急者，即与大柴胡。此条胸胁满而呕，阳明条胸胁满不去，虽皆有潮热，而一则微利，一则大便溏，是皆少阳证急，而壅实不甚，故先与小柴胡。阳明条胸胁满既去后，设潮热不去者，亦当消息攻其里，两条互勘，从可知也。若谓大便自溏者不可攻，则呕吐而下利者，何以主大柴胡（百七十二条）？少阴病自利清水者，何以当急下（三百二十四条）？下利谵语有燥屎者，何以宜小承气乎（三百七十八条）？若谓柴胡非解外之药，则尤有说。夫谓柴胡主半表半里者，盖昉于成氏。本论于少阳阳明并病，则少阳证亦对阳明而称表称外。百五十五条云：必有表，复有里也。又云：此为半在里半在外也。所谓表与外者，亦指少阳，可以征焉。

山田氏云：日晡所发潮热者，谓申时前后发热也。所字属日晡，大陷胸汤条，日晡所小有潮热语，可以见矣。所，犹言前后也。

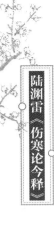

《明理论》云：潮热，若潮水之潮，其来不失其时者也。一日一发，指时而发者，谓之潮热。若日三五发者，即是发热，非潮热也。潮热属阳明，必于日晡时发。惟忠云：潮热者，热之发也，必有时矣，犹潮汐之来去以时也，所以名曰潮也。且其于常也必身热，当其发也必恶热，所以使人烦躁也。不但于日晡所，或于午未申之间，亦可以名矣。若必于日晡所而名矣。唯曰潮热足矣。复何烦日晡所字乎？

渊雷案：丸药，盖如《千金》紫圆备急圆之类，用巴豆为主药者，虽为丸剂，而其下迅疾，其性热烈，非伤寒热病所宜。山田氏云：医以丸药迅下之，非其治也。迅下则水虽去而燥屎不去，故凡内有燥屎而发身热者，非汤药下之则不解。今反下之用丸药，所以其热不解，徒动脏腑而致微利也。汤本氏云：凡热性病之用下剂，非为欲得便通而已，欲以驱逐热毒也。故宜用富有消炎性之寒药，如大黄芒硝配合之汤剂，最为合宜。若用富有刺激性之热药，如巴豆等配合之丸剂，极不相宜。

柴胡加芒硝汤方

柴胡（二两十六铢）　黄芩（一两）　人参（一两）　甘草（一两，炙）生姜（一两，切）　半夏（二十铢，本云五枚，洗）　大枣（四枚，擘）芒硝（二两）

上八味，以水四升，煮取二升，去滓，内芒硝，更煮微沸，分温再服，不解，更作。（臣亿等谨按：《金匮玉函》方中无芒硝。别一方云，以水七升，下芒硝二合，大黄四两，桑螵蛸五枚，煮取一升半，服五合，微下即愈。本云柴胡再服，以解其外，余二升加芒硝、大黄、桑螵蛸也）

《方极》云：柴胡加芒硝汤，治小柴胡汤证，而苦满难解者。《类聚方》云：小柴胡汤证，而有坚块者，主之。《方机》云：若潮热不去，大便不通者（案：承小柴胡证而言），柴胡加芒硝汤主之。

柯氏云：不加大黄者，以地道原通，不用大柴胡者，以中气已虚也。后人有加大黄桑螵蛸者，大背仲景法矣。

渊雷案：原注所引《金匮玉函》，系《伤寒论》之别本，文字小有异同，非今之《金匮要略》也。今本《玉函》，本方内仍有芒硝二两，而煮服法中云，上七味，则知原无芒硝，后人所沾也。《玉函》于本方后，又出柴胡加大黄芒硝桑螵蛸汤方，柴胡二两，黄芩、人参、甘草（炙）、生姜各十八铢，半夏五枚，大枣四枚，芒硝三合，大黄四两，桑螵蛸五枚，上前七味，以水四升，煮取二升，去滓，下芒硝、大黄、桑螵蛸，煮取一升半，去滓，温服五合，微下即愈。本方，柴胡汤再服以解其外，余一服，加芒硝、大黄、桑螵蛸，《千金翼》同。

又案：张志聪、张锡驹，谓此方乃大柴胡加芒硝。日人和田东郭、吉益猷、刘栋、中西惟忠、浅田宗伯等，亦持此说。要之，病证自有宜大柴胡加芒硝者，然非此条之证所宜。

伤寒十三日，过经谵语者，以有热也，当以汤下之。若小便利者，大便当硬，而反下利，脉调和者，知医以丸药下之，非其治也。若自下利者，脉当微厥，今反和者，此为内实也，调胃承气汤主之。

十三日下，成本有"不解"二字。以有热也，《玉函》《脉经》《千金翼》并作内有热也。《千金翼》无"调胃"二字。

前条言少阳阳明并病之坏证，此条言阳明之坏证，其致坏，皆因丸药误下。明伤寒热病之下法，当用汤，不当用丸也。言伤寒十余日不解，表证已罢而谵语者，以其内有热毒也，当择用诸承气汤下之。若未经下，而小便自利者，则体内水分偏走于肾与膀胱，其肠必燥，故大便当硬而难。今其人反下利，脉又调和，非自利之脉，则知前医以丸药下之，水去而热不除，此非伤寒之治法也。然何以知其非自下利？若虚寒自利者，脉当微厥，则是真武四逆等汤所主，今反调和者，知是阳明内实，其下利乃丸药余毒已。下利谵语者，有燥屎，依法宜小承气（三百七十八条），今用调胃承气者，以误下之后，内实未去，胃气已伤故也。脉调和，谓与证相应，滑数或大是也，非无病脉之谓。脉厥者，不可下篇云，"脉初来大，渐渐小，更来渐大"，是其候也。成氏、汪氏等解脉当微厥，为脉微而手足厥，非也。果尔，则当云当脉微而厥矣。或曰，厥当作结，即结代，抵当汤条脉沉结，是也。

太阳病不解，热结膀胱，其人如狂，血自下，下者愈。其外不解者，尚未可攻，当先解其外；外解已，但少腹急结者，乃可攻之，宜桃核承气汤。（后云解外宜桂枝汤）

山田氏云："下者愈"三字，《脉经》作"下之则愈"四字，宜从而

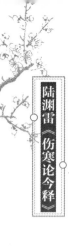

改，否则下文"尚未可攻"一句，无所照应也。少腹之"少"，《玉函》及程应旄本作"小"，是也。盖脐上曰大腹，脐下曰小腹，《素问·脏气法时论》，有明文可征矣（案："脏气法时论"云"大腹小腹痛，清厥"，是山田所据，然《甲乙经》作大肠、小肠）。又考《释名》云：自脐以下曰水腹（原注今本作小腹，非也，《格致镜原》引《释名》作水腹），水沟所聚也。又曰少腹，少，小也，比于脐以上为小也。由是观之，小讹为少，其来久矣。又刘完素《伤寒直格》云，"脐上为腹，腹下为小腹，小腹两旁，谓之少腹"，可谓凿矣。热结膀胱者，邪气郁结于下焦膀胱部分之谓，下文所谓小腹急结，便其外候已，非直指膀胱一腑言之也。抵当汤证所谓，其人发狂者，以热在下焦，小腹当硬满，下血乃愈者，可以相征也。言太阳病数日不解，小腹急结，其人如狂，自下血者，此为邪气结下焦膀胱地位也。结乃郁之甚者，邪气郁于头中，则致头痛项强衄血；郁于胸中，则致胸闷心烦呕吐；结于胃中，则大便不通，秽气上而乘心，令人如狂。今邪结于下焦，而血气不行，停而为瘀，是以瘀气上而乘心，令人如狂。虽则如狂，其血自下，而小腹不急结者，不须药而愈，以血下则邪热随血而解也。如太阳病，脉浮紧，发热，身无汗，自衄者愈（四十八条），及妇人伤寒，经水适来，谵语如见鬼状者，无犯胃气及上二焦，必自愈（百五十二条），皆是也。今此证虽其血自下，然急结不散，故非下之则不愈，犹少阴篇所载，饮食入口则吐，心下温温欲吐复不能吐者，非吐之则不愈（三百二十七条），自利清水，色纯青，心下必痛，口干燥者，非下之则不愈（三百二十四条），故曰下之则愈。虽然，其人外证不解，犹有恶寒头痛脉浮等候者，不可妄下之。若然者，当先与桂枝汤，以解其外，外解已，而但热结膀胱之证不去者，乃始可攻之。若外不解而下之，必变作坏病，如结胸痞硬夹热利诸证是也。按此条，上文言热结膀胱，而不言小腹急结，下文言小腹急结，而不言热结膀胱，本论错综之妙如是。再按注家自成无己以下，皆云：太阳病热结膀胱者，此邪自经而入腑也，不知厥阴病冷结在膀胱者（三百四十三条），彼以为何如乎？若强以经腑论之，则其所下血，亦当自溺道出焉，然未见有伤寒热结，而血自溺道出者。

渊雷案：山田之说，皆翔实可从，唯谓如狂由于秽气瘀气上而乘心，则尚须解释。如狂者，大脑官能病也，验之事实，阳明病谵语者，以承气汤下其燥屎，则谵语自止；热结下焦而血瘀者，以桃核承气汤、抵当汤

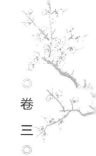

（丸）下其瘀血，则如狂自止；妇人热入血室，谵语如见鬼状者，以小柴胡行其经水，则谵语亦止。由是知燥屎结血，皆能影响大脑官能，盖亦自家中毒之一种耳。

又案：热结膀胱之血自下，与肠窒扶斯之肠出血，不可混为一谈。肠窒扶斯亦译为伤寒，中医谓之湿温者也。昔有某医，遇肠出血而不识，乃曰：仲景有言，热结膀胱，血自下，下者愈。投桃核承气汤，下咽立毙，于是腾载报章，播为口实。不知桃核承气证，其人如狂，小腹急结，显然为阳证实证；肠出血则体温骤降，心机衰弱，脉搏细微，显然为阴证虚证。少阴篇云，"少阴病，下利便脓血者，桃花汤主之"，庶几肠出血之主方。某医者，阴阳虚实之不知，其偾事，宜也。然岂中医学之罪，岂《伤寒论》之罪哉？

桃核承气汤方

桃仁（五十个，去皮尖） 大黄（四两） 桂枝（二两，去皮） 甘草（二两，炙） 芒硝（二两）

上五味，以水七升，煮取二升半，去滓，内芒硝，更上火微沸，下火，先食温服五合，日三服，当微利。

《外台》引《古今录验》云：疗往来寒热，胸胁逆满，桃仁承气汤。渊雷案：胸胁逆满，非柴胡证之胸胁苦满，可参看下文汤本氏所言腹诊。

《总病论》云：桃仁承气汤，又治产后恶露不下，喘胀欲死，服之十差十。

《三因阴门》云：兼金丸，治热入膀胱，脐腹上下兼胁肋疼痛，便燥，欲饮水，按之痛者，本方五味为末，蜜丸梧子大，米饮下五七丸至十丸。妇人血闭疼痛，亦宜服之。

《直指方》云：桃仁承气汤，治下焦蓄血，漱水迷妄，小腹急痛，内外有热，加生蒲黄。

《儒门事亲》云：妇人月事沉滞，数月不行，肌肉不减。

《内经》曰：此名为瘕为沉也。沉者，月事沉滞不行也，急宜服桃仁承气汤，加当归，大作剂料服，不过三服，立愈，后用四物汤补之。

《伤寒六书》云：伤寒，按之，当心下胀满而不痛者，宜泻心汤加桔梗，是痞满也。以手按之，小腹苦痛，小便自利，大便兼黑，或身黄谵妄

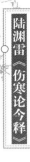

燥渴，脉沉实者，为蓄血，桃仁承气尽下黑物则愈。

《传信尤易方》云：治淋血，桃仁承气汤空心服，效。

《温疫论》云：胃实失下，至夜发热者，热留血分，更加失下，必致瘀血，初则昼夜发热，日晡益甚，既投承气，昼日热减，至夜独热者，瘀血未行也，宜桃仁承气汤。服汤后，热除为愈，或热时前后缩短，再服再短，蓄血尽而热亦尽。大热已去，亡血过多，余焰尚存者，宜犀角地黄汤调之。至夜发热，亦有瘅疟，有热入血室，皆非蓄血，并未可下，宜审。

《证治大还》云：吐血势不可遏，胸中气塞，上吐紫黑血，此瘀血，内热盛也，桃仁承气汤加减下之。打扑内损，有瘀血者，必用。

《小青囊》云：桃仁承气汤，治伤寒呃逆，舌强短者；又疟夜发者；又治脏毒，下瘀血；又治痘后失血证，乃余毒热邪迫于经，血妄行，自大便出；又治痘后狐惑证，其人好睡，不欲食，上唇有疮，虫食其腑，下唇有疮，虫食其脏，其声哑嗄，上下不定，故名狐惑，此候最恶，麻疹后尤多，如大便不通，以此下之。

《识病捷法》云：桃仁承气汤，治噎膈有积血者。

《张氏医通》云：虚人虽有瘀血，其脉亦芤，必有一部带弦，宜兼补以去其血，桃核承气加人参五钱，分三服，缓攻之，可救十之二三。

又云：龋齿数年不愈，当作阳明蓄血治，桃核承气为细末，炼蜜丸如桐子大，服之，好饮者多此，屡服有效。

《柯氏方论》云：此方治女子月事不调，先期作痛，与经闭不行者，最佳。

《方极》云：桃核承气汤，治血证，小腹急结，上冲者。

《方机》云：治小腹急结，如狂者；胞衣不下，气急息迫者；产后小腹坚痛，恶露不尽，或不大便而烦躁，或谵语者；痢病，小腹急痛者。

《芳翁医谈》云：齿痛难堪者，宜用桃核承气汤。龋齿，断疽，骨槽，诸种齿痛难堪者，余用之屡有效，盖多属血气冲逆故也。

方舆輗云：桃核承气汤，治产后恶露涩滞，脐腹大痛者，胎死腹中，胞衣不出，血晕等诸证，亦佳。又云：下痢腹痛甚，里急后重，下紫黑色者，瘀血也，非桃核承气汤不为功。又云：痘毒深剧酷烈，庸工不能疗者，此汤可以回生，当用数帖峻攻，不然无效。余初年用凉膈散，及中年，用此方救之，屡奏神验。

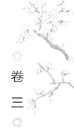

《青州治谭》云：妇人久患头痛，诸药不效者，与桃核承气汤，兼用桃花散（桃花、葵子、滑石、槟榔等分为散，葱白汤下）则愈。火患头疮，用前药亦效，又可涂桃仁油。

《类聚方广义》云：桃核承气汤，治痢疾身热，腹中拘急，口干唇燥，舌色殷红，便脓血者。又云：血行不利，上冲心悸，小腹拘急，四肢坚痹或痛冷者。又云：治经水不调，上冲甚，眼中生厚膜，或赤脉怒起，睑胞赤烂，或龋齿疼痛，小腹急结者，又云：治经闭，上逆发狂者。又云：治产后恶露不下，小腹凝结，上冲急迫，心胸不安者，凡产后诸患，多恶露不尽所致，早用此方为佳。又云：淋家，小腹急结，痛连腰腿，茎中疼痛，小便涓滴不通者，非利水剂所能治，用此方，二便快利，痛苦立除。小便癃闭，小腹急结而痛者，打扑疼痛，不能转侧，二便闭涩者，亦良。

汤本氏云：师虽曰热结膀胱，又称少腹急结，以余多年经验，此急结常不在膀胱部位，而在下行结肠部位（案：在小腹左边）。以指尖沿下行结肠之横径，向腹底擦过而强按压之，触知坚结物，病人诉急痛，是即少腹急结之正证也。急结之大小广狭长短，种种无定，时或上追于左季胁上，及心下部，致上半身之疾，又或下降于左肠骨窝，及膀胱部，致下半身之疾，诊察之际，必须细意周到也。

渊雷案：桃核承气汤，即调胃承气汤加桃仁、桂枝也。调胃承气汤之分析，已详第一卷中。桃仁主瘀血血闭，有润下杀虫之效，自是方中主药。其用桂枝，似与病情无当，其实治冲逆而已。方、喻、程、汪、柯、魏诸君，并云：太阳随经之热，原从表分传入，非桂枝不解。然经文明言外解已，乃可攻，则用此方时，已无表证矣。若推溯病邪传入之路，则阳明经腑之热，亦从太阳传入，何以不须桂枝耶？成氏钱氏，又谓桂枝通脉消瘀，然抵当汤丸、大黄䗪虫丸，最为通瘀快剂，何以不须桂枝耶？是知桂枝之用，非为解外，非为通瘀，特为冲逆耳。虽然，血瘀则何以致冲逆？盖人体排泄之通例，若所排者为气体，则宜上出，为液体，则可上可下（或发汗或利小便），为固体，则宜下出。古人熟谙此种机转，故有升清降浊之喻。血之为物，固体成分本自不少，及其凝而为瘀，则液体亦成固体矣，是以正气驱瘀之趋向，常欲使其下出。驱之不下，则反而为上冲。下降则瘀去而病除，上冲则瘀不去而病不解。由是言之，桃核承气证之冲逆，瘀血未能下降之候也。至若瘀凝已久，成为栓塞，固着而不动，

139

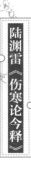

则不能下降，亦不复上冲，是故抵当汤丸、大黄䗪虫丸，治久瘀之方也。久瘀非桃仁所能破，故必用虻虫、水蛭，固着而不复上冲，故不用桂枝。桃核承气汤、桂枝茯苓丸，治新瘀之方也。新瘀本有下降之势，故用桃仁而已足，又常有上冲，故桂枝在所必用矣。又考上列诸家之用法，凡血液乍有变坏，或血运失其常度，宜当下降，无虚寒证者，皆得主之。其目的不为通利大便，其下出不必从后阴，故能治月经不通，胞衣不下等证。而服法但取微利，不令快下也。特此等瘀血，以何种机转而达于前后阴，则尚待证明耳。先食者，先服药而后食也。《本草序例》云：病在胸膈以上者，先食后服药，病在心腹以下者，先服药而后食。然药效治病，须经消化吸收，先食后食，无关上下，序例之云，殆属无谓。

《医史撄宁生传》云：马万户妻，体肥而气盛，自以无子，尝多服暖子宫药，积久火甚，迫血上行为衄，衄必数升余，面赤，脉燥疾，神恍恍如痴，医者犹以治上盛下虚丹剂镇坠之。滑寿曰：经云，上者下之。今血气俱盛，溢而上行，法当下导，奈何实实耶？即与桃仁承气汤三四下，积瘀既去，继服既济汤，二十剂而愈。《证治准绳》撄宁生卮言云：血溢血泄诸蓄妄证，其始也，予率以桃仁大黄行血破瘀之剂，折其锐气，而后区别治之，虽往往获中，犹不得其所以然也。后来四明，遇故人苏伊举，问论诸家之术，伊举曰：吾乡有善医者，每治失血蓄妄，必先以快药下之，或问失血复下，虚何以当？则曰：血既妄行，迷失故道，不去蓄利瘀，则以妄为常，曷以御之？且去者自去，生者自生，何虚之有？予闻之愕然曰：名言也，昔者之疑，今释然矣。

《诸证辨疑》云：一妇长夏患痢疾，痛而急迫，其下黄黑色，诸医以薷苓汤倍用枳壳黄连，其患愈剧，因请余治。诊脉，两尺脉紧而涩，知寒伤营也。细问之，妇人答曰：行经之时，渴饮冷水一碗，遂得此症。余方觉悟，血被冷水所凝，瘀血归于大肠，热气所以坠下，遂用桃仁承气汤，内加马鞭草、玄胡索。一服，次早下黑血升许，痛止脏清，次用调脾活血之剂，其患遂痊。今后治痢，不可不察，不然，则误人者多矣。

《成绩录》云：一男子，年六十五，喘息咳唾，不得安卧，既数十年，顷者身热，或休或作，数日不愈，遂吐痰血。一日，齿缝出血，连绵不止，其色黑而如絮，以手引之，或一二尺，或三尺，剧则鼻耳悉出血，大便亦下黑血。如此三日夜，绝谷而好饮，精神似有若无，平日所患喘息顿

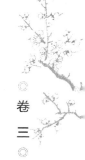

止，得平卧而不能转侧，乃与桃仁承气汤，不几日而愈。

又云：一男子，恶寒身热，汗出后，卒发腹痛，脐旁殊甚，自少腹至胁下拘急，二便不通，食则吐，舌上白苔，剧则痛至胸中如刀割，头汗流出，先生与以桃仁承气汤，诸证痊愈。

又云：一妇人，常患郁冒，心中烦悸，但欲寐，饮食或进或不进，猝然如眠，不识人事，脉微细，呼吸如绝，而血色不变，手足微冷，齿闭不开。经二时许，神识稍复，呻吟烦闷，自言胸中如有物，胸腹动气甚，胁下挛急。则与桃仁承气汤，一昼夜服汤十二帖，下利数行，诸证渐退，后与茯苓建中汤（小建中汤加茯苓）而痊愈。

又云：一妇人，每好饮酒，一日大醉，忽然妄语如狂人，后卒倒直视，四肢不动，吸吸少气，不识人事。手足温，脉滑疾，不大便十余日，额上微汗出，面部赤，自胸中至少腹硬满，不能食。与桃仁承气汤，服之五六日，瞳子少动，手足得屈伸，至七八日，大便通，呻吟十余日，诸证渐退。

又云：吉田某者，患疫，迎先生请治。诊之，脉微细，身热烦躁，时时谵语，口燥渴，大便秘闭，乃与桃仁承气汤。尔后大下血，家人惊愕，告先生。先生恬然不省，益令服前方，不日而痊愈。

又云：一妇人患疫，身热如灼，口舌糜烂，渴欲热饮，一日，妄语如狂，自胸下至少腹硬痛，手不可近，不大便十余日。先生投以桃仁承气汤，黑便快通，诸证悉法。

又云：一男子，年十五，头痛发热，翌日发谵语，其状如狂。医诊之曰，此痫也，与之药，数日，病益甚。先生诊之，脉洪数，舌上黑苔，身热如灼，胸腹有急迫状，而无成形者，与黄连解毒汤。翌夜，病势益甚，再请先生诊之。眼中带赤色，不能语言，饮食殆绝，热势郁伏，脉益洪数，头汗出，手足不动，乃与桃仁承气汤。至明日，尽五帖，遗尿一行，臭不可近，放屁五六次，言语尚不通，目闭不开，揿而视之，满眼皆赤，手足头面微冷，汗不复出，唇稍焦黑，神气不全昏，呼之则应，心胸下硬，按之则蹙额，手足擗地。经二时许，复诊之，心胸下已无痛状，仍进前方。至明日，大便一行，四肢微冷，不知人事。先生曰：勿怖，所谓瞑眩耳。益用前方，数日而愈。

又云：某之母，年可四十，病疫经三日，舌苔黑，独语绝谷，医与三

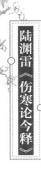

消饮（槟榔、草果、厚朴、白芍、甘草、知母、黄芩、大黄、葛根、羌活、柴胡），下利十余行。妇人不知其为下剂，惊愕更医。医诊之，与人参养荣汤（人参、麦冬、五味子、地黄、当归、白芍药、知母、陈皮、甘草），服之一日，下利即止，而自汗出，烦渴引饮，病状似尤笃者。因又迎医，医与柴胡白虎合方，诸证稍瘥，食亦少进，病妇稍安，以为渐愈也。越几日，险证复发，殆如不可救，又更医诊之。医曰：此为大虚。与以真武加人参汤，尔后下利黑血六七行，余证自若。凡更医十余，无微效。后请先生诊之，腹微满，舌尖赤，微带肿，大便滑而渴，乃与桃仁承气汤。服数帖，下燥屎如漆者数枚。经三日，诸证大差，但心下痞硬，不欲饮食，因与人参汤（理中汤也），数日而复常。

又云：一女子，年九岁，有寒疾，求治于先生。门生某诊之，蒸蒸发热，汗出而渴，先与五苓散。服汤渴稍减，然热汗尚如故，其舌或黄或黑，大便燥结，胸中烦闷，更与调胃承气汤。服后下利数行，烦倍加，食则吐，热益炽，将难救疗。先生曰：调胃承气汤，非其治也，此桃仁承气汤证耳。服汤而全瘥。渊雷案：此案证候，与调胃承气尚不误，乃服汤反剧，改桃仁承气而即瘥。用桃仁承气之标准，案中又未明言，学者得无诧南涯之神奇耶。要知调胃承气主治气，桃仁承气主治血，故调胃承气证，而有血液变坏，血运失常之征者，即桃仁承气所主，固不必拘拘于小腹急结与否。凡药效方意得以确知之方，皆当作如是观。

《续建殊录》云：忠二郎者，其项生疮，医针之而治。其明日，如寒疾状，发热炽盛，或恶寒，尔后疮根亦凸起，自项至缺盆，悉见紫朱色，谵语，大便不通，病状甚危笃。一医以为温疫，疗之而不愈，乃请先生。先生曰：此非疫也，其所以似疫者，疮毒上攻耳，乃与葛根加桔梗汤，兼用梅肉散，得汤稍差。后再诊之，转与桃仁承气汤，以梅肉散峻下五六行，热乃退，盖此人谵语烦闷，眼中碧色，是血证也。

又云：今桥贾人升屋某之子，年十七岁，毒发脑户，十余日后针之，脓出肿减，寝食稍复于平日，然疮口不闭，脓水如涌。一日，大战栗，身热殊甚，肿复凸起，施及颜颊，疮头结口，脓滴不出，谵语烦躁，大便秘涩，众医以为伤寒，治之无效，因迎先生请治。其父问曰：儿病，众医皆以为伤寒，不知先生所见亦然否。曰：否，此疮毒所致，非伤寒也。乃与葛根加桔梗汤，及应钟散，下利三四行，诸证顿减。尔后困眠，脉细数，热不去，饮食大减，于是与梅肉散，大便快利，热去肿减。居半日许，渐昏冒，不识人事，唇燥舌干，时时妄言狂语，坐为演戏之状，乃以桃仁承气汤攻之，下利臭秽，而后微觉人事。三日后，下黑血，饮食渐进，神气爽然，服之二月余，后转当归芍药汤（即《金匮》当归芍药散），数日而全瘥。

又云：一妇人小产后，胞衣不下，忽然上攻，喘鸣促迫，正气昏冒，不知人事，自汗如涌，众医以为必死，因迎先生诊视之。心下石硬，而少腹濡，眼中如注蓝，乃与桃仁承气汤，须臾，胞衣得下，至明日，爽快如常。

《古方便览》云：一妇人，阴门肿痛如剜，上冲头痛，日夜号哭而不愈者数日。余诊之，腹硬满，少腹急结，用桃核承气汤三剂。其夜，痛益甚，及晓，忽然出脓血，疾顿愈。

《生生堂医谈》云：与兵卫之妻，初，吐泻如倾盆，状似霍乱，全身如冰，厥冷脉绝者半日，既而烦躁，投去衣被，不食，大渴欲饮水，与水则吐，如此四五日，依然不死。请治于予，见前医所与附子理中汤，炉边尚余一二帖。诊其腹，脐下如石硬，予曰：是血证也，不可与理中汤。遂倾弃其既煎之药汁，别作桃仁承气汤服之，下臭秽之物甚多，三日内厥回，诸证全退而愈。其后经二年，又发如前，予又与桃仁承气汤而愈。当时若思虑不精，必杀人矣。

又云：一人走来叩门曰：急事，请速来。仓皇未告其故而去，至则堂上堂下男女狂躁，一妇人毙于傍。先生怪问之，则曰：有无赖少年，屡来求货财，不知厌足，我今骂之，无赖狂怒奋起，将殴我，余妻惊遮之，无赖搤其喉，立毙，遂骇走。今事急矣，幸先生来，愿即救治。先生命人汲冷水盈盘，枕之，以水灌颈半时许，而后刺之，即苏。更令安卧，别以巾浸水围其颈，觉温则易之，使瘀血不得凝结。与桃仁承气汤加五灵脂而去，明日复往视之，妇人喜谢曰：幸蒙神术，得免于死，今咽喉尚无恙，唯胸肋体弯，微觉疼耳，饮食如常。师复以冷水灌巾，围胁肋如初，经二三日而愈。

《生生堂治验》云：近江之妻，周身发斑，大者如钱，小者如豆，色紫黑，日晡所必发痛痒，又牙龈常出血。先生诊之，脐下拘急，彻于腰，与桃核承气汤，兼用坐药，前阴出脓血，数日乃愈。

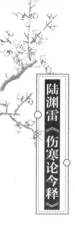

又云：某女年四十，以周身发黄故，医者妄名为黄疸。先生按之，至脐下，即痛不可堪，与桃核承气汤，十余日而痊愈。

《方伎杂志》云：一妇人请诊，家人云，妊娠已六月，自前月初，下瘀血，众治无效，经三十日许而流产，唯子胎糜烂，体出而头留腹中，百计不得下，幸施救治。诊之，其人柴瘦，身体无血色，唇舌干燥，脉微弱，按抚其腹，胎头碌碌然，游移旋转，如瓜浮水中。余谓其家人曰：若按抚腹部而强出之，必发血晕，不如用药下之。于是一夜尽桃核承气汤三帖，翌早快利，胎头忽下。病者与家人，皆相庆以为更生。余遇此等症，始知古方之妙，诚堪感戴，是以自十三至七十，信仰古方，更不起他念云。

伤寒八九日，下之，胸满烦惊，小便不利，谵语，一身尽重，不可转侧者，柴胡加龙骨牡蛎汤主之。

尤氏云：伤寒下后，其邪有归并一处者，如结胸下利是也，有散漫一身者，如此条所云诸证是也。元坚云：此证亦是少阳病势加进，兼里实，与大柴胡柴胡加芒硝证同。此以误下，邪陷于里，加以诸证错杂，盖坏之甚者矣。一身尽重，与三阳合病身重难以转侧（二百二十七条），其机稍均。

山田氏云：下条云：太阳伤寒者，加温针，必惊也。又云：伤寒脉浮，医以火迫劫之，亡阳，必惊狂，卧起不安者，桂枝去芍药加蜀漆牡蛎龙骨救逆汤主之。又云：火逆下之，因烧针烦躁者，桂枝甘草龙骨牡蛎汤主之。合而考之，此条有烦惊而用龙骨牡蛎者，亦必火逆一证，否则何以发烦惊，亦何以用龙骨牡蛎耶？因详文义，八九日下之之间，必有阙文，今窃以意补之如左：伤寒八九日，下之后，复以火迫劫之，胸满烦惊，小便不利，谵语，一身尽重，不可转侧者，柴胡加龙骨牡蛎汤主之。尝考《素问·玉机真脏论》，火攻之术，本为寒痹不仁等而设，不可以施诸伤寒实热者也。今伤寒柴胡证，医反下之，又以火强发其汗，遂致胸满烦惊、小便不利、谵语身重之变证者，盖火气乘其虚以上冲，心气为之不镇故也，故主小柴胡加龙骨牡蛎，以镇压之也。此条盖柴胡证被火邪，而发烦惊谵语身重者，究竟火毒陷脉乘心，以发痫证也，故以柴胡治本证，加龙骨牡蛎，以治所夹之痫也。但古昔以痫为小儿病名，而不称之大人，故本论无痫名也。叔和论温病火逆证曰：若被火者，微则发黄色，剧则如惊痫，时瘛疭。云如而不云发，亦复以古昔大人不称痫也。盖痫者，心疾也，惊与谵语，皆心气失常之病。《隋书·许智藏传》曰：秦王俊有疾云云，智藏诊脉曰：疾已入心，即当发痫，不可救也。凡病人外无风寒之渐，内无痞满便结之证，猝然见烦惊谵语瘛疭，烦躁闷乱不安之证者，皆痫也。妇人妊娠五六月，小儿痘疮初热间，往往有此证，谨勿认谵语如狂证为阳明内实病，处下剂。

渊雷案：此条是柴胡证，而兼烦惊谵语者。所以烦惊谵语，依经文，是因误下，依山田氏之说，是不但误下，且因火逆。从病理上推测，则火逆为近之。今之治伤寒，鲜有用温针火劫者。然伤寒病过程中，常有烦惊谵语之证，杂病中尤多，但证候相合，投药亦效，则可暂不问其得病之原因矣。

柴胡加龙骨牡蛎汤方

柴胡（四两）　龙骨　黄芩　生姜（切）　铅丹　人参　桂枝（去皮）茯苓（各一两半）　半夏（二合半，洗）　大黄（二两）　牡蛎（一两半，熬）　大枣（六枚，擘）

上十二味，以水八升，煮取四升，内大黄，切如棋子，更煮一两沸，去滓，温服一升。本云柴胡汤，今加龙骨等。

《伤寒类方》云：此方能下肝胆之惊痰，以之治癫痫，必效。

《经验集录》云：柴胡加龙骨牡蛎汤，治小儿连日壮热，实滞不去，寒热往来，惊悸。

《方机》云：小柴胡汤证而胸腹有动者，失精者（原注俱应钟），胸满烦惊者（原注解毒散或紫圆），柴胡加龙骨牡蛎汤主之。

《类聚方广义》云：柴胡加龙骨牡蛎汤，治狂症，胸腹动甚，惊惧避人，兀坐独语，昼夜不眠，或多猜疑，或欲自死，不安于床者。又治痫症，时时寒热交作，郁郁悲愁，多梦少寐，或恶接人，或屏居暗室，殆如劳瘵者。狂痫二症，亦当以胸胁苦满，上逆，胸腹动悸等为目的。癫痫，居常胸满上逆，胸腹有动，每月及二三发者，常服此方勿懈，则免屡发之患。

《方函口诀》云：此方为镇坠肝胆郁热之主药，故不但治伤寒胸满烦惊，亦治小儿惊痫。大人癫痫，又有一种中风，名热瘫痫者（参看《金匮

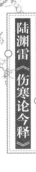

今释·中风篇》），用此方亦有效。又加铁砂，治妇人发狂。

渊雷案：此方取小柴胡汤之半，而去甘草，加龙骨、铅丹、桂枝、茯苓、大黄、牡蛎也。今人谓龙骨、牡蛎、铅丹，能收敛浮越之正气，镇惊坠痰。吉益氏《药征》，谓龙骨主治脐下动，旁治烦惊失精，牡蛎主治胸腹动，旁治惊狂烦躁。今验惊狂癫痫失精诸病人，有正气浮越之象者，其胸腹往往有动，是二说，可以并行不悖也。唯此方既有龙骨牡蛎之收涩，复有大黄茯苓之通利，既有大黄之攻，复有人参之补，方意杂糅，颇有疑其不可用者，然按证施治，得效者多。吉益南涯和田东郭，谓此方是大柴胡加龙骨牡蛎，则不可从矣。

《生生堂治验》云：一妇人，幼患癫痫，长而益剧，立辄晕倒，少时始苏醒者，日一二次，如此三十余年，众医杂疗而无效。其主人偶闻先生之异术，乃来请治。往诊之，脉紧数，心下硬满，乳下悸动，谓先生曰：心神惘惘，虽饮食须臾不得安，数十年如一日也。视其颜色，愁容可怜。先生慰之曰：病可治也。病妇信以为实，乃服柴胡加龙骨牡蛎汤，精神颇旺，又调瓜蒂散五分，吐黏痰数升，臭气冲鼻，毒减过半，或五日六日一发，凡期年而痊愈，其间行吐剂约十六度。

又云：一老妪，有奇疾，见人面每有疣赘，更医治之，不可胜数，然无寸效。先生诊之，脉弦急，心下满，服三圣散（瓜蒂、藜芦、防风）八分，吐后，与柴胡加龙骨牡蛎汤，自是不复发，时年七十许矣。

又云：一妇年五十余，每恚怒，则少腹有物上冲心，闷绝而倒，牙关紧急，半时许乃自醒，月一发或再发。先生诊之，胸腹动悸，与柴胡加龙骨牡蛎汤，数旬而愈。

又云：一妇年五十，右身不仁，常懒于饮食，月事无定，每行必倍常人。先生以三圣散一钱，吐冷痰黏者二三升，由是食大进，因切其腹，胸满，自心下至少腹，动悸如奔马，与柴胡加龙骨牡蛎汤，数月而痊愈。

渊雷案：以上十四条，论柴胡汤一类证治，其中百七条，上承百四条而类列；百一十条之证，与百九条相似，因以对勘；唯百一十一条桃核承气汤，疑当列于下文抵当汤之前。

伤寒腹满谵语，寸口脉浮而紧，此肝乘脾也，名曰纵，刺

期门。

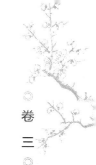

以下两条，论纵横，皆用刺法。"平脉篇"云，水行乘火，金行乘木，名曰纵；火行乘水，木行乘金，名曰横；水行乘金，火行乘木，名曰逆；金行乘水，木行乘火，名曰顺也。然则纵横云者，依五行为说耳，仲景不言五行，不言五脏，亦未有但刺而不药者，钱氏、柯氏、周氏、张氏诸家，并删此二条，是也。姑录旧注二则，学者观其左支右绌，益见此二条非仲景之言矣。

成氏云：腹满谵语者，脾胃疾也，浮而紧者，肝脉也（案：肝脉当弦，"辨脉篇"云，"脉浮而紧者名曰弦也"，成说本此），脾病见肝脉，木行乘土也。经曰：水行乘火，木行乘土，名曰纵。此其类矣，期门者肝之募，刺之以泻肝经盛气。《金鉴》云：伤寒脉浮紧，太阳表寒证也，腹满谵语，太阴阳明里热也。欲从太阳而发汗，则有太阴阳明之里，欲从太阴阳明而下之，又有太阳之表，主治诚为两难，故不药而用刺法也。虽然，太阴论中，太阳表不解，太阴腹满痛，而用桂枝加大黄汤，亦可法也。此肝乘脾名曰纵刺期门，与上文义不属，似有遗误。

渊雷案：期门两穴，正当两乳下，肋骨尽处，即第九肋肋软骨之尖端。《甲乙经》云：在第二肋端（案：此不计二浮肋而从下向上数也），不容旁各一寸五分，上直两乳。

伤寒发热，啬啬恶寒，大渴欲饮水，其腹必满，自汗出，小便利，其病欲解，此肝乘肺也，名曰横，刺期门。

欲饮水，《玉函》《脉经》并作欲饮酢浆，《千金翼》作欲饮戴浆。案：皆即今之醋也。

成氏云：伤寒发热，啬啬恶寒，肺病也（案：此句颇武断）。大渴欲饮水，肝气胜也，《玉函》曰作大渴欲饮酢浆，是知肝气胜也。伤寒欲饮水者愈，若不愈而腹满者，此肝行乘肺，水不得行也。经曰：木行乘金，名横。刺期门以泻肝之盛气，肝肺气平，水散而津液得通，外作自汗出，内为小便利而解也。《金鉴》云：伤寒发热，啬啬恶寒，无汗之表也。大渴欲饮水，其腹必满，停饮之满也。若自汗出，表可自解，小便利，满可自除，故曰其病欲解也。若不汗出，小便闭，以小青龙汤先解其外，外解

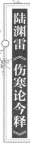

已，其满不除，十枣汤下之，亦可愈也。此肝乘肺名曰横刺期门，亦与上文义不属，似有遗误。

太阳病二日，反躁，凡熨其背而大汗出，大热入胃（一作二日内，烧瓦熨背，大汗出，火气入胃），胃中水竭，躁烦，必发谵语。十余日振栗，自下利者，此为欲解也，故其汗从腰以下不得汗，欲小便不得，反呕，欲失溲，足下恶风，大便硬，小便当数，而反不数，及不多。大便已，头卓然而痛，其人足心必热，谷气下流故也。

《玉函》《脉经》，"反躁凡"三字，并作"而反烧瓦"四字，"大热"并作"火热"，"振栗自下利者"，并作"振而反汗出者"，"其汗"上并无"故"字，皆是也。案：此条及次条，辞气俱不似仲景。

柯氏云：此指火逆之轻者言之。太阳病经二日，不汗出而烦躁，此大青龙证也。

成氏云：太阳病二日，则邪在表，不当发躁，而反躁者，热气行于里也。反熨其背而发汗，大汗出，则胃中干燥，火热入胃，胃中燥热，躁烦而谵语。至十余日，振栗自下利者，火邪势微，阴气复生，津液得复也，故为欲解，火邪去大汗出则愈。若从腰以下不得汗，则津液不得下通，故欲小便不得，热气上逆而反呕也。欲失溲足下恶风者，气不得通于下而虚也。津液偏渗，令大便硬者，小便当数。经曰：小便数者，大便必硬也。此以火热内燥，津液不得下通，故小便不数及不多也。若火热消，津液和，则结硬之便得润，因自大便也。便已头卓然而痛者，先大便硬，则阳气不得下通，既得大便，则阳气下降，头中阳虚，故卓然而痛。谷气者，阳气也，先阳不通于下之时，足下恶风，今阳气得下，故足心热也。丹波氏云：十余日振栗自下利者，《玉函》《脉经》作十余日振而反汗出者，似是。欲解也故之故，《玉函》无之，亦似是。成注云：大汗出则愈，且注文代故以若字，皆与《玉函》符，极觉明畅。

渊雷案：自此以下，论火逆烧针之坏证，然此条文不明畅，亦非仲景语。今从丹波氏所斠，合成注观之，盖当作三段看。自条首至必发谵语，为第一段，言火逆之坏证。自十余日至及不多，为第二段，言火逆欲解之病理。自大便已以下，为第三段，言午解时之病理。盖太阳病二日而躁，依柯氏说，是表寒里热之证，当与大青龙。大青龙虽是汗剂，有石膏以清里热，则汗出而热解。今乃烧瓦熨背熨以取汗，汗虽出，里热反因火而盛，热盛津伤，脑神经受其影响，故躁烦而谵语。古人以谵语为阳明胃实之证，故曰火热入胃，胃中水竭耳。十余日振而反汗出者，津液自复，里热从战汗而解也。此时欲作汗解，阳气与津液集中于上部，以祛毒害性物质，故腰以上有汗而呕。同时腰以下津液阳气俱少，津液少，故无汗而欲小便不得，阳气少，故失溲而足下恶风。若非此等特异机转，则大便硬者，小便当数。今乃不数及不多，则因津液偏渗于上部故也。及战汗已毕，里热已祛，则津液下达，而得大便，阳气下达，而头卓然而痛，且两足不复恶风，足心反热矣。

　　太阳病中风，以火劫发汗，邪风被火热，血气流溢，失其常度。两阳相熏灼，其身发黄。阳盛则欲衄，阴虚小便难。阴阳俱虚竭，身体则枯燥，但头汗出，剂颈而还，腹满微喘，口干咽烂，或不大便，久则谵语，甚者至哕，手足躁扰，捻衣摸床。小便利者，其人可治。

　　《玉函》无"病"字，发下有"其"字，"捻"作"寻"，《脉经》作"循"，成本阴虚下有则字，并是。

　　此条因火攻而成热溶血症也，虽文气繁冗，不似仲景，然论热溶血症之病理证候，委曲详尽，适合今世科学，未可废也。古人以风为阳邪，后世亦有风生热，热生风之论，可知中风病情，本偏于热。更以火劫发汗，则身热愈高，血液被热灼，致红血球崩坏，血色素游离，分解变化而成一种新物质，名海吗吐定。Haematoidin溶解于血浆中，所谓血气流溢，失其常度也，凡黄疸病，皆胆汁混入血液所致。海吗吐定之化学构造，实与胆质色素相同。热溶血症之患者，血液中富有海吗吐定，由门静脉入于肝脏时，使肝脏生成过量之胆汁，平时向输胆管分泌之胆汁色素，至此因涌溢而入肝静脉，复经肺循环，以达全身，遂发溶血性黄疸，所谓两阳相熏灼，其身发黄也。两阳者，中风为阳邪，火劫之邪亦为阳也。阳盛谓热毒

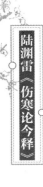

郁积，盖中风自汗之病，不用桂枝汤，而以火劫发汗，则毒害性物质不去，徒伤津液，津伤则汗闭，表证热盛而汗闭，故欲衄。四十七条麻黄证之衄，云阳气重，此云阳盛，其实一也。阳盛者阴必伤，津液伤，故小便难。阴阳俱虚竭，则肌肤得不到滋润，故身体枯燥。阳邪盛于上，阴津伤于下，故但头汗出，剂颈而还，口干咽烂而不大便也。病至此，则各种生理机转俱受影响，于是胃肠不能消化，残留食物发酵，致胃肠中多气体而腹满，肺脏不能适量交换碳氧气而微喘，神经系统既受热灼，故见谵语躁扰、捻衣摸床之脑症状。火逆之证，此为最危矣。若其人小便利者，则津液未涸，肾脏机能无恙，血中毒害性物质得以排除，故知可治。

钱氏云：上文曰阳盛，似不当言阴阳虚竭，然前所谓阳盛者，盖指阳邪而言，后所谓阳虚者，以正气言也。经所谓壮火食气，以火邪过盛，阳亦为之销铄矣。渊雷案：壮火食气，气食少火，壮火散气，少火生气，系《素问·阴阳应象大论》之文。壮火谓过高之体温，少火谓适当之体温，气指神经之功用。神经须适当温度之煦燠，始能成其生理作用，所以气食少火，少火生气也。若受高热熏灼，则失其生理作用，而起病理的反射作用，始虽亢进，亢进之极，转为衰弱，所谓壮火食气，壮火散气也。

丹波氏云：剂颈而还，诸家无详释，特喻氏以为剂颈以下之义。盖剂，剂限之谓，而还，犹谓以还，言剂限颈以还而头汗出也。王氏《脉经》，有剂腰而还之文。

刘栋云：上四条，后人之所记也。

伤寒脉浮，医以火迫劫之，亡阳，必惊狂，卧起不安者，桂枝去芍药加蜀漆牡蛎龙骨救逆汤主之。

《脉经》《千金翼》，"医"上并有"而"字，无"必"字，《玉函》亦无"必"字。

钱氏云：火迫者，或熏，或熨，或烧针，皆是也。劫者，要挟逼胁之称也。以火劫之，而强逼其汗，阳气随汗而泄，致卫阳丧亡，而真阳飞越矣。

方氏云：亡阳者，阳以气言，火能助气，甚则反耗气也。

山田氏云：此条卧起不安，乃前条（谓百一十二条也）胸满之外候，

150

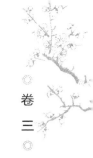

前条论柴胡证而被火攻者，本节论桂枝证而被火攻者也，前言八九日，此言脉浮，其义可见矣。此证虽云亡阳，然而未至汗出恶寒、四肢厥冷之甚，故无取乎姜附剂也。

渊雷案：此条之亡阳，与附子四逆证之亡阳，意义稍异，所亡者是肌表之卫阳，而其人适阳盛者，于是胸腹内脏之阳，上冲以补其阙失，冲气剧而胸腹动甚，有似惊狂者。卧起不安，即惊狂之状也。此条因火劫桂枝证而亡阳惊狂，百一十二条因误下柴胡证而胸满烦惊，表里虽殊，其趣则一，故皆于本证方中加牡蛎龙骨，以治惊狂。本方去芍药者，胸满故也。二十二条云：脉促胸满者，桂枝去芍药汤主之。山田氏云，"卧起不安，乃胸满之外候"，是也。

桂枝去芍药加蜀漆牡蛎龙骨救逆汤方

桂枝（三两，去皮）　甘草（二两，炙）　生姜（三两，切）　大枣（十二枚，擘）　牡蛎（五两，熬）蜀漆（三两，洗，去腥）　龙骨（四两）

上七味，以水一斗二升，先煮蜀漆，减二升，内诸药，煮取三升，去滓，温服一升。本云桂枝汤，今去芍药，加蜀漆、牡蛎、龙骨。

《方极》云：桂枝去芍药加蜀漆牡蛎龙骨汤，治桂枝去芍药汤证，而胸腹动剧者。

《方机》云：惊狂，起卧不安者，或火逆烦躁，胸腹动剧者，及疟疾而有上冲者，桂枝去芍药加蜀漆牡蛎龙骨汤主之，俱兼用紫圆。若有胸胁苦满之证，则别有主治矣。

方舆輗云：不寐之人，彻夜不得一瞑目，及五六夜，必发狂，可恐也，当亟服此方，蜀漆能去心腹之邪积也。

渊雷案：彻夜不得眠，即所谓卧起不安，故本方治之。须知仲景书所举证候，为用药处方之标准，推而广之，可以泛应变化无方之病情。

《方函口诀》云：此方主火邪（案：出《金匮·惊悸吐衄篇》），故汤火伤烦闷疼痛者，又灸疮发热者，皆有效。牡蛎一味为末，麻油调，涂汤火伤，火毒即去，其效可推而知也。

《本草纲目》云：蜀漆乃常山苗，功用相同，今并为一。《续药征》云：蜀漆，主治胸腹及脐下动剧者，故兼治惊狂火逆疟疾。

渊雷案：此证惊狂卧起不安，由于冲气上逆，胸腹脐下动剧，故用桂

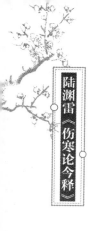

枝以降冲逆，用龙牡蜀漆以镇动气。《本草》谓蜀漆主胸中痰结吐逆，亦因冲气而痰饮上逆也。

形作伤寒，其脉不弦紧而弱。弱者必渴，被火必谵语。弱者发热，脉浮解之，当汗出愈。

此条文不通顺，非仲景语也。弱者必渴，弱者发热，脉浮解之三句，尤为不顺，于病理事实，亦不可通。喻氏魏氏注本，并删此条。

太阳病，以火熏之，不得汗，其人必躁，到经不解，必清血，名为火邪。

此亦热溶血症而血毒自下者也。百一十五条熨其背而大汗出，则津液外泄，故不大便。此条火熏而不得汗，则津液未伤，大便不硬。及其病传阳明，入于胃肠，则血毒随大便而自下也。

成氏云：此火邪迫血，而血下行者也。太阳病，用火熏之，不得汗，则热无从出，阴虚被火，必发躁也。六日传经尽，至七日再到太阳经，则热气当解，若不解，热气迫血下行，必清血。清，厕也。丹波氏云：到经二字未详，成本无经字，然考注文，乃系遗脱。方氏无经字，注云，"到，反也"（案：以为"倒"字也），反不得解也。喻氏不解，志聪、锡驹、钱氏、汪氏，并从成注，柯氏改为过经。程氏云："到经者，随经入里也。"魏氏云："火邪散到经络之间为害。"数说未知孰是。渊雷案：程氏以为随经入里，于文理虽未允，于病情颇切当。

脉浮热甚，而反灸之，此为实，实以虚治，因火而动，必咽燥吐血。

艾灸所以治阳虚，功效类于姜附。脉浮热甚，乃阳实之病，误用艾灸，则为实实。阳性炎上，故吐血。阳盛津伤，故咽燥也。

张氏《直解》云：上节以火熏发汗，反动其血，血即汗，汗即血，不出于毛窍而为汗，即出于阴窍而清血；此节言阳不下陷，而反以下陷灸之，以致迫血上行而唾血；下节言经脉虚者，又以火攻散其脉中之血，以见火攻同，而致症有上下之异。

微数之脉，慎不可灸，因火为邪，则为烦逆，追虚逐实，血难复中，火气虽微，内攻有力，焦骨伤筋，血难复也。

程氏云：血少阴虚之人，脉见微数，尤不可灸，虚邪因火内入，上攻则为烦为逆。血本虚也，而更加火，则为追虚。热本实也，而更加火，则为逐实。夫行于脉中者，营血也，血少被逐，脉中无复血聚矣。艾火虽微，孤行无御，内攻有力矣。无血可逼，焦燎乃在筋骨，盖气主煦之，血主濡之，筋骨失其所濡，而火所到处，其骨必焦，其筋必损。盖内伤真阴者，未有不流散于经脉者也。虽复滋营养血，终难复旧，此则枯槁之形立见，纵善调护，亦终身为残废之人而已，可不慎欤。

丹波氏云：烦逆者，烦闷上逆之谓。吴遵程云：心胸为之烦逆。是也。钱氏云：令人烦闷而为火逆之证矣。恐不然耳。

渊雷案：脉微为阴虚血少，脉数为热，此热正由阴虚，谓之虚热，与阳盛之热大异。阴虚而热之理，详《金匮要略今释》。凡阴虚之热，当益其阴，景岳滋阴诸方，最宜择用，不可清其热，尤不可误用阳虚法之艾灸。此条言误灸阴虚之祸也。焦骨伤筋，不过极言火毒之害，非谓筋骨真能焦灼，不可以词害意。百一十六条及百一十九条，皆是实热而阴不虚，阴不虚则血不少，实热经火熏，则热邪盛，故成热溶血症，而或发黄疸，或致清血。此条则热邪本微，艾灸之火，又不如熏熨之烈，故不为溶血症，但以阴虚血少，致形骸枯槁，难以救治耳。学者于此等处细心研究，自能通晓阴阳虚实之理。

脉浮，宜以汗解，用火灸之，邪无从出，因火而盛，病从腰以下必重而痹，名火逆也。欲自解者，必当先烦，烦乃有汗而解。何以知之？脉浮，故知汗出解。

赵刻本与上条连属为一，今从《玉函》及成氏以下诸家注本析之。《玉函》成本，从欲自解以下为别一条，方氏诸家，遂移于太阳上篇，以为太阳病自解之总例，非也。

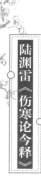

五十二条云：脉浮者，病在表，可发汗。盖正气欲祛毒害性物质于肌表，将汗未汗之际，药力助之，则病随汗解。今乃不用发汗以解表，而用火灸以温里，抑阻正气外趋之势，汗不得出，则水毒壅滞于肌表，故身重而痹，水性流下，故痹在腰以下。痹者，麻痹不仁也。若其人正气实者，虽经抑阻，仍能驱水毒以作汗，斯时正邪分争，汗出较难，故必先烦热，然后乃有汗而解。何以知烦热之将汗解？以其脉仍浮，故知正气乃驱毒害性物质向外以作汗也。

刘栋云：上六条，后人之所记也。渊雷案：自百一十八条形作伤寒至此，凡五条，而云六条者，从《玉函》成本析本条为二也。

烧针令其汗，针处被寒，核起而赤者，必发奔豚。气从少腹上冲心者，灸其核上各一壮，与桂枝加桂汤，更加桂二两也。

钱氏云：烧针者，烧热其针而取汗也。《玉机真脏论》曰：风寒客于人，使人毫毛毕直，皮肤闭而为热，当是之时，可汗而发也，或痹不仁肿痛，可汤熨及火灸刺而去之。观此，则风寒本当以汗解，而漫以烧针取汗，虽或不至于因火为邪，而针处孔穴不闭，已被寒邪所侵矣。

《伤寒类方》云：不止一针，故云各一壮。

渊雷案：烧针，即温针也。针处核起而赤，乃是创口发炎，盖消毒不净而受感染。曰被寒者，犹急性热病称为伤寒矣。奔豚，病名，其证候即是气从小腹上冲心，其病有发作性，详《金匮要略今释》。针处核起而赤，何以必发奔豚，则不可知。《正字通》云：医用艾灸一灼，谓之一壮。陆佃曰：以壮人为法，老幼羸弱，量力减之。

桂枝加桂汤方

桂枝（五两，去皮） 芍药（三两） 生姜（三两，切） 甘草（二两，炙） 大枣（十二枚，擘）

上五味，以水七升，煮取三升，去滓，温服一升。本云桂枝汤，今加桂满五两。所以加桂者，以能泄奔豚气也。

成本不载此方，山田氏云：此方及桂枝新加汤，经文既言其所加之分量，则仲景氏原本不载其方，可知矣。后人不识，看以为方名，从而附载

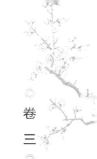

其方已。

《方极》云：桂枝加桂汤，治本方证（谓桂枝汤证也）而上冲剧者。
《方机》云：上冲甚者，桂枝加桂汤主之，兼用应钟。若有拘急硬满之证
者，则桂枝汤不宜与焉。凡上冲者，非上逆之谓，气从少腹上冲于胸，是
也。又云：烦，脉浮数，无硬满状者。

雉间焕云：奔豚主剂虽綦多，特加桂汤为最可也。又灸后有发大热不
止，是火邪也，今谓之炷热，又称灼热，此方主之。

又云：生平头痛有时发，苦之一二日，或四五日，其甚则昏迷吐逆，
绝饮食，恶药气者，每发服此，则速起。或每天阴欲雨头痛者，亦当服
之，能免其患也。

渊雷案：奔豚之病，气从小腹上冲心，而主以桂枝加桂汤，故吉益
氏《药征》，谓桂枝主治冲逆。余尝博览译本西医书，历询国内西医，欲
求奔豚上冲之理，卒不可得。然奔豚服加桂汤，其上冲即止，则事实不可
诬也。吾侪著书传后，述其所知，阙所不知，若吉益氏者可也。而有惑于
《难经》臆说者，以奔豚为肾之积气（见《难经·五十六难》），遂谓加桂
汤为泄肾气、伐肾邪，又以肾居下部，而桂枝气薄上行，不若肉桂之气厚
下行，遂谓此汤之加桂，是肉桂而非桂枝（方有执以下多如此），不从事
实。而凭臆想，何其诬也。山田氏云：方有执云，所加者桂也，非枝也。
果尔，唯当称加。不可云更加也。

火逆下之，因烧针烦躁者，桂枝甘草龙骨牡蛎汤主之。

山田氏云："下之"二字，莫所主当，必是衍文，宜删。古昔火功之
术，种种不同，有艾火，有温针，有烧瓦，火逆之证，于是多端矣。逆谓
误治也。本节所说，比之救逆汤证，一等轻者也。然而烦躁乃惊狂之渐，
亦为火热内攻之候，故亦以桂枝、甘草、龙骨、牡蛎四物，以救其逆也。
桂枝甘草汤条云：发汗过多，其人又手自冒心，心下悸，欲得按者，桂枝
甘草汤主之。由此考之，此条亦为发汗过多之证明矣。

渊雷案：此条旧注，有以为先火复下，又加烧针，凡三误者，成氏、
程氏、汪氏、张氏《集注》、张氏《直解》、魏氏、日本和久田氏，是也；
有以为烧针取汗，即是火逆，烧针与下之两误者，《金鉴》、吴氏（吴仪

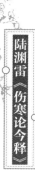

洛《伤寒分经》)、钱氏、日本丹波氏，是也。夫伤寒脉浮，以火迫劫，不过一误，犹必惊狂，卧起不安，今两误三误，而变证乃止于烦躁，斯必无之理也，故从山田之说，删"下之"二字。火逆因烧针烦躁，谓诸火逆证中，有因烧针而烦躁者，盖火逆为提纲，烧针则本条之子目也。又案魏氏云：误治之故有三，而烦躁之变证既一，则唯立一法以救三误，不必更问其致误何由矣（以上魏氏）。此说甚通达，得仲景凭证用药之旨。而山田氏驳之云：果如斯，所谓知犯何，逆随证治之（十六条），亦以为无用之言乎？妄甚矣（以上山田）。不知"知犯何逆"之上，尚有"观其脉证"四字，正谓观其现在之脉证，不必拘其已往之治法也。山田之书，可博要精核，然刻意指摘前修，时或失之偏颇。

桂枝甘草龙骨牡蛎汤方

桂枝（一两，去皮）　甘草（二两，炙）　牡蛎（二两，熬）　龙骨（二两）

上四味，以水五升，煮取二升半，去滓，温服八合，日三服。

《方极》云：桂枝甘草龙骨牡蛎汤，治桂枝甘草汤证，而（《方极》无此七字，据《类聚方集览》及《方极附言》补）胸腹有动，急迫者。

魏氏云：烦躁，即救逆汤惊狂卧起不安之渐也，故用四物，以扶阳安神为义。不用姜枣之温补，不用蜀漆之辛快，正是病轻则药轻也。柯氏《方论》云：近世治伤寒者，无火熨之法，而病伤寒者，多烦躁惊狂之变，大抵用白虎承气辈，作有余治之。然此证属实热者固多，而属虚寒者间有，则温补安神之法，不可废也。更有阳盛阴虚而见此证者，当用炙甘草加减，用枣仁、远志、茯苓、当归等味，又不可不择。渊雷案：魏云扶阳，柯云温补，意皆指桂枝也。然本方桂枝一两，分为三服，则每服仅得今称七分许，此不足言温，更不足言补。二君能宗师仲景者而其言如此，无怪有人畏忌桂枝，以为热药也。所以遇此等证时，非但不用柴桂龙蛎诸方，亦不用白虎承气辈，但用羚羊牛黄之剂，药价昂贵，徒增病人担负，而病则未必能愈。

太阳伤寒者，加温针，必惊也。

156

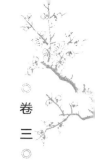

《玉函》无"者"字。

钱氏云：温针，即前烧针也。太阳伤寒，当以麻黄汤发汗，乃为正治。若以温针取汗，虽欲以热攻寒，而邪受火迫，不得外泄，而反内走，必致火邪内犯阳神，故震惊摇动也。

山田氏云：此条火逆总纲，本当在于柴胡加龙骨牡蛎汤前也。

渊雷案：以上十一条，皆论火逆一类。

太阳病，当恶寒发热，今自汗出，反不恶寒发热，关上脉细数者，以医吐之过也。一二日吐之者，腹中饥，口不能食；三四日吐之者，不喜糜粥，欲食冷食，朝食暮吐。以医吐之所致也，此为小逆。

刘栋云：后人所掺也。山田氏云：此次条注文，错乱出于此者已，宜删。

渊雷案：此条词句繁冗，且称关上脉，皆非仲景辞气，故二君云尔。然病理有可验者，仍释之。凡病属阳证，而毒害性物质上迫胸咽者，可吐，不尔，即不当吐。太阳病，毒害性物质在肌表，固非吐法所宜，然因吐而得汗，则表证亦随解，故自汗出而不恶寒发热也。关上所以候脾胃（六部脉分配脏腑，唯关上候脾胃有验），细则为虚，数则为热，误吐而伤胃中津液，且引起胃机能之兴奋，故关上脉细而数也。腹中饥口不能食，当是食入即吐。凡食入即吐，责其胃热，朝食暮吐，责其胃寒。寒谓贫血，谓机能衰减，热谓充血，谓机能亢进。一二日三四日，谓病之浅深，不可拘泥日数。病尚浅而误吐之，则胃受刺激而为热，故食入即吐，虽饥不能食。病渐深而误吐之，则胃受刺激而充血，故不喜糜粥，欲食冷食，然其机能已衰减，故朝食暮吐也。

汪氏云：《补亡论》常器之云：可与小半夏汤，亦与半夏干姜汤。郭白云云：《活人书》大小半夏加茯苓汤、半夏生姜汤，皆可选用。元坚云：此证盖橘皮竹茹汤，或千金竹叶汤之类。所宜取用，如单从驱饮，恐不相对。渊雷案：读仲景书，当药方证候参互推勘，得其活用之法。书中不出方诸条，语焉不详，本不可悬拟方药，后人不知此义，辄为之补方，郭雍遂作《伤寒补亡论》，是犹画蛇而添足也。又林亿等序，有三百九十七

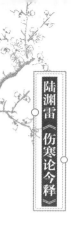

法之语，妄人乃将本论条文，分析删并，凑成三百九十七条，以一条为一法。不知林亿所谓法者，指方药之治法，故原序下文云：除复重，定有一百一十二方。若以不出方诸条，亦各为一法，则方之不存，法于何有，其无知妄作，更甚于补亡矣。此条常器之、郭白云所举诸方，皆是镇呕剂，皆主不因饮食而自呕吐者。若食入即吐，朝食暮吐，则小丹波所举两方，近是。橘皮竹茹汤，系《金匮》方，竹叶汤出《千金》第十卷，云治伤寒后虚羸少气呕吐，其方即竹叶石膏汤去甘草也。

太阳病，吐之，但太阳病当恶寒，今反不恶寒，不欲近衣，此为吐之内烦也。

《金鉴》云：太阳病吐之，表解者当不恶寒，里解者亦不恶热，今反不恶寒，不欲近衣者，是恶热也，此由吐之后，表解里不解，内生烦热也。盖无汗烦热，热在表，大青龙证也。有汗烦热，热在里，白虎汤证也。吐下后心中懊恼，无汗烦热，大便虽硬，热犹在内，栀子豉汤证也。有汗烦热，大便已硬，热悉入腑，调胃承气汤证也。今因吐后内生烦热，是为气液已伤之虚烦，非未经汗下之实烦也，以上之法，皆不可施，唯宜用竹叶石膏汤，于益气生津中，清热宁烦可也。

山田氏云，太阳病吐之句下，似有阙文。

病人脉数，数为热，当消谷引食，而反吐者，此以发汗，令阳气微，膈气虚，脉乃数也。数为客热，不能消谷，以胃中虚冷，故吐也。

发汗太过，或不当汗而汗之，体温放散过多，是为阳气微。内脏者，体温之策源地，既以自温，又随血传送，以温肌表。今肌表之体温，因过汗而放散，于是内脏之体温，随汗势以浮越于表，则为表热里寒。表热故脉数，里寒故膈气虚。胃中虚冷，不能消谷而吐也。客热，犹言非固有之热。膈气，指胸膈间脏腑之机能。

刘栋云：此条，后人之所记也。

山田氏云：数为热，及令阳气微等语，自有辨脉平脉法中辞气。

158

太阳病，过经十余日，心下温温欲吐，而胸中痛，大便反溏，腹微满，郁郁微烦。先此时，自极吐下者，与调胃承气汤。若不尔者，不可与。但欲呕，胸中痛，微溏者，此非柴胡汤证。以呕，故知极吐下也。

《千金翼》无"若不尔"以下三十字。

程氏云：心中温温欲吐而胸中痛，是言欲吐时之象。欲吐则气逆，故痛。著一而字，则知痛从欲呕时见，不尔亦不痛。凡此之故，缘胃有邪蓄，而胃之上口被浊熏也。大便溏，腹微满，郁郁微烦，是言大便时之象。气逆则不下行，故以大便溏为反。大便溏则气得下泄，腹不应满，烦不应郁郁。今仍腹微满，郁郁微烦，凡此之故，缘胃有阻留，而胃于下后仍不畅快也。云先其时者，见未吐下之先，向无此证。缘吐下徒虚其上下二焦，而中焦之气阻升降，遂从津液干燥处涩结成实。胃实则溏，故曰进之水谷，只从胃旁溜下，不得胃气坚结之。大便反溏，而屎气之留中者，自搅扰不宁，而见出诸证，其过在胃，故与调胃承气一荡除之。

希哲云：此证欲吐而胸中痛，郁郁微烦者，似于大柴胡汤证之呕不止，心下急，郁郁微烦（百八条），而心下温温，大便溏不同。又，欲吐而胸中痛，大便溏，腹微满者，似于汗出不解，心下痞硬，呕吐而下利（百七十二条大柴胡汤证），而心下温温，郁郁微烦不同，故再辨之也。

山田氏云：温温，读曰愠愠，古字通用，不必改作。《素问·玉机真脏论》曰：秋脉大过，则令人逆气而背痛。愠愠然，《千金方》引《伤寒论》少阴篇文（三百二十七条心中温温欲吐），亦作愠愠，可见温温即愠愠，乃为烦愦愠闷之貌。自当作而，以声近而讹（案：以文气言，作而反不如作自之稳贴）。少阴篇真武汤条，自下利之自字，《玉函》《千金翼》俱误作而字，可谓明征矣。以呕当作以溏，应上文反溏语也。过经谓表解也，言太阳病，表证已解十余日，心下愠愠欲吐而胸中痛，大便不溏者，此为邪传少阳，小柴胡汤证也。今其人大便当不溏而反溏，郁郁微烦者，知医先此时而极吐下。极吐下者，必用瓜蒂巴豆类，故伤动肠胃，以致下利也。然是药毒未解之下利，非虚寒下利，又非太阳病外证未除而数下之（百七十条），遂致虚寒之利也，故与调胃承气汤以和其胃则愈。若不尔者，谓不因极吐下而有此证，则虚寒之溏，虚寒之腹满，虚寒之烦也，虽

卷三

159

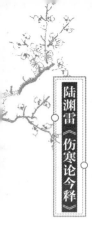

有似柴胡证者，非实热也。其脉当微弱结代，义如前百一十条所述（若自下利者，脉当微厥），不可与调胃承气汤，宜以理中四逆辈温之。若但欲呕，胸中痛，大便微溏者，似柴胡证，而非柴胡证。以其大便溏之故，知其极吐下，又知其非柴胡证也。

渊雷案：此条若不尔以下，不似仲景文字。且今世医工，类用平剂待期，瓜蒂巴豆之类，终身不入药笼，故曾经极吐下之病，竟不可见。不敢凭臆妄释，姑举数说如上。

以上四条，论误吐及呕吐之证。

太阳病，六七日，表证仍在，脉微而沉，反不结胸，其人发狂者，以热在下焦，少腹当硬满，小便自利者，下血乃愈。所以然者，以太阳随经，瘀热在里故也。抵当汤主之。

《玉函》，六七作七八，硬满作坚而满。

山田氏云：此辨太阳病有蓄血者，比桃核承气证一等重者也。彼则小腹急结，此则小腹硬满，彼则如狂，此则发狂，彼则汗后，此则下后，自有差别也。桃核承气证其血自下，其为瘀血之病，不俟辨明矣。此则血不下，故因小便利不利，以断其为瘀血也。桃核承气，主治伤寒病中热邪结于下焦，而其血为之不行，滞而为瘀者也。抵当汤丸，主治其人本有瘀血，而热邪乘之者，故阳明篇曰：其人善忘者，本有久瘀血，宜抵当汤（二百四十二条）。其有别如之。此下焦本有积血之人，适病伤寒，而其热乘瘀血，秽气上而乘心，令人发狂者也。由此观之，虽丈夫，亦有积血之疾，自古而然，但不及妇人最多已。言太阳病六七日，下之后，头痛发热恶寒等仍在，其脉微而沉者，当变为结胸。大陷胸汤条云，"脉沉而紧"，可见结胸其脉多沉。今反不结胸，其人发狂者，此为热乘其蓄血。试看小腹虽硬满，小便则快利如常，可以决蓄血无疑而下之。何以知其经攻下？以"仍在"二字，及"反不结胸"四字，知之也。下篇云，"病发于阳，而反下之，热入，因作结胸"，可见结胸必是下后之病矣。今此证，下后脉沉而不结胸，故曰反也。再按伤寒下法，种种不同，咸待其表解，而后下之。今此条，表证仍在，而用下法者，何也？以其脉既变沉微也。若犹浮大者，未可下之也。下条云，"太阳病，身黄，脉沉结"，亦以脉决其表

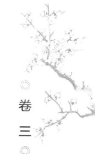

之假在，而实则既解也。

钱氏云：邪不在阳分气分，故脉微。邪不在上焦胸膈而在下，故脉沉。热在阴分血分，无伤于阳分气分，则三焦之气化仍得运行，故小便自利也。其所以然者，太阳以膀胱为腑，其太阳在经之表邪，随经内入于腑，其郁热之邪，瘀蓄于里故也。热瘀膀胱，逼血妄行，溢入回肠，所以少腹当硬满也。

汤本氏云：误下而表热内陷于下腹部，与素有之瘀血合，而作少腹硬满，其余波及上部，令人发狂也。其热专迫血，不与水相结，故在上不为结胸，在下不为小便不利也。

刘栋云："所以然"以下十五字，后人之注，误入本文也。

渊雷案：此条山田之说最精当，钱氏解脉沉而微，亦佳。唯恶寒（表证仍在）而脉沉微，有似虚寒，以其发狂，且少腹硬满，故知非虚寒证，而为蓄血证也。钱氏所谓气分血分者，盖宋元以后之术语。气分谓官能病，血分谓器质病。官能为阳，器质为阴，故气分为阳分，血分为阴分也。太阳随经瘀热在里，本非仲景语，钱氏之解，亦殊难证实。要之，瘀蓄究在何脏器，又以何种机转而排泄于大肠，皆不可知也。

抵当汤方

水蛭（熬）　蛀虫（各三十个，去翅足，熬）　桃仁（二十个，去皮尖）　大黄（三两，酒洗）

上四味，以水五升，煮取三升，去滓，温服一升，不下更服。

《温疫论》云：案伤寒太阳病不解，从经传腑，热结膀胱，其人如狂，血自下者愈，血结不行者，宜抵当汤。今温疫起无表证，而唯胃实，故肠胃蓄血多，膀胱蓄血少。然抵当汤，行瘀逐蓄之最者，无分前后二便，并可取用。然蓄血结甚者，在桃仁力所不及，宜抵当汤。盖非大毒猛厉之剂，不足以抵当，故名之。然抵当证所遇亦少。

渊雷案：吴氏之意，谓蓄血证用桃核承气不效者，宜抵当汤，盖桃核承气主新瘀，抵当汤丸主久瘀，久瘀非桃核承气所能下，其说是也。又谓肠胃蓄血，膀胱蓄血，无分前后二便云云，则非是。凡蓄血，有沉降之性，故证见于少腹，其蓄不在膀胱，亦不必在肠胃，唯用相当药剂下之，其血皆从大便下，不从小便下。若小便带血，则为膀胱尿道之病，宜猪苓

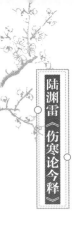

汤，非桃核抵当所主矣。

《方极》云：抵当汤、抵当丸，治瘀血者，凡有瘀血者二焉：少腹硬满，小便快利者，一也；腹不满，其人言我满者，二也。急则以汤，缓则以丸。

《方机》云：抵当汤，治小腹硬满，小便自利，发狂者，喜忘，大便硬，反易通，色黑者，脉浮数而善饥，大便不通者，经水不利者。

方舆輗云：此方云蓄血（二百四十二条），云少腹硬满，比之桃核承气汤证，其病沉结，根已深，蒂已固，至此，非以水蛭虻虫之类，则不能攻破之。

《类聚方广义》云：腹不满，其人言我满者，此不特血块，而瘀血专在于络之证也，验之其证，则自知之。子炳云：心下痞，按之濡，腹不满，其人言我满者，于证则同，于方则异，男子必三黄丸（即黄钟丸，大黄、黄芩、黄连），妇人则海浮石丸（即夷则丸，海浮石、大黄、桃仁）抵当丸。此误也，心下痞，岂与瘀血壅滞同证哉？况二方（谓三黄与抵当也）之所主治不同，而用方亦不可如此拘泥。又云：堕扑折伤，瘀血凝滞，心腹胀满，二便不通者，经闭，少腹硬满，或眼目赤肿疼痛，不能瞻视者，经水闭滞，腹底有癥，腹皮见青筋者，并宜此方。若不能煮服者，为丸，以温酒送下，亦佳。

渊雷案：《本经》，水蛭，味咸平，主逐恶血瘀血，月闭，破血瘕积聚，无子，利水道；䗪虫（即虻虫），味苦微寒，主逐瘀血，破下血积，坚痞癥瘕，寒热，通利血脉及九窍，是二药之效用略同。西人往昔常用活蛭吮血，以消炎症，日本猪子氏试验水蛭之浸出液，谓可缓慢血液之凝固。然则抵当汤用此二药，盖取其溶解凝固之血，以便输送排泄也。柯氏云：蛭，昆虫之巧于饮血者也。虻，飞虫之猛于吮血者也。兹取水陆之善取血者攻之，同气相求耳。更佐桃仁之推陈致新，大黄之苦寒，以荡涤邪热。

太阳病，身黄，脉沉结，少腹硬，小便不利者，为无血也。小便自利，其人如狂者，血证谛也，抵当汤主之。

钱氏云：此又以小便之利与不利，以别血证之是与非是也。身黄，遍身俱黄也。沉为在里，而主下焦，结则脉来动而中止，气血凝滞，不相接续之脉也。

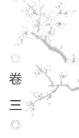

成氏云：身黄脉沉结，小便不利者，胃热发黄也，可与茵陈汤；身黄脉沉结，少腹硬，小便自利，其人如狂者，非胃中瘀热，为热结下焦而为蓄血也，与抵当汤，以下蓄血。

方氏云：谛审也，言如此则为血证审实，无复可疑也。

渊雷案：此与前条脉证悉同，而有身黄为异，因就身黄中辨两种治法也。小便不利者，宜茵陈五苓散。小便自利而其人如狂者，为溶血性黄疸。本论百一十六条，及婴儿初生之黄疸，皆属溶血性，而其治递殊。百一十六条由于热盛阴伤，则宜清热养阴，初生儿黄疸既无热，又无水血之结，但宜茵陈剂助其退黄，此条由于瘀蓄，故宜攻瘀，由此可知病同治异之理。

伤寒有热，少腹满，应小便不利，今反利者，为有血也，当下之，不可余药，宜抵当丸。

此证与抵当汤证同，故用药亦同。不言发狂者，省文也。唯病势稍缓，故丸以缓之。

雉间焕云：阴证伤寒有热，小腹满，应小便不利，反利者，宜兼用此方，或单用，更无余药可救其死者。

抵当丸方

水蛭（二十个，熬）　蛀虫（二十个，去翅足，熬）　桃仁（二十五个，去皮尖）　大黄（三两）

上四味，捣分四丸，以水一升，煮一丸，取七合，服之，晬时当下血，若不下者更服。

《类聚方广义》云：余家用此方，取上四味，为末，炼蜜和，分为八丸，以温酒咀嚼下，日服二丸，四日服尽，不能酒服者，白汤送下。又云：产后恶露不尽，凝结为块，为宿患者，平素虽用药，难收其效，当须再妊分娩后，用此方，不过十日，其块尽消。

山田氏云：四味分量，宜与抵当汤同，犹理中汤丸半夏散汤例。唯分为四丸，以用其一丸，此其别也已。

张氏《缵论》云：煮而连滓服之，与大陷胸同意。

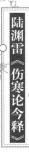

渊雷案:《证类本草》陶弘景云:晬时者,周时也,从今旦至明旦。

以上三条,皆论瘀血证治,百一十一条桃核承气汤,当列于此三条之前。

太阳病,小便利者,以饮水多,必心下悸;小便少者,必苦里急也。

山田氏云:小便利,当作小便不利,《病源·伤寒悸候》引此文,小便利作小便不利,宜从而改焉。小柴胡条云:心下悸,小便不利。真武条云:心下悸,头眩。又云:有水气。茯苓甘草汤条云:厥而心下悸,宜先治水。《金匮》云:食少饮多,水停心下,甚者则悸。合而考之,饮水多而悸者,以水停心下,小便不利也。小便少,乃不利之甚者。膀胱为之填满,故苦小腹里急也。里急谓腹里拘急,《外台·虚劳里急篇》可以参看。按此条,承前章,以辨小便不利之由也,盖茯苓甘草汤证也。

渊雷案:茯苓甘草汤证,盖因肠之吸水机能有障碍,胃中之水,因而不下于肠,胃又不能吸水,故心下悸也。若小便少而里急者,尿积于膀胱而不得出,乃膀胱尿道之病,宜猪苓汤。故猪苓汤证与茯苓甘草汤证,皆与肾脏无关。

前三条,以小便利不利,辨瘀血证。此条连类相及,示小便之利不利,不但可辨蓄血,亦有蓄水证焉。

164

卷
四

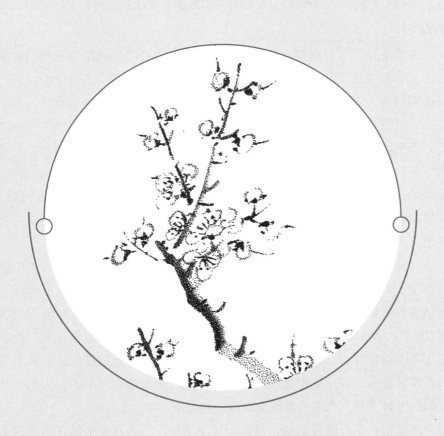

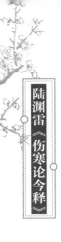

辨太阳病脉证并治下

问曰：病有结胸，有脏结，其状何如？答曰：按之痛，寸脉浮，关脉沉，名曰结胸也。何谓脏结？答曰：如结胸状，饮食如故，时时下利，寸脉浮，关脉小细沉紧，名曰脏结，舌上白胎滑者难治。

何谓脏结以下，赵刻本为别一条，今从成本合之。此条意欲辨结胸脏结之异，然非仲景文字，何以知之？凡《伤寒》《金匮》中，设为问答，及称师曰者，皆辞旨浅薄，与全书不类，一也。王叔和最相信脉法，故名其书曰《脉经》，仲景则详于证而略于脉，此条言脉独详，二也。结胸之病，苦楚殊甚，而轻轻以"按之痛"三字了之，试问胸部按之痛者，果皆为结胸矣乎？三也。若夫脏结，乃是死证，百七十四条有明文，与结胸无相似处，今与结胸相提并论，辨其异同，且曰如结胸状，四也。假令脏结果如结胸状，亦当苦楚不能食，而曰饮食如故，五也。以是五者，知非仲景之言矣。

元坚云：结胸者何？饮邪相结，以盘踞胸膛，遂及心下是也。盖阳明之类变，而其证更有等差（案：谓大陷胸汤丸及小陷胸等轻重不侔也）。脏结者何？阴寒上结，如结胸状是也。此亦太阴之类变，乃与寒实结胸（百四十八条）相似而有异，盖深痼沉着，宗气亦衰，故不任攻下。此证仅二条，难精其义，然既名脏结，则其病深重可知。且以理推之，寒实结胸有痰涎相得，脏结则似无痰涎，唯是寒结，势逼君主者乎。吴氏削"饮食如故时时下利"八字，盖饮食如故一句难解，待考。

渊雷案：小丹波释结胸，是矣。其说脏结，不据百七十四条，而据本条及次条后人沾入之文，多作模棱之语，盖笃守注不破经之例，不敢质言

《伤寒论》中真伪杂糅，遂不恤啜嚅其词，亦贤者之一蔽也。

脏结无阳证，不往来寒热（一云寒而不热），其人反静，舌上胎滑者不可攻也。

元坚云：舌上白胎滑者，舌上胎滑者，就二者字视之，则似脏结有胎不白滑而黄涩者，又似有有阳证。往来寒热，其人躁者，寒凝岂有此等症状，然则二者字当虚讲。

渊雷案：古人以腑为阳，脏为阴，病名脏结，示阴证也。阴证，故曰无阳证不往来寒热。阴证本静，而曰反静者，盖结胸脏结，皆疼痛甚剧，痛则易致躁扰，脏结虽痛而不躁，故曰反静欤。痞硬疼痛之病，非攻不愈，舌苔滑者，光平无纹，为极虚不能攻下之象，故上条曰难治，此条曰不可攻。

山田氏云：上三条（问曰一条本为二条故也），王叔和敷衍之文，刘栋以为后人之言，是也。

病发于阳，而反下之，热入，因作结胸。病发于阴，而反下之（一作汗出）。因作痞也。所以成结胸者，以下之太早故也。

痞下，《玉函》成本并无"也"字。原注一作"汗出者"，《千金翼》作"汗之"。

钱氏云：发于阳者，邪在阳经之谓也。发于阴者，邪在阴经之谓也。反下之者，不当下而下也。两反下其义迥别，一则以表邪未解，而曰反下，一则以始终不可下，而曰反下也。因者，因误下之虚也。

山田氏云：阳言结胸，阴言痞，互文言之，其实阴阳皆有痞有结胸也。言热入而不言寒入者，以结胸得诸外来之邪，痞得诸心气之结也。言所以成结胸，而不言所以成痞者，以结胸多得诸下早，而痞则不必然也。其所谓病发于阴而反下之因作痞者，如太阴篇首条是也。痞，否也，气结而否塞之名，故无胀无痛，但心下妨烦而不知饥，亦不欲食也，非若结胸之有物而且硬且痛也。按痞与结胸，同是心下之病，唯由其气结与水结，以别之名已，成无己、方有执诸人，皆以胸中心下为之分别，非也。再

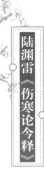

按：凡伤寒不可下而反下之，热入因作结胸者，是理之常，固不足怪也。其邪自解于外，而内更生痞病者，何也？盖以表邪有盛不盛，下剂有峻不峻，今邪自解于外，而内更生痞病者，以邪气本微，而攻之太峻也。

元坚云：此所谓阴阳，殊为难解。张氏既疑之，秦氏《伤寒大白》以为表热之轻重，亦未畅。轩村（案：日人轩村宁熙，字世缉）尝谓此盖虚实已，当时不详其说，今推之意，盖言就太阳中分其人虚实，其人实，有饮，邪激甚，故作结胸；其人虚，有饮，邪激微，故作痞。所释如是，亦颇觉稳贴。

渊雷案：结胸，即浆液性胸膜炎之兼胃实者，本是原发病，下文百四十一条百四十二条皆是，而此条及百四十条百四十三诸条，以为误下太阳所致。痞即胃炎，亦是原发病，而本论所说，有由于误下太阳者，"脉浮而紧，而复下之，紧反入里，则作痞"（百五十八条），"伤寒中风，医反下之，其人下利日数十行，谷不化，腹中雷鸣，心下痞硬"（百六十五条），"伤寒大下后复发汗心下痞，恶寒"（百七十一条）皆是也；有由于误下少阳者，"伤寒五六日，呕而发热者，柴胡汤证具，而以他药下之"云云，若"但满而不痛者，此为痞"（百五十六条），是也；亦有不因误下，自然而成者，"伤寒汗出解之后，胃中不和，心下痞硬"（百六十四条），是也。然未有由于误下阴证者，阴证误下，当为亡阳虚脱，岂但痞而已乎？此条云：病发于阴，而反下之，因作痞。明明错误，山田氏知痞之多由于误下太阳，是矣，乃云误下阴证亦有结胸与痞，仍误。小丹波知所谓阴阳之难解，而推轩村之意，谓阴是其人虚，岂知虚证伤寒，即是少阴，又何必易阴阳为虚实耶？要之，此条于文字上整然为两扇，于病理上殊不确实，大类叔和文字。小丹波诸君，于论中可疑之处，惯作模棱之解，固无足怪，山田发奸辨伪，最为有识，独于此条不质疑，何也？

结胸者，项亦强，如柔痉状，下之则和，宜大陷胸丸。

痉，《玉函》《脉经》俱作痓，是也。柔痉即桂枝加葛根汤之证，详《金匮要略今释》。元坚云：大陷胸丸证，是饮邪并结，稍轻于大陷胸汤证，然势连甚于上者也，项强殊甚，其状似痉，但非如刚痉之背反张，故云如柔痉状。柯氏云：头不痛而项犹强，不恶寒而头汗出，故如柔痉状。山田氏云：凡结胸有热者，宜用大陷胸汤下之，其无热者，宜用大陷胸丸下之。论云，"过经谵语者，以有热也，当以汤下之，而医以丸药下之，非其治也"（中篇调胃承气汤条），可见丸方本为无热者而设矣。程氏云：从胸上结硬，而势连甚于下者，大陷胸汤。若从胸上结硬，而势连甚于上者，缓急之形既殊，则汤丸之制稍异，大陷胸丸峻治而行以缓，得下行之势，而与邪相当，是其法也。

和久田氏云：胸骨高起，心下亦按之硬，而不痛，常项背强，俗称鸠胸，亦所谓龟胸也，此证多得之胎毒，非一时之剧证（案：谓非急性病也），故无伏热，或手不可近之痛。论曰：结胸者，项亦强，如柔痉状，下之则和，宜大陷胸丸。凡攻胎受之病，或血块等陈痼之证，汤药反不能攻其结毒，故以丸药治之。是故所谓龟胸龟背，及痫等胎毒，其毒渐增，致成伛偻，则终身废疾，皆大陷胸丸所治也。然此方攻击之剂，不可日日用之，是当审其外证，每日用小陷胸汤、旋覆花代赭石汤、半夏厚朴汤、厚朴生姜半夏甘草人参汤之类（汤本氏云小陷胸大小柴胡汤之证最多），加以灸灼，隔五日七日，以大陷胸丸攻之。

渊雷案：胸膜炎之痛，有放射至肩颈者，故云项亦强如柔痉状。大陷胸丸比之大陷胸汤，多葶苈杏仁，知其证有痰咳。山田氏以为无热用丸，然抵当丸明言伤寒有热，知汤丸之异，不在有热无热矣。易汤为丸之故，程说近之。和久田以治龟胸龟背，乃不发热之慢性病，意与山田略同，然其病多属虚损，大陷胸之峻烈，亦未可轻用也。

大陷胸丸方

大黄（半斤）　葶苈子（半升，熬）　芒硝（半升）　杏仁（半升，去皮尖，熬黑）

上四味，捣筛二味，内杏仁芒硝，合研如脂，和散，取如弹丸一枚，别捣甘遂末一钱匕，白蜜二合，水二升，煮取一升，温顿服之，一宿乃下，如不下更服，取下为效，禁如药法。

《金鉴》云：大陷胸丸，治水肿肠澼初起，形气俱实者。

《方极》云：大陷胸丸，治结胸，若项背强者。

《类聚方广义》云：东洞先生晚年，以大陷胸汤为丸用之，犹如理中

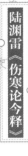

抵当二丸之例，泻下之力颇峻。然至如毒聚胸背，喘鸣咳嗽，项背共痛者，此方为胜（谓大陷胸丸也）。

又云：治痰饮疝症，心胸痞塞结痛，痛连项背臂膊者，或随其宜用汤药，兼用此方，亦良。

渊雷案：葶苈杏仁甘遂，皆为逐水药，而甘遂最峻，其力遍于全身，葶苈较缓，其力限于胸部。浮肿清涕，咳逆喘鸣者，用葶苈之证也。杏仁之效用，略如葶苈，而性则尤缓。胸膜囊中浆液多者，不但硬痛，且压迫心脏，易其位置，故本方合三味以逐水，佐之以硝黄者，引使水毒从大肠排泄，佐之以白蜜者，所以助药毒也。前贤于白蜜甘草，每谓药力太峻，以此缓之，虽然，果嫌药力太峻，何不小其剂，减其味，而乃以他药缓之耶？且如甘草粉蜜汤，草蜜之外，仅有一味粉，亦将谓粉之力太峻，而以草蜜缓之耶？斯不然矣。

结胸证，其脉浮大者，不可下，下之则死。

浮大之脉有二：按之有神者，为热在表，若用大陷胸，恐表热乘虚入里，相结更甚，故不可下，山田氏以为可与小陷胸汤，余谓解表药兼用小陷胸可也；浮大无力者为虚甚，此云下之则死，殆指虚证，方钱程诸家以为虚脉，盖有见也。

结胸证悉具，烦躁者亦死。

山田氏云：悉具者，表证皆去，而脉不浮大，心下硬满而痛，其脉沉紧者，是也。结胸原非轻证，加以烦躁，不死何俟。喻氏云：亦字承上，见结胸全具，更加烦躁，即不下亦主死也。

太阳病，脉浮而动数，浮则为风，数则为热，动则为痛，数则为虚，头痛发热，微盗汗出，而反恶寒者，表未解也。医反下之，动数变迟，膈内拒痛（一云头痛即眩），胃中空虚，客气动膈，短气躁烦，心中懊侬，阳气内陷，心下因硬，则为结胸，大陷胸汤主之。若不结胸，但头汗出，余处无汗，剂颈而还，小便

不利，身必发黄。

膈内拒痛，《玉函》《脉经》《千金翼》并作头痛即眩。

山田氏云：浮则为风云云三十三字，王叔和注文误入者也。按盗汗二字，恐六朝以降之名，非汉时语，《内经》中亦未有之，"六元正纪大论"则谓之寝汗。膈内拒痛云云二十字，甘草泻心汤及栀子豉汤条文，错乱入于此者也，今并删之。阳气者，谓在表之邪气。阳，表也，气，邪也。本篇文蛤散条云，"病在阳，应以汗解之"，上篇各半汤条云，"阴阳俱虚"，皆以表称阳者也，非所谓亡阳之阳也。中篇小青龙汤条云，"心下有水气"，本篇甘草泻心汤条云，"客气上逆"，皆于邪称气者也，非所谓胃气之气也。言太阳病脉浮而动数者，宜发其汗，而医反下之，浮数变为沉迟者，此为表邪乘虚而内陷，必使人心下硬满而痛，名为结胸。所以名之结胸者，以水气为邪所团结，而在于胸胁间也，宜以大陷胸汤陷下以平之。若下后不结胸，但头汗出，剂颈而还，小便不利者，此为热不得发越，壅塞在里，身必发黄也，乃茵陈蒿汤证，其详见阳明篇。

渊雷案：数则为虚，不合脉法，《金鉴》已疑之矣。动则为痛，亦无理，虽应下文之头痛，然动脉不主痛也。上条云，"烦躁者亦死"，今云短气躁烦，似以烦躁为结胸应有之证，其误显然，山田氏并删之，是也。太阳病误下，无引发浆液性胸膜炎之理，盖初时证候未显，下后始见显明之结胸证，遂以为误下所致耳。下文诸痞证，谓由于误下者，亦尔。胸膜腔中浆液，使病人硬痛痞闷，苦楚不可言喻，故汤丸方皆以甘遂逐水为主。若不以下，言误下而不作结胸者。下后热陷，亦成阳明，阳明病遍身汗出者，不致发黄，但头汗出而小便不利者，身必发黄，释在阳明篇茵陈蒿汤条。

又案：结胸既因误下而得，复以大陷胸汤峻下，舒驰远既疑之，铁樵先生亦谓大陷胸不可用。太炎先生云：结胸有恶涎，此有形之物，非徒无形之热也，非更以下救下，将何术哉？然江南浙西，妄下者少，故结胸证不多见，而大陷胸汤之当否，亦无由目验也。吾昔在浙中，见某署携有更夫，其人直隶人也，偶患中风，遽饮皮硝半碗，即大下成结胸，有扬州医，以大陷胸下之，病即良已，此绝无可疑者。

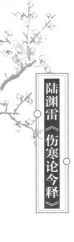
大陷胸汤方

大黄（六两，去皮） 芒硝（一升） 甘遂（一钱匕）

上三味，以水六升，先煮大黄，取二升，去滓，内芒硝，煮一两沸，内甘遂末，温服一升，得快利，止后服。

《千金》《千金翼》，大黄下俱无"去皮"字，一钱匕上俱有"末"字。

柯氏《方论》云：以上二方，比大承气更峻，治水肿痢疾之初起者甚捷，然必视其人之壮实者施之。如平素虚弱，或病后不任攻伐者，当念虚虚之祸。

《方极》云：大陷胸汤，治结胸，若从心下至少腹硬满者。

《方机》云：治结胸心下痛，按之石硬者；短气烦躁，心下硬者；舌上燥而渴，发潮热，不大便，自心下至小腹硬满而痛不可近者；谵语烦躁，心下痛，手不可近者。

《类聚方广义》云：肩背强急，不能言语，忽然而死者，俗称早打肩（当是日语），急以铍针放血，与此方取峻泻，可以回九死于一生。

又云：脚气冲心，心下石硬，胸中大烦，肩背强急，短气不得息者；产后血晕，及小儿急惊风，胸满，心下石硬，咽喉痰潮，直视痉挛，胸动如奔马者；真心痛心下硬满，苦闷欲死者，以上诸证，非治法神速，方剂峻快，则不能救，宜此方，是摧坚应变之兵也。用者贵能得其肯綮，执其枢机耳。

《方函口诀》云：此方为热实结胸之主药，其他胸痛剧者有特效。一士人，胸背彻痛，昼夜苦楚不可忍，百治无效，自分欲死，服大陷胸汤三帖而霍然。又脚气冲心，昏闷欲绝者，服此方而苏。凡医者临死地，又不可无此手段也。又因留饮而肩背凝者，有速效。小儿龟背，可用此方，其轻者宜大陷胸丸。又小儿欲作龟胸，早用此方，则能收效。

成氏云：大黄谓之将军，以苦荡涤；芒硝一名硝石，以其咸以软硬；夫间有遂，以通水也，甘遂若夫间之遂，其气可以直达透结，陷胸三物为允。渊雷案：《玉函》又载大陷胸汤一方，无大黄芒硝，而有桂枝、大枣、栝楼实、人参，《千金翼》第九卷癖积门陷胸汤，无芒硝，而有栝楼甘草黄连（案：《本草》谓甘遂反甘草，而古方同用者颇多），《千金》则无甘遂，皆与本论异，故成氏谓三物为允也。

《橘窗书影》云：泽内右内，尝患腹痛，一日大发，腹坚满，自心下至少腹刺痛不可近，舌上黄苔，大小便不利，医以为寒疝，施药反生呕逆，昼夜苦闷不堪。余诊为结胸，与大陷胸汤，为有呕气，不能下利，因以唧筒灌蜜水于谷道，尔后大便快利数十行，呕止，腹满痛顿减，后与建中汤而痊愈。

又云：松屋之子，年十一，腹满而痛，呕吐甚，不能纳药，医以为疝，疗之增剧，胸腹胀痛，烦躁不忍见。余作大陷胸汤，令淡煎冷饮，须臾，吐利如倾，腹中烦躁顿减，后与建中汤，时时兼用大陷胸丸而平复。汤本氏云：此病，胸腹胀痛烦躁为主证，呕吐为客证，故以主证为目的，而处本方，客证亦自治。若误以呕吐为主证，而用小半夏汤等镇吐剂，不特其呕吐不可治，死期可立而待也。故证有主客，不可不知。

伤寒六七日，结胸热实，脉沉而紧，心下痛，按之石硬者，大陷胸汤主之。

脉沉而紧，《玉函》作其"脉浮紧"。

此大陷胸汤之正证，不言误下，仲景亦知此病有原发者矣。六七日为少阳期，盖以胸膜病为少阳病也。病有水，故脉沉，心下痛，故脉紧。不按自痛，按之石硬，其证视前条稍重。张兼善云：下早结胸事之常，热实结胸事之变，所入之因不同，其证治则一理而已。山田氏云：热实者，有热而实之谓，对寒实言之，实乃胃家实之实，大便不通是也。

伤寒十余日，热结在里，复往来寒热者，与大柴胡汤。但结胸，无大热者，此为水结在胸胁也。但头微汗出者，大陷胸汤主之。

此就胸膜炎兼胃实之证，辨其干湿二性也，干性者属大柴胡，湿性者属大陷胸。然湿性亦有往来寒热者，不妨兼用柴胡。总之，柴胡为干湿二性所通用，陷胸及他逐水剂，为湿性所独用，此则病理药效之无可疑者。

山田氏云："但头微汗出者"六字，发黄条内之文误入，当删之。注家成无己诸人，皆谓此是为一种水结胸矣，果尔，其治亦应用别方，岂均以

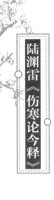

一大陷胸疗之乎？渊雷案：水结在胸胁，正释结胸之病源，而成氏诸家，谓别有一种水结胸，不与热结，《活人书》遂用小半夏加茯苓汤，唯喻氏、钱氏辨其非。

太阳病，重发汗，而复下之，不大便五六日，舌上燥而渴，日晡所小有潮热（一云日晡所发心胸大烦），从心下至少腹硬满而痛不可近者，大陷胸汤主之。

此条兼有胃实，为结胸证中最剧者。喻氏云：不大便，燥渴，日晡潮热，少腹硬满，证与阳明颇同，但小有潮热，则不似阳明大热，从心下至少腹手不可近，则阳明又不似此大痛，因是辨其为太阳结胸兼阳明内实也。缘误汗复误下，重伤津液，不大便而燥渴潮热，虽太阳阳明，亦属下证。但痰饮内结，必用陷胸汤由胸胁以及胃肠，荡涤始无余，若但下肠胃结热，反遗胸上痰饮，则非法矣。钱氏云：日晡，未申之时也。所者，即书云多历年所之所也。

小结胸病，正在心下，按之则痛，脉浮滑者，小陷胸汤主之。

病，《玉函》《千金翼》并作者，是也。浮滑下，《玉函》《千金翼》俱无者字。

王氏云：上文云硬满而痛不可近者，是不待按而亦痛也，此云按之则痛，是手按之然后作痛耳。上文云至少腹，是通一腹而言之，此云正在心下，则少腹不硬痛可知矣。热微于前，故云小结胸也。

喻氏云：其人外邪陷入原微，但痰饮素盛，夹热邪而内结，所以脉见浮滑也。

山田氏云：结胸虽有轻重之异，俱不可不下，但其脉浮滑，故与小陷胸以和解之也。盖结胸者，不啻心下，并及两胁下，所谓水结在胸胁（百四十二条），及妇人中风，胸胁下满，如结胸状（百五十条），可见矣。此则不然，正唯在心下，且不按则不痛，实结胸之小者已，故名曰小结胸也。小结胸与痞，其证极相似矣，按之则痛，不欲近手者，小结胸也，按

174

之则痛，虽痛，其人反觉小安，欲得按者，痞也。何者？结胸虽小，其因属水也，痞虽大，其本属气故也。王肯堂以前条兼胃实之证为大结胸，以唯在心下为小结胸，非矣。渊雷案：小结胸与痞，俱是胃炎，故其证极相似，但小结胸多黏液耳。

汤本氏云：正在心下，按之则痛者，谓以指头轻打胸骨剑突之直下部，其人即诉疼痛。此轻打与疼痛，间不容发，非其他压痛之比，故著则字。

小陷胸汤方

黄连（一两） 半夏（半升，洗） 栝楼实（大者一枚）

上三味，以水六升，先煮栝楼，取三升，去滓，内诸药，煮取二升，去滓，分温三服。

黄连，《玉函》作二两。三服下，《总病论》《活人书》、王氏《准绳》，俱有"微解下黄涎即愈"七字。

《内台方议》云：小陷胸汤，又治心下结痛，气喘而闷者。

《丹溪心法》云：治食积（案：即急性胃炎），痰壅滞而喘急，为末和丸服之。

《张氏医通》云：凡咳嗽面赤，胸腹胁常热，唯手足有凉时，其脉洪者，热痰在膈上也，小陷胸汤。

《方极》云：小陷胸汤，治小结胸者。《方机》云：治结胸有痰饮之变者，兼用南吕、姑洗或紫圆。龟背，腹中无积聚者，病聚于胸中而呕或吐者，胸膈膨胀而发痫者，俱兼用紫圆。

《方函口诀》云：此方主饮邪结于心下而痛者。栝楼实主痛，《金匮》胸痹诸方，可以征焉。故《名医类案》，孙主簿述以此方治胸痹，《张氏医通》治热痰在膈上者，其他治胸满气塞，或嘈杂，或腹鸣下痢，或食物不进，或胸痛。羽间宗元以此方加芒硝、甘遂、葶苈、山栀子、大黄，名中陷胸汤，治惊风，方意却近大陷胸汤。

渊雷案：此方实治胃炎之多黏液者，黄连所以消炎，半夏所以和胃止呕，栝楼实所以涤除黏液。黏液为水饮之一，古书称痰饮、水饮，日医称水毒，时医称痰，其实一而已矣。胃多黏液，往往引起脑症状，为痫，为惊风，时医所谓痰迷心窍者也。黄连与栝楼为伍，为胃肠药中峻快之剂，

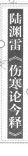

仅亚硝黄，不可不知。《别录》云：栝楼实，味苦寒无毒，主胸痹。《药征》云：栝楼实，主治胸痹也，旁治痰饮。所谓胸痹者，胸膈痞塞是也。《伤寒直格》云：栝楼实唯锉其壳，子则不到，或但用其中子者，非也。

《医学纲目》云：工部郎中郑忠厚，因患伤寒，胸腹满，面黄如金色，诸翰林医官商议，略不定，推让曰：胸满可下，恐脉浮虚。召孙兆至，曰：诸公虽疑，不用下药，郑之福也，下之必死，某有一二服药，服之必瘥。遂下小陷胸汤，寻利，其病遂良愈，明日面色改白，京城人称服。

渊雷案：小陷胸治胃炎，胃炎连及十二指肠者，可以致黄疸，然则此案面黄如金色者，黄疸也。黄疸之愈，因血液中胆汁色素之排除，颇需时日，无倏然而退之理，今云明日面色改白，殊可疑，所以用小陷胸之证候，亦未明载。录之，见古方取效之捷而已。

又云：孙主簿述之母，患胸中痞急，不得喘息，按之则痛，脉数且涩，此胸痹也，因与仲景三物小陷胸汤，一剂而和，二剂而愈。

《赤水玄珠》云：徐文学三泉先生令郎，每下午发热，直至天明，夜热更甚，右胁胀痛，咳嗽吊疼，坐卧俱疼，医以疟治，罔效。逆予诊之，左弦大，右滑大搏指。予曰：《内经》云：左右者，阴阳之道路。据脉，肝胆之火，为痰所凝，必勉强作文，过思不决，郁而为疼，夜甚者，肝邪实也。乃以仲景小陷胸汤为主，栝楼一两，黄连三钱，半夏二钱，前胡、青皮各一钱，水煎饮之，夜服当归龙荟丸（丹溪方，治肝脏实热胁痛，当归、龙胆、栀子、黄连、黄芩、黄柏、大黄、芦荟、青黛、木香、麝香），微下之，夜半，痛止热退，两帖全安。渊雷案：左脉弦大为少阳，为柴胡证，右脉滑大为食滞痰实，即胃炎实证，而为小陷胸汤证也。此证或宜小陷胸合小柴胡，或宜小陷胸合四逆散，或宜大柴胡，详其舌胎腹候，必有可辨者。若谓勉强作文，过思不决，郁而为疼，则因病人为文学之子，想当然耳。作文过思，何致发热胁痛哉？引《内经》，无所主当，尤牵强之极。诊脉必兼左右手，脉案将悉引此二句乎。时医脉案，喜引《内经》以自重，其割裂不通，更甚孙氏，慎勿落此窠窠。

《建殊录》云：越中小田中村胜乐寺后住（住持僧之子也日，僧亦娶妻生子），年十三，生而病痤，其现住（住持僧也）来谒曰：余后住者，不敢愿言语能通，幸赖先生之术，倘得称佛名，足矣，其剂峻烈，非所畏惧，纵及死，亦无悔矣。先生诊之，胸肋烦张，如有物支之，乃为小陷胸汤及滚痰丸与之，月余，又为七宝丸饮之数日，如此者凡六次，出入二岁所，乃无不言。

《成绩录》云：一男子六十余岁，时时饮食窒于胸膈，不得下，状如膈噎，咳嗽有痰饮，先生与小陷胸汤，兼用南吕丸，即愈。

又云，丹州一猎夫，乘轿来告曰：一日入山逐兽，放鸟铳中之，兽僵，乃投铳欲捕之，兽忽苏，因与之斗，遂克捕之，尔后虽无痛苦，然两肘屈而不伸，普求医治，不得寸效。先生诊之，胸满太甚，异于他所，乃与小陷胸汤，服之而愈。汤本氏云：余亦随腹诊，用本方，治吞酸嘈杂，两脚挛急，行步难者，得速效。

《生生堂治验》云：一妇人，产后呕吐不止，饮食无味，形貌日削，精神困倦，医者皆以为产劳。师诊之，正在心下，酸痛不可按，曰水饮也，与小陷胸汤，佐以赫赫圆，乃愈。

《麻疫一哈》云：一步兵，年四十余，发热三四日，发疹未半，心下结痛一日夜，头出冷汗，两足微厥，喉中痰鸣，胸满短气，大便不通，与小陷胸汤及滚痰丸，下利二三行。其翌，发热甚，炎炎如燃，大汗若洗，疹子皆发出而安。

又云：八木氏，年可二十，发热无汗，疹欲出不出，心下结痛，肩背强直，因与小陷胸汤，前证渐安。明日以紫圆下之，下利数行，谵语发热，汗出如流，疹子从汗而出，疹收后，全复故。

《方伎杂志》云：小西之子，年十四五，乞诊，父母曰：伏枕已三年矣，药饵祈请无不至，而病加重，羸败瘦削，至于如此。余诊之，薄暮发寒热，胸骨呈露，肌肤索泽，身面黧黑，眼胞微肿，腹满，而脐旁之皮，痛不可触，且每夜腹痛而微利，其状，腹胀而四肢柴瘦，恰如干虾蟆，卧床不能起，饮食不进，舌上黄苔，小溲黄赤，脉沉而微数，仰卧则脐边挛痛。余告其父母曰：是所谓疳劳重症，非余所能治也。父母愀然曰：固不敢望其生，然仅此一子，舐犊之情，不能自已，犹冀其幸万死于一生，故举儿命以托于先生，请垂玉爱恤。恳请不已，余不能辞，乃用小陷胸汤四逆散合方，䗪虫丸每日五分，每日通利二三行，杂以秽物，饮啖稍进，父母大喜。自冬徂春，仍贯前剂，其间数日，用鹧鸪菜汤，下蛔数条，自此腹痛截然而止，腹满挛急亦大和，能自身上厕。用前方半岁余，举动略如意，其父携浴于浑堂，益觉畅快，服药不怠，初秋始止药。此儿之得治，

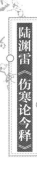

真意外也。汤本氏云：此证，恐是结核性腹膜炎之重症也，余亦尝治此等
笃疾，于其初期中期，用小陷胸汤四逆散合方，兼用大黄䗪虫丸或起废丸
（主陈久瘀血，干漆、桃仁、反鼻霜、大黄，一方无大黄有地黄），其兼
肺及淋巴腺之结核者，用小柴胡汤（或加石膏）小陷胸汤四逆散（或排脓
散）合方，兼用前丸及黄解丸（或第二黄解丸），屡得全效。

《橘窗书影》云：菅沼织部正，往年得胸痹痰饮之证，客冬外感后，
邪气不解，胸痛更甚，加之项背如负板，不便屈伸，倚息不能卧，饮食减
少，脉沉微。众医以为虚候，治之不愈。余诊之曰，虽老愈，邪气未解，
脉带数，先解其邪，而后治其本病不迟也，因与柴陷汤（小柴胡、小陷胸
也）加竹茹，兼用大陷胸丸。服之，邪气渐解，本病亦随以缓和，连服二
方数日而疫愈。

又云：鸟井氏之母，外感后热气不解，胸痛短气，咳嗽甚，脉数，舌
上白苔，食不进，侍医疗之数日，病益重。因走使招余，余诊之曰：是饮
邪并结之证，然以其人虚弱，不致为热结胸也，与柴陷汤加竹茹。服之
四五日，胸痛大减，咳嗽亦随安，后以腹拘急，痰饮不除，用四逆散茯苓
杏仁甘草汤合方，服之而愈。

太阳病二三日，不能卧，但欲起，心下必结，脉微弱者，此
本有寒分也。反下之，若利止，必作结胸；未止者，四日复下
之，此作协热利也。

《玉函》《脉经》《千金翼》，但欲起下有"者"字，此本有寒分也，作
此本寒也，四日，作四五日。《外台》，寒分作久寒，《神巧万全方》，寒分
作寒故，义并较长。山田氏云：此条，王叔和敷衍之文，刘栋以为仲景氏
之言，可谓暗乎文辞矣。

渊雷案：此条盖后人申说误下成结胸之义者，意谓太阳病二三日，乃
表邪未解之时，不能卧但欲起，殆即俗所谓竖头伤寒。所以如此者，心下
结故也。心下结，是水饮所致，小丹波以为桂枝加茯苓术汤之类证，是
也。脉微弱者，因水饮内结，虽有表证，不能浮大也。苓桂术甘证云，
"脉沉紧"。《金匮》云，"脉偏弦者饮也"，可征水饮之病，必见阴脉矣。
外有表热，内有水饮之病，而反下之，若下利自止者，表热内陷，与水相

结，必作结胸。其实，胸膜炎之浆液，乃病后所产生，非先有浆液，而后胸膜发炎也。若下后利遂不止，则内陷之热，直下而不留于胸胁，故不作结胸。医见利不止，以为下之未尽，于四五日复下之，则一误再误，遂作协热利矣。桂枝人参汤条云，"太阳病，外证未除而数下之，遂协热而利，利下不止，心下痞硬，表里不解"，是即协热利之证候。协，《玉函》《脉经》《千金翼》俱作挟。程氏云：里寒挟表热而下利，是曰协热。

太阳病，下之，其脉促（一作纵），不结胸者，此为欲解也。脉浮者，必结胸。脉紧者，必咽痛。脉弦者，必两胁拘急。脉细数者，头痛未止。脉沉紧者，必欲呕。脉沉滑者，协热利。脉浮滑者，必下血。

山田氏云：此条亦叔和所掺，凡由脉以推证，非仲景氏之法也。渊雷案：此条理论不可通，事实无所验，徒乱人意耳。唯下后脉促，则诚有之，语在太阳上篇。

《金鉴》云：脉促当是脉浮，始与不结胸为欲解之文义相属；脉浮当是脉促，始与论中结胸胸满同义；脉紧当是脉细数，脉细数当是脉紧，始合论中二经本脉；脉浮滑当是脉数滑，浮滑是论中白虎汤证之脉，数滑是论中下脓血之脉，细玩诸篇自知。丹波氏云：《金鉴》所改，未知旧文果如是否。然此条以脉断证，文势略与辨平二脉相似，疑非仲景原文，柯氏删之，可谓有所见矣。

病在阳，应以汗解之，反以冷水潠之，若灌之，其热被劫不得去，弥更益烦，肉上粟起，意欲得水，反不渴者，服文蛤散；若不差者，与五苓散。

潠，《全书》《脉经》《千金翼》并作"噀"，俗字也。《玉函》《脉经》《外台》，并无"弥更"二字，肉上，并作皮上。此条赵刻及成氏本，并与次条白散小陷胸合为一条，今从张氏周氏柯氏《金鉴》丹波氏山田氏，分为二条。

濑穆云：《说文》，潠，含水喷也，灌，溉也。劫即迫胁之意，以威力

卷四

179

恐人，谓之迫胁。

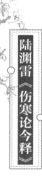

渊雷案：病在太阳者，脉浮而热聚于表，有出汗之倾向，宜因其势而发汗，使热从汗解，是为顺自然疗能而施治。若见其表热甚高，而以冷水渍之或灌之，则肌表之知觉神经感寒冷，遂使肌肤收缩，汗腺闭塞，表热不得放散，体温愈益增高，故弥更益烦也。肉上粟起者，肌肤汗腺收缩而虬结也。意欲得水者，烦热不得散越故也。反不渴者，热仍在肌表，不在胃中故也。冷水渍灌之法，古人以治热郁不得外越之证，乃利用体工之反射力，使郁热达表而汗解也，《千金》《外台》之治石发，华元化之治寒热注，皆用此法。若太阳病，则其热本在肌表，非郁不外越之比，此法乃不适用。由是推之，高热之证，可否用冰，正须考虑。文蛤散当作文蛤汤，说在下文。若不瘥，谓意欲得水反不渴之证不瘥也，此与渴欲饮水，水入则吐同理，故与五苓散。

文蛤散方

文蛤（五两）

上一味，为散，以沸汤和一方寸匕服，汤用五合。

柯氏云：文蛤一味为散，以沸汤和方寸匕，服满五合，此等轻剂，恐难散湿热之重邪，弥更益烦者。《金匮要略》云：渴欲得水而贪饮者，文蛤汤主之，兼治微风脉紧头痛。审证用方，则移彼方而补入于此而可也。其方麻黄汤去桂枝，加文蛤石膏姜枣，此亦大青龙之变局也。

元坚云：冷水渍灌，水邪郁表，故主以驱散之剂，此条从柯氏作文蛤汤，证方始对。且《金匮》渴欲得水而贪饮者，岂发散所宜，一味文蛤，自似恰当，盖其方互错也（案：柯氏小丹波氏说是也）。文蛤汤方，出《金匮·呕吐哕下利篇》，文蛤五两，麻黄甘草生姜各三两，石膏五两，杏仁五十个，大枣十一枚，盖即大青龙汤去桂枝，加文蛤也，故方后云：汗出即愈。文蛤散方，亦见《金匮·消渴篇》云：渴欲饮水不止者，文蛤散主之。互详《金匮要略今释》。

《方极》云：文蛤汤，治烦渴而喘咳急者，文蛤散，治渴者。

文蛤，《本经》云，"味咸平无毒，主恶疮蚀，五痔"，《别录》云，"咳逆胸痹，腰痛胁急，鼠瘘大孔出血，女人崩中漏下"，此皆与本条之证不合。唯时珍云，"能止烦渴，利小便，化痰软坚"，其下即引《伤寒论》

文蛤散，盖据本条之文而为之说也。又，海蛤条，《本经》云，"味苦咸平无毒，主咳逆上气，喘息烦满，胸痛寒热"，苏恭云，"主十二水满急痛，利膀胱大小肠"，甄权云，"治水气浮肿，下小便，治咳逆上气"，萧炳云，"止消渴，润五脏"，乃与文蛤散、文蛤汤之证正合。盖海蛤、文蛤，治效略同，故方氏云，"文蛤即海蛤之有文理者"，王氏《准绳》云，"文蛤即海蛤粉也，河间丹溪多用之，大能治痰"，是也。《金鉴》袭《三因方》之说，谓文蛤即五倍子者，非是。

寒实结胸，无热证者，与三物小陷胸汤，白散亦可服。（一云与三物小白散）

《玉函》《千金翼》，作与三物小白散，与原注或本同，为是。小陷胸用黄连栝楼，苦寒之品，与寒实之证不合。白散方亦三味，所服不过半钱匕，谓之三物小白散，亦允。

山田氏云：陷胸汤亦可服六字衍文，宜从《玉函》及宋版注删之。寒实，对热实而言，所谓无热证是也，非有寒证也，如本篇妇人中风热入血室条，热除而身凉，亦唯谓无热耳，非有寒凉也。实乃胃家实之实，大便不通是也，言结胸无热证而不大便者，宜与白散攻下。若有热者，不宜丸散，宜以汤下之。按此证不同大陷胸丸证者，唯大便不通为异，其无热证则一也。

元坚云：寒实结胸，盖系太阴之类变。此膈间素有寒涎，邪气内陷，相化为实，或是有膈痛心下硬等证，其势连及于下，而阳犹持者，故峻利之也。

渊雷案：白散所治，即近世所谓急喉痹，乃白喉及小儿急性喉炎之类，不必无热，亦不必大便不通。其证喘鸣气促，肢冷汗出，窒息欲死，故曰寒实，曰无热证欤。此其所结，上迫咽喉，与大陷胸证绝异，是知结胸之名，所包亦广，凡胸部以上闭塞疼痛者皆是。

白散方

桔梗（三分） 巴豆（一分，去皮心，熬黑，研如脂） 贝母（三分）

上三味，为散，内巴豆，更于臼中杵之，以白饮和服，强人半钱匕，

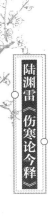
羸者减之。病在膈上必吐，在膈下必利，不利，进热粥一杯，利过不止，进冷粥一杯。身热皮粟不解，欲引衣自覆，若以水潠之洗之，益令热劫不得出，当汗而不汗则烦。假令汗出已，腹中痛，与芍药三两，如上法。

此方，《外台·第十卷·肺痈门》引仲景《伤寒论》，名桔梗白散，《金匮·肺痈篇》载为附方，《玉函》作桔梗、贝母各十八铢，巴豆六铢，研下无"如脂"字。《千金翼》冷粥一杯下注云：一云冷水一杯。《玉函》《外台》并无身热皮粟以下四十八字，钱氏、柯氏、张锡驹氏、山田氏注本并删之。案：身热皮粟云云，似是前条文蛤汤下之文，然文义仍不允惬，删之为是。此方，日医以治喉搏肺症，今采其治喉痹者入本篇，治肺痈者入《金匮要略今释》，学者参互观之可也。

《方极》云：桔梗白散，治毒在胸咽，或吐下如脓汁者。

《方机》云：有结毒而浊唾吐脓者，毒在胸咽而不得息者。

汤本氏云：如实扶的里（即白喉）性呼吸困难，此方之适例也。余治一小儿，用本病血清无效，将窒息，与本方，得速效。

渊雷案：桔梗排脓，贝母除痰解结，二者皆治胸咽上焦之药；巴豆吐下最迅烈，合三味以治胸咽闭塞之实证也。《和语本草》云：巴豆生者，有毒甚猛，炒熟则性缓。巴豆须炒熟用之，是纯由经验而得之成绩，颇与当时之学理为一致。汤本氏云：巴豆含有克鲁顿油，Croton 泻下作用甚峻烈，西医亦所知悉，唯未知阴阳虚实之法则，不过单用于顽固便秘。本药不当如此狭用，宜熟读玩味师论及本草诸说，以扩充其用途，然其性峻烈，他药无与伦比，初学不可轻用。丹波氏云：《本草》徐之才云，中巴豆毒者，用冷水。

张氏《直解》云：巴豆性大热，进热粥者，助其热性以行之也，进冷粥者，制其热势以止之也。俱用粥者，助胃气也。

《成绩录》云：巽屋之家人，猝然咽痛，自申及酉，四肢厥冷，口不能言，如存如亡（案：犹言气息仅属耳），众医以为必死，举家颇骚扰。及戌时，迎先生请治。脉微欲绝，一身尽冷，呼吸不绝如缕，急取桔梗白散二钱，调白汤灌之，下利五六行，咽痛始减，厥复气爽，乃与五物桂枝桔梗加大黄汤（桂枝、地黄、黄芩、桔梗、石膏、大黄）须臾，大下黑血，咽痛尽除，数日而平复。

《古方便览》云：一男子，咽喉肿痛，不能言语，汤水不下，有痰咳，痛不可忍。余饮以白散一撮，吐稠痰数升，痛忽愈，愈后用排脓汤而痊愈。

《橘窗书影》云：野村之子，一夜，咽喉闭塞，不得息，手足微冷，自汗出，烦闷甚，走急使迎余。余诊之曰：急喉痹也，不可忽视。制桔梗白散，以白汤灌入，须臾，发吐泻，气息方安，因与桔梗汤而痊愈。世医不知此证，缓治而急毙者，见数人焉，故记之以为后鉴。

渊雷案：以上十五条，皆论结胸一类。

太阳与少阳并病，头项强痛，或眩冒，时如结胸，心下痞硬者，当刺大椎第一间，肺俞，肝俞，慎不可发汗；发汗则谵语脉弦，五日谵语不止，当刺期门。

五日，《玉函》成本并作五六日。

太阳与少阳并病，柴胡桂枝汤为的对之方，或眩冒，时如结胸，心下痞硬，亦是柴胡桂枝之所主，今云当刺，似非汤药所能治者。又误汗而谵语，无非津伤热结，亦有可用之汤方。今云当刺期门，亦似非汤药所能治者。皇甫谧谓仲景论广汤液，明《伤寒论》用汤为主，今不用汤而用刺，疑非仲景之言也。唯此证宜柴胡桂枝汤，不宜太阳方发汗，则是。《甲乙经》云：大椎在第一椎陷者中，三阳督脉之会，刺入五分；肺俞在第三椎下两旁各一寸五分，刺入三分，留七呼；肝俞在第九椎下两旁各一寸五分，针入三分，留六呼。"气府论"王注云：五脏俞，并足太阳脉之会（脊椎两旁为足太阳脉）。成氏《金鉴》，以大椎第一间即为肺俞，非也。

又案：刺灸之术，以经脉为基础学说。近人研究此术，颇有成就，则废弃经脉，侧重神经纤维矣。

《金鉴》云：太阳与少阳并病，故见头项强痛，或眩冒，时如结胸，心下痞硬之证。而曰或曰时如者，谓两阳归并未定之病状也。病状未定，不可以药，当刺肺俞以泻太阳，以太阳与肺通也，当刺肝俞以泻少阳，以肝与胆合也，故刺而俟之，以待其机也。苟不如此而发其汗，两阳之邪，乘燥入胃，则发谵语。设脉长大，则犹为顺，可以下之。今脉不大而弦，五六日谵语不止，是土病而见木脉也，慎不可下，当刺期门以直泻其肝

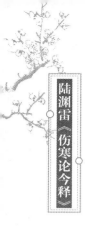

可也。

　　山田氏云：此条王叔和敷衍之文，非仲景氏之言矣。

　　渊雷案：论中太阳少阳并病二条，皆用刺法（本条及百七十八条），殆古有此说，而叔和掺入本论也。

　　妇人中风，发热恶寒，经水适来，得之七八日，热除而脉迟身凉，胸胁下满，如结胸状，谵语者，此为热入血室也，当刺期门，随其实而取之。

　　汤本氏云：山田正珍谓，"经水适来"字，当在"得之七八日"之下，又随其实而取之，成本《玉函》《脉经》作随其实而泻之（案：成本作"写"，《玉函》《脉经》作随其虚实而取之），皆是也。言妇人中风，发热恶寒，得之七八日，经水适来，则表热内陷于子宫，故外表热去而身凉。浮数之脉变为迟脉，迟脉即胸胁下满如结胸状之应征也。胸胁下满如结胸状者，自左肋骨弓下，沿同侧腹直肌至下腹部，紧满挛急之谓，所谓其血必结（次条之文）是也。谵语者，血热侵头脑故也。刺期门者，刺期门左穴，随其瘀血充实之所而泻之也。本条之证，依师论，当刺络取效，然余遇此证，用小柴胡汤桂枝茯苓丸合方，或加大黄，或加石膏，随证选用，不兼刺络，犹能实验奏效，此法本诸吴钱二氏。吴氏《温疫论》曰：妇人伤寒时疫，与男子无异，唯经水适断适来，及崩漏产后，与男子稍有不同。夫经水之来，乃诸经血满，归注于血室，下泄为月水。血室者，一名血海，即冲任脉也，为诸经之总任。经水适来，疫邪不入于胃，乘势入于血室，故夜发热谵语。盖卫气昼行于阳，不与阴争，故昼则明了，夜行于阴，与邪相搏，故夜则发热谵语。至夜止发热而不谵语者，亦为热入血室，因有轻重之分，不必拘于谵语也。经曰：无犯胃气及上二焦，必自愈。胸膈并胃无邪，勿以谵语为胃实而妄攻之，但热随血下，则自愈。若有如结胸状者，血因邪结也，当刺期门以通其结。《活人书》治以柴胡汤，然不若刺期门之效捷。按吴氏说月经来潮之由来，及昼日明了，至夜发热谵语之理，不免牵强附会，其他总良说也。然谓小柴胡不若刺期门之效捷，则因但知单用，而不知用合方之故，不可从。钱乙氏曰（案：所引系钱潢《伤寒溯源集》，非钱仲阳语，汤本误也）：小柴胡汤中应量加血药，

184

如牛膝、桃仁、丹皮之类；其脉迟身凉者，或少加姜、桂，及酒制大黄少许，取效尤速，所谓随其实而泻之也；若不应用补者，人参亦当去取，尤未可执方以为治也。按小柴胡加牛膝、桃仁、丹皮之类，不如小柴胡汤合用桂枝茯苓丸为正。其谓脉迟身凉者加姜桂，且大黄以酒制，又小柴胡汤中去取人参，并误，不可从。

山田氏云：血室谓胞，即子宫也。张介宾《类经·三焦命门辨》曰：子户者，即子宫也，俗名子肠，医家以冲任之脉盛于此，则月事以时下，故名之曰血室。明程式《医彀》曰：子宫即血室也。《金匮》曰：妇人少腹满，如敦状，小便微难而不渴，生后者，此为水与血俱结在血室也。可见血室果是子宫矣，不则何以有少腹满小便微难之理乎？成无己、方有执、喻昌之徒，皆以为冲任之异名，钱潢以为冲任二脉，希哲以为血分，皆非也。

妇人中风，七八日，续得寒热，发作有时，经水适断者，此为热入血室，其血必结，故使如疟状，发作有时，小柴胡汤主之。

元坚云：热入血室者，妇人月事与邪相适，热乘子户是也。有自适来者，有自适断者，适来者，得病之际月事方来也，适断者，未得病前月事已来，而得病方断者也。"经水适断"四字，当在"七八日"之上，倘七八日之后适断者，则其来必在得病之初，是与适来何别。唯文势有体，不要错易。适来血不结，适断则结。治之之法，适来则曰刺期门，曰无犯胃气及上二焦，而不示方药，然除小柴胡，他无相当也；适断则虽属血结，而不敢攻之者，以仅是血道为邪涩滞，非有瘀蓄，故小柴胡汤以清其热，则结自散也。《医学读书记》曰：血结亦能作寒热，柴胡亦能去血热，不独和解之谓也。要之，此二证，俱邪遏血而遂拒胸胁，实少阳之类变也。

汤本氏云：治热入血室，如师论，当用小柴胡汤。然《温疫论》曰：经水适断，血室空虚，其邪乘虚传入，邪胜正亏，经气不振，不能鼓散其邪，为难治，且不从血泄，邪气何由即解？与适来者有血虚血实之分。据此，则此病有血虚血实之别，若但用本方，不兼贫血或多血之驱瘀血剂，则难收全效。余之经验，前者当本方加地黄，或本方合当归芍药散，或仍加地黄，后者则本方合桂枝茯苓丸，酌加石膏大黄。

渊雷案：注家多以经水适来为血室空虚，适断为血结，程氏、方氏、马印麟、丹波氏皆如此，唯汤本氏反之，从《温疫论》之说，以适来为实，适断为虚，故于前条移经水适来于七八日下。推其立言之意，盖谓本非经来之时，因病而来，则逼血离经而为虚，本非经断之时，因病而断，则血瘀胞宫而为实，此程氏、方氏等之意也。本是经来之时，与病相值，则经必不畅而为实，本是经断之时，与病相值，则胞宫无血而为虚，此吴氏、汤本氏之意也。今味经文适字，是经水之来若断，适与病相值，非因病而来若断，则后说为是。然病变万状，非常理所能绳，虽适断适来，俱为热入血室，而血之结否，仍当视其证候，但从适来适断上悬揣，犹执一而无权也。又案：伤寒适值经水而热入血室者，因子宫适营特殊之生理，与平时不同故也，此亦邪之所凑，其气必虚之理。

妇人伤寒，发热，经水适来，昼日明了，暮则谵语，如见鬼状者，此为热入血室，无犯胃气及上二焦，必自愈。

方氏云：无，禁止之辞。犯胃气，言下也。必自愈者，言伺其经行血下，则邪热得以随血而俱出，犹之鼻衄红汗，故自愈也。盖警人勿妄攻以致变乱之意。

程林《金匮直解》云：上章以往来寒热如疟，故用小柴胡以解其邪，下章以胸胁下满如结胸状，故刺期门以泻其实，此章则无上下二证，似待其经行血去，邪热得以随血出而解也。山田氏云：此条程林所解，千古确论，实先辈之所未尝发也。以经水适来，则血室之热，随血出而解，故不及汤剂也。无犯胃气者，以谵语见鬼之似承气证辨之。期门属上焦之穴，柴胡治上焦之方，故谓之上二焦也。期门刺法与小柴胡汤，并非攻击之术，而谓之犯者，以其攻无辜也。

陈氏《妇人良方》云：无犯胃气者，言不可下也，小柴胡汤主之。若行汤迟，则热入胃，令津燥，中焦上焦不荣，成血结胸状，须当针期门也。《伤寒类方》云：此为中焦营气之疾，汗下二法，皆非所宜，小柴胡汤刺期门，则其治也。

汪氏云：此言汗吐下三法皆不可用也，必也与小柴胡汤，以和解邪热，斯不调其经而经血调，谵语等证，可不治自愈。元坚云：病至谵语如见鬼状，未有勿药自愈者，必自愈一句，为无犯胃气及上二焦而发也，方氏以为红汗之类，恐不然。又或曰，二焦之二，衍文也（案：《脉经》注云二字疑），犯胃气言下，犯上焦言吐。

渊雷案：谵语如见鬼状，疑于承气证，故戒之曰无犯胃气。无犯胃气，谓不可下，诸家无异说。上二焦，山田以为期门上焦穴，柴胡上焦方，果尔，则当云二上焦，不当云上二焦矣，上二焦当阙疑。至于治法，或主弗药以待经行，或主小柴胡，今考热入血室三条，热除而脉迟身凉，热入最深，其病最重，如疟状最轻，此条谵语如见鬼状，故当重于如疟状者，如疟状犹须小柴胡，而谓谵语可以弗药乎？且说医之书，载诸空言，不如见之行事。尝遇妇人伤寒，起病仅二日，热不甚高，脉不甚数，舌色腹候俱无异征，而谵语不知人，因问其家人，是否适当行经。揭被视之，床席殷红矣。与小柴胡，一啜即愈。中神琴溪亦有治验，则方、程、山田之说，不可信也。

《生生堂治验》云：京师间街五条之北，近江屋利兵卫之妻，伤寒，经水适来，谵语若见鬼状，且渴而欲水，禁弗与，病势益甚。邀先生诊之，脉浮滑，是热入血室，兼白虎证者也，即与水弗禁，而投小柴胡汤，曰：张氏所谓其人如狂，血自下，下者愈，是也，虽病势如此，犹自从经水而解。果五六日而疫愈。

渊雷案：以上三条，论热入血室，以其证有如结胸状者，故次于结胸之下。

伤寒六七日，发热微恶寒，支节烦疼，微呕，心下支结，外证未去者，柴胡桂枝汤主之。

王氏云：支节，犹云"肢节"，古字通也。支结，谓支撑而结。南阳云（案：见《伤寒百问经络图》）：外证未解，心下烦闷者，非痞也，谓之支结。

山田氏云：味"外证未去"四字，是即太阳少阳并病也，故不举太阳少阳之名，冠以伤寒已。烦疼，谓疼之甚，与烦渴烦惊之烦同，与微喘之

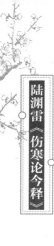

微反对为文也。支结，乃痞硬之轻者，支撑之解得之。凡心下之病，其硬满而痛不可近者，此为结胸。其硬满而不痛，按之则痛，不欲按之者，此为小结胸。其硬满而不痛，按之则痛，虽痛，其人却欲得按者，此为痞。其硬满甚微，按之不痛者，此为支结，支结乃烦闷之意耳。要之，大小结胸与痞硬支结，俱是一证轻重已。

渊雷案：发热微恶寒，支节烦疼，是桂枝证。微呕，心下支结，是柴胡证。心下支结，即胸胁苦满心下痞硬之轻者，山田氏论大小结胸痞硬支结之异，以按之痛否为辨，可备一说。大小结胸，俱夹水饮，痞硬支结，则无水饮。纵有之，亦不为患也。痞固任人揉按，第不当痛耳。

柴胡桂枝汤方

桂枝（一两半，去皮） 黄芩（一两半） 人参（一两半） 甘草（一两，炙） 半夏（二合半，洗） 芍药（一两半） 大枣（六枚，擘） 生姜（一两半，切） 柴胡（四两）

上九味，以水七升，煮取三升，去滓，温服一升。本云，人参汤作如桂枝法，加半夏、柴胡、黄芩，复如柴胡法，今用人参，作半剂。

赵刻本脱桂枝两数，今据《玉函》成本补。山田氏云：本云以下二十九字，《玉函》成本俱无之，全系后人掺入，宜删。盖此方，合柴胡桂枝二汤，以为一方者已，非人参汤变方也。

《外台》云：仲景《伤寒论》，疗寒疝腹中痛者，柴胡桂枝汤（说在《金匮要略今释》）。

《三因方》云：柴胡加桂汤（即本方），治少阳伤风四五日，身热恶风，颈项强，胁下满，手足温，口苦而渴，自汗，其脉阳浮阴弦（参看百三条）。

《伤寒六书》云：阳明病，脉浮而紧者，必潮热，发作有时，但脉浮者，必盗汗出，柴胡桂枝汤。渊雷案：此阳明篇二百九条之文，未可遽信。

《证治准绳》云：柴胡桂枝汤，治疟身热汗多。

《方极》云：柴胡桂枝汤，治小柴胡汤与桂枝汤二方证相合者。《方机》云：发热微恶寒，肢节烦疼，微呕，心下支结者，或腹中急痛，上冲心者，俱兼用应钟。

《类聚方广义》云：发汗失期，胸胁满而呕，头疼身痛，往来寒热，累日不愈，心下支撑，饮食不进者；或汗下之后，病犹不解，又不敢加重，但热气缠绕不去，胸满，微恶寒，呕不欲食，过数日，如愈如不愈者，间亦有之，当先其发热之期，用此方重覆取汗。

又云：妇人无故憎寒壮热，头痛眩晕，心下支结，呕吐恶心，肢体酸软或麻痹，郁郁恶对人，或频频欠伸者，俗谓之血道（日本俗名，我国未闻），宜此方，或兼服泻心汤。汤本氏云：此证当用小柴胡汤、桂枝茯苓丸合方，或兼用泻心汤、黄连解毒汤合方，为正。何则？妇人之病，虽多原因不明，殆来有不因于瘀血者，且合方亦包含柴胡桂枝汤也。

《方函口诀》云：此方，世医无不以为风药之套方，其实乃结胸之类证，心下支结之药也，但有表证之残余，故用桂枝也。《金匮》用于寒疝腹痛，即今所谓疝气者。又肠生痈，腹部一面拘急，胁下强牵，其热状似伤寒而非者，宜此方。又世医用此方之候，当《伤寒蕴要》之柴葛解肌汤，即小柴胡汤加葛根、芍药也。又此方加大黄，用于妇人心下支结而经闭者，乃奥道逸法眼之经验。

《温知堂杂著》云：风湿肢节疼痛者，柴桂加苍术多有效，不必拘风湿门诸方，初起多宜葛根加苍术而乌附当麻之类无效者，大抵宜此方。柴胡桂枝汤条云，"支节烦疼，外证未去者"，盖以此为目的也，近来余屡以此方得奇效。

伤寒五六日，已发汗，而复下之，胸胁满，微结，小便不利，渴而不呕，但头汗出，往来寒热，心烦者，此为未解也，柴胡桂枝干姜汤主之。

山田氏云：胸胁满微结，即是胸胁苦满，结谓郁结之结，病人自觉者已，非医之所按而得也，如栀子豉汤条心中结痛之结，亦然。按此条所说，全系小柴胡证，否者一头汗已，然其他证候，无复可疑者，则何更以余药处之。意者，柴胡桂枝干姜汤，盖叔和因小柴胡加减之法而所制，决非仲景氏之方。何以言之？柴胡方后叔和加减法云，"不呕者，去半夏"，今此方因不呕而不用半夏。又云，"渴者，加栝楼根"，今此方因渴而用之。又云，"胁下痞硬加牡蛎"，今此方因胸胁满微结而用之。又云，"外

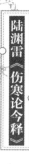

有微热者，去人参加桂枝"，今此方，因头汗出与为未解二句，不用人参而用桂枝。由是考之，此方必叔和所制，况方名亦不合他方之例乎，一扫除之可也。

元坚云：此病涉太少，而兼饮结，亦冷热并有者也。此条，诸注为津乏解，然今验治饮甚效。因考，曰微结，曰小便不利，曰渴，俱似水气之征。不呕者，以水在胸胁而不犯胃之故。但头汗出，亦邪气上壅之候。盖干姜温散寒饮，牡蛎栝楼根并逐水饮，牡蛎泽泻散亦有此二味，其理一也。或曰，微结字无着落，盖心下微结之省文也。

渊雷案：柴胡桂枝干姜汤之证候，为胸部疼痛，干咳，肩背强痛，寒热往来，其病古人谓之水饮，盖亦湿性胸膜炎，唯其硬痛不若大陷胸证之甚耳。本条所举，殊与用法不合，盖后人因小柴胡方下之加减法，以意为之，山田氏并其方而删之，则不知此方之确能取效故也。学者姑置本条原文，留意方后所引用法治验可也。

柴胡桂枝干姜汤方

柴胡（半斤）　桂枝（三两，去皮）　干姜（二两）　栝楼根（四两）黄芩（三两）　牡蛎（二两，熬）　甘草（二两，炙）

上七味，以水一斗二升，煮取六升，去滓再煎，取三升，温服一升，日三服，初服微烦，复服汗出便愈。

干姜、牡蛎，《全书》及《外台》俱作三两。《外台》第一卷伤寒日数门引仲景《伤寒论》，名小柴胡汤，其主疗则太阳中篇百三条之文也。《金匮·疟病篇》附方引《外台》，治疟寒多微有热，或但寒不热者，名柴胡姜桂汤，而《外台》疟门不见。

《活人书》云：干姜柴胡汤（即本方无黄芩），妇人伤寒，经脉方来初断，寒热如疟，狂言见鬼。

《方极》云：柴胡桂枝干姜汤，治小柴胡汤证，而不呕不痞，上冲而渴，腹中有动者。

《方机》云：治疟疾恶寒甚，胸胁满，胸腹有动而渴者，兼用紫圆或应钟。

方舆𫐐云：此方所主，虽同在胸胁，而较之大小柴胡之证，则不急不硬，腹中无力而微结，此腹多蓄饮，或带动悸者也。"上古天真论"云，志闲而少欲，心安而不惧，形劳而不倦云云，此养性之要道，延寿之真诀也。而今天下升平，万民形乐志苦，风俗与上古相反，于是乎人多虚怯，而疝痫留饮，无所不至，故此药自然行世，有故也。

又云：虚劳，其初多为风邪感召，汉土谚云，"伤风不醒变成劳"，即此义也。又，留饮家数被微风，有遂成劳状者，此等证，总宜柴胡姜桂汤。余少时，视世医之治疗，值此证，遽投参芪归地之类，甚则用獭肝紫河车等重药，余亦同之。今则刀圭之道渐辟，虽俗医，亦知用姜桂，道亦与时隆污也。

《类聚方广义》云：劳瘵、肺痿、肺痈、痈疽、瘰疬、痔漏、结毒、梅毒等，经久不愈，渐就衰惫，胸满干呕，寒热交作，动悸烦闷，盗汗自汗，痰嗽干咳，咽干口燥，大便溏泄，小便不利，面无血色，精神困乏，不耐厚药者，宜此方。

《方函口诀》云：此方亦结胸之类证，治水饮微结心下，小便不利，头汗出者。骨蒸初起，因外感而显此证者，甚多，与此方加黄芪、鳖甲，有效。高阶（人名也）家加鳖甲芍药，名缓疾汤，用于肋下或脐旁有疝癖，作骨蒸状者。此方以微结为目的，凡津液结聚胸胁，五内不滋，干咳出者，宜之。固非小青龙汤之因心下水饮而痰咳频出者比，又非如小柴胡加五味子干姜汤之胸胁苦满、胸肋引痛者，唯来自表证，身体不疼痛，虽有热，脉不浮，或头汗盗汗干咳者，用之。又用于疟寒多热少者，有效。又水肿证，心下不和，筑筑然动悸者，水气与积聚相持，合而聚于心下也，宜此方加茯苓。又此方证而左胁下疝癖难缓者，或澼饮之证，加吴茱萸茯苓用之。又妇人积聚兼水饮，时时冲逆，肩背强急者，有验。

《建殊录》云：某生徒读书苦学，尝有所发愤，遂倚几废寝七昼夜，已而独语妄笑，指责前儒，骂不绝口，久之，人觉其狂疾。先生诊之，胸肋烦胀，脐上有动，上气不降，为柴胡姜桂汤饮之，时以紫圆攻之，数日，全复常。

又云：京师东洞街贾人大和屋吉五郎，每岁发生之时，头面必热，头上生疮，痒瘙甚，搔之即烂，至凋落之候，则不药自已，如是者数年，来求诊治。先生诊之，心下微动，胸胁支满，上气殊甚，为柴胡姜桂汤，及芎黄散饮之，一月所，诸证全已，尔后不复发。

《古方便览》云：一妇人，平生月经不调，气上冲，两胁急缩，腰痛

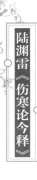

不可忍，经行时，脐腹疗痛，下如豆汁，或如米泔水，经水才一日半日而止，如此十二三年。余诊之，胸胁苦满，脐上动悸甚，乃作此方及硝石大圆（大黄、硝石、人参、甘草，又名夹钟丸），杂进之，时时泄赤黑脓血，服之数月，前证得痊愈。

《成绩录》云：远州一农夫，三十余岁，去年来，时郁冒，稍吐血，盗汗出，往来寒热，微渴，脐旁动甚，就先生请治，与之柴胡姜桂汤而愈。

又云：一女子，素有痫证，一时患疫，诸医疗之，不瘥。迎先生乞诊治，其腹有动，头汗出，往来寒热，大便燥结，时时上冲，昏不识人，日夜如此两三次，乃与柴胡姜桂汤，及紫圆攻之，不一月，诸证尽除。

又云：备中一村甲，恒易恐惊，胸腹动悸，挛急恶寒，手足微冷，虽夏月，亦复衣，惊后必下利，得大黄剂则利甚，十余年不瘥，就先生请诊治，与之柴胡姜桂汤而愈。

又云：一男子，平居郁郁不娱，喜端坐密室，不欲见人，动辄直视，胸腹有动，不治六年所。先生诊之，与柴胡姜桂汤而愈。

又云：长门一士人，居恒口吃，谒先生曰：仆之吃久矣，自知医治所不及，而亦来叩先生，幸先生勿罪。先生问曰：其吃日日同乎？士曰否，时有剧易，心气不了了，则必甚。先生曰可，乃诊之，心胸下无力，胸腹动甚，因与柴胡姜桂汤，谕之曰：服之勿惰。士受剂而去，后贻书谢曰：积年之病，追日复故。

方舆輗云：信州玄向律师（佛家之律宗也），上京，寓华顶山中，病证多端，所最苦者，肩背强痛，日令小沙弥按摩，甚至以铁槌铁尺打之，如此二三年，服药刺络灼艾，千百施治无不至，而无一效。余诊之，其病全是柴胡姜桂汤所主。余谓肩背之患，我无术智，只用姜桂汤治本证，肩背亦或可安者耶。即作剂与之，服仅六七日，诸证十去六七，经久之肩背强痛，不治自愈，其效功实出意表。师大雀跃，赠缯宝以恳谢云。

渊雷案：肩背强痛，多由痰饮，往往驱饮而痛止，唯痰饮何以能使肩背痛，则未知其理。据《方函口诀》，肩背强痛，正是柴胡姜桂汤之一证，非意外之效也。

《麻疹一哈》云：山田仁右卫门之女，年可十八，未嫁，发热蒸蒸，疹子出后，三四日不收，光彩灿烂，两颧赤如朱，两耳蝉鸣，头疼目眩，

192

经水不利者二三月，按其腹状，胸胁支满，腹中有动，脐边凝结而实，按之则痛达腰脚。因为柴胡姜桂汤及浮石丸服之，大便下利日二三行，经信来倍常，诸证渐减，光彩徐徐而消，疹亦减，无虑二十四五日所，全复故。

《橘窗书影》云：泷内之妻，年四十余，脐旁有块数年，心下时时冲逆动悸，不能行步，腰以下有水气，面色萎黄，经水不调。先行其水，并利其血，与柴胡姜桂汤加吴茱萸、茯苓，兼用铁砂丸（苍术、厚朴、橘皮、甘草、铁砂、干漆、莎草）。服之数日，小便夜中快利五六行，脐旁之块次第减，数旬而诸证疫愈。

又云：太田之妻，年二十七八，产后发头眩目痛，一西洋医治之而反甚，胸胁微结，小便不利，腹中动悸，饮食不进，时发寒热，或身振振摇，每头眩而目不能开，夜间惊惕不得眠，或如身在大舟中，风波动摇，片时不得安，每令侍婢二人抱持之。众医杂投滋血镇痉抑肝种种药，凡二岁，依然无寸效。余诊之曰：病已沉痼，非急治之候也，先利其胸胁，镇定动悸，心气得旺，则上下之气得交通，头眩身摇自安矣。主人深诺。因与柴胡姜桂汤加吴茱萸、茯苓，夜间服朱砂安神丸（黄连、辰砂、地黄、甘草、当归）。时正严冬，其证虽有动静，主人确乎信服前方，至明春，病自然去，不复卧蓐。

又云：池野新一妻，产后患头眩，身不能动摇，蓐卧恰如坐舟中，身不得维持，令侍婢扶持之，心下动悸，足心冷汗潵潵然，浸渍蓐上。诊之，无血虚之候，饮食如故，脉亦平，经事不失期，因与柴胡姜桂汤加吴茱萸、茯苓，兼用妙香散（黄芪、茯苓、茯神、薯蓣、远志、人参、桔梗、甘草、辰砂、麝香、木香）。后头汗止，心下动收，虽目眩未止，但不俟人扶持而起居矣，身体血气枯瘦，头中时如戴百斤石，与联珠饮（苓桂术甘合四物汤），间服辰灵散（茯苓、辰砂），头眩日减。一日，右足股间肿起，渐如流注状，余以为头中浊瘀下流，必为肿疡，乃佳兆也，因贴膏，俟脓期，令疡医刺之，后疮口随收，头眩全止，前后历七年而全治。

又云：柳泽光邦，外感后，咳嗽声哑，久而不愈，将为肺痿，余与麦门冬汤加桔梗，兼用六味生津炼（六味地黄丸料加莎草、茯苓、干姜为膏），病减半。一日，冒雨他行，途中即恶寒甚，归家则壮热大渴，身体酸疼，急驰使延余。越翌朝到，则寒热如失，但脉浮弦，腰以下懈怠耳。

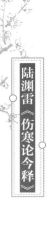

余曰：恐成疟疾，当俟明日，乃可定处方。其翌，果振寒，发大热，渴而引水，汗出如流，即与小柴胡加知母、石膏。服之四五日，疟邪大解，而头痛，心下支结，小便不利，自汗不止，因转柴胡姜桂汤加黄芪、鳖甲，诸证渐安。但隔日少觉恶寒，精气不爽云，乃以拂晓服反鼻霜，疟全止。后以补中益气汤加芍药、茯苓调理，咳嗽声哑均复常。

伤寒五六日，头汗出，微恶寒，手足冷，心下满，口不欲食，大便硬，脉细者，此为阳微结，必有表复有里也，脉沉亦在里也。汗出为阳微，假令纯阴结，不得复有外证，悉入在里，此为半在里半在外也。脉虽沉紧，不得为少阴病。所以然者，阴不得有汗，今头汗出，故知非少阴也，可与小柴胡汤。设不了了者，得屎而解。

在里也，《玉函》作为病在里。此条，徐氏《伤寒类方》以为坏病之轻者，非药误即迁延所致，元坚以为亦是太阳少阳并病，盖因其序次而推知之。今案头汗出云云至脉细者，宛然少阴证，唯大便硬稍涉疑似，仲景盖屡遇此证，确知其非少阴，而小柴胡确能取效，故特出此条，昭示后人，曰可与小柴胡汤也。服汤已，设犹不了了者，以其大便本硬，故须得屎而解。得屎而解，郭白云以为实者大柴胡，虚者蜜煎导，程氏以为当斟酌于大柴胡与柴胡加芒硝汤，要当视其证候以选用矣。此为阳微结以下，至非少阴也，理论牵强，文气拙劣，必是后人旁注，传写误入正文。少阴篇二百八十六条云，"病人脉阴阳俱紧，反汗出者，亡阳也"，三百三条云，"汗出不烦"，三百二十八条云，"呕而汗出"，厥阴篇三百五十六条云，"大汗出"，三百五十七条云，"大汗若大下利"，三百六十四条云，"有微热汗出"，三百七十四条云，"汗出而厥者"，又，霍乱篇用四逆汤者两条，皆少阴之类证，而云吐利汗出，云大汗出，是皆阴证汗出之明文。且少阴之关键为亡阳，亡阳由于汗出多，此中工所习知，今谓阴不得有汗，谓头汗非少阴，谬误显然，决当删剟，注家多曲为之说，何不思之甚也。

《本事方》云：有人患伤寒，五六日，头汗出，自颈以下无汗，手足

冷，心下痞闷，大便秘结，或者见四肢冷，又汗出满闷，以为阴证。予诊
其脉，沉而紧，曰：此证诚可疑，然大便结，非虚结也，安得为阴脉？虽
沉紧为少阴，多是自利，未有秘结者。予谓此证半在里半在表，投以小
柴胡，得愈。仲景称伤寒五六日，头汗出云云，此疾证候同，故得屎而
解也。

《古方便览》云：一男子，年三十，患伤寒，四肢逆冷挛急，恶寒，
其脉沉微，已垂毙矣，诸医投参附剂，无效。余诊之，胸胁苦满，乃与小
柴胡汤，二三剂而应，其脉复续，服之二十余剂而痊愈。

渊雷案：观以上二案，知伤寒病之经过中，往往有此证候，非偶然
一见者，仲景特出此条，所以启发后人者，周且至哉。虽然，头汗出云
云至脉细者，无一句是柴胡证，仲景何所据而用柴胡也？曰：用药从主
证，小柴胡汤之主证为胸胁苦满，吉益东洞言之谆谆，确不可拔，仲景书
有不举主证者，省文耳，抑唯其主证，然后可省。省主证而详他证，所
以别嫌疑，定犹豫也，明乎此，然后可读仲景书。不然，《伤寒论》号称
三百九十七法，设以熟读强记为事，安能泛应万病而曲当哉？许叔微不知
据胸胁苦满之主证，而拘拘于便结之非阴，犹不免为幸中。六角重任诊得
胸胁苦满，遂毅然投小柴胡而无疑，此东洞之赐也。嗟乎！仲景往矣，书
阙有间，舍东洞，吾谁与归？

以上三条，亦论太阳少阳并病，盖自百四十九条至此，因有如结胸
状，心下支结，胸胁满微结，心下满等证，而连类及之也。

**伤寒五六日，呕而发热者，柴胡汤证具，而以他药下之，柴
胡证仍在者，复与柴胡汤。此虽已下之，不为逆，必蒸蒸而振，
却发热汗出而解。若心下满而硬痛者，此为结胸也，大陷胸汤主
之。但满而不痛者，此为痞，柴胡不中与之，宜半夏泻心汤。**

柯氏云：呕而发热者，小柴胡证也。呕多，虽有阳明证，不可攻之
（二百一十二条之文），若有下证，亦宜大柴胡，而以他药下之，误矣。误
下后有二证者，少阳为半表半里之经，不全发阳，不全发阴，故误下之
变，亦因偏于半表者成结胸，偏于半里者心下痞耳。此条本为半夏泻心而
发，故只以痛不痛分结胸与痞，未及他证。

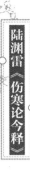

魏氏云：结胸不言柴胡汤不中与，痞证乃言柴胡汤不中与者，何也？结胸证显而易认，痞证甚微难认，且大类于前条所言支结，故明示之，意详哉。

汤本氏云：此条示柴胡剂（胸胁苦满证）大陷胸汤（结胸）半夏泻心汤（痞）三证之鉴别法，心下部膨满而硬，有自他觉的疼痛者，名结胸，大陷胸汤所主治也。但心下部膨满，无他觉的疼痛者，称痞，柴胡剂主治胸胁苦满，不主治心下满，非治痞适中之方，宜用半夏泻心汤。以上鉴别法，临床上甚紧要，更详论之。柴胡剂主胸胁苦满，不主心下，大柴胡汤证虽有心下急，必别有胸胁苦满，若结胸及痞，则与肋骨弓下无关系，可以区别。结胸证，心下部必膨满而硬，有自他觉的疼痛；痞证，心下部膨满，有自发痛，但不坚硬，且无压痛。是三者之别也。

渊雷案：此条论误下少阳者，或不变坏，或变结胸或变痞也，意谓正气充实，脏腑无他种弱点者，虽误下而不变坏。若其人本有水饮者，误下则成结胸，若其人胃不健全者，误下则成痞，痞亦胃炎之一证也。柯氏以偏表偏里分结胸与痞，近似而未尽然。复与柴胡汤一段，已于中篇百六条下释讫。半夏泻心汤，有呕而肠鸣之证，其病在胃肠，说详百六十四条（生姜泻心），及《金匮要略今释》。本条专论误下少阳之变，故半夏泻心汤之证候不具也，云柴胡不中与者，以柴胡证泻心证皆有胸满，故辨之也。柴胡证是胸胁病而胃受影响，泻心证是胃病而胸胁受影响，其雷鸣呕利，亦为柴胡证所无。

半夏泻心汤方

半夏（半升，洗）　黄芩　干姜　人参　甘草（炙，各三两）　黄连（一两）　大枣（十二枚，擘）

上七味，以水一斗，煮取六升，去滓再煎，取三升，温服一升，日三服。须大陷胸汤者，方用前第二法。（一方用半夏一升）

成本无须以下十二字。

《千金·心虚实门》云：泻心汤，治老少下利，水谷不消，肠中雷鸣，心下痞满，干呕不安（即本方）。煮法后云：并治霍乱，若寒，加附子一枚，渴加栝楼根二两，呕加橘皮一两，痛加当归一两，客热以生姜代干姜。《三因方·心实热门》云：泻心汤（即本方无大枣），治心实热，心下痞满，身重发热，干呕不安，腹中雷鸣，泾溲不利，水谷不消，欲吐不吐，烦闷喘急。渊雷案：此方虽名泻心，实非心脏之病，亦非古人所谓君主之心，《千金》列入心脏门，《三因》以为心实热，皆误也。

《方极》云：半夏泻心汤，治心下痞硬，腹中雷鸣者。《方机》云：治心下痞硬，腹中雷鸣者，呕而肠鸣，心下痞硬者，俱兼用太蔟；心中烦悸，或怒或悲伤者，兼用紫圆。

《芳翁医谈》云：休息痢，世皆以为难治，盖亦秽物不尽耳，宜服驾落丸（大黄一味为丸），兼用半夏泻心汤之类。

又云：下利如休息，而无脓血，唯水泻，时或自止则腹胀，泻则爽然，而日渐羸惫，面色痿黄，恶心吞酸，时腹自痛者，与半夏泻心汤，兼用笃落丸为佳，且宜长服。

《类聚方广义》云：痢疾腹痛，呕而心下痞硬，或便脓血者，及饮食汤药下腹，每漉漉有声而转泄者，可选用以下三方（谓本方及甘草泻心汤、生姜泻心汤也）。

又云：半夏泻心汤，治疝瘕积聚，痛浸心胸，心下痞硬，恶心呕吐，肠鸣或下利者，若大便秘者，兼用消块丸或陷胸丸。

《方函口诀》云：此方主饮邪并结，心下痞硬者，故支饮或澼饮之痞硬者，不效。因饮邪并结，致呕吐，或哕逆，或下利者，皆运用之，有特效。《千金翼》加附子，即附子泻心汤之意，乃温散饮邪之成法也。渊雷案：胃炎之富有黏液，或有停水者，古人谓之痰饮，此方治胃肠之炎症，故浅田氏云尔。唯西医所谓胃炎者，不皆是痰饮，古人所谓痰饮者，不皆是胃炎，不可不知。痰饮详《金匮要略今释》。

和久田氏云：此方以黄芩解心下之痞，黄连去胸中之热，故名泻心。然其余诸味，多以治水，故主半夏以去水，与干姜为伍以散结，与人参为伍以开胃口，甘草大枣和其挛急，相将以退胸中之热，逐水气，治呕，去心下之痞也。《金匮》云"呕而肠鸣"，其有水气可知，故虽不下利，亦用此方。《伤寒选录》云：凡言泻心者，少阳邪将入太阴，邪在胸中之下，非心经受邪也。《伤寒蕴要》云：泻心非泻心火之热，乃泻心下之痞满也。

《漫游杂记》云：一贾竖，病大便燥结，平生十余日一行，下后肛门刺痛不堪，经数年不愈。余诊之，其脉沉劲，脐左右有结块，结连心下。余曰：此病在腹，不在肛门，服药不能持久则不愈。贾竖曰诺，乃作半夏

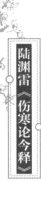

泻心汤，加大黄三分，与之，令日服二帖。数日之后，便利，肛门不痛。贾竖来曰：病已瘳，可休药否？余按其腹，连结者未解，姑休药以试之。居数日，病又如旧，于是再服前方，凡经三月，腹候渐稳，灸背数百壮，遂全治。

《成绩录》云：平野屋某之子，年十八，尝患痫，发即郁冒，默默不言，但能微笑，恶与人应接，故围屏风，垂蚊帐，避人蒙被而卧，其时方大汗出，渴而引饮，饮汤水数十杯，小便亦称之。先生诊之，心下痞硬，腹中雷鸣，乃与半夏泻心汤，发则与五苓散。大渴顿除，小便复常，续服半夏泻心汤，久之，痫减七八。尔后怠慢不服药，不知其终。

又云：伊州一贾人，中鼠毒，微肿微热，未几而瘳，瘳后诸证杂出，心气不定，手足肿，经年不治。就先生求治，诊之，心下痞硬，腹中雷鸣，与半夏泻心汤，兼用木鳖子、大黄、甘草三味煎汤，遂愈。

山田业广云：渡边之妻，腹满经闭数月，气宇郁甚。诊之，以为经闭急不得通，不如先泻其心下痞硬，用半夏泻心汤，七八日，经水大利，气力快然而痊愈。

太阳少阳并病，而反下之，成结胸，心下硬，下利不止，水浆不下，其人心烦。

"其人"下，《玉函》《脉经》《千金翼》，俱有"必"字，若无"必"字，则文气似不完。

汪氏云：太阳病在经者不可下，少阳病下之，亦所当禁，故以下之为反也。下之则阳邪乘虚，上结于胸，则心下硬，下入于肠，则利不止，中伤其胃，则水浆不入。其人心烦者，正气已虚，邪热躁极也。《条辨》云：心烦下似有脱简，大抵其候为不治之证。仲景云，"结胸证悉具，烦躁者亦死"，况兼下利水浆不下者耶，其为不治之证宜矣。

山田氏云：大抵结胸之证，大便多硬，或者不通，此之谓常，所谓热实寒实是也，故用大黄芒硝以荡涤之。此则下利不止，水浆不下而烦，亦结胸中之变局也。此为下后肠胃受伤，而其里不得成实，但水结在胸胁之所致，乃十枣汤证也。

渊雷案：前条之中段，言结胸有误下少阳而致者。此条则由误下太阳少阳并病而致也，其证固非大陷胸所主，十枣峻剂，于虚寒证亦未可漫投。唯然，故多死证耳。

脉浮而紧，而复下之，紧反入里，则作痞，按之自濡，但气痞耳。

复，《玉函》作反。《金鉴》云：按之自濡者，谓不硬不痛，但气痞不快耳。山田氏云：此论下后诸证皆解，但觉气痞不快者也。"紧反入里"四字，盖后人所掺，宜删之矣。脉浮而紧，是邪在表之诊，而反下之，其人有留饮，则成结胸，无饮则作痞。痞者，心气郁结之名，故下文承之云，"但气痞耳"。若其濡云但云，俱是示其非结胸。且无水结之辞，对以上论结胸诸章为言，乃大黄黄连泻心汤证也。

渊雷案：紧反入里句，甚为不通，必是后人旁注，传写误入正文。濡，软也。但气痞，言是官能上痞满，非实质上病变，亦无水饮糟粕相结也。心下痞，按之濡，乃大黄黄连泻心汤证，说详百六十一条。前贤有以为生姜半夏甘草三泻心证者，不知三泻心虽治痞，按之则硬，故方中皆有人参，此云按之自濡，非三泻心证也。

太阳中风，下利呕逆，表解者，乃可攻之。其人漐漐汗出，发作有时，头痛，心下痞硬满，引胁下痛，干呕短气，汗出不恶寒者，此表解里未和也，十枣汤主之。

《玉函》，干呕作呕即，无"汗出不恶寒者"六字。

柯氏云：中风下利呕逆，本葛根加半夏证，若表既解而水气淫溢，不用十枣攻之，胃气大虚，后难为力矣。然下利呕逆，固为里证，而本于中风，不可不细审其表也。若其人漐漐汗出，似乎表证，然发作有时，则病不在表矣。头痛是表证，然既不恶寒，又不发热，但心下痞硬而满，胁下牵引而痛，是心下水气泛溢，上攻于脑而头痛也，与伤寒不大便六七日而头痛与承气汤同。干呕汗出为在表，然而汗出而有时，更不恶寒，干呕而短气，为里证也明矣。此可以见表之风邪已解，而里之水气不和也。然诸水气为患，或喘或渴，或噎或悸，或烦，或利而不吐，或吐而不利，或吐

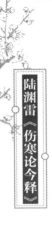

利而无汗，此则外走皮毛而汗出，上走咽喉而呕逆，下走肠胃而下利，浩浩莫御，非得利水之峻剂以直折之，中气不支矣。此十枣之剂，与五苓青龙泻心等法悬殊矣。

山田氏云：下利呕逆，有可攻者，有不可攻者，若其表未解者，四肢厥冷者，脉沉迟微弱者，心下不硬痛者，并不可攻之，急可温之，如四逆汤、真武汤、吴茱萸汤证是也。今此证漐漐然发热汗出，而发作有时，头痛，心下痞硬满，引胁下痛，干呕短气，不恶寒者，此为其表已解，而里有水结，亦结胸之变局也。但以其肠胃不实，反下利呕逆，故不用大陷胸，只用逐水之品以攻下之。若唯痞硬而不痛，呕逆而不下利（案：山田加不字非），乃属大柴胡证，见后百七十二条。又按：小青龙汤五苓散，皆治表未解不可攻里之饮证，十枣汤，治表已解而有痞硬满痛之里未和，桂枝去桂加白术茯苓汤，治表未解而有心下满微痛之里未和也，其硬满痛与微满痛，亦自有别矣。

渊雷案：此条言外有表证，里有水饮者，当先解其表，后用十枣汤攻其里水也。十枣汤所治，亦为浆液性胸膜炎，或胸水，而有咳唾引痛之证，与结胸病同而证治异。在此条，则心下痞硬满，引胁下痛，干呕短气，为用方之标准，其余皆辨认表解之法，柯氏所释者是也。急性胸膜炎初起时，恶寒发热头痛，甚似中风，论病理，固因胸膜发炎所致，与伤寒中风之纯由外感者不同，论治法，则仍当先解其表，否则表热入里，为祸更烈。古人分表邪里水为两事，是不明病理之故，今日倘诊明胸膜炎后，不复措意于表证，是又不合中医治法矣。又，十枣汤逐水峻剂，不得名和里，从文字上观察，表解里未和者，似乎小病，不当用此大方。殊不知硬满胁痛，乃胸膜积水之候，古人统称痰饮，《金匮》云，"病痰饮者，当以温药和之"，盖逐水称和，古医家通行之语。里未和，犹言里水未去，非调和之谓也。

《医学纲目》云：昔杜壬问孙兆曰：十枣汤，毕竟治甚病。孙曰：治太阳中风，表解里未和。杜曰：何以知里未和？孙曰：头痛，心下痞满，胁下痛，干呕汗出，此知里未和也。杜曰：公但言病证，而所以里未和之故，要紧总未言也。孙曰：某尝于此未决，愿闻开谕。杜曰：里未和者，盖痰与燥气壅于中焦，故头痛干呕，短气汗出，是痰膈也，非十枣汤不治，但此汤不得轻用，恐损人于倏忽，用药者慎之。

200

十枣汤方

芫花（熬）　甘遂　大戟

上三味，等分，各别捣为散，以水一升半，先煮大枣肥者十枚，取八合，去滓，内药末，强人服一钱匕，羸人服半钱，温服之，平旦服。若下少病不除者，明日更服，加半钱，得快下利后，糜粥自养。

《外台》第七卷癖饮门：深师朱雀汤，疗久病癖饮，停痰不消，在胸膈上液液，时头眩痛，苦挛，眼睛身体手足十指甲尽黄，亦疗胁下支满，饮辄引胁下痛。方，甘遂、芫花各一分，大戟三分，为散，先煎大枣十二枚，内药三方寸匕，更煎，分再服。

《圣济总录》云：三圣散（即本方），治久病饮癖停痰，及胁满支饮，辄引胁下痛。

汪氏云：陈无择《三因方》，以十枣汤药为末，用枣肉和丸，以治水气四肢浮肿，上气喘急，大小便不通，盖善变通者也。《宣明论》云：此汤兼下水肿腹胀，并酒食积，肠垢积滞，疢癖坚积，蓄热暴痛，疟气久不已。或表之正气与邪热并甚于里，热极似阴，反寒战，表气入里，阳厥极深，脉微而绝，并风热燥甚，结于下焦，大小便不通，实热腰痛，及小儿热结，乳癖积热，作发风潮搐，斑疹热毒，不能了绝者。

《直指方》云：治小瘤方，先用甘草煎膏，笔蘸妆瘤四围，干而复妆，凡三次。后以大戟、芫花、甘遂，上等为细末，米醋调，别笔妆傅其中，不得近着甘草处。次日缩小，又以甘草膏妆小晕三次，中间仍用大戟、芫花、甘遂如前，自然焦缩。

《活人书》云：用此汤，合下不下，令人胀满，通身浮肿而死。

《方极》云：十枣汤，治病在胸腹，掣痛者。

《方机》云：头痛，心下痞硬，引胁下痛，干呕汗出者，咳烦，胸中痛者，胸背掣痛，不得息者。

《类聚方广义》云：十枣汤，治支饮咳嗽，胸胁掣痛，及肩背手脚走痛者。又云：痛风肢体走注，手足微肿者，与甘草附子汤，兼用此方，则有犄角之功，为丸用之亦佳。

《方函口诀》云：此方主悬饮内痛。悬饮云者，外邪内陷，而胃中之水引举于胸，胸有蓄饮之谓也。又有其势伸张于外表，而兼汗出发热头痛

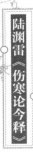

等证者，然里之水气为主，表证为客，故胸下痛，干呕短气，或咳烦，水气浮肿，上气喘急，大小便不利者，此方之目的也。痛引缺盆者亦用之，其脉沉而弦，或紧也。此方虽为峻剂，然咳家之因于水饮者，逡巡失治，则变劳瘵。即无引痛之证，而见水饮之候者，亦可直用此方。前田长庵之经验云：一人手肿，他处不肿，元气饮食如故，用此方得水泻而速愈。可谓得运用之妙。

汤本氏云：用本方，以心下痞硬满之腹诊，弦或沉弦之脉，为主证，频发咳嗽，或牵引痛，为副证。咳嗽之原因，不问其在支气管，抑在胸膜心脏，神经痛不问其在肋间抑在四肢，本方悉主之。其治咳嗽及牵引痛，固由诸药协力之功，亦因君药为大枣故也。

渊雷案：芫花、大戟，亦是全身性逐水药，峻烈亚于甘遂，而芫花兼主喘咳咽肿。大枣之用，旧注皆以为培土健脾，唯吉益氏云：主治挛引强急，旁治咳嗽。今验十枣汤证，其腹必挛，则吉益之说是也。余用十枣汤，凡甘遂一钱，芫花、大戟各钱半，共研末，分三服，得快利，则止后服。《方言》云：凡以火而干五谷之类，自山而东，齐楚以往，谓之熬（以上方言）。熬即炒也。元坚云：平旦服，诸家无解，盖阴气未动，饮食未进之时，药力易以溃结也。《本草经》曰：病在四肢血脉者，宜空腹而在旦。陶隐居曰：毒利药皆须空腹。孙真人曰：凡服利汤，欲得清早，并宜参商。

《医学六要》云：一人饮茶过度，且多愤懑，腹中常辘辘有声，秋来发寒热似疟，以十枣汤料黑豆煮，晒干研末，枣肉和丸芥子大，而以枣汤下之。初服五分，不动，又治五分，无何，腹痛甚，以大枣汤饮，大便五六行，皆溏粪无水，时盖晡时也。夜半乃大下数斗积水，而疾平。当其下时，瞑眩特甚，手足厥冷，绝而复苏，举家号泣，咸咎药峻。嗟乎，药可轻哉？

《成绩录》云：一妇人，心胸下硬满而痛不可忍，干呕短气，颠转反侧，手足微冷，其背强急如入板状，先生与之十枣汤，一服而痛顿止，下利五六行，诸证悉愈。

《生生堂治验》云：一妇人，行年三十余，每咳嗽，辄小便涓滴下污裳，医或以为下部虚，或以为蓄血，万般换术数百日。先生诊之，其腹微满，心下急，按之则痛牵两乳及咽，至于咳不自禁，与之十枣汤，每夜五分，五六日而瘥。

太阳病，医发汗，遂发热恶寒，因复下之，心下痞，表里俱虚，阴阳气并竭。无阳则阴独，复加烧针，因胸烦，面色青黄，肤瞤者，难治；今色微黄，手足温者，易愈。

山田氏云：此条王叔和所掺，今删之。丹波氏云：既云阴阳气并竭，而又云无阳则阴独，义不明切，诸家注说，糊涂不通，特柯氏于此二句不敢解释，岂其遵阙如之圣训耶？渊雷案：太阳病，本是发热恶寒之谓，今云发汗遂发热恶寒，则未发汗前，是何等证候耶？山田氏删之，是也。

心下痞，按之濡，其脉关上浮者，大黄黄连泻心汤主之。

元坚云：此邪热乘误下之势，入而着心下以为痞者，唯其无饮，故按之濡。"脉浮而紧，而复下之，紧反入里，则作痞，按之自濡，但气痞耳"，盖言此证也。痞证因饮结者，必云宿硬，此并云濡，以为其别。且气痞之称，似言但是热结，而非饮结。

山田氏云："其脉关上浮"五字，后人所掺。何者？脉分三部，仲景氏之所不言，况浮而用大黄乎？刘栋以为衍，是也。

渊雷案：此胃炎之但痞而不硬，亦无痰饮者，即前条所谓气痞。脉浮当是脉滑，旧说滑为食滞，其实即胃炎之实者，如大黄黄连泻心汤证是也。

大黄黄连泻心汤方

大黄（二两）　黄连（一两）

上二味，以麻沸汤二升渍之，须臾，绞去滓，分温再服。（臣亿等看详：大黄黄连泻心汤，诸本皆二味，又后附子泻心汤，用大黄黄连黄芩附子，恐是前方中亦有黄芩，后但加附子也，故后云附子泻心汤，本云加附子也）

渊雷案：诸泻心汤皆芩连合用，《千金翼注》，亦云此方必有黄芩。《金匮·惊悸吐衄篇》之泻心汤，大黄二两，黄连黄芩各一两，以水三升，

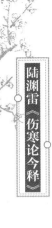

煮取一升。东洞《类聚方》：谓煎法当从大黄黄连泻心汤、附子泻心汤之法。《药征》谓黄连旁治心下痞，黄芩主治心下痞，然则此方当有黄芩，即《金匮》泻心汤也。下文所引用法治验，皆三味之方，其用二味者，细字注明之。

《肘后方》云：恶疮三十年不愈者，大黄黄芩黄连各三两为散，洗疮净，粉之，日三，无不瘥。

《千金方》云：巴郡太守奏三黄圆，治男子五劳七伤，消渴不生肌肉，妇人带下，手足寒热（有四时加减法从略）。渊雷案：今验结核病，颇有宜本方者。

《外台秘要》云：《集验》，疗黄疸身体面目皆黄，大黄散，三味各等分，捣筛为散，先食服方寸匕，日三服，亦可为丸服（《千金》同）。

《圣惠方》云：治热蒸在内，不得宣散，先心腹胀满，气急，然后身面悉黄，名为内黄（二味之方）。

《和剂局方》云：三黄圆，治丈夫妇人三焦积热，上焦有热，攻冲眼目赤肿，头项肿痛，口舌生疮，中焦有热，心膈烦躁，不美饮食，下焦有热，小便赤涩，大便秘结，五脏俱热，即生疽疖疮痍，及治五般痔疾，粪门肿痛，或下鲜血，三味各等分，为细末，炼蜜为圆，如梧桐子大，每服三十圆，熟水吞下。小儿积热，亦宜服之（本出《圣惠方·热病门》）。

《活人书》云：泻心三黄汤，妇人伤寒六七日，胃中有燥屎，大便难，烦躁谵语目赤，毒气闭塞不得通。渊雷案：胃中有燥屎句误，果尔，当按之不濡，当用承气汤矣。

《圣济总录》云：金花丸，治急劳烦躁羸瘦，面色痿黄，头痛眼涩，困多力少者，三味等分为末，炼蜜丸服。

《方极》云：大黄黄连泻心汤（二味），治心烦，心下痞，按之濡者。泻心汤，治心气不定，心下痞，按之濡者。

《方机》云：心下痞，按之濡者，正证也，心气不足（按《方极》从《千金》作定），吐血衄血者，心烦，心下痞者。

《松原家藏方》云：泻心汤，治卒倒不知人事，心下痞坚，痰喘急迫者。

又云：泻心汤，猝倒瘛疭口噤，不知人事，手足逆冷，脉沉迟者，或狂痫、癫痫、痴痫，皆主之。

《芳翁医谈》云：凡痫家，虽有数百千证，治之莫如三黄泻心汤。其眼胞惰而数瞬，呼吸促迫如唏之类，用之，效最彰。如其欲令长服，宜作丸与之，然其效稍缓。

又云：痫家冲突甚（猝然冲膈似冲心而非者），不见异证者，宜辰砂丸（辰砂、大黄、铁粉疗惊痫）其自汗甚者，亦因冲突而然，宜三黄泻心汤，甚者加牡蛎主之。

又云：发狂，无如三黄泻心汤，兼用瀑布泉为妙。

又云：小儿惊搐，多宜三黄泻心汤，如有表证者，宜葛根汤，痘家宜甘连汤（大黄、黄连、甘草）。

方舆輗云：泻心汤，治子痫，发则目吊口噤，痰涎壅盛，昏晕不省，时醒时作者。又云：子痫者，孕妇卒发痫也，治方宜泻心汤，或参连与熊胆汁间服。大势既折，然后视证转方可也，此病往时世医通用羚羊角散，不如泻心汤之单捷矣。

又云：经血错出于口鼻，称为逆经，又谓错经（案：中医名倒经），先哲说云：此火载血而上也。然龚云林有治验，用四物汤，以大黄代生地黄，加童便，载《万病回春》，甚有理。往年有一女子患此疾，初则吐衄，后眼耳十指头皆出血，至于形体麻木，手足强直，余投以泻心汤，不出十日而血止，后与回生汤调理而复故，此为错经中最剧之证。

又云：此方不但治吐血、衄血而已，下血、尿血、齿衄、舌衄、耳衄等，一身九窍出血者，无一而不治，真治血之玉液金丹也。

又云：坠打损伤，昏眩不省人事，及血出不已者，大宜此汤。金疮者，唯用此汤可也。

《用方经权》云：大黄黄连泻心汤（二味之方），气火上逆，冲于心胸，呕吐恶心，肩背疼痛，头旋目眩，舌焦口干者；或诸气愤厥，百思辐辏，胸满气塞，神情不安，通宵不寐，默默面壁，独语如见鬼，惝惝然羞明，郁陶避人，洁癖气疾；或狂傲妄言，自智自尊，无忧悲之因，而如遇大故，发狂叫号，欲伏刃投井者；或鼻衄咯血若下血，涉年不愈者，或卒倒口噤，不省人事，汤水不下，半身不遂，手足拘挛，气上冲胸，痰涎壅盛，眼戴口㖞，面如涂朱，脉弦而数，甚则直视不眴，针灸不觉者。东洋先生（山胁东洋与东洞同时）以此方疗上述诸证，不惑于他药。如其气疾狂痫偏枯，令服此方至一月二月，若二三年，以持重为要。先生于此方，

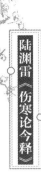

可谓应妙如神。

又云：泻心汤，吐血、衄血、下血，及气逆血晕，或发狂，或痫癖者，是为的治。能镇心气，理血脉之剂也，故旁治心下郁热上冲至眼，血膜攀睛，或胃火上逆，口臭、舌衄、牙疳、齿痔者，加羌活、石膏益妙。余证与大黄黄连泻心汤大同，可以互考。

《治疗杂话》云：此方以心下痞大便秘上气为目的，并治一切上焦蓄热，或口舌生疮，或逆上，眼目赤者，皆以大便秘为目的。亦治痔疾，肛门肿痛，下鲜血者，必效，见《局方》。鲜血之鲜字为眼目。鲜血者，真赤色之血也。大抵血证，色黯淡者为寒，鲜者为热。世医知用此方于吐血证，不知用此方于下血证。亦谦齐（人名）之诀云：过食辛热厚味，足胫痛者，有效。不可不知。

《类聚方广义》云：此方（二味之方）加甘草，名甘连大黄汤，小儿生下时与之，以吐下胸腹之污秽，若血色黯浊者，更加红花。酷毒壅闭，不得吐下者，与紫圆。惊风，直视上窜，口噤搐搦，虚里跳动者，及疳疾，胸满，心下痞，不食或吐食，或好生米炭土等，痞癖作痛者。又治鹅口、白烂、重舌、木舌、弄舌，并加栀子、柏皮。

又云：疳眼生云翳，或赤脉纵横，或白眼见青色，羞明怕日者，痫家郁郁多顾忌，每夜不睡，膻中跳动，心下痞，急迫者，皆宜甘连大黄汤。

又云：（以下三味之方）中风卒倒，不省人事，身热，牙关紧急，脉洪大，或鼾睡大息，频频欠伸者，及醒后偏枯，瘫痪不遂，缄默不语，或口眼㖞斜，言语謇涩，流涎泣笑，或神思恍惚，机转如木偶者，宜此方。

又云：此方能解宿醒，甚妙。

又云：酒客郁热下血者，肠痔肿痛下血者，痘疮热气炽盛，七孔出血者，产前后血晕冒郁，或如狂者，眼目焮痛，赤脉怒张，面热如醉者，龋齿疼痛，齿缝出血，口舌糜烂，唇风走马疳喉痹，焮热肿痛，重舌痰胞，不能语言者。此二证，以铍针横割，去恶血，取瘀液，为佳。痛疔内攻，胸膈冤热，心气恍惚者，发狂，眼光荧荧然，倨傲妄语，昼夜不就床者，以上诸症，有心下痞，心中烦悸之证者，用泻心汤，其效如响。

渊雷案：以上诸家用法，病证多端，杂乱难以记忆，其实皆身半以上充血之证也。芩连苦寒，专主上部充血，以心下痞心中烦悸为候。大黄泻下，乃所谓诱导法耳。调胃承气亦治发狂面赤龈肿出血诸证，彼兼胃实，故用芒硝。此则胃家不实，故单用大黄。不煮但汤渍者，以大黄之树胶质护膜质，经高热则分解，此质分解，则大黄之有效成分被胃吸收，肠黏膜之刺激因而减少，肠蠕动不能亢进，即不能达诱导之目的故也。

钱氏云：麻沸汤者，言汤沸时泛沫之多，其乱如麻也。《全生集》作麻黄沸汤，谬甚。

《漫游杂记》云：有一妇人，每年一产，悉不育，或死母胎中，或产毕而死，乞治于余。余按其腹，有巨块筑筑然在中脘，乃与泻心汤方（二味），并每月两次，灸七八腧及十八九腧五十壮，坚制房事，日佐薪炊，如此十日。临产腹胀一日，无他故，唯新产儿面色青黄而不啼，于是急取大黄、甘草、黄连三味，下黑便。一日夜，面色变赤，啼声彻四壁，遂为佳儿。

又云：有一赘婿，新婚后数月，病眩晕，隔日而衄血，咳嗽潮热，其脉弦数，家人悉以为肾劳。余诊其腹气坚实，决非肾劳也。因审问其病因，平生嗜酒，过于众人，比年来，为舅姑所制，绝杯酒，故致气火郁蒸，乃与大黄黄连泻心汤（二味），三十日而痊愈。

又云：一男子，病下疳疮，服水银而愈。后三年，骨节无故疼痛，肢体有时肿满，喜怒无常，百事悉废。请余诊之，心下硬塞，脉弦而涩，盖驱毒太急，余毒不尽所致也。乃作再造散（治大风梅毒不拘新久，郁金、皂角刺、大黄、牵牛子反鼻）数十剂，兼服大黄黄连泻心汤（二味），徐徐得瘥。

《麻疹一哈》云：大久保要人，年可二十，疹收后，衄血不已，四五日，心下痞闷，身热不退，因与大黄黄连泻心汤（二味），泻下数行。衄止后，两目微疼，黄昏不能见物，如雀目，持前剂十四五日所，即痊愈。

《建殊录》云：泉屋伊兵卫，年二十有余，积年患吐血，大抵每旬必一动。丙午秋，大吐，吐已则气息顿绝。迎众医救之，皆以为不可为也，于是家人环泣，谋葬事。先生适至，亦使视之。则似未定死者，因着绵鼻间，犹蠕蠕动，乃按其腹，有微动，盖气未尽也，急作三黄泻心汤饮之（每帖重十五钱）。须臾，腹中雷鸣，下利数行，即瘳。出入二十日所，全复故，尔后十余岁不复发。

《芳翁医谈》云：江州多罗尾先侯，患失精数岁，与人并坐，不自知其漏泄，诸医尽其技而不治，因远道延师。师至，将诊之，侯因问曰：我

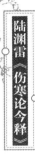

之病可治乎？曰可治，侯乃屈一指，寻又问如初，师曰可治，侯又屈一指，如斯不已，遂尽十指，抱剑径去。师云：是痫也。与三黄泻心汤，乃全治。侯大悦，服之三岁，且学医事于师云。

又云：侯夫人尝患哮喘，平居喜忘，而嫌忌诊治，亦知其为痫也，与同方，至五岁而全已。今侯亦有疾属痫，近顷吐血久不止，自作三黄加地黄汤，服之而不愈，终乃招予。予至，曰此方实适，病岂有他哉？但去地黄加芒硝，乃益佳，虽然，请言方略，作剂法，以芩连各六分，大黄一钱二分，芒硝一钱，为一剂，以水一合半，小便半合，合煮一沸，日服二二剂。二日而全止。

又云：一男子，患齿龈出血，每旦起则出，顷刻而止，虽午睡，寤后亦必出血，无他证可以检校者，但舌上少有褐色，每劳思，更甚。治方百计，不见寸效。一岁余，来请治。曰：此痫也，不畏下则可治。乃与三黄加芒硝汤，三十日许而全治。

《漫游杂记》云：长门府一男子患下疳，修治不顺，如愈如不愈，荏苒经数月。秋间，浴于温泉，二十日，毒气大发，骨节如刺，遍身肿胀，不能起作，遑遽还家。过十余旬，经三医师之手而不治。其兄移居在赤关，就余谋之，于是买舟往访其居。其人不出一室百余日，脉数气促，夜夜不睡，目光莹然，常怀悲愁，发乱面肿，溃烂如桃花之新发，诊其腹，则脓汁涂手。乃作再造散六十钱，三黄汤二十帖，与之曰：此后十日间须服尽。十日后，一价来乞药，且曰：曾下秽物六七行。又经十日，往再诊之，病形半退，瘖痏徐静矣，乃作五宝丹（飞白霜、真珠、滴乳粉、琥珀、朱砂），如法服之，二剂而得愈。余曰：吾子勿太喜，五宝丹能散毒而不能尽毒，今之得愈，非疫愈也，乍散而已，遍身犹有多毒，不日必再发。弗信，居三十日，果再发，于是遽服前方。自秋至冬，连延越春夏，渐得克平，而疮根坚凝者未散，余曰：是余毒未尽也，宜益服前方。服之又一年以上，三十余月而痊愈。噫，湿毒之浸润，难以急除如此。

又云：有一女子，患肿毒，左肘肿起，如傅馒头，遍身无肉，脉数气急，咳嗽潮热，一如传尸。审问其病状，比年骨节疼痛腰背冷，月事不下。盖得之湿毒壅于经脉，干血攻中也，乃与湿漆丸（生漆、大黄）一钱。十余日，大便下臭秽物，遍身发赤疹，阴门突出，痒痛不堪，而脉数气急半减，于是作泻心汤，与湿漆丸并进。三十日，觉肤革生肉，咳嗽潮热徐徐而退，约二月许而痊愈。

《古方便览》云：一男子，年三十余，患热病三十日许不愈，背恶寒殊甚，皮肤燥热，不欲饮食，腹内濡，唯心下满，按之不硬，与泻心汤，汗大出，诸证顿退，十五六日而痊愈。

心下痞，而复恶寒汗出者，附子泻心汤主之。

尤氏云：此即上条而引其说，谓心下痞，按之濡，关脉浮者，当与大黄黄连泻心汤，治心下之虚热；若其人复恶寒而汗出，证兼阳虚不足者，又须加附子，以复表阳之气，乃寒热并用，邪正兼治之法也。

渊雷案：心胸部充血而心下痞，故用泻心之苦寒；体温低落而恶寒，机能衰减，不能收摄汗腺而汗出，故用附子之辛热。然体温低落，机能衰减之病，何得同时充血？盖充血必是局部之病，体温低落与机能衰减，多是全身之病，病未至于死，固无全身绝对虚寒者。此证充血在里，而虚寒在表，故用药亦寒温并进而不相悖也。

程氏云：伤寒大下后复发汗，心下痞，恶寒者，表未解也。不可攻痞，当先解表，表解乃可攻痞。解表宜桂枝汤，攻痞宜大黄黄连泻心汤（百七十一条），与此条宜参看。彼条何以主桂枝解表，此条何以主附子回阳？缘彼条发汗汗未出，而原来之恶寒不罢，故属表；此条汗已出，恶寒已罢，而复恶寒汗出，故属虚。凡看论中文字，须于异同处细细参考互勘，方得立法处方之意耳。

附子泻心汤方

大黄（二两）　黄连（一两）　黄芩（一两）　附子（一枚，炮，去皮，破，别煮取汁）

上四味，切三味，以麻沸汤二升渍之，须臾，绞去滓，内附子汁，分温再服。

附子一枚，宋本作"二枚"，今据《玉函》、成本、《全书》、《千金翼》改。切，《玉函》作"㕮咀"。

《方极》云：附子泻心汤，治泻心汤证而恶寒者。

《芳翁医谈》云：中风卒倒者，最难治，与附子泻心汤，间得效，然

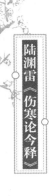

亦多死。

方舆輗云：附子泻心汤，治泻心汤证而但欲寐甚者，可以饮食与药同进而睡。又，手足微冷等证，亦宜此方。

《类聚方广义》云：老人停食，瞀闷晕倒，不省人事，心下满，四肢厥冷，面无血色，额上冷汗，脉伏如绝，其状仿佛中风者，谓之食郁食厥，宜附子泻心汤。

渊雷案：急性胃炎，中医名曰伤食，时医例用山楂、鸡内金、神曲、麦芽等药，古方则以蒂连为主，诸泻心汤之证是也。用山楂等药，不过防止胃内容物之发酵腐败，必须芩连，方能消除炎症，因发炎部必充血故也。古方时方之优劣，于此可见一斑。

尤氏云：此证邪热有余（局部充血是病理机转，故称邪热），而正阳不足，设治邪而遗正，则恶寒益甚，或补阳而遗热，则痞满愈增。此方寒热补泻，并投互治，诚不得已之苦心，然使无法以制之，鲜不混而无功矣。方以麻沸汤渍寒药，别煮附子取汁，合和与服，则寒热异其气，生熟异其性，药虽同行，而功则各奏，乃先圣之妙用也。

本以下之，故心下痞，与泻心汤。痞不解，其人渴而口燥烦，小便不利者，五苓散主之。一方云：忍之一日乃愈。

丹波氏云：《脉经》无"烦"字，成本无"一方"以下九字，而注中释其义，则系于遗脱。"烦"字诸家不解，特魏氏及《金鉴》云：渴而口燥心烦；然则烦字当是一字句。

山田氏云："烦"字当在"渴"字上，否则文不成语。前第七十三条云：脉浮数烦渴者，五苓散主之。是也。烦渴谓渴之甚，非谓且烦且渴也。泻心汤，盖指大黄黄连泻心汤言之矣。

渊雷案：误下太阳，热陷而成痞，则大黄黄连泻心汤为对证之药。服汤痞不解，且其人渴而小便不利，则是因泌尿障碍而胃中停水，非气痞矣，故主五苓。此条语气，似记临床事实，夫以仲景之圣，犹有投药不中病而易方者，医事之难如此。"一方"以下九字，系后人校勘之语。小便不利者，不服五苓，殆难自愈。

伤寒汗出解之后，胃中不和，心下痞硬，干噫食臭，胁下有水气，腹中雷鸣，下利者，生姜泻心汤主之。

胃中不和，非起于汗出解之后，当其未解时，胃中固已不和，但为伤寒证候所掩，病者医者皆不措意耳。干，空也，噫，饱食息也，俗作嗳，嗳有吐出酸苦水者，今无之，但嗳出食臭之气，故曰干噫食臭。胁下有水气者，胃中停水也。何以知其水在胃中？本条之证候，皆是消化器病，消化器病之停水必在胃，以肠无停水之理故也。雷鸣者，鸣且走，有若雷也。此条所论，乃胃扩张兼胃肠之卡他性炎症。何以言之？患急性热病者，以正气专力于抗病之故，胃机能常比较衰弱，于是食物停滞，发酵分解而成种种气体，凡固体液体变为气体，必增大其容积，则令胃腔扩张，而为心下痞硬。气体上出于食管，则为干噫食臭。患胃扩张者，常因化学的物理的刺激，引起幽门梗阻，于是胃中水分不得下输于肠，胃又无吸收水分之机能，水遂停而不去，是为胁下有水气。停滞之食物腐败发酵，产生种种有机物，刺激胃壁，引起胃炎，结果益足减退其运动消化机能，而扩张愈益增大。炎症蔓延至于十二指肠、小肠，遂为雷鸣下利，由是言之。生姜泻心汤者，治胃扩张及胃肠炎之剂也，唯用法标准，仍当据此条之证候，不能用以治一切胃扩张及胃肠炎也。又百五十六条之半夏泻心汤，证候甚略，学者但记取半夏泻心方中，减干姜二两，加生姜四两，即为生姜泻心汤。方既略同，则半夏泻心之证候，自可知已。

生姜泻心汤方

生姜（四两，切）　甘草（三两，炙）　人参（三两）　干姜（一两）　黄芩（三两）　半夏（半升，洗）　黄连（一两）　大枣（十二枚，擘）

上八味，以水一斗，煮取六升，去滓，再煎取三升，温服一升，日三服。

附子泻心汤，本云加附子。半夏泻心汤，甘草泻心汤，同体别名耳。生姜泻心汤，本云理中人参黄芩汤，去桂枝、术，加黄连，并泻肝法。

"附子泻心"以下五十字，《玉函》、成本并无之，盖妄人沾注之语。

施氏《续易简方》云：生姜泻心汤，治大病新瘥，脾胃尚弱，谷气未复，强食过多，停积不化，心下痞硬，干噫食臭，胁下有水，腹中雷鸣，

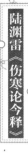

下利发热，名曰食复，最宜服之。

《方极》云：生姜泻心汤，治半夏泻心汤证而呕者。

《方机》云：若（承半夏泻心汤而言）干噫食臭，腹中雷鸣，下利或呕吐者，生姜泻心汤主之。

《二神传》云：生姜泻心汤，治卒痫干呕。

《类聚方广义》云：凡患噫气干呕，或嘈杂吞酸，或平日饮食每觉恶心烦闷，水饮升降于胁下者，其人多心下痞硬，或脐上有块，长服此方，灸五椎至十一椎及章门（穴名在第十二肋软骨尖端之下），日数百壮，兼用消块丸、硝石、大圆等，自然有效。

《医事或问》云：余前治京师祇园町伊势屋长兵卫者，病泄泻，心下痞硬，水泻呕逆，濒死矣。余知其病非大瞑眩不治，乃作生姜泻心汤三剂与之。是日七时，大吐泻，病人气绝。于是家内骚动，集诸医诊之，皆曰已死。因急招余，余又往诊之，则色脉呼吸皆绝，然去死后不足二时，以药灌其口中，仍能通下。其夜九时，病人如梦初醒，开目见族人相集，惊疑莫定，乃言昼间因大吐泻，乏气力，自觉神倦入睡，固不知其他也，既而呼饥，食饭三小碗，脉息如常，病已霍然，翌朝更强健。此人幼年有呕吐癖，常食粥为生，虽至四十余岁，偶食未曾食过之物，必呕吐，自此病愈后，任食何物不吐，享年七十岁。

《成绩录》云：一男子，年三十余岁，心下痞塞，左胁下凝结，腹中雷鸣，过食则必下利，如此者六年，先生用生姜泻心汤而愈。

伤寒中风，医反下之，其人下利日数十行，谷不化，腹中雷鸣，心下痞硬而满，干呕，心烦不得安。医见心下痞，谓病不尽，复下之，其痞益甚。此非结热，但以胃中虚，客气上逆，故使硬也，甘草泻心汤主之。

素患胃扩张或慢性胃肠炎之人，往往舌上苔厚而大便难，值其人新感伤寒中风，医惑于厚苔便难而误下之，则胃机能愈伤，扩张愈甚，内陷之邪热乘之，而下利无度矣。谷不化（《外台》作水谷不化），非谓下利清谷，谓消化力衰弱之甚耳。若下利清谷，即宜四逆汤，非泻心所主矣。误下后，胃肠之炎症愈剧，故下利日数十行，水气流走，故腹中雷鸣，时或上逆，故干呕，表热内陷，故心烦不得安，医以为病不尽而复下之，痞则益甚。此非热结糟粕之硬满，但以胃机能衰弱，邪热夹水饮而上逆，故使痞硬也。治胃扩张胃肠炎之痞硬，宜泻心汤。今下利无度，干呕心烦，则证颇急迫，故于半夏泻心方中增甘草之量，作甘草泻心汤主之。

甘草泻心汤方

甘草（四两，炙）　黄芩（三两）　干姜（三两）　半夏（半升，洗）
大枣（十二枚，擘）　黄连（一两）

上六味，以水一斗，煮取六升，去滓，再煎取三升，温服一升，日三服。（臣亿等谨按：上生姜泻心汤法，本云理中人参黄芩汤，今详泻心以疗痞，痞气因发阴而生，是半夏、生姜、甘草泻心三方，皆本于理中也，其方必各有人参，今甘草泻心中无者，脱落之也。又按：《千金》并《外台秘要》，治伤寒䘌食，用此方，皆有人参，知脱落无疑）

林亿谓本方当有人参，是也。《金匮·狐惑篇》有人参三两。《千金》第十卷狐惑门泻心汤，兼治下痢不止，腹中愊坚而呕吐肠鸣者，其方即半夏泻心汤。注云，仲景名半夏泻心，要略用甘草泻心，《千金翼》第九卷太阳用陷胸门引此条。方中云，一方有人参三两。《外台》第二卷伤寒狐惑门泻心汤，兼疗下利不止，心中愊愊坚而呕，肠中鸣者，即本方，而有人参三两。此皆本方有人参之明证，若无人参，无以振起胃机能之衰弱，即无以止心下之痞硬也。

《伤寒六书》云：动气在上，下之则腹满心痞头眩，宜甘草泻心汤。

《张氏医通》云：痢不纳食，俗名噤口，如因邪留胃中，胃气伏而不宣，脾气因而涩滞者，香连枳朴橘红茯苓之属。热毒冲心，头疼心烦，呕而不食，手足温暖者，甘草泻心汤去大枣易生姜。此证胃口有热，不可用温药。

《方极》云：甘草泻心汤，治半夏泻心汤证，而心烦不得安者。

《方机》云：下利不止，干呕心烦者，默默欲眠，目不得闭，起卧不安，不欲饮食，恶闻食臭者。

《类聚方广义》云：此方不过于半夏泻心汤方内更加甘草一两，而其所主治大不同，曰下利日数十行，谷不化，曰干呕心烦不得安，曰默默欲眠，目不得闭，卧起不安（《金匮·狐惑篇》之文），此皆急迫所使然，故

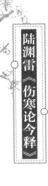

以甘草为君药。

又云：慢惊风有宜此方者。

《方函口诀》云：此方主胃中不和之下利，故以谷不化，雷鸣下利为目的。若非谷不化而雷鸣下利者，理中四逆所主也。《外台》作水谷不化，与清谷异文，可从。又用于产后之口糜泻，有奇效。此等处，芩连反有健胃之效。

《温知医谈》云：甘草泻心汤，治走马牙疳，特有奇验。

元坚云：饮邪并结，有结在心下而冷热不调者，此其人胃气素弱，水液不行，而误治更虚。胃冷（谓胃机能衰减也）热搏（谓表热内陷也），以为痞硬者，是也。盖虚实相半（虚谓胃，实谓水与热），故病势颇缓，实系少阳之类变，如其治法，温凉并行以调停之。但其证有别，如半夏泻心汤证，是饮盛者也；如生姜泻心汤证，是寒胜者也；如甘草泻心汤证，是虚胜者也。山田氏云：大黄泻心，治心气痞结而不硬者；附子泻心，治大黄泻心证而夹阳虚者；半夏泻心，治大黄泻心证而一等重，按之硬满者；生姜泻心，治半夏泻心证而夹饮食者；甘草泻心，治生姜泻心证而夹胃虚者。证方虽各有异，至其外邪已解，而中气自结者，则一也。

《麻疹一哈》云：青山次郎太夫之妻，年可二十，伤寒愈后十四五日，又发热三四日，疹子欲出不出，心下痞硬，烦躁不得眠，下利日二三行，因作甘草泻心汤服之。明日大发汗，疹子皆出，诸证自安，疹收后，健食如旧。

《橘窗书影》云：某女，年二十五六，产后数月，下利不止，心下痞硬，饮食不进，口糜烂，两眼赤肿，脉虚数，羸瘦甚，乃与甘草泻心汤。服之数十日，下利止，诸证痊愈。

又云：松平妻，年二十五六，妊娠有水气，至产后不去，心下痞硬，雷鸣下利，口中糜烂，不能食盐味，仅啜淡粥，噫气，吐酸水，医多以为不治。余以口糜烂为胃中不和之证，与甘草泻心汤，数日而痞硬去，食少进，益连服之，口中和，酸水止，而水气下利，依然而存，乃与四苓汤（五苓散去桂枝）加车前子，旬余，两证痊愈。

卷
五

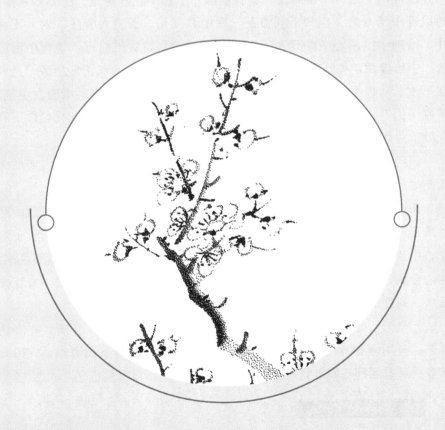

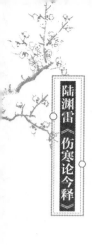

伤寒服汤药，下利不止，心下痞硬。服泻心汤已，复以他药下之，利不止。医以理中与之，利益甚。理中者，理中焦，此利在下焦，赤石脂禹余粮汤主之。复不止者，当利其小便。

伤寒服汤药误下之，下利不止，心下痞硬者，乃甘草泻心汤证也。服汤已，病证不尽除者，是药力未足之故。而医者不知，以为泻心不中与，乃复以他药下之，一误再误，肠胃益虚，下利不止。至是，医亦知其虚，乃以理中汤与之，岂知下利益甚。理中者三句，盖后人旁注，误入正文者。谓理中固治心下痞硬而下利，今服汤而利益甚，何也？盖理中所治者，中焦虚寒，小肠吸收障碍之病，此则再三误下，直肠滑脱所致，是利在下焦，非理中所主也。赤石脂禹余粮汤涩滑固脱，乃直肠滑脱之主剂。若服汤仍不止者，必因肾脏机能障碍，水分不得排泄，肠部起代偿性下利之故，故当利其小便。

钱氏云：谓之益甚者，言药不中病，不能止而益甚，非理中有所妨害而使之益甚也。

汪氏云：利其小便，仲景无方。《补亡论》常器之云：可五苓散。尾台氏云：若欲利其小便，可选用猪苓汤、真武汤。渊雷案：凡水泻，于对证方中加利小便药，取效尤速，不须固涩不应后用之。又：葛根汤发汗，能治合病下利，盖水泻之病，苦于肠管内水分太多，发汗利小便，皆直接祛水，间接治水泻，亦是一种诱导法，浅显而易知者。

元坚云：此条设法御病，就变示例，言误下之后下利不止者，有冷热不调，宜用泻心者；又有胃气虚寒，宜用理中者；又有下焦滑脱，宜用收涩者；又有泌别不职，宜用渗利者。证有数等，不可一概也。

赤石脂禹余粮汤方

赤石脂（一斤，碎）　太一禹余粮（一斤，碎）

上二味，以水六升，煮取二升，去滓，分温三服。

《幼科发挥》云：下利自大肠来者，则变化尽成屎，但不结聚，所下皆酸臭，宜禹余粮汤（即本方）。

《内科摘要》云：赤石脂禹余粮汤，治大肠腑发咳，咳而遗屎。渊雷案：旧说有五脏六腑之咳，皆以其兼见证而分隶于腑脏，因咳遗屎，可见直肠滑脱。本方治其滑脱，非治其咳也。

《方极》云：赤石脂禹余粮汤，治毒在脐下而利不止者。《方机》云：下利，小便不利者，小腹痛，小便不利，若下利者。

《百疢一贯》云：有滑肠之证，续自下利，肠胃失其常职者，此证非有病毒，以脐下微痛为目的，宜赤石脂禹余粮汤。

《类聚方广义》云：赤石脂禹余粮汤，治肠澼滑脱，脉弱无力，大便黏稠如脓者。若腹痛干呕者，宜桃花汤。又二方合用，亦妙。

成氏云：《本草》云："涩可去脱。"石脂之涩，以收敛之。"重可去怯"。余粮之重，以镇固之。

柯氏云：甘姜参术，可以补中宫火气之虚，而不足以固下焦脂膏之脱，此利在下焦，未可以理中之剂收功也。然大肠之不固，仍责在胃，关门之不紧，仍责在脾。此二味皆土之精气所结，能实胃而涩肠，盖急以治下焦之标者，实以培中宫之本也。要之。此证是土虚而非火虚，故不宜于姜附。若水不利而湿甚，复利不止者，则又当利其小便矣。凡下焦虚脱者，以二物为本（"本"疑"末"字之误），参汤调服，最效。

渊雷案：《本草》有禹余粮，又有太一禹余粮，各为一种，而治效略同。本方方名无"太一"字，方中有之，《玉函》成本方中亦无"太一"字，盖用禹余粮为是。

伤寒吐下后发汗，虚烦，脉甚微，八九日心下痞硬，胁下痛，气上冲咽喉，眩冒，经脉动惕者，久而成痿。

元坚云：此条亦是苓桂术甘汤证，而经曰失治者也。盖虚烦是阳虚所致，与建中之烦相近，而与栀豉之虚烦不同。

方氏云：此申苓桂术甘汤，而复言失于不治则致痿之意。彼条脉沉紧，以未发汗言也，此条脉甚微，以已发汗言也。经脉动，即"动经"之

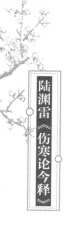

变文，惕即"振振摇"也，大抵两相更互发明之词。

尤氏云：心下痞硬胁下痛，气上冲咽喉，眩冒者，邪气搏饮，内聚而上逆也。内聚者不能四布，上逆者无以逮下。夫经脉者，资血液以为用者也。汗吐下后，血液所存几何，而复搏结为饮，不能布散诸经，今经脉既失浸润于前，又不能长养于后，必将筋膜干急而挛，或枢折胫纵而不任地，如《内经》所云脉痿、筋痿之证也，故曰"久而成痿"。

张氏《集注》云：痿者，如委弃而不为我用之意。

魏氏云：此条证，仍用茯苓桂枝白术甘草汤，或加附子倍加桂枝为对也。

渊雷案：八九日以下十五字，《金鉴》以为与上下文义不属，必是错简。山田氏以为十枣汤及瓜蒂散条文，错乱入此。夫心下痞硬（宜与人参证有辨），胁下痛，即《金匮·痰饮篇》之胸胁支满，气上冲咽喉，即六十八条之气上冲胸，为胃有蓄水而上逆之候，而苓桂术甘所主也。《金鉴》及山田氏疑之，过矣。又，此条之证，经脉动惕者，宜从魏氏之说，用苓桂术甘倍桂枝加附子。若既成痿者，则宜从《补亡论》郭白云之说，用振痿汤。

伤寒发汗，若吐若下，解后，心下痞硬，噫气不除者，旋覆代赭汤主之。

刘栋云：伤寒发汗，若吐若下，其证解后，心下痞硬而噫气者。生姜泻心汤之主也。虽服汤，噫气仍不除者，旋覆代赭石汤主之。

渊雷案：本方及半夏生姜甘草三泻心汤之证，皆非外感卒病。本条云"解后"，生姜泻心条云"汗出解之后"，可见也。故伤寒方非专为伤寒而设，亦有杂病方存焉。本方与三泻心，同主痞硬，而三泻心重在雷鸣，本方则重在噫气。三泻心为急性胃肠炎，故用芩连，本方为慢性，故不用芩连。昔贤谓泻心虚实相伴，本方纯乎虚，有以也。旋覆花、代赭石，今人用以治痰，可知此证亦多黏液。凡有黏膜器官之炎症，西医名卡他，谓渗出黏液，他器官有黏液时，不致甚苦，胃多黏液，则大碍消化，故药治必先涤除之。

旋覆代赭汤方

旋覆花（三两） 人参（二两） 生姜（五两） 代赭（一两） 甘草（三两，炙） 半夏（半升，洗） 大枣（十二枚，擘）

上七味，以水一斗，煮取六升，去滓，再煎取三升，温服一升，日三服。

《方极》云：旋覆花代赭石汤，治心下痞硬，噫气不除者。

《治疗杂话》云：此方亦治心下痞硬，大便秘，噫气不除者。然三黄泻心汤治热秘，此方治虚秘，须当切记。至于反胃噎膈，则属不治之证，当及其元气尚未大虚时，用顺气和中加牡蛎。若因大便久秘，用大黄甘草汤通之，虽一时宽快，反伤元气，其大便秘而吐食者，脾胃大虚，虚气聚于心下也，此时不宜与大黄剂，若取快一时，反促命期，宜用此方。以代赭石镇坠虚气之逆，半夏、旋覆花逐饮，为妙。此非余之创论，周扬俊曰："此方治反胃噎食，气逆不降者，神效。"余历试数人，果得小效，然毕竟不治。《伤寒论》云："噫气不除。""不除"字妙，意谓已用生姜泻心汤，而噫气不除者，为虚气之逆，宜用此方镇坠之。古人用字，一字不苟如此。

《方函口诀》云：此方治生姜泻心汤证而一等重者。《医学纲目》云：病解后，痞硬噫气，不下利者此方，下利者生姜泻心汤。今用于呕吐诸证，大便秘结者效。下利不止，呕吐宿水者亦效。既宜于秘结，又宜于下利，妙在不拘表里（案：此句义不明了），又治哕逆属水饮者。

《活人书》云：有旋覆代赭石证，其人或咳逆气虚者，先服四逆汤，胃寒者先服理中丸，次服旋覆代赭汤为良。

周扬俊《伤寒论三注》云：旋覆花，能消痰结，软痞，治噫气，代赭石，止反胃，除五脏血脉中热，健脾，乃痞而噫气者用之，谁曰不宜？于是佐以生姜之辛，可以开结也，半夏，逐饮也，人参补正也，甘草大枣，益胃也。予每借之以治反胃噎食，气逆不降者，靡不神效。

《寓意草》云：治一人膈气，粒食不入，始吐清水，次吐绿水，次吐黑水，次吐臭水（案：当是肠梗阻），呼吸将绝。一昼夜，先服理中汤六剂，不令其绝，来早转方，一剂而安。《金匮》有云："噫气不除者，旋覆代赭石汤主之。"吾于此病分别用之者，有二道：一者，以黑水为胃底之

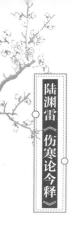

水，此水且出，则胃中之津久已不存，不敢用半夏以燥其胃也；一者，以将绝之气止存一系，以代赭坠之，恐其立断，必先以理中分理阴阳，使气易于降下，然后代赭得以建奇奏勋。乃用旋覆花一味煎汤，调代赭石末二匙与之，才入口，即觉其转入丹田矣，但困倦之极，服补药二十剂，将息二月而愈。

下后，不可更行桂枝汤，若汗出而喘，无大热者，可与麻黄杏子甘草石膏汤。

《玉函》下后作"大下以后"，杏子作"杏仁"。此条释在太阳中篇六十四条，彼云发汗后，此云下后者，明用药从当前之证候，不拘汗后下后也。

山田氏云：此与前六十四条全同，唯下后作发汗后为异已。张志聪以为重出衍文，其说极是，今从之，何者？本篇自前百三十六条，至后百七十四条，率以属痞之证骈列而谕，而此条独不及此，兹知重出无疑，当删之。

渊雷案：前后诸条皆论误下，因类及之耳。

太阳病，外证未除而数下之，遂协热而利，利下不止，心下痞硬，表里不解者，桂枝人参汤主之。

程氏云：太阳病，外证未除而数下之，表热不去，而里虚作利，是曰协热。桂枝行阳于外以解表，理中（即人参汤）助阳于内以止利，阴阳两治，总是补正，令邪自却。协热而利，向来俱作阳邪陷入下焦，果尔，安得用理中耶？利有寒热二证，但表热不罢者，皆为协热利也。

钱氏云：表不解者，以外证未除而言也，里不解者，以协热下利心下痞硬而言也。

山田氏云：协，《玉函》《脉经》俱作"挟"，"挟"为正字。挟热者，乃内寒挟外热之谓。其谓之挟者，示寒之为急也。先辈不知，皆以协字本义解之。协乃互相和同之谓，寒热冰炭，岂有互相和同之理乎，可谓妄矣。

渊雷案：此条是太阳误下，表热不陷亦不解，徒令肠胃虚寒，而加下利者也。虚寒下利为太阴证，人参汤为太阴主方，里有太阴证，外有太阳证，故主桂枝人参汤。协热之义，程氏、山田氏所释是也。

桂枝人参汤方

桂枝（四两，别切）　甘草（四两，炙）　白术（三两）　人参（三两）干姜（三两）

上五味，以水九升，先煮四味，取五升，内桂更煮，取三升，去滓，温服一升，日再，夜一服。

别切，《玉函》、成本、《全书》并作"去皮"。取五升下，《玉函》亦有"去滓"二字。

《方极》云：桂枝人参汤，治人参汤证（心下痞硬、小便不利或急迫或胸中痹者）而上冲急迫剧者。

《方机》云：表里有热（案：此句可商），下利，心下痞硬者，兼用太蔟，痢病，发热恶寒，心下痞硬者，兼用紫圆。

方舆輗云：初起泄泻痢疾混同者，或泄泻一两日，脓血下，遂为痢者，宜用此方，是试用之方也。

《类聚方广义》云：头痛发热，汗出恶风，肢体倦怠，心下支撑，水泻如倾者，夏秋之间多有之，宜此方。按人参汤主吐利，此方主下利有表证者。

又云：素有之里寒，挟表热而下利不止，主以桂枝人参汤者，以桂枝解表，术干姜蠲寒饮，止下利，人参解心下痞硬，甘草缓其急，加损一味不得，古方之简约而得其妙如此。

吴氏云：桂枝辛香，经火久煎，则气散而力有不及矣，故须迟入，凡用桂枝诸方，俱当依此为例。用肉桂，亦当临用去粗皮，切碎，俟群药煎好，方入，煎二三沸即服。渊雷案：凡芳香之药，其主要成分为各种挥发油，故贮藏须密，煎煮不可过久，否则有效成分挥散尽矣。时人用薄荷，犹知迟入，独于桂枝、细辛等药，一律久煮，此亦须改革者。

《发秘》云：此方也，即人参汤增甘草一两、加桂枝四两者，故名曰桂枝人参汤，其不云人参加桂枝者，以其所加不啻桂枝也，犹四逆加茯苓人参，名曰茯苓四逆也。一说云，桂枝人参汤、茯苓四逆汤类，亦是古方，

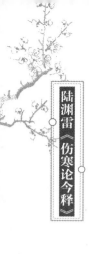

非仲景氏所新加者，故不称桂枝加人参汤、四逆加茯苓汤，以示其为古方也，亦颇有理。

伤寒大下后，复发汗，心下痞，恶寒者，表未解也。不可攻痞，当先解表，表解乃可攻痞。解表宜桂枝汤，攻痞宜大黄黄连泻心汤。

《活人书》云：大抵结胸与痞皆应下，然表未解者，不可攻也。柯氏云：心下痞，是误下后里证，恶寒是汗后未解证，里实表虚，内外俱病，皆因汗下倒施所致。表里交持，仍当遵先表后里，先汗后下正法。盖恶寒之表，甚于身疼，心下之痞，轻于清谷，与救急之法不同。渊雷案：伤寒之传变，由表入里，故治法当先解表，后攻里，唯中气虚寒，不能抵抗毒害性物质者，则当先温里，后解表，中篇九十四条，下利清谷身疼痛，是四逆证与桂枝证并发，四逆为急，桂枝为缓，故先以四逆温里，后用桂枝解表。此条是泻心证与桂枝证并发，其缓急不殊，而表未解者不可攻里，故先用桂枝，后用泻心也。

尾台氏云：此条心下痞之下，疑脱头痛、发热、身疼痛等一二证，否则与附子泻心证，似无差别。惟忠云：附子泻心证云，"心下痞，而复恶寒汗出"。此证只同，唯无"汗出"字已。按例云：发热恶寒者，外未解也，此证疑脱"发热"二字也，不然，则附子泻心证何别？渊雷案：二君之说并是也，发热而恶寒，故用桂枝解表，无热而恶寒，故用附子温里，是此条证与附子泻心证之所以异也。庞氏《总病论》及钱氏《溯源集》等，并谓此条证无汗，附子泻心证汗出，抑思汗出恶风，是桂枝本证，今以无汗为桂枝之候，非也。

伤寒发热，汗出不解，心下痞硬，呕吐而下利者，大柴胡汤主之。

心下，赵刻本作"心中"，今据《玉函》、成本改。

钱氏云：此条亦不由误下，乃自表传里之痞也。

山田氏云：此章下利之上，似脱"不"字，当补之。此章特称不下利

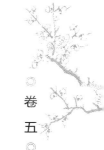

者，盖对前条桂枝人参汤、甘草泻心汤、生姜泻心汤、赤石脂禹余粮汤诸证，皆有痞硬且下利言之。言伤寒发汗后，唯恶寒罢，而发热不为汗解，心下痞硬，呕吐而不下利者，此为热邪内攻为实，盖少阳阳明并病也，故与大柴胡汤下之则愈。大抵痞证，率属心气自结，而不关外来之邪，但此一条，是为外邪入里，心气为之郁结，故不用泻心，而取大柴胡，其因不同也。又按：此证既有痞硬，而不作结胸者，以其人原无停饮故也。又按：《金鉴》指"伤寒发热汗出不解"八字，以为表仍未已，非也。汗出者，谓发之得汗，非自汗之谓，生姜泻心条"伤寒汗出解"之语，可见矣；不解者，谓病之不解，非表不解之谓，芍药甘草附子汤及茯苓四逆汤条"病不解"之语，可见矣。

汤本氏云：呕吐而下利，明呕吐为主，下利为客也。伤寒传变，经缓慢之次序者，则由表证而小柴胡，而大柴胡。本条证则不然，乃由表证直转入大柴胡证，故为本方证之最剧者。余之经验，凡因暴饮暴食，而致急性胃肠卡他大肠卡他赤痢等证者，应用本方之机会极多。

渊雷案：《金鉴》改"下利"为"不利"，考之本论通例，凡云"不利"者，皆以小便言之，且必冠"小便"二字，未有单云不利者，《金鉴》之改，文例不合，山田反驳之，是矣。其谓下利之上当补"不"字，则仍未是，何以言之？若谓不下利为下证，则下证当为不大便，或大便难，今仅云不下利，犹之清便自调耳，未得为下证也。若谓下利为禁下之证，大柴胡下剂而云下利，故知脱"不"字，则尤不然。下利尽多可下者，但当辨其寒热虚实耳，且本条不举不大便而举下利，亦自有故。夫不大便之用下剂，粗工所优为，无须诏告，唯下利之可下者，往往迟疑失下，故仲景于此叮咛也。虽然，下利之寒热虚实，于何辨之？一曰辨之于腹证，腹硬满拒按，脐下热者，阳证可下，腹不满，或虽满而软，不拒按，脐下清冷者，阴证不可下；二曰辨之于屎，屎色焦黄而热臭，或于稀薄水中杂小结块，或下利清水，色纯青者，皆阳证，可下，屎色淡黄，或白，或青黑，或完谷不化，或如米泔汁，其气不甚臭，或臭如鱼腥者，皆阴证，不可下；三曰辨之于小便，小便赤涩者，阳证可下，清白不涩者，阴证不可下。更参以脉舌气息好恶，虽不能洞垣一方，亦可以十得八九。

《芳翁医谈》云：一妇人，妊娠数月，适当夏月，下利呕哕，嗳气不已，诸医踟蹰，家人狼狈，无以救疗，寻发晕昏睡，乃以熨斗盛炭火，以

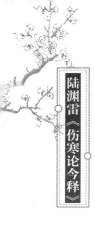

酽醋注火上，熏患妇之鼻，别作大柴胡汤服之，晕即止，熟睡而安。

病如桂枝证，头不痛，项不强，寸脉微浮，胸中痞硬，气上冲喉咽，不得息者，此为胸有寒也。当吐之，宜瓜蒂散。

寸脉微浮，《巢源》作"其脉微"。喉咽，《玉函》、成本并作"咽喉"，此为胸有寒，《千金》作"此以内有久痰"。

病如桂枝证，谓发热汗出恶风而上冲也，然头不痛，项不强，脉不阴阳俱浮，而但寸脉微浮，则非真桂枝证矣。胸中痞硬者，毒害性物质在上，为上实之证也。气上冲喉咽不得息者，痰涎涌逆，亦知正气欲驱毒害性物质使上出，故宜瓜蒂散因其势而吐之。胸有寒，谓痰也，《千金》可证。古者无"痰"字，《本论》或谓之寒，或谓之邪（厥阴篇三百五十八条），《金匮》或谓之浊（皂荚丸条），或谓之浊唾（桔梗汤条桔梗白散条），或谓之涎沫（桂枝去芍药加皂荚汤条），皆今之所谓痰也。至《金匮》之痰饮，乃淡饮之讹，今人以饮为痰，非也。详《金匮要略今释》。

汗吐下为攻病三大法，仲景书中，汗下之方至多，吐法唯瓜蒂散一首。善用吐法者，戴人而后，亦少嗣响。盖吐法之不讲久矣，今略举可吐不可吐，及吐后调理诸法如下，虽不能尽吐法之要，亦可当三隅之助。

张子和云：咳嗽痰厥，涎潮痞塞，口眼㖞斜，半身不遂者，当吐之。又云：上喘中满，酸心腹胀，时时作声，痞气上下不宣畅者，当吐之。又云：赤白带下（加古坎云古谓肠垢痢为带下，乃后世所谓痢疾者是也），或白物如脂，独圣散（瓜蒂一味）主之，妇人污浊水不止者，亦同此方。又云：小儿三五岁，或自七八岁至十四岁，发惊搐搦，涎潮如拽锯，不省人事，目瞪喘急将死者，可吐之。又云：所谓癫痫者，可数吐之。

永富独啸庵云：古人谓病在膈上者吐之，是为用吐方之大表，然其变不可胜数，若非沉研久而经事多，则难得而穷诘。约而言之，胸中有停痰宿水，为诸证者，噤口痢，水药不得入口者，五十以里，偏枯痰涎，胸满而腹气坚实者，龟胸龟背者，黄疸烦喘欲吐者，皆可吐之。狂痫者可数吐之，淋疾诸药不效者，宜详其证而吐之，反胃诸呕最宜吐，诸气疾，诸积聚，心下痞硬，脏腑上逼者，问其生平，无吐血、咳血、衄血之患者，悉可吐之。后服泻心方数十日，喘息初发暨未发者，按其腹脉，知腹气坚

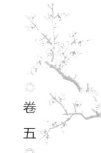

实，则吐之。后服泻心汤、小承气汤之类数十日，灸数千壮，伤寒用承气汤不下者，吐了再下。月事积年不下，心下痞硬，抵当诸药不验者，吐了再服。口吐大便者（案：当是肠梗阻，西医须用外科手术），先吐之，后服附子泻心、生姜泻心、半夏泻心之类数日，瘰疬初发暨欲发者，按其心下，痞则吐之，后视所宜服药。伤寒用吐法，不可过二三回，得一快吐即止。用瓜蒂不过三分五分，其治一逆，则急者促命期，缓者为坏证。凡用吐方之法，先令病人服吐剂，安卧二时间许，勿令动摇，若动摇而吐速，则但吐药汁，药气不及透彻病毒也。待胸中温温，上迫咽喉，乃令病人跂足蹲坐（坐椅张膝亦可），前置吐盆，一人自后抱持之，以鸟羽探咽中，则得快吐，如此三四回或五六回。凡须数吐之证，每隔五六日或七八日，如法吐之，终则吐黏胶污秽之物，而后其病乃尽。凡服吐剂至欲吐时，先饮沸汤一碗，则易吐，既吐后，暂令安卧休息，更饮沸汤取吐，数次而后，与冷粥或冷水一碗，以止之。诸缓慢证宜吐者，先用乌头附子之剂，以运动其郁滞之毒，时时用瓜蒂散吐之。

铁樵先生云：凡为病日浅，正气未虚，邪热内攻，胃不能容，生理起反应而呕者，皆可吐也。其要点在病须阳证，正气未虚，否则禁吐。此为鄙人历数十次经验，无一或误者，用以治婴儿之病，奏效尤捷，而无流弊。

以上可用吐法。

永富独啸庵云：病者在床蓐者（案：犹言病人困顿者），不可吐，凡腹气虚者，决不可用吐方，凡危急短气太甚者，平居患吐血者，或其证候有血证者，决不可用吐方。若犯之，则促其命期。初学遇妊娠、产后、痰血、咳血、梅毒、血崩、亡血虚家，暨年过六十者，不可吐。

以上不可用吐法。

又云：论曰："伤寒吐后，腹胀满者，与调胃承气汤。"夫古今用吐方之人，吐后必用通和之剂。戴人用舟车丸（河间方：黑牵牛、大黄、甘遂、大戟、芫花、青皮、橘红、木香、槟榔、轻粉），奥村氏用泻心汤，我国于吐后，虽无腹胀之证，必用调胃承气汤，以通和其逆气。凡用吐方后，精神昏冒者，宜服泻心汤，吐中或吐后，烦躁脉绝，不知人事，四肢厥逆者，勿骇，是乃瞑眩也，以冷水溅面，或饮之，则醒，或以冷水和麝香饮之，亦佳，吐中有死黑血者佳。若有真生血者危，急宜用麝香，以消

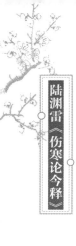

其药毒。语曰：瓜苗闻麝香即死。吐后三五日内，当调饮食，省思虑，不可风，不可内，不可劳动。

以上吐后调理。

瓜蒂散方

瓜蒂（一分，熬黄） 赤小豆（一分）

上二味，各别捣筛为散已，合治之，取一钱匕，以香豉一合，用热汤七合，煮作稀糜，去滓，取汁和散，温顿服之。不吐者，少少加，得快吐乃止。诸亡血虚家，不可与瓜蒂散。

《外台秘要》云：张文仲瓜蒂散，主伤寒胸中痞塞，宜吐之。方，瓜蒂、赤小豆各一两，上二味捣散，白汤服一钱匕，取得吐去病差止。

又云：范汪疗伤寒及天行瓜蒂散吐方（即文仲方），上二味，捣作散，温汤二合，服一钱匕，药下便卧，若吐，便且急忍也，候食顷不吐者，取钱五匕散，二合汤和服之，便吐矣。不吐，复稍增，以吐为度，吐出青黄如菜汁者，五升以上，为佳。若吐少，病不除者，明日如前法复服之，可至再三，不令人虚也。药力过时不吐，服汤一升，助药力也，吐出便可食，无复余毒。若服药过多者，益饮冷水解之。

《古今医统》引丹溪云：小儿急惊，风热口疮，手心伏热，痰嗽痰喘，并用涌法，重则用瓜蒂散，轻则用赤小豆苦参末。

《奇效良方》云：瓜蒂散，治风癫，宜服此药吐之。

《方极》云：瓜蒂散，治温温欲吐者（案：说本少阴篇三百二十七条）。

《方机》云：治胸中痞塞，上冲咽喉不得息者，手足厥冷，心中烦满，饥不能食者，心中温温欲吐，又不能吐，手足厥冷者。

雉间焕云：瓜蒂散，真心痛、真头痛及产后郁冒、忽晕绝者，并胸痹，皆主之。或舌疽，或结毒入眼，及黄疸、耳鸣，又疟疾，骨蒸。若一切痼疾，结在上部而胸中满者，皆宜此方。又大头痛有时发者，发时即服之，有效。

渊雷案：据日人猪子氏之说，瓜蒂虽为有毒之药，然服后并不吸收，只刺激胃肠黏膜，故无中毒之患，唯服之过量，则引起急性胃肠炎，使吐利不止，故一次所服，不得逾六分五厘云。采集之法，须于瓜未熟时采之，新采味苦者良，若瓜熟而采，或陈久失味者，不效。又案：大观《政和本草》，但称瓜蒂，寇宗奭始指为甜瓜蒂，李时珍从之。甜瓜种类至多，黄金瓜之类皆是。而吉益氏自云，试甜瓜蒂无寸效，须柿瓜青瓜，疑吉益氏所试者，是熟瓜之蒂，故味不苦而无效耳。瓜蒂须生采，而采蒂弃瓜，莳瓜人所不愿，故今之卖药者多不备，代以南瓜蒂，亦效。赤小豆，《本草》所载及今人用法，皆以为利水消肿，排脓散血之药，不能催吐。仲景书中用赤小豆之方，麻黄连翘赤小豆汤，治伤寒瘀热在里，身必发黄，赤小豆当归散，治狐惑脓已成者，又治下血先血后便，皆取其利水散血，瓜蒂散用之者，殆以所吐病毒，必有水血相结欤。用香豉者，胸中懊侬结痛故也。张子和不用豉，加人参、甘草，齑汁调下，吐不止者，用煎麝香汤，瓜苗闻麝香即死，所以立解云。

《生生堂医谈》云：大津布施町净宗寺之妹，年二十许，状如癫痫，卒倒不省人事，少顷自苏，年发四五次，病起幼年，百治不效。予用瓜蒂末五分，以齑汁送下，吐黏痰一升余，臭不可言，病顿愈，尔后不复发。

又云：予妹患喘多年，与吐剂，一次而愈，不复发。

又云：城州梅端真休寺住持，有痫证，发则乱言，或欲自溢，且足挛急，难以行步。来请治，予晓以非吐剂莫治，而僧侣阻之，不肯服，乃请治于他医。医与四逆散加吴茱萸、牡蛎，半年，无寸效。于是再来请治，予则用瓜蒂赤小豆末，以齑汁服之，吐黏痰许多，痫不复发，足挛急顿治，住持甚悦，行歌相赠。

《生生堂治验》云：井筒屋喜兵卫之妻，发狂痫，发则把刀欲自杀，或欲投井，终夜狂躁不眠，间则脱然谨厚，勤于女红。先生与瓜蒂散一钱二分，涌吐二三升，更服白虎加人参汤，遂不再发。

又云：丹波屋九兵卫，年三十，遍身麻木，目不能视，口不能言，其人肥大而好酒。先生诊之，脉涩不结，心下急，喜呕。即令饮三圣散（瓜蒂、防风、藜芦）六分，不吐，反暴泻五六次，越三日又服，吐出可三升许，自是目得见，口得言，两手亦渐得动，后与桃花汤百余贴而全已。

又云：桔梗屋某，年二十，晚饭后可半时，猝然腹痛，入于阴囊，阴囊挺胀（案：当是赫尔尼亚），其痛如剜，身为之不得屈伸，阒阒闷乱，叫喊振伏。急迎先生诊之，其脉弦，三五动必有一止，四肢微冷，腹热如燔，囊大如瓜，按之石硬，病者昏愦中愀然告曰："心下有物，如欲上冲咽者。"先生闻之，释然抚掌谓之曰："病可救也。"以瓜蒂散一钱，吐出寒痰

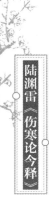

一升余，次与紫圆三分，泻五六行，至夜半，得熟睡，明日，病若失。

又云：北野屋太兵卫之妻，年五十，胸痛引小腹，蜷卧支持，犹不堪其苦。初，一医与药，反呕逆，遂药食不下，又以为脾虚，与归脾汤及参附之类，疾愈笃。师即与瓜蒂散五分吐之，翌日，与栀子豉加茯苓汤，数旬而瘥。

又云：一男子，胸膈痞满，恶闻食气，动作甚懒，好坐卧暗所，百方不验者半岁。先生诊之，心下石硬，脉沉而数，即以瓜蒂散吐二升余，乃瘥。

又云：绵屋弥三郎之妻，善笑，凡视听所及，悉成笑料，笑必捧腹绝倒，甚则胁腹吊痛，为之不得息，常自以为患。请师治之，即与瓜蒂散，吐二升余，遂不再发。

又云：一妇人，年三十余，每交接则小腹急痛，甚则阴门出血，而月事无常，腹诊脉象，亦无他异，医药万方，一不见效。先生曰："所谓病在下者，当吐之于上。"乃与瓜蒂散六分，吐黏痰升许讫，更与大柴胡汤缓缓下之，后全瘥。

病胁下素有痞，连在脐旁，痛引少腹，入阴筋者，此名脏结，死。

《玉函》《脉经》，病下并有"者若"二字，入阴筋，并作"入阴侠阴筋"。

《漫游杂记》云：一男子，病腹痛，苦楚不可堪，四肢厥冷，额上生汗，脉沉迟，食饮则吐，按其腹，痛连胸胁，绕脐入阴筋，硬满难近手，诸医畏缩而归。余曰："是寒疝，应不死。"作附子泻心与之，夜死。余不知其故，沉思数日，偶读《伤寒论》，其所谓脏结也，余当时泛然不精思，误鉴如此，噫呼，读《伤寒论》十五年，甚哉事实难周。

渊雷案：胁下之痞，连在脐旁，盖所谓积聚（参看《金匮·五脏风寒积聚篇》）之类，乃素有之宿疾也。痛引小腹，下入阴筋，则新起之卒病。阴筋，谓睾丸之系也。程氏以为新得伤寒，误行攻下，邪气入里，与宿积互结所致。要是新病引动宿疾而成，不必因误下伤寒矣。名为脏结者，谓其脏气结塞而不通也，脏结之病，余未尝经验。据《漫游杂记》所载，乃

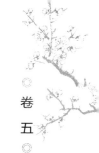

与厥阴篇冷结在膀胱关元（三百四十三条）相类。此非急性热病之兼变证，但以胁下有痞，故类列于此耳。丹波氏云：案脏结，《补亡论》王朝奉刺关元穴，非也。汪氏云：宜用艾灸之。《蕴要》曰：灸气海关元穴，宜人参三白汤加干姜，寒甚者加附子。《全生集》曰：灸关元，与茱萸四逆加附子汤。以上宜选用。

渊雷案：以上十九条，皆论痞硬一类。

伤寒若吐若下后，七八日不解，热结在里，表里俱热，时时恶风，大渴，舌上干燥而烦，欲饮水数升者，白虎加人参汤主之。

汪氏云：时时恶风者，乃热极汗多，不能收摄，腠理疏，以故时时恶风也。

山田氏云：此条阳明病浅证，未至胃实者，所谓阳明者，汗出多而渴，是也，本当在阳明篇中，以下二章及百八十三条皆然矣。"热结在里，表里俱热"八字，是因，"时时恶风"以下，是证也。此伤寒表邪炽盛，不为发汗若吐若下解（案：此句颇有语病）者也。虽然，未至成胃实，故其热熏蒸于表里，使人且热且渴也，其致时时恶风者，亦复以未成结实故也。盖此条时时恶风，与次条背微恶寒，皆因内热熏蒸，汗出肌疏所致，是以不常而时时，不显然于全身而微于背，其非表不解之恶风寒，可知也，亦犹阳明之腹满常痛，与太阴之腹满时痛之异也。成无己、方有执诸人，皆指时时恶风以为表未除，非也。后百七十七条云："其表不解者，不可与白虎汤。渴欲饮水，无表证者，白虎加人参汤主之。"可见其非表不解之恶风寒矣。

渊雷案：白虎汤之证，为毒害性物质与抗毒力两皆亢进，故发高热，热过高则体力不能堪，故须寒凉剂清之。说在太阳上篇，人参之加，前注皆以为伤津液之故，盖以发汗若吐下为伤津液之原因，以烦渴引饮为伤津液之证候也。然白虎加人参汤证，本论中共四条，其二条并无汗吐下之因，一条但言大汗出，《金匮》暍病篇一条，亦未经汗吐下，且烦渴引饮，本是白虎汤证，未可以此为用人参之标准也。今考仲景之用人参，凡有三种目的：其一为胃机能衰弱，理中、泻心之类是也；其二为强心复脉，茯

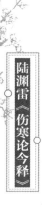

苓四逆、炙甘草之类是也；其三为伤津液，人参白虎、竹叶石膏之类是也。三者皆以心下痞硬为候，故吉益氏《方极》云："白虎加人参汤，治白虎汤证而心下痞硬者。"自有此说。而人参白虎之用法，有一定标准矣。又案：此条及下二条，《脉经》《千金》《千金翼》《外台》，并作白虎汤，不加人参，然此三条承上文痞硬而来，其证当脱痞硬，其方当有人参也。

白虎加人参汤方

知母（六两） 石膏（一斤，碎） 甘草（二两，炙） 人参（二两）粳米（六合）

上五味，以水一斗，煮米熟，汤成去滓，温服一升，日三服。此方立夏后立秋前乃可服，立秋后不可服。正月、二月、三月尚凛冷，亦不可与服之，与之则呕利而腹痛。诸亡血虚家，亦不可与，得之则腹痛利者，但可温之当愈。

方及方解用法，已见第一卷中，人参作三两，《玉函》同。彼无"此方立夏"以下六十二字，此六十二字，非仲景原文，而《玉函》《千金》《千金翼》《外台》并载之，故姑存弗删。《内台方议》问曰："《活人书》云：白虎汤唯夏至发可用，何耶？"答曰："非也。古人一方对一证，若严冬之时，果有白虎汤证，安得不用石膏？盛夏之时，果有真武汤证，安得不用附子？若老人可下，岂得不用硝黄？壮人可温，岂得不用姜附？此乃合用者必需之，若是不合用者，强而用之，不问四时，皆能为害也。"

伤寒无大热，口燥渴，心烦，背微恶寒者，白虎加人参汤主之。

白虎证本表里壮热，汗出，不恶寒，反恶热，然因皮肤尽量蒸散之故，其肌表之热，有时反不如麻黄证大青龙证之盛。此条与麻杏甘石汤条皆云无大热，盖谓肌表之热不甚壮，非谓病之性质无大热也。故身热汗出烦渴，脉洪大浮滑，不恶寒反恶热者，白虎之正证。其有时时恶风，或背微恶寒者，则为例外之证。所以然者，汗出肌疏，且体温与气温相差过远，故时或洒然而寒，与太阳之恶寒自异也。此条所云，乃不完具之白虎证，若津液过伤，心下痞硬者，则加人参。

230

《伤寒类方》云：此亦虚燥之证，微恶寒，谓虽恶寒而甚微，又周身不寒，寒独在背，知外邪已解，若大恶寒，则不得用此汤矣。

《金鉴》云：伤寒身无大热，不烦不渴，口中和，背恶寒，附子汤主之（少阴篇三百七条）者，属少阴病也。今伤寒身无大热，知热渐去表入里也，口燥渴心烦，知热已入阳明也，虽有背微恶寒一证似乎少阴，但少阴证口中和疏，今口燥渴，是口中不和也，背恶寒非阳虚恶寒，乃阳明内热熏蒸于背，汗出肌疏，故微恶之也。

伤寒脉浮，发热无汗，其表不解者，不可与白虎汤。渴欲饮水，无表证者，白虎加人参汤主之。

其表不解者，赵刻本脱"者"字，今据《玉函》、成本、《外台》补。

脉浮发热而无汗，则未至可清之候，故不可与白虎汤，所以不可清，恐其抑阻抗毒力之产生也。表不解，谓有恶寒、头痛、身疼等证也，此处戒人不可与白虎汤，必有疑似白虎证而误与者，殆以其人烦渴之故，然烦渴无汗，表不解者，是大青龙证，非白虎证，必也渴欲饮水而无表证者，然后可与白虎，又加心下痞硬者，然后可与白虎加人参汤。

《伤寒类方》云："无汗"二字，最为白虎所忌。

以上三条，论白虎加人参汤之证，承上文痞硬诸证而来，可见本证必有心下痞硬也。

太阳少阳并病，心下硬，颈项强而眩者，当刺大椎、肺俞、肝俞，慎勿下之。

《玉函》太阳下有"与"字，硬作"痞坚"二字（凡本论硬字，《玉函》俱作坚），大椎下有"一间"二字。

此与百四十九条，皆论太阳少阳并病，而用刺法者，盖古有此法，叔和以掺入本论，非仲景法也。百四十九条所举诸证，有太阳，有少阳，此条所举，则皆少阳证。少阳柴胡证之颈项强，与太阳葛根证之头项强痛异，说在中篇百三条。成氏、方氏皆以颈项强为太阳证，非也。又，百四十九条戒发汗，云发汗则谵语脉弦，此条戒下，而不言误下之变证。

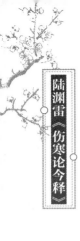

考百五十七条云："太阳少阳并病，而反下之，成结胸，心下硬，下利不止，水浆不下，其人心烦。"即误下之变证矣。太阳少阳并病两条，皆用刺法，不出主方，实皆柴胡桂枝所主，不刺亦堪取效，余详百四十九条。

太阳与少阳合病，自下利者，与黄芩汤；若呕者，黄芩加半夏生姜汤主之。

成氏云：太阳阳明合病自下利，为在表，当与葛根汤发汗；阳明少阳合病自下利，为在里，可与承气汤下之（二百六十一条）；此太阳少阳合病自下利，为在半表半里，非汗下所宜，故与黄芩汤，以和解半表半里之邪。呕者，胃气逆也，故加半夏、生姜，以散逆气。

山田氏云：并病则兼解二经，合病则独解其一经。大柴胡汤之于少阳阳明并病，柴胡桂枝汤之于太阳少阳并病，桂枝加芍药汤之于太阳太阴并病，皆尔。若夫葛根汤及麻黄汤之于太阳阳明合病，黄芩汤之于太阳少阳合病，白虎汤之于三阳合病，皆独解其一经者也。盖以并病者邪势缓，而合病则邪势急也耳。按厥阴篇云："伤寒脉迟，六七日，而反与黄芩汤彻其热，脉迟为寒。"由兹观之，黄芩汤证，其不恶寒而恶热脉数者可知矣。小柴胡、大柴胡、甘草泻心、黄连阿胶四方，皆有心烦，而用黄芩，乃知黄芩汤证亦有心烦矣，况心烦少阳一证，而此条为太阳少阳合病乎。若夫不用柴胡汤而用黄芩汤者，其病在一二日之间，而未至往来寒热、胸胁苦满等证故也。盖受病之始，已有心烦、恶热、脉数等候，而兼带太阳头痛、项强、脉浮等证者，黄芩汤主之。如其下利与呕，不必问有无。

渊雷案：此条见证，唯下利与呕，方药亦但治胃肠，可知其病是急性胃肠炎赤痢之类。虽或发热，其毒害性物质在胃肠而不在血，非发汗所能祛除，故不用解表之药。此本非伤寒六经之病，然本论既以六经标名，黄芩加半夏生姜汤，又即柴胡桂枝汤去柴胡、人参、桂枝，就其近似者而命之名，姑谓之太阳少阳合病耳。下利不谓之阳明太阴者，以阳明胃实，此则不实，太阴肠寒，此则不寒故也，呕不谓之少阳者，以少阳主胸胁，此则胸胁不满故也。盖六经名义，本由药证推溯而得，急性热病，亦非六经所能概括，后人谓人身本有六经之气，百病不离乎六经，捕风捉影，徒令中医学多生荆棘而已。本条旧注，执定太阳少阳合病之文，以为必有发

232

热、头痛、口苦、咽干、目眩等证，余特揭开翳障，自谓有功学者不浅。山田氏谓并病兼解二经，合病独解一经，其说自辨，然黄芩汤所治，将谓解太阳乎，解少阳乎？又谓黄芩汤之证，不过头痛、项强、脉浮数、心烦、恶热，其下利与呕，为所兼客证，不必问其有无，试问病人不利不呕，而用此方于此等证，果能有效乎？呕可不问，则半夏生姜之去取，将以何者为标准乎？弗思其矣。

黄芩汤方

黄芩（三两）　芍药（二两）　甘草（二两，炙）　大枣（十二枚，擘）

上四味，以水一斗，煮取三升，去滓，温服一升，日再，夜一服。

黄芩，《玉函》作"二两"，盖非。

《伤寒六书》云：黄芩汤，治发热口干鼻燥，能食者。渊雷案：此说太廓落，难从。

《拔萃方》云：芍药黄芩汤（即本方），治泄利腹痛，或里急后重，身热，久不愈，脉洪疾，及下痢脓血稠黏。

《医方集解》云：仲景之书，一字不苟，此证单言下利，故此方亦单治下利，《机要》（案：谓丹溪《活法机要》）用之治热利腹痛，更名黄芩芍药汤，洁古因之（案：洁古在丹溪前此言误），加木香、槟榔、大黄、黄连、当归、官桂，更名芍药汤，治下痢。仲景此方，遂为万世治痢之祖矣。本方除大枣，名黄芩芍药汤，治火升鼻衄，及热痢（出《活人书》）。

《方极》云：黄芩汤，治下利腹拘急者。《类聚方》云：当有心下痞（案：因君黄芩也），腹强急证（案：因佐芍药、大枣也）。

《方机》云：黄芩汤，治心下痞，自下利者，口苦咽燥目眩，自下利者。

《类聚方广义》云：黄芩汤，治痢疾，发热腹痛，心下痞，里急后重，便脓血者，宜加大黄，若呕者，黄芩加半夏生姜汤中加大黄。渊雷案：里急后重便脓血之痢疾，或为传染性赤痢，或为大肠发炎，而延及直肠，则病人觉里急后重。此证始起属实热者，通常用大黄，汤本氏亦以里急后重为大黄去取之候。然病人本苦腹痛，大黄促进肠之蠕动，则痛必加剧，余之治痢，非大实者，不轻用大黄，但于本方中加木香、枳实、槟榔、桔梗（取其排脓）、白头翁等味，取效甚速。又有久痢虚衰，宜破故纸、诃子

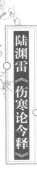

肉、干姜、白术、党参等温补收摄之剂者，余所经验，亦复甚多。其证始终下脓血而后重，不得以后重而用大黄也。

黄芩加半夏生姜汤方

黄芩（三两）　芍药（二两）　甘草（二两，炙）　大枣（十二枚，擘）半夏（半升，洗）　生姜（一两半，一方三两，切）

上六味，以水一斗，煮取三升，去滓，温服一升，日再，夜一服。

《证治要诀》云：黄芩加半夏生姜汤，治太阳与少阳合病，头痛腰痛，往来寒热，胸胁疼痛而呕。渊雷案：此亦拘泥太阳少阳合病之文，推想其证候当如是耳，施之实验，恐不效。

《医方集解》云：黄芩加半夏生姜汤，亦治胆腑发咳，呕苦水如胆汁。渊雷案：咳呕胆汁，故名胆咳，此方治呕胆汁，当有效。方中芍药大枣，亦有平咳之用，然非治咳之主方也。胆咳之名，出《素问·咳论》，而《巢源》《千金》，别有十咳之候，其胆咳，谓咳而引头痛口苦，与《素问》异。

《方极》云：黄芩加半夏生姜汤，治本方（谓黄芩汤）证而呕逆者。

伤寒胸中有热，胃中有邪气，腹中痛，欲呕吐者，黄连汤主之。

成氏云：此伤寒邪气传里，而为下寒上热也。

程氏云：此等证，皆本气所生之寒热，无关干（案：干疑"于"字之误）表，故着二有字。

《金鉴》云：伤寒未解，欲呕吐者，胸中有热邪上逆也；腹中痛者，胃中有寒邪内攻也。此热邪在胸，寒邪在胃，阴阳之气不和，失其升降之常，故用黄连汤，寒温互用，甘苦并施，以调理阴阳而和解之也。伤寒邪气入里，因人脏气素有之寒热而化，此则随胃中有寒，胸中有热，而化腹中痛欲呕吐，故以是方主之。

丹波氏云：《宣明论》曰："腹痛欲呕吐者，上热下寒也。"以阳不得降，而胸热欲呕，阴不得升，而下寒腹痛，是升降失常也。

渊雷案：凡病变机转，上部易以热，下部易以寒，胃在上，肠在下，故胃多热而肠多寒。是以胃肠之病，热者为阳明，寒者为太阴，而阳明称燥金，太阴称湿土焉，阳明病之重心固在肠，然以其属热，故责之胃，太阴病之重心亦在肠，本非脾病（说详太阴篇），古人谓之脾者，以脾指小肠之吸收机能故也，此条即胃热肠寒之病。胃热故呕吐，肠寒故腹中痛，不云胃热而云胸中有热，不云肠寒而云胃中有邪气者，古人于内脏之部位犹未能确知故也。

黄连汤方

黄连（三两）　甘草（三两，炙）　干姜（三两）　桂枝（三两，去皮）人参（二两）　半夏（半斤，洗）　大枣（十二枚，擘）

上七味，以水一斗，煮取六升，去滓，温服，昼三夜二。疑非仲景方。

《玉函》黄连桂枝并作"二两"，甘草干姜并作"一两"，《千金翼》人参作"三两"，成本作"温服一升，日三服，夜二服"，《玉函》、成本并无"疑非仲景方"句。

《保赤全书》云：黄连汤，治痘疮热毒在胃中，以致腹痛，甚则欲呕吐。

《方极》云：黄连汤，治心烦，心下痞，欲呕吐，上冲者。

《方机》云：黄连汤，治胸中有热，腹中痛，欲呕吐者，心烦呕逆者，以上兼用紫圆。

方舆輗云：此方治腹痛恶心而有呕气者，其痛自心下至脐上，诊治之际，察其痛之所在而处方焉可也。

《类聚方广义》云：黄连汤，治霍乱疝瘕，攻心腹痛，发热上逆，心悸欲呕吐，及妇人血气痛，呕而心烦，发热头痛者。

《方函口诀》云：此方本文，虽云胸中有热，胃中有邪气，然喻嘉言谓："湿家下之，舌上如苔者，丹田有热，胸中有寒。"（《金匮·痉湿暍篇》）仲景亦用此汤治之，"舌上如苔"四字，信而有征。盖此证，虽舌根苔厚，而鲜带黄色，故杂病干呕，舌上有滑润之苔，诸治不效者，虽无腹痛，用此必效，若有腹痛，则其效如神。又此方即半夏泻心汤去黄芩代桂枝，而其用大异，以甘草、干姜、桂枝、人参相伍，方意近桂枝人参汤故也。但彼用于协热利，此用于上热下寒，故以黄连为主药。又按：此桂枝

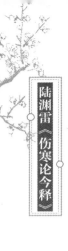

主腹痛，与千金生地黄汤（地黄桂枝治小儿寒热进退啼叫）之桂枝同旨。

元坚云：此方自半夏泻心变来，然彼冷热在一位而相结，此冷热异其位，故彼则要药性温凉混和，所以再煎，此则要温凉各别立功，所以淡煮而不再煎。此方余常用治霍乱吐泻腹痛，应效如神，盖以其逐邪安正，能和阴阳也。

《橘窗书影》云：芝三岛街书肆和泉屋市兵卫妻，年四十余，感暑邪，呕吐腹痛，心下烦闷，与黄连汤加茯苓，病大安。

渊雷案：以上三条，论太阳少阳合并，并及下热上冷之证。

伤寒八九日，风湿相搏，身体疼烦，不能自转侧，不呕不渴，脉浮虚而涩者，桂枝附子汤主之。若其人大便硬（一云：脐下心下硬），小便自利者，去桂加白术汤主之。

山田氏云：此与次条，俱系中湿之病，非伤寒也，考之《金匮》，果在痓湿暍篇内。由此观之，"伤寒八九日"五字，殊无着落，当删之，"疼烦"二字颠倒，当作"烦疼"，次条"骨节烦疼"之语，及柴胡桂枝汤证"支节烦疼"之文，皆可征也。烦疼谓疼之甚，犹烦渴烦惊之烦。湿乃山岚障气，雨湿气，雾露气，卑湿气，皆是也。但湿不能独伤人，必也随风寒之气，然后敢中之。故有寒湿风湿之称，其谓之风湿者，以汗出恶风故也，犹中风伤寒之义。"搏"与"薄"，借音通用，逼迫也。《周易·说卦传》有阴阳相搏，雷风相搏之文，《灵枢》决气篇有两神相搏，合而成形之言，又迫晚曰薄暮，皆逼迫之义也。凡湿之伤人，必与风寒之气相逼迫而后中之，是以谓之风湿相搏。

元坚云：风湿者，太阳病而兼湿邪是也，风非中风之风，盖总括风寒之词。得病之初，两邪相合，以湿性濡滞，故数日之间犹淹留骨节，而其卫虚，其寒亦甚，治宜温发。"八九日"三字，当与风湿相搏句易位看，"伤寒五六日中风"及"妇人中风七八日云经水适断者"，俱同例也。桂枝附子汤证举不呕不渴者，盖以既经数日，人疑其邪陷，然病犹在表，故揭此二候，以为里无邪之征矣。如里素有热者，有去桂加术之法。盖里有湿者，大便滑泄，小便不利，此其常也，今大便坚，小便自利者，知是湿唯在表，而里素有热，因去桂不用。然既无桂，则殊少外散之能，故易之以术。方后曰"附子术并走皮内",则此方之术,是为发表湿而不为燥脾,明矣。仲景之时,术无苍白之分,未知其所用为何,然在今世,则二术随宜为妙,如此方及甘草附子汤,并用苍术,正见其效。

雉间焕云:不呕不渴者,身疼外无所患之谓也,去桂加术汤者,即白术附子汤也(即本方之异名,见《金匮》)。曰大便硬小便自利者去桂加术,大似不可解者,且用附子方多,而独称服后身痹如冒状,则瞑眩为甚,亦可怪。因屡试附子,瞑眩则效速,而合蜜则如神,人皆知之。又用此方,其人大便硬,则瞑眩大奏功,粗似合蜜者,若以桂苓芍药类加此方以用之,或用之大便不硬之人,则瞑眩稍少,得效亦微。然则大便硬者,附子成功之机也,病解而大便亦通,此是附子余力所及也。盖桂苓芍,有降冲逆,解拘挛,压动悸之力,故胸腹开爽,瞑眩直差,此无他,药气走而下,以不暇止而攻而故也。甘草大枣之甘,则缓其急而停壅于药气,令不得走,故术附逞力以逐水气,此所以瞑眩也。小便自利者,水之积,甚于不利,故溢出者也。

尾台氏云:小便自利,犹言小便不禁,术附子茯苓,皆治小便不利自利,犹麻桂之治无汗自汗也。

渊雷案:湿为六淫之一,此下二条,皆论肌表之湿,即西医所谓风湿病,是为外湿。外湿者,因空气中水蒸气饱和,汗液不得蒸发,停积于肌腠所致。健康人之排汗量,平均一昼夜有二磅之多,劳力之人,及夏日,犹不止此。然皮肤上不常见汗滴者,以其一出汗腺,即蒸发成气,飞散于空气中故也。黄梅时节,或潮湿之地,空气中水蒸气常有饱和状态,于是汗液之已出汗腺者,不得蒸发,流离于肌表,未出汗腺者,阻于腺外未蒸发之汗,不得复出,则成湿病。湿病因汗积于肌腠,故身重,因汗液不得适量排泄,酸毒壅积,故烦疼。身重烦疼,肌表湿润,为湿病之证候。湿虽紧之外感,其实,外界水分,决不能透皮肤而客于人体,不然,篙工没人,沤麻洴澼,日渍水中,奈何不见其病湿耶?风湿之风,山田说是,然风寒之邪,究不知其情实,唯汗出之证,姑谓之风,故小丹波以谓总括风寒之词矣,小丹波谓去桂加术证,是里素有热,大有语病。以里热而去桂枝,乃可独任附子耶?当云外湿里燥,于义始稳。去桂加术证,甚难理解,唯雉间、尾台二氏,得之实验,故录其说。

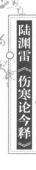

桂枝附子汤方

桂枝（四两，去皮）　附子（三枚，炮，去皮，破）　生姜（三两，切）　大枣（十二枚，擘）　甘草（二两，炙）

上五味，以水六升，煮取二升，去滓，分温三服。

《方极》云：桂枝附子汤，治桂枝去芍药汤证，而身体疼烦，不能自转侧者。

《类聚方》云：当有上冲证，此方与桂枝去芍药加附子汤同，而治与方名异，彼方下曰微恶寒，此方下曰身体疼烦，恶寒轻，疼烦重，独在附子之多少也已。

《方机》云：治身体疼烦，不能自转侧者，兼用应钟或七宝。

雉间焕云：桂枝附子汤，今称痛风者，及上冲难降者，主之，皆宜加术。渊雷案：术附相配，为治风湿流注、梅毒、痛风等病之特效药，吾故曰治杂病为机械者也。

《兰轩医谈》云：清川玄道家有中风（谓脑出血也）奇药，方为桂枝附子汤或乌头桂枝汤（《金匮》方）加大黄、棕叶用之，初发不论虚实，皆可用，有奇效。

去桂加白术汤方

附子（三枚，炮，去皮，破）　白术（四两）　生姜（三两，切）　甘草（二两，炙）　大枣（十二枚，擘）

上五味，以水六升，煮取二升，去滓，分温三服。初一服，其人身如痹，半日许复服之，三服都尽，其人如冒状，勿怪，此以附子、术并走皮内，逐水气未得除，故使之耳，法当加桂四两。此本一方二法，以大便硬，小便自利，去桂也；以大便不硬，小便不利，当加桂，附子三枚恐多也，虚弱家及产妇，宜减服之。

此方，《金匮》名白术附子汤，《玉函》名术附汤，《千金翼》名术附子汤，《外台》名附子白术汤，"法当"以下五十二字，《金匮》无，盖后人所增。

《方极》云：去桂加术汤，治前方证而大便硬，小便自利，不上冲者。

《方机》云：兼用应钟。

风湿相搏，骨节疼烦，掣痛不得屈伸，近之则痛剧，汗出短气，小便不利，恶风不欲去衣，或身微肿者，甘草附子汤主之。

疼烦，成本、《全书》作"烦疼"，为是。

和久田氏云：风湿相搏者，其人素有湿气，因感冒风邪，以风邪与湿气相搏为名也。骨节疼烦者，关节皆疼也；掣，引也，自后引痛，谓惊恐与疼痛交并也；不得屈伸句，与骨节疼烦相应；近之，谓手近痛处也；汗出者，风湿相搏也；短气者，呼吸急迫也；小便不利者，气冲逆而不下降也；恶风欲示其重于寻常，故着不欲去衣句，此皆风湿相搏之证也。

山田氏云：此比前条一等重而兼水气者，故小便不利，或身微肿，方中有术，为是故也。

甘草附子汤方

甘草（二两，炙）　附子（二枚，炮，去皮，破）　白术（二两）　桂枝（四两，去皮）

上四味，以水六升，煮取三升，去滓，温服一升，日三服。初服得微汗则解，能食汗止复烦者，将服五合，恐一升多者，宜服六七合为始。

甘草，《玉函》《外台》并作"三两"，白术，《玉函》亦作"三两"，成本及《金匮》，汗止并作"汗出"，无"将"字，为始作"为妙"。

山田氏云："能食汗止复烦者将服五合"十一字，古注文掺入，当削之，为始二字，成本作"为妙"，是也。

《方极》云：桂枝甘草附子汤（即本方），治桂枝甘草汤证，而骨节烦疼，小便不利者。《类聚方》云：当有冲逆之证。

《方机》云：治骨节烦疼，掣痛，不得屈伸，近之则痛剧者，兼用七宝或紫圆。

雉间焕云：治后世所谓痛风历节风，手近之则痛剧者。

和久田氏云：汗出短气，乃表证而冲逆急迫，故用桂枝甘草，又有恶风、骨节疼烦、小便不利等证，故用术附，附子分量多者，以其外证剧，且有内寒也。凡有内寒者，右小腹结聚，腹皮必软弱。

渊雷案：《外台》第十九卷风湿门，引《古今录验》附子汤，即本方，主疗亦同。方后云："骠骑使吴谐，以建元元年八月二十六日，始觉如风，

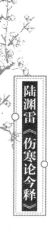

至七日，卒起便顿倒，髀及手皆不随，通引腰背疼痛，通身肿，心多满，至九月四日，服此汤一剂，通身流汗，即从来所患悉愈。"本方不用生姜，既有附子，今加生姜三两。

以上二条，论风湿相搏，乃杂病，非伤寒，故亦在《金匮·痉湿暍篇》中，互详《金匮要略今释》。

伤寒脉浮滑，此以表有热，里有寒，白虎汤主之。

《玉函》此条云：伤寒脉浮滑，而表热里寒者，白通汤主之。旧云白通汤，一云白虎者恐非。注云：旧云以下出叔和。案：《玉函》之主疗文，本是，特表里二字互讹，故以为白通汤证耳。《千金翼》仍作白虎汤，成本、《全书》无"以"字。

程氏云：读厥阴篇中，"脉滑而厥者，里有热也，白虎汤主之"。（三百五十三条）则知此处表里二字为错简，里有热，表有寒，亦是热结在里，郁住表气于外，但较之时时恶风背微恶寒者，少候忽零星之状。

山田氏云：林亿（案：即方后原注）、程应旄二说，考征明备，引援详确，宜拳拳服膺。表有寒，以时时恶风（百七十五条），背微寒（百七十六条），及厥冷（三百五十三条）等证言，里有热，以脉滑大（本条及人参白虎诸条），谵语腹满（二百二十七条），发热汗出（二十七条及金匮中热），身重（二百二十七条）而喘（无明文），咽燥（百七十五至百七十七条）口苦（无明文）等证言，盖举因略证者也。

渊雷案：此条主疗文，当从《玉函》，而互易表里二字。浮滑是白虎本脉，表寒里热，即所谓热厥，亦即所谓真热假寒，其人肤冷，而脉滑口渴，欲得冷饮者，是也。厥阴篇云："伤寒脉滑而厥者，里有热也，白虎汤主之。"正是此证，但热厥者，脉当沉伏而滑，此云浮，为可疑耳。

白虎汤方

知母（六两） 石膏（一斤，碎） 甘草（二两，炙） 粳米（六合）

上四味，以水一斗，煮米熟，汤成去滓，温服一升，日三服。（臣亿等谨按：前篇云，热结在里，表里俱热者，白虎汤主之。又云其表不解，不可与白虎汤。此云脉浮滑，表有热，里有寒者，必表里字差矣。又阳明一证云，脉浮迟，表热里寒，四逆汤主之。又少阴一证云，里寒外热，通

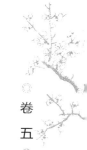

脉四逆汤主之，以此表里自差明矣。《千金翼》云白通汤，非也）

煮法疑有阙文，《外台》第一卷引《千金翼》云：上四味，切，以水一斗二升，煮取米热，去米纳药，煮取六升，去滓，分六服，日三服。又，原注谓《千金翼》作白通汤，疑《千金翼》乃《玉函经》之误。

《和剂局方》云：白虎汤，治伤寒大汗出后，表证已解，心胸大烦渴，欲饮水，及吐或下后，七八日邪毒不解，热结在里，表里俱热，时时恶风，大渴，舌上干燥而烦，欲饮水数升者，宜服之。又治夏月中暑毒，汗出恶寒，身热而渴。

《集验良方》云：白虎汤，治中暑口渴欲饮水，身热头晕昏昏等证。

《医学入门》云：白虎汤，治一切时气瘟疫杂病，胃热咳嗽，发斑，及小儿疱疮瘾疹伏热等证。

《痘证宝筏》云：痘已发未发，或胃火偏盛，面红齿燥，口臭唇干烦渴，龂齿咬牙，夹斑夹疹，均宜白虎汤，或独用，或兼用。

《方极》云：白虎汤，治大渴引饮，烦躁者。

《方机》云：白虎汤，治手足厥冷或恶寒，而自汗出谵语者；手足厥冷，胸腹热剧者；大烦渴，舌上干燥，欲饮水数升者；无大热，心烦，背微恶寒者；暑病，汗出恶寒，身热而渴者；胸腹热剧，或渴，如狂者，本方内加黄连六分。

雉间焕云：诊腹以决白虎证者，不可不知，按腹稍久稍用力而指头热者，是里热也。

方舆𫐐云：白虎汤，治赤斑口渴烦躁。

又云：白虎汤，主痘纯红，脸赤眼赤，口气热，唇口肿痛，烦躁闷乱，循衣摸床，小便赤，大便秘，身如火，发斑谵语实热等证，并治口气臭。

《类聚方广义》云：伤寒脉滑而厥者，及无大热，心烦，背微恶寒等证，世医不用白虎，遂至令病者不起，可胜叹哉，呜呼！仲景谆谆垂跻寿之法，后人从不能奉行，反骋私见，妄造方剂，流弊至今，洵堪慨叹。

又云：治麻疹大热谵语，烦渴引饮，唇舌燥裂，脉洪大者。

又云：治齿牙疼痛，口舌干渴者。

又云：治眼目热痛如灼，赤脉怒张，或头脑眉棱骨痛，烦渴者，俱加

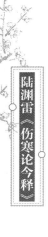

黄连为良，兼用应钟散，时以紫圆攻之。

又云：治狂证眼中如火，大声妄语，放歌高笑，登屋踰垣，狂走不已，大渴引饮，昼夜不眠者，亦加黄连。隔三日五日，用紫圆自一钱至一钱五分，取峻泻数行，又日用灌水法，必效。若难用下药者，唯用灌水法可也。

《方函口诀》云：此方治邪热散漫于肌肉之间，发大热大渴，脉洪大或滑数者，是故白虎与承气为表里之剂，同属阳明之位，表里俱热，与三阳合病，皆用此方，皆胃不实而近于表者也。柯氏云："虽内外大热而未实，终非苦寒之味所宜也。石膏辛寒，辛能解肌热，寒能胜胃火，寒能沉内，辛能走外，此味两擅内外之能，故以为君；知母苦润，苦以泻火，润以滋燥，故用为臣；甘草粳米，调和于中宫，且能土中泻火，稼穑作甘，寒剂得之缓其寒，苦剂得之平其苦，使二味为佐，庶大寒大苦之品，无伤损脾胃之虑也。"白虎为西方金神，取以名汤者，秋金得令而炎暑自解。

《医学纲目》云：孙兆治一人，自汗，两足逆冷至膝下，腹满，不省人事。孙诊六脉，小弱而急，问其所服药，取视，皆阴病药也。孙曰："此非受病重，药能重病耳？"遂用五苓散白虎汤，十余帖，病少苏，再服，痊愈。或问治法，孙曰："病人伤暑也，始则阳微厥而脉小无力，医谓阴病，遂误药，其病厥，用五苓散利小便则腹减，白虎解利邪热则病愈。凡阴病，胫冷则臂亦冷，汝今胫冷臂不冷，则非下厥上行，所以知是阳微厥也。"渊雷案：孙所治，即后世所谓湿温病也，五苓白虎合剂，亦与苍术白虎同意。其云阳微厥者，盖本于本论百五十五条阳微结之文，其实，弦细芤迟为暑病本脉，虽白虎证，脉亦不长，洪而虚微（参看《金匮要略今释》暍病篇），非所谓阳微厥也。《活人书》云："问两胫逆冷，胸腹满，多汗，头目痛，苦妄言，此名湿温病。苦两胫逆冷，腹满，又胸多汗，头目痛，苦妄言，其脉阳濡而弱，阴小而急，治在太阴（案：谓脾家湿非本论所谓太阴），不可发汗，汗出必不能言，耳聋不知痛所在，身青面色变，名曰重暍。如此死者，医杀之耳，白虎加苍术汤。"观此，知孙兆所治，即所谓湿温矣。

《成绩录》云：一人患疫二十余日，谵语不识人，舌上黑苔，遗尿，不大便，午后烦热闷乱，绝食数日，两脚痿弱，足微肿。先生诊之，与以白虎汤，兼用黄连解毒散，不日而痊愈，以有遗尿微肿，故不与承气汤也。

渊雷案：遗尿微肿不用承气汤者，阳明篇二百二十七条云："三阳合病云云，谵语遗尿，下之则额上生汗，手足逆冷，若自汗出者，白虎汤主之。"

《麻疹一哈》云：豚儿年二旬，发热三四日，疹子咸发，稠密干燥，紫黑色，舌焦唇裂，烦渴引饮，烦闷不能眠，谵语如见鬼状，不省人事，按其腹状，热如灼手，胁腹微满，大便难，小溲不利，因作白虎汤服之，尽十帖，诸证渐安，疹子收。身热犹未退，胸腹满闷，大便不通者五六日，两目黯然，昼不见物，更作大柴胡汤服之，又兼与芎黄散，时以紫圆攻之，每服下利数行，无虑五十日所，乃全复故。

渊雷案：此条疑当列于人参白虎诸条之前后。

伤寒脉结代，心动悸，炙甘草汤主之。

心动悸，《玉函》作"心中惊悸"。

脉有歇止者，名结代，说在下条，心动悸，即西医所谓心悸亢进也。心悸亢进之原因不一，本条证，则因血液虚少，血压有低落之可能，心脏起代偿性搏动兴奋，故一方面自觉心悸亢进，一方面因血液不能充盈其脉管，心房虽大起大落，其搏动不能依次传达于桡骨动脉，故脉有结代也。

《金鉴》云：心动悸者，谓心下筑筑惕惕然，动而不自安也。若因汗下者多虚，不因汗下者多热，欲饮水，小便不利者，属饮，厥而下利者属寒。今病伤寒，不因汗下，而心动悸，又无饮热寒虚之证，但据结代不足之阴脉，即主以炙甘草汤者，以其人平日血气衰微，不任寒邪，故脉不能续行也。此时虽有伤寒之表未罢，亦在所不顾，总以补中生血复脉为急，通行营卫为主也。

元坚云：脉结代，不是二脉兼见，要不过歇止之谓。成氏曰："心中悸动，知真气内虚也。"汪氏曰："悸，心动也，心中动悸，则知营血内虚，真气已馁，而藏神不宁也。"并是以悸为心动之悸，与《金鉴》不同，《金鉴》心下筑筑云云，心下字不妥，当是虚里膻中动筑。张氏《类经》论虚里跳动，以纯甘壮水之剂填补真阴，其说甚精，足以发此方之理，宜参。渊雷案：本论及《要略》凡称心下者，皆指胸骨剑突下胃及肝之部位，炙甘草汤证之心动悸，则在肋骨内左乳下，是当曰虚里膻中，不当曰心下也。虚里者，胃之大络，贯膈络肺，出于左乳下，其动应衣，见《素

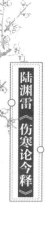

问·平人气象论》，正是心尖搏动之处，膻中，本两乳中间之穴名，通常以指胸中，虚里膻中动筑，乃心脏及大动脉之搏动显着于外，若同时有结代之脉，即为炙甘草汤之腹候也。

炙甘草汤方

甘草（四两，炙）　生姜（三两，切）　人参（二两）　生地黄（一斤）桂枝（三两，去皮）　阿胶（二两）　麦门冬（半升，去心）　麻仁（半升）大枣（三十枚，擘）

上九味，以清酒七升，水八升，先煮八味，取三升，去滓，内胶烊消尽，温服一升，日三服。一名复脉汤。

麻仁，成本作"麻子仁"，盖古本如此，大枣，《玉函》、成本作"十二枚"。

雉间焕云：炙甘草汤，治行动如常，而其脉结代，心中动悸，如有惊惕者，非此方不能治之。

方舆輗云：此仲景治伤寒脉结代心动悸之圣方也，孙真人用之以治虚劳，王刺史用之以治肺痿，凡仲景诸方，通变如此，然此方之妙用，在于脉结代，故一名复脉汤，不论何病，但脉结代者，当先用此方。析言之，则脉来缓，时一止复来者，结脉也，结者，止而即还，不失至数，但稍有间歇耳，代者，止而不还，断而复动，此绝彼来，相代之义也，二者相似而少异，然治方则唯此一方，故结代连称。此脉，大病得之，可畏殊甚，又平人有时时见此脉者，此则无害，亦不须服药也。昔人有曰："有病见之难治，若气逆得之则无忧。"确言也，此汤，《金匮》引《千金翼》，今阅《翼》，标复脉汤。注云：仲景名炙甘草汤，盖后世调血气，补虚劳不足诸方，似多出于此方也。

《餐英馆治疗杂话》炙甘草汤诀云：治痫症，此方主之，老人虚人，津液枯，大便秘者，此汤主之。

《方函口诀》云：此方以心动悸为目的，凡心脏之血不足，则气管（案：实非气管，乃心尖或大动脉耳）动摇而悸，心脏之血不能激动血脉，时或间歇，则脉结代。此方滋养心脏之血，润流脉路，是以不但治动悸，即人迎边血脉凝滞，气急促迫者，亦效，是余数年之经验也。

汤本氏云：脉结代心动悸者，有阴阳虚实之别，故非确认为阳虚证

244

（案：谓阳证虚证也依中土通例则当云阴虚证），则不得妄用本方。余屡用桃核承气汤治此证，当注意焉。本方系桂枝去芍药汤加味，故腹诊亦颇相似，唯此方以地黄为主药，故有脐下不仁烦热之证，且心尖及腹部大动脉之悸动亢进，与彼为异耳。

柯氏《方论》云：仲景凡于不足之脉，阴弱者用芍药以益阴，阳虚者用桂枝以通阳，甚则加人参以生脉。此以中虚脉结代，用生地黄为君，麦冬为臣，峻补真阴者，然地黄麦冬，味虽甘而气则寒，非发陈蕃秀之品，必得人参桂枝，以通阳脉，生姜大枣，以和营卫，阿胶补血，甘草之缓，不使速下，清酒之猛，捷于上行，内外调和，悸可宁而脉可复矣。酒七升，水八升，只取三升者，久煎之则气不峻，此虚家用酒之法，且知地黄麦冬，得酒则良，此证当用酸枣仁，肺痿用麻子仁可也，如无真阿胶，以龟板胶代之。

丹波氏云：案《名医别录》，甘草，通经脉，利血气。《证类本草》《伤寒类要》治伤寒心悸脉结代者，甘草二两，水三升，煮一半，服七合，日一服。由是观之，心悸脉结代专主甘草，乃是取乎通经脉利血气，此所以命方曰炙甘草汤也，诸家厝而不释者，何？

元坚云：素常上焦液乏而不能任邪者，主炙甘草汤以滋养之，此方，《金匮》附方载治虚劳，又治肺痿，俱足见其润养之功，且经中药之浓煮者，莫如本汤及桂枝加芍药生姜人参新加汤，岂陶氏所谓补汤欲熟之义欤？

《卫生宝鉴》云：许伯威五旬有四，中气本衰，病伤寒八九日，医者见其热甚，以凉剂下之，又食梨三四枚，伤脾胃，四肢冷，时昏愦，请予治之。诊其脉，动而中止，有时自还，乃结脉也，亦心动悸，呃噫不绝，色青黄，精神减少，目不欲开，蜷卧恶人语，予以炙甘草汤治之。减生地黄，恐损阳气，锉一两，服之不效，再于市铺选尝气味厚者，再煎服之，其病减半，再服而愈。凡药，昆虫草木，生之有地，根叶花实，采之有时，失其地，性味少异，失其时，气味不全，又况新陈不同，精粗不等，倘不择用，用之不效，医之过也。

《橘窗书影》云：御金改役后藤吉次郎母，年四十余，伤寒后，心中动悸甚，时时迫咽喉而少气（案：元坚云"上焦液乏"、浅田云"人迎边血脉凝滞"与此合参自能会悟），咽喉之外，壅肿如肉瘤，脉虚数，身体羸瘦如枯柴，腹内虚软，如欲贴背，饮食不进。其父龟山医员上月元琇，

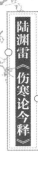

延余议方，余曰："舍炙甘草汤加桔梗，无适方也。"元琇大服，连服其方，数旬而动悸渐安，肌肉大生，咽喉壅肿自然减除，气息宽快，得闲步，后舆去奥州弘前，其体更健云。

脉按之来缓，时一止复来者，名曰结。又脉来动而中止，更来小数，中有还者反动，名曰结阴也。脉来动而中止，不能自还，因而复动者，名曰代阴也。得此脉者必难治。

《玉函》无此条，此后人注释前条之语，传抄误人正文耳。注盖引古说二则，以释前条之结代脉，前一则有结无代，后一则称结阴代阴，引者以为结阴即结，代阴即代也，中有还者反动句，义不甚晰，聊可意会。今考诸家旧注，及论脉诸书，知所谓结代者，皆是歇止之脉。唯结之歇止，一止后有若干搏动特别加速，以补偿歇止之至数，此即本条所谓更来小数，亦即前条有持氏所谓不失至数也。代之歇止，则一止后无加速之补偿，即本条所谓不能自还也。结代之外，又能促脉，本谓寸口独躁盛，已详上篇二十二条。而后世脉说，往往与结代并论，亦为歇止，谓歇止见于数脉者为促，见于迟脉者为结，然脉之歇止，本与迟数不相涉，舍迟数而但论歇止，则促结不当目为两种脉。本论促与结代两不相蒙，盖古义也，若夫脉之所以有歇止，或因心肌衰弱，其张缩自有歇止，或因张缩力微弱，血液不能逐步输送于桡骨动脉，或因大动脉口之瓣膜闭锁不全，心张时有少量血液逆流入左心室，因影响于脉搏，或因动脉管失去弹力性，致心缩时脉管受血液之撞赤力大，大则脉数，心张时脉管中血行缓，缓则脉迟，迟数相间，一若真有歇止者，若此者皆为结脉。至于代脉，多起于代偿机能已障碍之心脏病，其脉或二至而一歇，或三至四至而一歇，秩然不乱，西医所谓二连脉、三连脉、四连脉者是也。

《脉经》云：代脉来数，中止不能自还，因而复动，脉结者生，代者死。

《诊家正眼》云：结脉之止，一止即来，代脉之止，良久方至。《内经》以代脉之见，为脏气衰微，脾气脱绝之诊也，唯伤寒心悸，怀胎三月，或七情太过，或跌仆重伤，及风家痛家，俱不忌代脉，未可断其必死。

卷 六

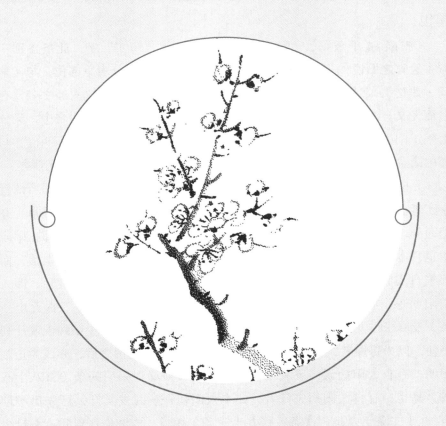

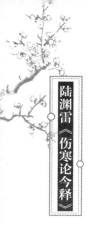
辨阳明病脉证并治

问曰：病有太阳阳明，有正阳阳明，有少阳阳明，何谓也？答曰：太阳阳明者，脾约（一云络）是也；正阳阳明者，胃家实是也；少阳阳明者，发汗利小便已，胃中燥烦实，大便难，是也。

《玉函》《千金翼》，少阳并作"微阳"，无"烦实"字，此条盖别一派古医家之旧说，非仲景意。仲景沿用六经旧名，以分表里部位，与《素问·热论》，名同而实异，殆所谓无以名之而强名之者，故六经之名，有名而无义。注家望文生训，纷纷疏解，可发一笑。此条于阳明之中，又分太阳正阳少阳，则歧路之中，又有歧焉，且所分三种阳明，义不明确，与篇中诸条，亦不相照应，今录旧注二则而辨正之，可以明此条之无谓矣。

元坚云：阳明病者，里热实证是也，邪热陷胃，燥屎搏结，即所谓胃家实者也。如其来路，或自太阳，或自少阳，而其等不一，病之轻重，亦随而异。有其人胃素有热，邪势亦盛，相借遽实者，其病为重，即正阳阳明也，本篇大承气第一条（二百一十六条），玩语气，似曾不经误治，而邪气自实者；有自太阳桂枝证发汗过多，胃液为燥者，其病最轻，即太阳阳明也，脉阳微而汗出少者（二百五十条），脉浮而芤（二百五十一条）及麻子仁丸（二百五十二条）三条，可以征焉；有自少阳病误发汗利小便，以为胃燥者，其病颇轻，即少阳阳明也，然误治之后，亦或为正阳阳明；有自太阳病误汗下利小便者，如问曰何缘得阳明病条（百八十八条）是也；有自太阳病失汗者，如本太阳初得病时发其汗，汗先出不彻（百九十二条）是也，次条（百九十三条）相承，亦谓失汗胃实；有自少阳病误汗者，如少阳篇发汗则谵语（二百六十一条）是也。然则轻证所由，亦不止一端也。仲景先区三等，以示轻重，更出以上诸条，以尽其变，学者宜密察。案：此以自成胃实者为正阳阳明，以太阳少阳伤津而胃燥者，为太阳阳明、少阳阳明，然原文于太阳阳明但言脾约，小丹波则以桂枝证过汗，附会太阳字面，原文于少阳阳明但言发汗利小便，小丹波则以误治少阳，附会少阳字面，所引脉阳微等三条，俱非仲景原文，亦未必是桂枝证发汗过多所致，且其结果既皆为胃燥，则一律从胃燥施治可矣，又何必分太阳少阳耶？又，自太阳病误汗下利小便者，何以不为太阳阳明？自太阳病失汗者，何以不为正阳阳明？自少阳病误汗者，何以不为少阳阳明？岂三种阳明之外，复有无数种轻证阳明耶？治丝而棼之，吾见其愈乱耳。

九芝先生《阳明病释》云：其人未病时，因津液之素亏而阳旺者，为巨阳，因病中发汗利小便，亏其津液而致阳旺者，为微阳，若其津液既非素亏，又非误治所亏，而病邪入胃，以致胃燥者，为正阳。故所谓太阳者，巨阳也，所谓少阳者，微阳也，非三阳经之太阳少阳也。案：此以液亏为巨阳，以伤津为微阳，撇去三阳经之太阳少阳，其说优于小丹波矣。然液亏与伤津，其程度各有浅深，安知液亏之程度必深而为巨阳，安知伤津之程度必浅而为微阳耶？且阳明之液亏伤津，正因阳旺所致，非因液亏伤津而致阳旺也。若因液亏伤津而致阳旺，则是阴虚而热。王太仆所谓寒之不寒，责其无水者，岂承气所主之阳明乎？必欲强解不可解之文，宜其左支右绌如此，六经诸证，阳明篇文最杂糅，编次亦最凌乱。

阳明之为病，胃家实（一作寒）是也。

成本无"是"字，《玉函》冠此条于篇首。

山田氏云：阳明，指里而言，盖邪之中人，始于太阳，中于少阳，终于阳明，自表而里，自轻而重，势之必然也。此阳明宜在少阳后，今置之少阳前者，何也？尝考《素问·热论》，其所谓阳明者，亦以表病言之，乃仲景氏大青龙汤证也，故继太阳以阳明，乃是《素问》之说，非仲景氏之说也。虽然太阳阳明少阳之次序，古来医家相传之定说，不可遽易者也，故姑从其旧说以次第之，备论其传变于内，俾人思而得焉而已。实为邪实，乃腹满便结之病，故曰胃家实，凡平人肠胃素虚，有邪陷之，则成

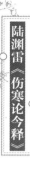

三阴下利呕吐诸虚寒证；肠胃素实，有邪陷之，则成阳明腹满便结，谵言妄语，身热自汗，诸实热证。是非邪之有寒热，皆从其人固有之虚实而化也。譬诸练丝之可以黄，可以黑，其本虽同，末则大异也。再按《素问》三阴，即本论阳明病，盖《素问》单以实热病分属于六经，仲景则并举虚寒实热，以配三阴三阳也。

渊雷案：阳明为热病之最高峰，过此即入恢复期。此中自分两级，毒害性物质与抗毒力之产生两者俱盛，为正当峰极期，抗毒力已充足，毒害性物质已被消灭，但当抗病之际；营特殊之新陈代谢，产生特殊之代谢废料，屯积于肠，须排泄者，为峰极期之终，亦为恢复期之始。前者即白虎汤证，旧称经病，后者即承气汤证，旧称腑病。阳明既有经腑两级，何不分立两经？曰："是亦有故，《伤寒论》以热病之正型为三阳经，其变型为三阴经，正型以证候有抗病现象，用药须祛病者为主，变型以证候属机能衰减（尤以心脏衰弱为主），用药须温补者为主。热病恢复期之不见机能衰减者，不得属阴经，抗病已毕，又不得属阳经，故恢复期之方证，如后世所谓病后调理者，《伤寒论》所不言，为其无所隶属也。既不言恢复期，则将入恢复期之证，更不能独立一经，今以附于峰极期之经中，殆最为适当。"由前所说，则阳明病当以白虎证为主体，以承气证为附庸，然阳明之提纲胃家实，指承气证而不及白虎证，篇中论列，又详于承气而略于白虎，则又何也？曰："《伤寒论》为药治书，详于方药证候，而略于病理者也。论病理，则峰极期为正病，才入恢复期即为无病；论证候，则承气证危于白虎证；论方药，则承气汤峻于白虎汤。此本论所以侧重承气证也，然古人又以大热属胃，热与实混言又不别，则胃家实亦可以包白虎证矣。"

问曰：何缘得阳明病？答曰：太阳病，若发汗，若下，若利小便，此亡津液，胃中干燥，因转属阳明。不更衣，内实，大便难者，此名阳明也。

此亦非仲景语。问何缘得阳明病，则是论阳明病之原因也。阳明病之原因，当如上条所述，若亡津液而胃燥便难，不过调胃承气证，以此概括阳明，举其细而遗其大矣。且发汗利小便而胃燥者，依本篇首条，即是少阳阳明，为三种阳明之一，今以少阳阳明之原因为原因，又与首条自相抵触。虽然，阳明有起病即成者，有传变而来者，其传，有自太阳来者，有自少阳来者，此条言传自太阳之阳明，犹有一义可取。

成氏云：古人登厕必更衣，不更衣者，通为不大便。

问曰：阳明病外证云何？答曰：身热，汗自出，不恶寒，反恶热也。

汪氏云：上言阳明病系胃家内实，其外见证从未言及，故此条又设为问答。夫身热与发热异，以其热在肌肉之分，非若发热之翕翕然仅在皮肤以外也。汗自出者，胃中实热，则津液受其蒸迫，故其汗自出，与太阳中风汗虽出而不能透故其出甚少，亦有异，此条病，则汗由内热蒸出，其出必多而不能止也。不恶寒者，邪不在表也，反恶热者，明其热在里也，伤寒当恶寒，故以恶热为反。夫恶热虽在内之证，其状必见于外，或扬手掷足，迸去覆盖，势所必至，因外以征内，其为阳明胃实证无疑矣。

汤本氏云：凡恶寒者，毒害性物质欲从汗腺逃遁之机也，表即汗腺所在，故太阳病必恶寒，或恶寒发热；少阳病则位置距表稍远，在于表里之间，例当和解，不必由汗解，而犹有汗解之机，则往来寒热是也；阳明病之位置，距汗腺尤远，乃反接近肛门，绝无汗解之望，舍攻下无他法。篇中有用桂枝麻黄柴胡等汤者，是皆所谓合病、并病、系例外也，故恶热与恶寒，可以鉴别三阳病焉。

渊雷案：此条亦设为问答，故刘栋、山田之伦，概以为后人所记，然其文虽不类，其说则良是，不可废也。身热汗出不恶寒反恶热，经病腑病皆然，唯经病热高汗多，腑病之热，往往不甚高，汗亦较少，或身无汗而手足汗，然其不恶寒反恶热，则一也。又，身热汗出，为阳明太阳共有之证，鉴别之法，唯在恶寒与恶热；其次则脉，太阳之脉浮，阳明经病之脉洪大，腑病之脉迟实，如此而已。或以身热为阳明证，发热为太阳证，如百三条浅田氏释身热为大热，本条汪氏释身热为肌热，异于太阳之翕翕发热，此皆以身热发热辨阳明太阳者。然太阳之麻黄证、大青龙证，有热度甚高者，则与身热无异，至于翕翕之状，虽言之成理，临床诊察上亦难辨认，此则理论上可以壮观瞻，事实上不足以资应用也。汪氏又以汗之多少辨阳明太阳，然太阳上篇之遂漏不止（二十一条），大汗出（二十六条），皆太阳病而汗多者，阳明腑病，汗则不多，即非腑病，亦有无汗而发黄者（二百七条），况多少云者，不过比较之词，殊无定量为准，斯亦不足以资鉴别矣。

问曰：病有得之一日，不发热而恶寒者，何也？答曰：虽得之一日恶寒，将自罢，即自汗出而恶热也。

不发热，《玉函》作"不恶热"，于义为长，《千金翼》无"不"字。

问曰：恶寒何故自罢？答曰：阳明居中，主土也，万物所归，无所复传，始虽恶寒，二日自止，此为阳明病也。

《玉函》、成本、《千金翼》，并无"主"字。

此两条亦非仲景文字，一日恶寒，二日自止，盖出自《热论》一日太阳、二日阳明之意。不发热，当从《玉函》作不恶热为是，盖谓阳明外证，当不恶寒，反恶热，今始得病时虽有不恶热而恶寒者，然恶寒不若太阳之持久，旋即自汗出而恶热矣。此言病之始起即属阳明者，实即首篇第六条之温病风温尔。

次条承前条，问恶寒何故自罢，答意则谓恶寒之自罢，由于无所复传之故，所以不传，则因阳明居中主土，万物所归之故，其词已甚支离。若进而问阳明何故居中主土，答语将益而不可究矣，且前条语气是初病即属阳明，本条云无所复传，又似从他经传来者，两条本相承接，而抵触如此，非仲景之言明矣。虽然，阳明无所复传，故是事实，不妨断章取义，盖病在太阳少阳时，虽施治不误，犹不能必其即愈，苟用药不逆，自然传变而至阳明，则或清或下，即可痊愈，阴证回阳之后，亦多转为阳明胃实，然后微下之而愈，是故阳明者，疾病获愈之机。九芝先生谓阳明无死证，正以其无所复传也，唯阳明易愈之故。由于燥实，不燥实则不可清下，不可清下，即无由得愈。时医有以舌干为液涸，用药辄加入鲜铁皮石斛、鲜南沙参、鲜生地、鲜大青等，使病久不获化燥，此非妥善之法也。

本太阳初得病时，发其汗，汗先出不彻，因转属阳明也。

山田氏云：太阳中篇亦有此文，本一字作二阳并病四字（四十九条），彻，除也。厥阴篇曰："伤寒脉迟，六七日，而反与黄芩汤彻其热。"义与此同，凡伤寒中风，既离于太阳，而纯于阳明或少阳，此之为转入（案：无明文）也。既转而未纯，此之为转属（本条次条及二百四十九条）转系（百九十六条）也，转属转系，皆并病也。

渊雷案：此亦论传自太阳之阳明，依四十九条所言，则为二阳并病。汗先出不彻，非汗出不及彀之谓，验之事实，有太阳病发汗后，热退身和，而一日半日许复发热，转属阳明者，此非汗之不当，亦非汗不及彀。病势本盛，不能即愈于太阳也，唯不发汗，则其转属阳明也缓，发汗，则其转属阳明也捷。既属阳明，则无所复传，愈期可计日而待矣。由是言之，汗出虽不彻，足以缩短经过，其汗不为无功。山田氏以转入为传变，转属、转系为并病，殆失之穿凿，以转入字无明文可征也。

伤寒发热无汗，呕不能食，而反汗出濈濈然者，是转属阳明也。

赵刻本连属上条，今从《玉函》、成本，析为两条。

方氏云：濈濈，热而汗出貌。程氏云：濈濈，连绵之意。山田氏云：伤寒无汗，呕不能食者，此为少阳病小柴胡汤证也，若其人反汗出濈濈然者，此为转属阳明，乃少阳阳明并病也，当与大柴胡柴胡加芒硝等汤以润下焉。汤本氏云：此示小柴胡汤证转属阳明证之径路也，此证最所常见，余之经验，多宜大柴胡加石膏汤。渊雷案：此论阳明有传自少阳者，可知先阳明后少阳之篇次，非仲景本意。

伤寒三日，阳明脉大。

自此至二百十一条，皆非仲景文字，此条盖热论家言，三日盖二日之误。少阳篇云："伤寒三日，少阳脉小。"可以互证。

伤寒脉浮而缓，手足自温者，是为系在太阴。太阴者身当发黄，若小便自利者，不能发黄。至七八日，大便硬者，为阳明

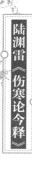

病也。

太阴篇二百八十一条亦有此文，文虽不似仲景，读之可以知三事焉：太阴阳明，部位本同，所异唯在寒热，昔人以太阴为脾，阳明为胃，乃沿袭《内经》之误，此其一；黄疸病之治愈，黄色素必以小便为依归，此其二；同一脉象有数种病，故诊病不得仅凭脉，此其三。此条盖有阴寒证候，而手足不冷，大便微利者，故不系少阴而系太阴。手足自温者，言不逆冷也，至七八日大便硬，明七八日之内本微利也，寒证微利者，例称太阴，其实是小肠发炎，蠕动过速，肠内容物不及吸收之故，若炎症延及十二指肠者，常发黄疸，以十二指肠为容受胆汁之处也，故曰太阴身当发黄。排除血液中之有害物质，积在肾脏，观乎黄疸病人之小便奇黄，而茵陈以利小便治疸，可以知矣。若使胆汁混入血液之始，其小便本自通利，则胆汁随入随泄，不致瘀滞于肌肉而发黄，故曰小便自利者不能发黄。七八日后，或由药力，或正气自复，寒证化热，大便因硬，病虽仍在小肠，然寒则太阴，热则阳明，故为阳明病。脉浮而缓者，《金匮·黄疸病篇》亦以寸口脉浮而缓为瘀热发黄之脉，与此条契合，是知浮缓之脉，或属太阴，或属太阳桂枝证，不凭外证，何由识别？自叔和作俑于前，俗师盲从于后，相矜以三指识病，可叹也。

伤寒转系阳明者，其人濈然微汗出也。

承上条而言，谓太阴转系阳明者，不但利止而大便硬，亦且濈然汗出而恶热也。

阳明中风，口苦咽干，腹满微喘，发热恶寒，脉浮而紧，若下之，则腹满小便难也。

口苦咽干，据少阳篇提纲，当为少阳证，腹满微喘，为阳明证，发热恶寒，脉浮而紧，为太阳证，然则是三阳合病而太阳证重者。太阳证重，故不可下，下而邪陷，则腹益满，津伤，则小便难矣。三阳合病而云阳明中风，不可解，阳明中风见下条。合病之治法，太阳与少阳合病者，虽太阳极重，仍用柴胡，不用麻桂；少阳与阳明合病者，虽阳明极重，仍用白虎，不用承气，以少阳禁汗下故也。此条三阳合病之轻证，仍是小柴胡所主。

阳明病，若能食，名中风；不能食，名中寒。

此亦言起病即成阳明者，曰名中风名中寒，意谓风寒直中阳明之病也。以能食不能食分辨风寒，犹太阳以有汗无汗分辨风寒尔。风主动而近于热，故能食者属风，寒则静而不消谷，故不能食者属寒，然皆姑取为名，非绝对的病原。此条亦别派古医家之言，既无裨于药法，其名遂不复行用。

阳明病，若中寒者，不能食，小便不利，手足濈然汗出，此欲作固瘕，必大便初硬后溏。所以然者，以胃中冷，水谷不别故也。

承前条，言阳明中寒之证治，虽非仲景语，意犹可取。既云阳明病，知是胃家实之便秘，便秘本主承气，若是寒秘，则宜理中汤之类，后世亦有半硫丸之类，而承气反在所禁。固瘕，盖即《内经》所谓大瘕泄，以其深锢不易愈，故曰固瘕。始本便秘，继而初硬后溏，是为欲作固瘕，此时若误用承气，则竟成固瘕，至难救治。胃中冷水谷不别，即小便不利与初硬后溏之原因，胃肠寒而消化吸收俱退减，则营养液与粪便并入结肠，于是大便溏，小便少，即所谓水谷不别也。胃肠寒，当属太阴而非阳明，注家以首句有阳明字，遂多曲说。余向疑前条及本条，皆误以太阴为阳明者，及读元坚述义，乃知前人已先吾言之。元坚云："太阴篇不过仅仅数条，而阳明篇中反多本病证候，此以其病虽有寒热之异，而部位与壅实则同，故恐人错认，对举明之也。"曰不能食名中寒（前条），曰欲作固瘕（本条），曰攻其热必哕（二百二条），曰欲作谷疸（二百三条），曰饮水则哕（二百三十二条），曰食谷欲呕（二百四十八条），曰寒湿在里（二百六十三条），皆是已，然于此条犹冠以"阳明"二字，故诸家未察之。

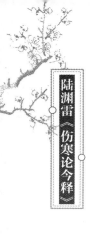

阳明病，初欲食，小便反不利，大便自调，其人骨节疼，翕翕如有热状，奄然发狂，濈然汗出而解者，此水不胜谷气，与汗共并，脉紧则愈。

亦承前条，而论阳明中风证也。骨节疼，翕翕如有热状，皆是表证，奄，忽也，忽然发狂，濈然汗出而解者，正气战胜毒害性物质，自然汗解也。发狂而汗出，盖与战汗同理，而有阴阳静躁之异。水不胜谷气二句，难以理解，言此者，所以系于胃家，谓其病为阳明也。何以谓为阳明？为其不恶寒而恶热也。末句脉紧则愈，尤不可解，《千金翼》作"坚者即愈"。

阳明病欲解时，从申至戌上。

辨在首卷第九条。

阳明病不能食，攻其热必哕。所以然者，胃中虚冷故也。以其人本虚，攻其热必哕。

不能食者名中寒，中寒乃太阴而非阳明，太阴为肠胃有寒，故误攻其热则哕。攻热，兼泻下及寒凉而言，哕者呃逆也。《金匮·湿病篇》云："若下之早则哕。"黄疸病篇云："不可除热，热除必哕。"误用寒凉攻下之哕，盖难治之逆证，汪氏以为宜附子理中汤者，是也。

阳明病脉迟，食难用饱，饱则微烦头眩，必小便难，此欲作谷瘅。虽下之，腹满如故。所以然者，脉迟故也。

瘅，成本作"疸"，同。此条亦见《金匮·黄疸病篇》，盖杂病，非急性热病也。其证不过脉迟腹满，食难用饱而小便难，乃太阴寒湿之病，故下之不效。何以知其腹满？下文云："虽下之，腹满如故。"知未下之前，固已腹满矣，柯氏于脉迟下补"腹满"二字，然古文本有互文见义之例，不必补矣。食难用饱者，非不能饱，但饱食后苦微烦头眩耳，此因消化力衰减，胃有积水之故，与苓桂术甘证、真武证之头眩同理。小便难，即前百九十九条所谓水谷不别，因肠不吸收，非肾不分泌也。末二句，意谓脉迟者，虽腹满，不可下，然大承气证多脉迟者，不可执一而论。

阳明病，法多汗，反无汗，其身如虫行皮中状者，此以久虚故也。

《玉函》《千金翼》，条首更有"阳明病久久而坚者"八字。身如虫行皮中，谓身痒也，桂枝麻黄各半证云："以其不能得小汗出，身必痒。"彼因表郁，此因表气久虚，其为汗不得出则一也。大病恢复期中，往往有此证，果尔，实不当目为阳明矣。

阳明病，反无汗而小便利，二三日，呕而咳，手足厥者，必苦头痛。若不咳不呕，手足不厥者，头不痛（一云：冬阳明）。

阳明病，但头眩，不恶寒，故能食而咳，其人咽必痛。若不咳者，咽不痛（一云：冬阳明）。

此两条，盖亦分论中寒中风，而理不可解，于审证用药上皆无裨益，《玉函》并作"各阳明病"，《千金翼》并作"冬阳明病"，即原注所云矣。

阳明病，无汗，小便不利，心中懊㤬者，身必发黄。

无汗，则热不得外越，小便不利，则水不得外泄，水毒热毒相借而郁蒸，故令心中懊㤬而发黄，西医所谓中毒性黄疸也。

柯氏云：口不渴，腹不满，非茵陈汤所宜，与栀子柏皮汤，黄自解矣。

阳明病，被火，额上微汗出而小便不利者，必发黄。

阳明被火，则热愈炽而津益伤，热炽，故额上微汗，津伤，故身无汗而小便不利，发黄乃溶血性黄疸也，柯氏亦主栀子柏皮汤。

喻氏云：阳明病湿停热郁而烦渴有加，势必发黄，然汗出，热从外越，则黄可免，小便多，热从下泄，则黄可免。若误下之，其热邪愈陷，清液愈伤，而汗与小便愈不可得矣，误火之，则热邪愈炽，津液上奔，额虽微汗，而周身之汗与小便愈不可得矣，发黄之变，安能免乎？

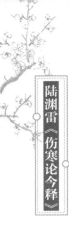

阳明病，脉浮而紧者，必潮热发作有时，但浮者，必盗汗出。

此条凭脉测证，盖脉经家言，理亦不可解。盗汗者，张氏《直解》云："睡中汗也。"如盗贼乘人之不觉而窃去也。

阳明病，口燥，但欲漱水，不欲咽者，此必衄。

上部充血而热炽，口鼻黏膜干燥，故欲漱水，胃中不燥，故不欲咽，干燥之鼻黏膜不胜充血之高压，则破裂而衄。案：气血上涌而上部充血，是毒害性物质有上溢外越之势，乃表证也。太阳中篇四十七条、五十六条，皆因气血上涌致衄，皆用麻黄汤，今阳明病有表证，故周氏拟葛根汤汗之，柯氏则拟桃仁承气、犀角地黄（小品方：芍药、地黄、丹皮、犀角屑）辈，此当视其证之缓急。若未衄而太阳证急者，葛根汤，若已衄而血证急者，桃仁承气、犀角地黄择用。又，血热证多唇口干燥，临病者宜知之。

阳明病，本自汗出，医更重发汗，病已差，尚微烦不了了者，此必大便硬故也。以亡津液，胃中干燥，故令大便硬。当问其小便日几行，若本小便日三四行，今日再行，故知大便不久出。今为小便数少，以津液当还入胃中，故知不久必大便也。

水分排泄过多，肠为之燥，而大便硬，便硬则微烦，乃生理常态，不独病后为然也。今病已瘥，则调节机能足以自起救济，使肠黏膜增加分泌以润下之，此时血中水分为留供肠黏膜之分泌，则小便自少。医者观于小便之次数少，即知大便之不久出。下文二百四十九条云："小便数者，大便必硬。"二百五十六条云："小便少者，但初头硬，后必溏，须小便利，屎定硬，乃可攻之。"皆与此条互发。此条文气冗长，以亡津液以下，当更出后人沾注。汪氏云：病家如欲用药，宜少与麻仁丸。

山田氏云：上十八条，并叔和所掺入，刘栋以为后人之言，是也。

伤寒呕多，虽有阳明证，不可攻之。

成氏云：呕者，热在上焦，未全入腑，故不可下。

山田氏云：此条接前百八十三条（伤寒发热无汗、呕不能食云云）发之，可见前十八个条，固是撰次之文矣。呕多为少阳未解，少阳者汗吐下皆所禁，故不可攻之。后二百三十六条云："阳明病，胁下硬满，不大便而呕，舌上白胎者，可与小柴胡汤。"是也。

渊雷案：呕，多不可攻，固因呕为少阳证，少阳禁下之故，亦以正气有驱病向上之势，不可逆正气以为治也。然本论所谓攻者，专指大承气而言，其他硝黄之剂，则称下，不称攻。下文二百一十七条云："少与小承气汤，汤入腹中，转矢气者，此有燥屎也，乃可攻之。若不转矢气者，此但初头硬，后必溏，不可攻之。"夫既与小承气汤矣，犹商量其可攻不可攻，是知小承气非攻剂也，小承气犹非攻剂，则调胃承气、大柴胡之类，亦非攻剂可知。故本条所谓不可攻者，禁大承气，非禁一切硝黄之剂也。太阳中篇百八条云："呕不止，心下急，郁郁微烦者，为未解也，与大柴胡汤下之则愈。"此呕多有阳明证，用大柴胡下之之例，正与此条互发。成氏云不可下，山田主小柴胡，皆坐不知本论字例。混攻下而一之。

阳明病，心下硬满者，不可攻之，攻之利遂不止者死，利止者愈。

魏氏云：若胃实者，硬满在中焦，今心下硬满，非胃实可知矣。虽阳明，亦可以痞论也，主治者仍当察其虚实寒热，于泻心诸方中求治法。汪氏云：结胸证心下硬满而痛，此为胃中实，故可下，此证不痛，当是虚硬虚满，故云不可攻也。常器之云：未攻者可与生姜泻心汤，利不止者四逆汤，余以须理中汤救之。

渊雷案：大承气证硬满在腹，即绕脐之部，此硬满在心下，不可用之。魏氏知中焦心下之部位不同，其说既是矣，犹以心下硬满为痞，而主以泻心，不知泻心所治之痞，满而不硬也。汪氏知心下硬满有陷胸汤丸之下证，乃以此条为虚硬虚满（程氏、张氏、《直解》说略同），然虚硬虚满之病，当属太阴，不属阳明。总之，不知攻字专属大承气，故曲说如此，心下硬满，或属陷胸，或属大柴胡，皆非大承气所主，故云不可攻耳。

阳明病，面合色赤，不可攻之，必发热色黄者，小便不

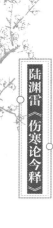

利也。

《玉函》成本，色赤并作"赤色"，色黄下并无"者"字，《玉函》必上更有"攻之"二字，皆是。

成氏云：合，通也，阳明病面色通赤者，热在经也，不可下之，下之虚其胃气，耗其津液，经中之热乘虚入胃，必发热色黄，小便不利也。

柯氏云：面色正赤者，阳气怫郁在表，当以汗解（太阳中篇四十九条），而反下之，热不得越，故复发热而赤转为黄也。总因津液枯涸，不能通调水道而然，须栀子柏皮，滋化源而致津液，非渗泄之剂所宜矣。

渊雷案：经病不可攻，其理易知，误攻而发热色黄，其理难晓，成柯之说，皆不了了。以上两条，刘栋、山田亦以为后人所记，余谓不可攻之以上，盖是仲景旧文，后半则后人所沾注耳。

上三条皆诫不可攻，盖将论阳明攻下法，以攻剂峻烈，禁忌滋多，故叮咛郑重之也。阳明所以须攻，旧说皆谓热邪与宿食结为燥屎之故，夫燥屎固为所攻之目的物，宿食即莫须有，论中仅两见而已（二百四十六条、二百六十一条）。热邪则大承气证热殊不高，曰日晡时发潮热（二百二十条），曰但发潮热（二百二十八条），曰日晡所发热（二百四十五条），明余时无热也；曰时有微热（二百四十七条），曰身微热（二百五十七条），明热本不高也。宿食与热邪，皆非所攻之主目的。又，吸鸦片人十日半月不大便，燥屎大如拳，磊磊应手者，为常事，从未见重笃脑证，谵语不识人，循衣摸床，直视睛不和，如大承气证者。是知大承气证之燥屎，必有剧毒之质，非热邪与诱导法所能说明者已。今研索之，其主要毒质，当是病中营特殊代谢，所生之代谢废料，亦有若干种病原菌，与大便俱排泄者。如伤寒副伤寒，虽痊愈后，粪便中犹日久可得病菌，是也。至于高热熏灼宿食所成之燥屎，无毒质相结者，不过属小承气、调胃承气证，非大承气所治也。人体废料之排泄，气体则由呼吸，液体则由小便与汗，固体则由大便，而医事上所常见者，厥为血液中之固体废料，瘀血之病，所瘀多不在肠，然其排泄必由大便，大论要略中诸瘀血方证可见也。婴儿初生，未尝食饮，辄先下特种粪便，色褐而黏腻，气味亦与普通粪便大异，俗名"胞屎"，授乳后，仍继续排泄，至四五日，方得正式粪便。夫胎儿在母腹中，未尝运用消化器，知胞屎决非饮食物之渣滓，而是代谢废料之不能由胎静脉排泄者。又，婴儿产生时，必破坏大量红血球，有因此发黄疸者，血球既坏，其固体物必由大便排泄，此亦胞屙之主要成分也。故知大便所排泄之代谢废料，多由血液中来，唯如何导入于肠，则为未能解答之问题耳。虽然，大承气所攻之特殊废料，果何物乎？免疫学有所谓噬菌细胞说与侧锁说者：噬菌细胞说，谓动物体内若干种细胞，能吞噬病菌而消化之，夫既吞噬消化，必须排泄，此中若有固体物，即吾所谓特殊代谢废料一也；侧锁说，谓动物体内某种细胞，与某种毒害性物质有特异之化合力，是曰侧锁，细胞既因侧锁而与毒害性物质化合，则停止其机能，或致死亡，死亡找细胞必须排泄，即吾所谓特殊代谢废料二也；血液中若有游离之侧锁循环时，则毒害性物质先与结合，不直接侵害细胞，故侧锁，一方面为受病力，一方面又为免疫力，与毒害性物质结合之游离侧锁，于体内既无他用，亦须排泄，即吾所谓特殊代谢废料三也。三者皆出自血液，知其排泄，当与瘀血胞屙同道，此外尚有今日所未及知者。要之，此种废料屯积之时，即抗病之效已成之时，故曰承气证为峰极期之终，恢复期之始也。

阳明病，不吐不下，心烦者，可与调胃承气汤。

《金鉴》云：不吐不下心烦者，谓未经吐下而心烦也，其为热盛实烦可知，故与调胃承气汤，泻热而烦自除也。柯氏云：若吐下后而烦，为虚邪，宜栀子豉汤。

山田氏云：病人呕吐而心烦者，少阳柴胡证也，下利而心烦者，少阴猪肤汤证也。今不吐不下而心烦，乃阳明热烦，但未至潮热谵语，便秘腹满，大渴引饮诸候，故先与调胃承气汤，以解内热也，盖一时权用之方耳。成无己诸人皆谓未经吐下而心烦也，其说颇凿，不可从矣。

渊雷案：不吐不下句，山田以为无呕吐下利之证，举柴胡猪肤证对勘，其说甚辨。然经文凡曰下者，皆谓用药下之，其自下利者，则曰自利下利，或但曰利，若如山田之说，经文当云不呕不利。今云不吐不下，明是未经用药吐下，旧注实不凿。又，吐下后心烦，亦有宜调胃承气者，仲景举不吐不下，所以示心烦之属实不属虚，非谓吐下后禁用调胃承气也。

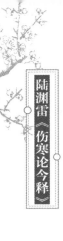

　　阳明病脉迟，虽汗出，不恶寒者，其身必重，短气腹满而喘，有潮热者，此外欲解，可攻里也。手足濈然汗出者，此大便已硬也，大承气汤主之。若汗多，微发热恶寒者，外未解也（一法与桂枝汤），其热不潮，未可与承气汤。若腹大满不通者，可与小承气汤，微和胃气，勿令至大泄下。

　　"外未解也"下，《千金》《外台》并有"桂枝汤主之"五字，勿令下，成本无"至"字，《外台》作"致"，《千金》此句作"勿令大下"。

　　山田氏云：本节虽字，当在阳明病下，否则文法不稳，前第八十八条曰："疮家虽身疼痛，不可发汗。"同一文法。言此条虽脉迟汗出，而不恶寒，是以知为阳明病也，且其身必重，短气腹满而喘，则其非太阳表邪可知矣。若虽脉迟汗出，而恶寒发热者，表未解也，不可攻之，脉迟汗出而恶寒，乃桂枝证。二百三十九条云："阳明病，脉迟，汗出多，微恶寒者，表未解也，可发汗，宜桂枝汤。"今乃虽脉迟汗出，然不恶寒，故识其为阳明病也。

　　元坚云：大承气条曰脉迟，小承气条曰脉滑而疾（二百二十二条），是两相对待之词，而迟脉实为应下之正候。《千金方》以脉朝夕驶为实癖可下，可疑。濈然汗出有二端，有遍身濈濈者，为里热蒸迫之故，有手足濈濈者，为邪热内结之征，《巢源》《活人书》并有掌心汗湿之说。

　　渊雷案：阳明病有身重谵语，似神经麻痹者，又有弃衣狂走，登屋逾垣，似神经兴奋者，虽未知所以然，要是高热持久，神经受灼，及废料内蕴，自家中毒所致。潮热，详百九条。无病人之体温，亦有一度半度之上下，日晡时最高，夜间亦高于昼日，病则按时比例增高，故通常热病，多昼轻夜剧，而潮热亦于日晡时发也。盖病至承气时期，毒害性物质已制伏，不复需抗病力，故不复发热，唯久热之后，司热中枢甚易兴奋，体内犹有特殊代谢废料未排除，故于日晡时发潮热，而余时热已甚微。二百四十七条云"时有微热"，二百五十七条云"身微热"，是也。承气证亦有高热无间昼夜者，则须知医说，但据多数常例而言，而人体之微妙，时有例外，故又须知逆定理与反定理多不真。故何谓逆定理反定理？如谓有积结而潮热者，为承气证，此定理而不误者也，逆定理曰："承气证必潮热。"其反定理曰："不潮热者非承气证。"此皆不能真确矣。承气证既在抗病已竟时期，则知所攻下者，非毒害性物质，近人或曰攻下为排除毒素疗法，与发表相等，此误也。盖急性热病之毒素，或为溶解性物，或为极微小之物，多数在血液中，则其排除，自以出汗为近便，利下反远绕，若夫病毒窟宅肠中诸病，如肠窒扶斯赤痢者，排之自以利下为便。然赤痢属杂病范围，不可以概伤寒法，本论所论，又多属流行性感冒等病，方证似肠窒扶斯者较少，且承气证约在起病半月之顷，肠窒扶斯至此，最惧肠出血肠穿孔，岂可用承气汤以取祸？由是言之，本论之用大承气，非为排除毒害性物质也明矣。

大承气汤方

大黄（四两，酒洗）　厚朴（半斤，炙，去皮）　枳实（五枚，炙）芒硝（三合）

上四味，以水一斗，先煮二物，取五升，去滓，内大黄，更煮取二升，去滓，内芒硝，更上微火一两沸，分温再服，得下，余勿服。

《外台》大黄下无"酒洗"字，是。

本论可下篇云：病腹中满痛者，此为实也，当下之，宜大承气大柴胡汤。

《总病论》云：凡脉沉细数，为热在里，又兼腹满咽干，或口燥舌干而渴者；或六七日不大便，小便自如，或目中瞳子不明，无外证者；或汗后脉沉实者；或下利三部脉皆平，心下坚者；或连发汗已，不恶寒者；或已经下，其脉浮沉按之有力者，宜大承气汤。

《医垒元戎》云：大承气证，治大实大满，满则胸腹胀满，状若合瓦，大实则不大便也，痞满燥实四证俱备则用之，杂病则进退用之。

《内台方议》云：仲景所用大承气者，二十五证，虽曰各异，然即下泄之法也，其法虽多，不出大满大热大实，其脉沉实滑者之所当用也。

《伤寒蕴要》云：大抵下药，必切脉沉实，或沉滑沉疾有力者，可下也，再以手按脐腹，硬者，或叫痛不可按者，则下之无疑也。凡下后不解者，再按脐腹，有无硬处，如有手不可按，下未尽也，复再下之；若下后腹中虚软，脉无力者，此为虚也。渊雷案：初学但知腹痛拒按为实证可下，然肠窒扶斯将出血穿孔时，亦腹痛拒按，腹膜炎附子粳米汤证，痛至手不可触近，皆禁下者，故拒按可下之说，大可商榷。

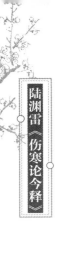

《古今医统》云：大承气汤，治癫狂热壅，大便秘结。

《伤寒绪论》云：治病人热甚，脉来数实，欲登高弃衣，狂言骂詈，不避亲疏，盖阳盛则四肢实，实则能登高也，大承气汤。

《直指方》云：热厥者，初病身热，然后发厥，其人畏热，扬手掷足，烦躁饮水，头汗，大便秘，小便赤，怫郁昏愦。盖当下失下，气血不通，故四肢逆冷，所谓热深则厥深，所谓下证悉具见厥逆者，此也，与大承气汤。

《小青囊》云：大承气汤，治舌四边微红，中央见灰黑色，此由失下所致，用本方退之。又治舌见黄苔，黑点乱生者，其证必渴而谵语。又治舌见灰黑色，有黑纹，脉实者。

《痘证宝筏》云：承气汤，痘色赤紫，形塌顶焦，齿燥唇裂，腹胀闷拒按，舌刺谵语，睡卧不稳，不能起坐者，皆因燥屎闭结，用此去之，则毒火泄，痘自起，色转红活。但须认清实热，不可妄用误投，误下则虚其元气，反致内陷，祸如反掌。

吴又可最善用承气汤，学者当取《温疫论》读之，今录其应下诸证如次：曰舌白苔渐变黄苔，曰舌黑苔，曰舌芒刺，曰舌裂，曰舌短、舌硬、舌卷，曰白砂苔，曰唇燥裂，唇焦色，唇口皮起，口臭，鼻孔如烟煤，曰口燥渴，曰目赤，咽干，气喷如火，小便赤黑，涓滴作痛，小便极臭，扬手掷足，脉沉而数，曰潮热，曰善太息，曰心下满，心下高起如块，心下痛，腹胀满，腹痛按之愈痛，心下胀痛，曰头胀痛，曰小便闭，曰大便闭，转屎气极臭曰大肠胶闭（谓大便如黏胶极臭），曰协热下利，热结旁流，曰四逆，脉厥，体厥，曰发狂。案：以上诸证，非谓皆宜大承气，亦有宜小承气调胃承气者，学者当临事参酌。

《方极》云：大承气汤，治腹坚满，若下利臭秽，若有燥屎者，凡有燥屎者，脐下必磊砢也，肌肤必枯燥也。雉间焕云："以手按腹，病人两手护之，眉皱作楚。"是也。

《方机》云：大承气汤，治发潮热，大便硬者，腹满难解者；腹满胀而喘，两便不通，一身面目水肿者；潮热谵语，大便硬，或有燥屎者；腹满痛，大便不通者；大便不通，烦而腹满者；目中不了了，睛不和，大便硬者；自利清水，心下痛，口干燥者；胸满口噤，卧不著席，脚挛急，咬牙者；腹中有坚块，大便不通者；痘疮，腹大满，两便不通，或谵语口干咽燥者；痢疾谵语，或腹中痛而不能食者；食滞腹急痛，大便不通，或呕利者。

《类聚方广义》云：大承气汤，凡痼毒壅滞症，其人腹中坚实，或硬满大便难，胸腹动悸，或喜怒无常，或不寐惊惕，健忘怔忡，或身体不仁，或战曳瘫痪，筋挛骨痛，或言语謇涩，缄默如偶人，饮啖倍常，或数十月不食不饥等，变怪百出，不可名状，世或称狂，或称痫，或称中气中风，或称心脾虚者。能审其脉状腹证，以此方与真武汤、附子汤、桂枝加苓术附汤、桂枝去芍药加蜀漆龙骨牡蛎汤等交用，更间服七宝丸、十干丸之类，宽猛并行，犄角以攻，则可回罢癃于安全，救横夭于垂绝。

又云：脚气，胸腹硬满，一身浮肿，胸动如怒涛，短气而呕，二便闭涩者，冲心之基也，非此方，则不能折冲其迅剧之势，荡涤其结轖之毒也。

又云：脚气症，其人胸中跳动，心下硬，短气腹满，便秘脉数者，其状虽似缓症，决不可轻视，必有不测之变，早用此方，逐除郁毒，则不至大患。

又云：痘疮麻疹，恶热腹满，烦躁谵语，黑苔燥裂，不大便而渴，或自利臭秽者，死在须臾，宜此方。

又云：痿躄，腹中有坚块，便秘口燥，脉实有力者，非此方则不能治，与附子汤、真武汤等交替互用，亦佳。渊雷案：痿论有治痿独取阳明之语，此言针刺宜取阳明经穴，故下文云"各补其荥，而通其俞"是也。针刺所取经脉，与本论六经之病，其名虽同，其实则异，后人因痿病多可清可下之证，遂附会痿论以议方药，谓即治痿独取阳明之义，误矣。夫按穴下针，则谓之取，未闻取药而曰取者，且与附子真武诸汤互用，将谓治痿兼取少阴乎？弗思甚也。

又云：治痢疾大热腹满，痛如锥刺，口舌干燥或破裂，大便日数十百行，或便脓血者。

又云：治狂症大言骂詈，昼夜不眠，饮啖过常，胸腹满，大便不通者。

又云：治疝积留饮，痛不可忍，胸腹烦满，心下坚硬，二便不利，或时吐下黑物者。

又云：急惊风心下坚，腹满口噤，肢体强急，脉数实者，宜此方。

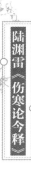

又云：破伤风，其暴剧者，举体强直，直视不语，胸腹硬满，二便不利，其死不旋踵，此方或可侥幸一生，若不能服者，宜紫圆。

又云：平居便秘，腹满上逆者，或冒酷暑祁寒，或为鲸饮过食，则眼目昏暗，赤脉四起，有忽然失瞻视者，急与此方下之，可以速愈。

又云：病者饮食无味，或食中食后频吐白沫，或嘈杂刺胸，或食物停触，胸膈为痛，或食后恶心，懊侬不安，或得吐反快，腹里坚韧，有癥块者，膈噎之渐也。若迨其精气未衰，疾苦未深，严绝世事，慎酒色，专为静养调摄，以此方柔和弦韧，削平癥结，灸五椎至十四五椎弗怠，则不至大患而获治，硝石大圆、大黄硝石汤，亦可选用。

浅田氏云：亡友尾台良作，屡称治脚气肿满冲心，莫若大承气汤。余壮年时，未信其说，其后中桥大锯街一商夫，年二十四五许，患脚气，两脚麻痹，微肿，服药四五日，脚疾如失，其人大喜，慢于食禁，动作五六日，忽腹满如鼓，大小便不利，气急促迫，两脚满肿，脉洪数。余诊而惊骇，以为冲心在瞬息间也，欲与降气利水之剂，继思此人适恣饮啖，或当有停滞胃实之证，须先去宿滞而后治冲心，乃急命服大承气汤，二帖而小便稍利，腹满稍减，连服五六帖，大便渐通，诸证皆安，十余帖，大患霍然而愈。据是，余始服良作之说。又阅三位中将所著书名《琉璃壶》者云："若见必死之病，可用承气，勿令人知。"其语甚趣。庞安常《总病论》云："营卫不通，耳聋囊缩，昏不知人，速用承气汤下之，则五死可保一生，从容救溺，勿令病人水浆不入，汤液不下，无可奈何云云。"亦同意也。又有用此方于小便闭者，《治疗杂话》云："小便闭之证，宋朝方书，多用猪苓、泽泻或萹蓄、木通等利水药，然小便闭，涓滴不通，小腹硬满，有闷乱证者，非寻常利水药所能通，若大便秘而坚者，可用大承气，大便通，则小便亦通，是屡所经验者也。"又云："病后小便闭，虽属例外，若无病之人，壮实之人，小便急闭，则莫善于大承气，要知急闭为实证，所谓欲得南风，须开北牖，欲导潴水，须开支流。"由此理也，医者不可无此活法。

汤本氏云：本方证之腹满，以脐部为中心，其坚满在脐之上下左右，而心下及下腹部多无变化（少腹坚痛者为例外）。若心下硬者，疑似大柴胡汤之心下痞硬，然彼必有胸胁苦满，而本方无之，以此可以判别。若此二方之证并发时，当权其剧易缓急，定其孰先投，孰后投，或二方并用之。又大黄牡丹皮汤证之剧者，或与大柴胡汤证并发者，往往酷似本方证，甚难鉴别。复次，本方虽能除燥屎，然除燥屎非本方之特能，调胃承气汤亦能除之，不可据燥屎一证而漫投本方也。

《明理论》云：承，顺也，伤寒邪气入胃者，谓之入腑，腑之为言聚也。胃为水谷之海，营卫之源，水谷会聚于胃，变化而为营卫，邪气入于胃也，胃中气郁滞，糟粕秘结，壅而为实，是正气不得舒顺也。《本草》曰：通可去滞，泄可去邪，塞而不利，闭而不通，以汤荡涤。使塞者利而闭者通，正气得以舒顺，是以承气名之。山田氏云：承气汤四方，以大承气为主，成无己所解甚是也，后世诸家亦皆遵奉之，无敢间言者。

《金鉴》云：诸积热结于里，而成满痞燥实者，均以大承气汤下之也。满者，腹胁满急膜胀，故用厚朴以消气壅；痞者，心下痞塞硬坚，故用枳实以破气结；燥者，肠中燥屎干结，故用芒硝润燥软坚；实者，腹痛大便不通，故用大黄攻积泻热。渊雷案：大黄久煮，则所含树脂质溶解，入肠即被吸收，不能刺激肠黏膜而促其蠕动，故峻下之剂，大黄须后入轻煮，冷浸尤佳。诸承气煮法，唯大承气大黄后入，深合药理，芒硝则久煮轻煮，其效无异，取溶尽为度可矣。

舒氏云：吾家有时宗者，三月病热，予与仲远同往视之，身壮热而谵语，胎刺满口，秽气逼人，少腹硬满，大便闭，小便短，脉实大而迟。仲远谓热结在里，其人发狂，小腹硬满，胃实而兼蓄血也，法以救胃为急，但此人年已六旬，证兼蓄血，下药中宜重加生地黄，一以保护元阴，一以破瘀行血。予然其言，主大承气汤，硝黄各用八钱，加生地一两，捣如泥，先炊数十沸，乃纳诸药同煎，连进五剂，得大下数次，人事贴然。少进米饮，一二口辄不食，呼之不应，欲言不言，但见舌苔干燥异常，口内喷热如火，则知里燥尚未衰减，复用犀角地黄汤加大黄，三剂。又下胶滞二次，色如败酱，臭恶无状，于是口臭乃除，里燥仍盛，三四日无小便，忽自取夜壶小便一回，予令其子取出视之，半壶鲜血，观者骇然，经言"血自下，下者愈"，亦生地之功也。复诊之，脉转浮矣，此溃邪有向表之机，合以柴胡汤迎其机而导之，但此时表里俱还热极，阴津所存无几，柴胡亦非所宜，唯宜白虎汤加生地黄芩以救里，倍用石膏之质重气轻，专达肌表而兼解外也。如是二剂，得微汗而脉静身凉，舌苔退而人事清矣，再用清燥养荣汤（知母、天花粉、当归、白芍、地黄、陈皮、甘草）二十剂

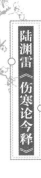
而瘁愈。

《医学正传》云：治一人，六月投渊取鱼，至深秋雨凉，半夜小腹痛甚，大汗，脉沉弦细实，重取如循刀责责然。夫腹痛，脉沉弦细实如循刀责责然，阴邪固结之象，便不当有汗，今大汗出，此必瘀血留结，营气不能内守，而渗泄于外也，且弦脉亦肝血受伤之候，与大承气加桂，二服，微利痛减，连日于未申时，复坚硬不可近，与前药加桃仁泥，下紫血升余，痛止，脉虽稍减，而责责然犹在，又以前药加川附子，下大便四五行，有紫黑血如破絮者二升，而愈。渊雷案：此案初诊时，盖因腹痛用承气，因自汗加桂枝（以桂枝汤之主疗为桂枝之主疗可商），再诊则试加桃仁而下血，事后思之，乃有瘀血留结，肝血受伤等议论耳。古人医案，皆记其得效者，不记其不效者，得效之案，又必冠以见微知著之诊断，使后之读者，徒惊其神奇，莫知其操何术以致此，夸张炫鬻之习，吾疑之久矣。即如此案，脉弦主痛，痛在小腹，即是小腹急结之重证，本非大承气所主，大汗而脉弦兼细，则证兼阴寒，当径用桃核承气加附子，与大黄附子汤同义，方为对证。不然，既知瘀血留结，何不即用桃仁耶？吾人治医，往往平时了了，临病茫然，岂敢妄诋古人？薄其方技，特载笔传后，不当以试效为先知耳。

小承气汤方

大黄（四两，酒洗）　厚朴（二两，炙，去皮）　枳实（三枚，大者，炙）

上三味，以水四升，煮取一升二合，去滓，分温二服。初服汤，当更衣，不尔者，尽饮之，若更衣者，勿服之。

二服以下，《外台》作"若一服得利谵语止，勿服之"。当是，《千金翼》作"初服谵语即止，服汤当更衣，不尔尽服之"。

《医垒元戎》云：小承气汤，治痞实而微满，状若饥人食饱，腹中无转矢气，即大承气只去芒硝，心下痞，大便或通，热甚，宜此方。

《保命集》云：顺气散（即本方），治中热在胃而能食，小便赤黄，微利，至不欲食为效，不可多利。

《拔萃方》云：顺气散（即本方），消中者，热在胃而能饮食，小便赤黄，以此下之，不可多利，微微利，至不欲食而愈。

《入门良方》云：小承气汤，治痢初发，精气甚盛，腹痛难忍，或作胀闷，里急后重，数至圊而不能通，窘迫甚者。

《伤寒绪论》云：少阴病，手足厥冷，大便秘，小便赤，脉沉而滑者，小承气汤。

《幼科发挥》云：三化丸（即本方），去胸中宿食，菀蕴之热。

《小青囊》云：小承气汤，治痘饮冷伤食，腹痛甚者。

《方极》云：小承气汤，治腹满而大便硬者。

《方机》云：小承气汤，治腹满大便不通者；汗多，大便硬，谵语者；发潮热，大便初头硬，后必溏者；微烦，小便数，大便硬者；下利谵语者；大便不通，哕而谵语者。

《类聚方广义》云：伤寒哕逆症，有属热闭邪实者，有属寒饮精虚者，又有因蛔虫者，宜精诊甄别以措方。世医皆惧吃逆，故一见哕症，则概为胃寒虚脱，而用治哕之剂，可谓粗矣。王宇泰用泻心汤、小承气汤、调胃承气汤、桃仁承气汤，龚廷贤用黄连解毒汤、白虎汤，可谓独具只眼。

《温疫论》云：三承气汤功用仿佛，热邪传里，但上焦痞满者，宜小承气汤，中有坚结者，加芒硝软坚而润燥，病久失下，虽无结粪，然多黏腻结臭恶物，得芒硝则大黄有荡涤之能，设无痞满，唯存宿结，而有瘀热者，调胃承气宜之。三承气功效俱在大黄，余皆治标之品也。不耐药汤者，或呕或畏，当为细末，蜜丸汤下。渊雷案：吴氏论三承气之异，精核可法，盖调胃承气结实而腹不满，小承气腹满而不结实，大承气结实且满，此腹诊之大较也。又《金匮·腹满篇》有厚朴三物汤，痰饮篇有厚朴大黄汤，药味俱同小承气，而分量颇异，学者当互考之。

阳明病，潮热，大便微硬者，可与大承气汤，不硬者不可与之。若不大便六七日，恐有燥屎，欲知之法，少与小承气汤，汤入腹中，转失气者，此有燥屎也，乃可攻之。若不转失气者，此但初头硬，后必溏，不可攻之，攻之必胀满不能食也。欲饮水者，与水则哕。其后发热者，必大便复硬而少也，以小承气汤和之。不转失气者，慎不可攻也。

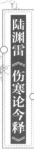

《玉函》，转失气并作"转失气"，非，其后发热作"其后发潮热"。

成氏云：潮热者实，得大便微硬者，便可攻之，若不硬者，则热未成实，虽有潮热，亦未可攻。若不大便六七日，恐有燥屎，当先与小承气汤溃之。如有燥屎，小承气汤药势缓，不能宣泄，必转气下失。若不转失气，是胃中无燥屎，但肠间少硬耳，止初头硬，后必溏，攻之则虚其胃气，致腹胀满不能食也。渊雷案：成氏所谓胃中，乃指肠中，所谓肠间，乃指直肠之中，其余顺文注释，皆平允可从。唯不大便六七日，当指未潮热者而言，不然，微硬者已可与大承气汤，不大便者反不可与耶？以其未潮热，故不敢遽攻，姑以小承气试之耳，此说本之小丹波，可补成注之未备。又，凡误攻而愈胀满者为难治，以其既无燥屎，则徒伤肠胃，且令下腹部充血，故愈觉胀满也。救之之法，不外四逆理中诸汤已，若误攻而喘急者，死不治。《内经》谓之下之息高，因体内仅有之血液，悉聚于下腹部，支气管不得营养而痉挛故也。章太炎先生云：矢气即今言"放屁"，此乃汉人常语耳。《太平御览》八百四十六引《风俗通》。巴郡宋迁母，往阿奴家饮酒，迁母坐上失气，奴谓迁曰："汝母在坐上，何无宜适？"迁曰："肠痛误耳。"此语传至宋时尚在，有戏作失气赋者云："视之不见名曰夷，听之不闻名曰希，不啻若自其口出，人皆掩鼻而过之。"明以来语言变迁，遂有欲改失气为矢气者，今所见《玉函》，亦康熙时刻本，妄改失为矢，不可从也。渊雷谨案：霍乱篇三百八十八条云："欲似大便，而反失气。"《玉函》亦作"失"，失气上无"转"字，与应劭语同。若读为矢，则不词矣，此条云转失气者，谓腹中转动，且失气也。

舒氏云：此条原文，止在攻之必胀满不能食也，文意已毕，其下数句，平空插入，亦后人之误。山田氏云：欲饮水以下三十八字，系王叔和之掺，当削之。钱潢不知为叔和之言，苦其难通，终以其后发热以下之文，移在不转矢气句下。虽然，业既曰慎不可攻，则岂更曰不可攻之乎？渊雷案：此三十八字，盖后人遇误攻之病，有饮水而哕，其后复发潮热者，遂记注于本条之下，复经传写，遂误入正文耳，非必叔和所掺也。饮水而哕，非误攻后必见之证，不足为学者法式，削之为是。

夫实则谵语，虚则郑声，郑声者重语也。直视谵语，喘满者

死，下利者亦死。

"郑声者重语也"六字，《外台》作细注，是，直视以下，《玉函》、成氏诸本多分为别条。

成氏云：《内经》曰："邪气盛则实，精气夺则虚。"（案：见"通评虚实论"）谵语由邪气盛而神识昏也，郑声由精气夺而声不全也。张氏《直解》云：实则谵语者，阳明燥热甚而神昏气乱，故不避亲疏，妄言骂詈也；虚则郑声者，神气虚而不能自主，故声音不正而语言重复，即《素问》所谓言而微，终日，乃复言者是也，直视者，精不灌目，目系急而不转也。喻氏云：此条当会意读，谓谵语之人，直视者死，喘满者死，下利者死，其义始明。程氏云：直视谵语，尚非死证，即带微喘，亦有脉弦者生一条（二百二十条），唯兼喘满兼下利，则真气脱而难回矣。山田氏云：此条主谵语立论，所谓下利者，亦谵语而下利也，大抵病人谵语而下利者，多属死证，然间亦有得而治者。厥阴篇所载"下利谵语者，有燥屎也，宜小承气汤"是也。故曰下利者亦死，亦字有味。喘满即喘瀄，因喘而瀄也，后二百二十五条云："若下之早，语言必乱。"乃谓郑声也，再按此条，恐是叔和掺入之言。

渊雷案：此条因谵语而辨死证，不知是否仲景文字，其言颇未惬当，故喻程山田诸氏，见解各异。今所当知者，凡重笃之病，皆有死之可能，而直接致人于死者，实为心若肺若脑之机能停息。吾侪既知生理病理之大概，则临床视疾，自知何者为心病之证，何者为肺病脑病之证，三者见其一，病则难治，见其二，病则危急，三者俱见，其病乃百无一生，此为辨别死生之有系统方法。凡谵语郑声，直视歧视戴眼，痉挛搐搦，以及循衣摸床之等，皆脑证也。脉微细欲绝，各种特异之脉搏，以及唇爪青紫，郁血浮肿，皆心证，而亦容有脑证掺杂其间，盖血管神经或迷走神经有病，亦能致郁血及特异脉搏，欲辨其是否纯心证，当用西法听诊也。喘鸣息迫（亦有心脏性喘息），各种特异之呼吸，肺证也。此条直视谵语而喘满，是脑证与肺证兼见，故当十死七八，若下利，则甚有出入，未可概以为死证矣。又，谵语不过官能上疾患，多数因肠有燥屎而起，下其燥屎，谵语自止，直视则因视神经、动眼神经、滑车神经等之麻痹，常因脑底有病灶而起，乃实质上病变，故均是脑证，直视尤危于谵语。又案谵语郑声，皆指

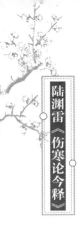

意识丧失之妄言，而谵语属阳明，郑声属少阴，故以虚实分之。成氏直以郑声不正为解，然卧病妄言，岂有作淫靡之声以自娱者？故王肯堂娄全善诸氏，据重语也之注文，谓为郑重频繁，重叠殷勤之意，验之病者，亦殊不尔。盖阳明谵语，其声充实有力，常与昏睡之鼾声俱起，呼之难醒，或竟不醒，既醒亦不遽昏；少阴郑声，则低弱无力，断续不成词句，呼之遽醒，可以应答无讹，而转瞬即复昏蒙，此谵语郑声之大概也。然鉴别阳明少阴，总当脉证互参，必欲斤斤于谵语郑声，溢矣。

发汗多，若重发汗者，亡其阳，谵语。脉短者死，脉自和者不死。

《玉函》作"发汗多，重发其汗，若已下复发其汗，亡其阳"云云。

汪氏云：此系太阳病转属阳明谵语之证，本太阳经得病时，发汗多，转属阳明，重发其汗，汗多亡阳，汗本血之液，阳亡则阴亦亏，津血耗竭，胃中燥实而谵语。谵语者，脉当弦实或洪滑，为自和，自和者，言脉与病不相背也，是病虽甚，不死；若谵语脉短者，为邪热盛，正气衰，为阳证见阴脉也，以故主死。

柯氏云：亡阳，即津液越出之互辞。渊雷案：今人所谓亡阳，即西医所谓虚脱，乃至危极急之证，二三小时可以毕命，非大剂姜附，莫能挽救。本论所谓亡阳，多非姜附证，如本条及救逆汤条是也，唯大青龙汤方后云："若复服，汗多亡阳，遂虚，恶风烦躁不得眠。"乃即虚脱之证耳。

伤寒若吐若下后不解，不大便五六日，上至十余日，日晡所发潮热，不恶寒，独语如见鬼状。若剧者，发则不识人，循衣摸床，惕而不安（一云顺衣妄撮，怵惕不安），微喘直视，脉弦者生，涩者死。微者但发热谵语者，大承气汤主之。若一服利，则止后服。

《玉函》"日晡所"作"日晡时"，"摸床"作"撮空"，"惕而"作"怵惕"，《脉经》"谵语"下无"者"字，案"者"字衍。

此论阳明病脑症状之剧者。若吐上，疑脱"若发汗"三字。发汗吐下而病犹不解，乃病势自重，传变而为阳明，非发汗吐下之过，何以知之？若误汗误吐下，其变证当为亡阳，为朝食暮吐，为结胸，为痞，今不尔，故知非误治之逆，乃自然传变也。传为阳明而潮热不大便，则里已燥实，先曾发汗吐下，则津液已伤，燥实而津伤，故脑证特剧，以其既失濡养，复中燥屎之毒故也。独语如见鬼状，即谵语也，谵语不识人，循衣摸床直视，皆脑症状。弦脉因血管之神经紧张所致，脑证见弦脉，为脉证符合，故可生。脉涩则因血少而循环不利，血既少矣，下之则惧其液脱，不下则毒害性物质无由得去，故主死。此指重剧之证而言，若其证比较的轻微者，但发潮热谵语而已，证之微剧虽殊，既是潮热谵语，则皆主大承气汤。山田氏以为剧者宜大承气，微者宜小承气，亦可备一说。医者既知大小承气之用法，更察病人邪正之盛衰，则随宜处治，活法在人，读书正不必死煞句下也。

《金鉴》云：循衣摸床，危恶之候也，大抵此证多生于汗吐下后，阳气大虚，精神失守。经曰："四肢，诸阳之本也。"阳虚，故四肢扰乱，失所倚也，以独参汤救之，汗多者以参芪汤，厥冷者以参附汤治之，愈者不少，不可概谓阳极阴竭也。

《本事方》云：有人病伤寒，大便不利，日晡发潮热，手循衣缝，两手撮空，直视喘急，更数医矣，见之皆走，此诚恶候，得之者十中九死。仲景虽有证而无法，但云脉弦者生，涩者死。已经吐下，难以下药，谩且救之，若大便得通而脉弦者，庶可治也，与小承气汤，一服而大便利，诸疾渐退，脉且微弦，半月愈。予尝观钱仲阳《小儿直诀》云："手循衣领及捻物者，肝热也。"此证在《玉函》列于阳明部，盖阳明者胃也，肝有热邪，淫于胃经，故以承气泻之，且得弦脉，则肝平而胃不受克，此所谓有生之理。读仲景论，不能博通诸医书，以发明其隐奥，吾未之见也。渊雷案：本条大承气汤主之，赅剧微二者而言，许氏误以为但主微者一证，乃谓仲景有证无法耳。仲阳以循衣捻物为肝热，肝指神经，其说固是，承气证有此，则因中燥屎之毒故，初非神经系统之原发病，是为胃热淫肝，故承气泻胃而肝自愈。许氏以为肝热淫胃，因果倒置矣，其言下后脉且微弦，若非心理作用之幻觉，则装点以自神其说耳，不然，大便未通时脉果何似耶？叔微虽能用仲景法，其见解错误多类此。

张氏《直解》云：丁巳秋，予治一妇人，伤寒九日，发狂面白，谵语不识人，循衣摸床，口目瞤动，肌肉抽搐，遍身手足尽冷，六脉皆脱，死证悉具，诸医皆辞不治。予因审视良久，闻其声重而且长，句句有力，乃曰："此阳明内实，热郁于内，故令脉道不通，非脱也，若真元败绝而脉脱，必气息奄奄，不久即死，安得有如许气力，大声疾呼，久而不绝乎？"遂用大承气汤，启齿而下，夜间解黑粪满床，脉出身热神清，舌燥而黑，更服小陷胸汤二剂而愈。因思此症大类四逆，若误投之，立死，硝黄固不可以误投，参附又岂可以轻试也哉？渊雷案：此证因是谵语而非郑声，故毅然投承气，可谓卓然不惑者矣，若参以腹诊，当尤易辨。

《古方便览》云：一贾人年六十，患热病，诸药杂投，日以增剧，至十七八日，耳聋目瞑，不知人，唇焦舌黑，谵妄燥渴，唯索冷水，水入则呕哕，扬手舞足，病势危甚，家人待毙而已。余按其腹，硬满而有疼痛之状，乃作大承气汤三剂饮之，其夜下硬屎五六枚，明早，得目明耳闻，始知人事。然口渴未止，犹欲饮冷水，余弗禁，恣饮之，至三日，不复欲饮，仍与前方，服十余剂，诸证日除。复诊时，心下痞硬，腹中雷鸣，更作半夏泻心汤及三黄丸饮之，病痊愈。

又云：一男子年四十有余，热病十八九日，口不能言，目不得正视，身体不动，手足清冷，诸医以为阴证，与参附辈，不得寸效。余诊之，两脉如蜘蛛丝将绝，候其腹，脐下有物磊砢，乃作大承气汤饮之，通燥屎五六枚，诸证顿退。

又云：一老人患偏头痛，其痛如刀刳，历四十余日，诸医不能疗。余诊之，腹硬满，大便不通十四日，舌上黄苔，面目黧黑，乃与此方五剂，下利五六行，诸证顿退，六七日而全治。

《方伎杂志》云：一人患伤寒请治，病人妄言，时欲起走，家人恒抱持之，按卧床上，其证腹满大渴，舌上干燥，齿龈黑色，错语不已，二便不利，脉沉微。因与大承气汤三帖，下臭秽黑便甚多，至第三日，精神颇爽，但夜间惊恐，不得安眠，因与柴胡加龙骨牡蛎汤，凡三十余日而瘳。问其病中情形，则云觉诸道商船云集应付极忙，不自觉其病苦，病中常欲起走，即由于此。医谓此病当服人参，服之遂剧云，班孟坚有言，有病不治，常得中医，洵不诬也。

又云：某妇以大疫乞诊，夜漏将残，急往诊之。年三十许，病过十日，大热大渴，虽谵言错语，而口舌干燥卷缩，所言殊不分明，神气昏胃，脉洪数，眼中眊眊，便闭已八九日。余与大承气汤，秽物杂下，每日七八行，经四五日，神气稍复，自言尻痛，看护人以为褥疮，令侧卧视之，则鹳口疽已成脓矣。盖瘀血留滞于长强边，欲成肿疡，以邪热蒸灼发动酿脓也，初起必甚痛，以人事不省，反不知痛，亦不幸中之大幸矣。时邪热尚盛，故犹与大承气汤，疽上贴左突膏，溃后，疽口陷下五六分，径及一寸二三分，于是以破敌膏遍涂疮口，上盖中黄膏，日易三次，以取脓，内服大黄牡丹皮汤及伯州散，三十余日，疫与疽俱愈。

阳明病，其人多汗，以津液外出，胃中燥，大便必硬，硬则谵语，小承气汤主之，若一服谵语止者，更莫复服。

柯氏云："多汗"是胃燥之因，"便硬"是谵语之根。"一服谵语止"，大便虽未利，而胃濡可知矣。渊雷案：胃肠结实者，常致脑证，故小儿恣食，甚则发食厥，而本论言谵语，必推原于便硬若燥屎，谵语止莫复服者，惧益伤其津也。

阳明病，谵语，发潮热，脉滑而疾者，小承气汤主之。因与承气汤一升腹中转矢气者，更服一升，若不转矢气者，勿更与之。明日又不大便，脉反微涩者，里虚也，为难治，不可更与承气汤也。

《脉经》《千金翼》并作"承气汤主之"，无"小"字。赵刻本，"转矢气"并作"转气"，今从成本补，《玉函》作"转矢气"。

尾台氏云：阳明病云云，脉滑而疾者，是大承气汤证也。《脉经》《千金》俱无"小"字，为是。"因与承气汤"以下，后人之注文，当删。山田氏云：小字衍文，当从《脉经》《千金翼》删之。"腹中"上，脱"汤入"二字，当从前二百十七条文补之。"明日"已下十七字，别是一章，承前文发之。"明日又"三字当作"阳明病"，盖以阳字省文作阳，一讹为"日明病"，再讹为"明日又"已。"不可更与承气汤也"八字，古注文掺入，亦当删之。承气汤不言大小者，要在随证辨用也。言阳明病谵语发潮热，不大便，脉滑而疾者，此为里实，承气汤主之，本文虽不及不大便，脉证既已若斯，则其不大便者，可从而知也。因与承气汤一升，汤入腹中，转矢气者，是有燥屎，可更与一升以下之，若其不转矢气者，是无燥屎，不可更与之，如是者，宜与柴胡加芒硝汤辈以和之也。阳明病不大便者，其脉当滑疾，今反微涩者，此为里虚，故为难治也。前举谵语潮热而略不大便，后举不大便而略谵语潮热，本论错综之妙若斯，尝考古今诸注传，并皆随文作解，而不知其有错误，是其所以愈辨而愈不明也。渊雷案："因与承气"以下二十七字，毕竟后人注文，删之为是。若如山田所释，服汤不转矢气，当与柴胡加芒硝汤辈，则潮热谵语，脉滑而疾者，不必是承气证，胸胁不满者，亦可服柴胡汤。如是则仲景审证用药之法，根本动摇，无往而非以药试病矣。其改"明日又"三字为"阳明病"三字，以为别是一条，识见甚是。脉微涩者里虚难治，即二百二十条之脉涩者死也，若如原文不改，则服承气汤，不大便，脉之滑疾者转为微涩，此种病变，虽非绝无，亦属仅有，义反溢矣。

阳明病，谵语，有潮热，反不能食者，胃中必有燥屎五六枚也。若能食者，但硬耳，宜大承气汤下之。

《玉函》作"大承气汤主之"，无"宜"字，是。《脉经》作"宜承气汤下之"，无"大"字。

山田氏云：反当作"烦"。因声近而误。所谓心中懊憹而烦，胃中有燥屎者可攻（二百四十三条）及烦躁发作有时者，此有燥屎（二百四十四条）及烦不解，腹满痛者，此有燥屎（二百四十六条）皆可以征矣。凡伤寒谵语有潮热者，固应不能食，岂得谓反乎？《金匮·产后病篇》曰："病解能食，七八日更发热者，此为胃实，大承气汤主之。"可见病之未解，乃不能食，此为其法也。成无己谓胃热当消谷引食，殊不知胃热消谷，本以内因之病言之，而与伤寒外邪入胃者毫不关涉，可谓牵强矣。燥屎五六枚者，以腹诊言之，此证诊其腹，则必有粪块五六枚应于手也，如是者，宜以大承气汤下之，若其不烦且能食者，但硬而已，与小承气汤可也。大承气汤一句，当在也字下，而在于此者，乃本论属辞之法也耳，《金鉴》以为错置，非也。

渊雷案：能食但硬之证，纵有谵语，当无潮热，故著"但"字、"耳"

字，以示勿用大承气之意。不然，潮热大便微硬，本可与大承气者也（二百一十七条），此证山田与小承气，周氏同，汪氏主调胃承气，当随证择用。又案：小承气、调胃承气，亦能去燥屎，止谵语，而仲景谆谆辨其与大承气异用，可知大承气之燥屎，必别有毒烈之质，若非特殊代谢废料，无可说明。

《方伎杂志》云：一妇人病时疫，恶热谵语，舌黑干缩，不知人事，余用大承气汤。至八九日，忽不能食，勺饮不入，但服药如故，余以事曾经验，知不能食非服药之过，始终与大承气汤。家人亲戚，心滋疑惧，日促祛除邪毒，凡服承气半月余，精神稍复，少进米饮，渐以能食，其后与柴胡姜桂汤，四十余日而复原。病人之母，告以粒米不进者十七日，颇滋虑惧，今竟平复，喜出望外。病人则云，十数日间，但知游览诸名刹，恣食麦面，更不知饥，真奇症也，是年怀孕。

阳明病，下血谵语者，此为热入血室，但头汗出者，刺期门，随其实而写之，濈然汗出则愈。

《玉函》《脉经》《千金翼》"刺"上并有"当"字，成本"写"作"泻"。此条亦见《金匮·妇人杂病篇》，盖专指妇人之病。血室即子宫也，言妇人阳明病，前阴下血而谵语者，为热入血室之故，非有燥屎，不可下，血净则谵语自止矣。若血止热不去，郁蒸而为头汗者，可刺期门，若不用刺法，则服小柴胡汤取效，可参看太阳下篇热入血室诸条。

汗（"汗"一作"卧"）出谵语者，以有燥屎在胃中，此为风也，须下之，过经乃可下之。下之若早，语言必乱，以表虚里实故也。下之则愈，宜大承气汤（一云大柴胡汤）。

赵刻本，须下之，作"须下者"，下之则愈，作"下之愈"，今据《玉函》、成本改补。

成氏云：胃中有燥屎则谵语，以汗出为表未罢，故云风也。燥屎在胃则当下，以表未和，则未可下，须过太阳经，无表证，乃可下之。若下之早，燥屎虽除，则表邪乘虚复陷于里，为表虚里实，胃虚热甚，语言必

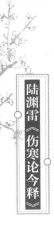

乱，与大承气汤却下胃中邪热，则止。

徐氏《伤寒类方》云：阳明本自汗出，然亦有不汗出者，此指阳明汗出之为风，则知汗出乃表邪尚在，不汗出者为火邪内结也。下早则引表邪入里，故有虚而里实，虽已误下，然见谵语等证，则更下之，亦不因误下而遂不复下也。

山田氏云：风当作实，传写之误也。本篇有之："大便难，身微热者，此为实也，急下之，宜大承气汤。"（二百五十七条）辨可下篇亦言："病腹中满痛者，此为实也，当下之，宜大承气汤。"是也。"下之若早，语言必乱"八字，错简也，当在"宜大承气汤"句下始合。言汗出谵语者，此燥屎在胃中，为实也，须下之。虽然，表证未尽解者，不可下之，过经，谓表解也，邪气去表入里，是以表虚里实也，唯其表虚里实，故下之则愈，宜大承气汤。下之若早，语言必乱，以表未虚里未实故也，虚实二字，当作邪气之去来看焉。

渊雷案："此为"至"故也"二十八字，盖后人旁注，传写误入正文，当删。汗出不恶寒，为阳明证，谵语，为胃有燥屎之证。言阳明病，有燥屎，下之则愈，宜大承气汤。经文本自明白晓畅，成氏徐氏辈顺文训说，乃以汗出为表证，牵合此为风也之句。夫中风风温，固以汗出得名，然本篇云"阳明病，脉迟，虽汗出，不恶寒者"云云，可攻里也（二百一十六条），"阳明病，发热汗多者，急下之"（二百五十八条）。今以汗出为表证之风，未可下，则可攻之汗出，急下之汗多，与表证之汗出，将何以异乎？山田改风为实，于义固胜，然风之与实，形音俱远，何致传写遽误，不宁唯是。证既谵语矣，又云下之若早语言必乱，不知语言之乱，与谵语又何以异乎？魏荔彤以《内经》胃风、肠风为说，则愈穿凿不可为训，山田、丹波，俱已辨之。

《方伎杂志》云：安政二年乙卯，冬十月，锻冶町相模屋之妇，大疫乞治，余与大青龙汤取汗，然热势不挫，渐致妄言错语，如狂人，因用大承气汤。其夜大地震，居宅被毁，家人仓皇舁病人逃出，近地无所栖止，遂远之麻布戚串家，至则其家亦毁，又舁之至小网町，始得片席地安卧，天已拂晓，而相模屋成灰烬矣。翌晨，延余复诊，稍感风寒外，不见他证，因尚与大承气汤（案：真感风寒当进而退表），不过六七日，精神渐爽，愕问何故居此，告以地震毁屋，则大惊异，居半月而返，服药三十余

278

日而痊愈。

伤寒四五日，脉沉而喘满，沉为在里，而反发其汗，津液越出，大便为难，表虚里实，久则谵语。

山田氏云："满"同"懑"，闷也，"越"犹言"发"，言伤寒四五日，脉沉而喘懑，此为邪气在里，以脉沉故也。合次条及后二百二十九条考之，此证宜以白虎汤以解其里热，而反发汗，津液发出，则胃中干燥，大便因为难。难者，求而不得之辞，以屎既为硬故也。此为表虚里实，至其久，则发谵语，宜用大小承气下之。

舒氏云：久则谵语者，自宜大承气汤，此因夺液而成燥者，原非大热入胃者比，故仲景不出方，尚有微甚之斟酌耳。

渊雷案：大便难，谵语，无大实大满之证者，小承气所主，实而不满者，调胃承气所主，谓"久则"二字，当不致有大承气证，若其本证，脉沉喘满，盖宜大柴胡汤。山田拟白虎，未必对矣。

三阳合病，腹满身重，难以转侧，口不仁，面垢（又作枯，一云向经），谵语遗尿，发汗则谵语甚，下之则额上生汗，手足逆冷。若自汗出者，白虎汤主之。

"面垢"上，《玉函》成本并有"而"字，"面垢"二字，《千金翼》作"言语向经"四字，赵刻本无"甚"字，今据《玉函》补。

山田氏云：此证虽以三阳命焉，腹满身重谵语，皆属阳明内热之病，故不发汗，不和解，唯用大寒以挫其壮热也。若其发汗则谵语甚者，由津液越出，大便燥结也，如斯者，当议大小承气汤也。若其下之则额上生汗，手足逆冷，或自汗出者（案：此句误，辨见拙案），大便未硬，其里未实，而下之颇早故也，如是者，急可救之，宜通脉四逆汤。厥阴篇曰："大汗若大下利而厥冷者，四逆汤主之。下利清谷，里寒外热，汗出而厥者，通脉四逆汤主之。"痉湿暍篇曰："湿家下之，额上汗出，微喘，小便不利者死。"可见下后额上汗出者，果为虚寒危急之证矣。按病证曰不仁，寒热痛痒并不知觉之名，辟诸不仁人，路视人之患难，恝然无介于心，是

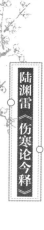

以谓之不仁。《素问·痹论》云："皮肤不营，故为不仁。"巢氏《病源》云："搔之如隔衣不觉知，是名为不仁也。"程氏《遗书》云："医家以不认痛痒，谓之不仁。"人以不知觉不识义理为不仁，譬最近，是也。

柯氏云：里热而非里实，故当用白虎，而不当用承气。若妄汗，则津竭而谵语，误下，则亡阳而额汗出手足厥也。此自汗出，为内热甚者言耳，接遗尿句来（案：此说是足正山田之误）。若自汗而无大烦大渴证，无洪大浮滑脉，当从虚治，不得妄用白虎。若额上汗出，手足冷者，见烦渴谵语等证与洪滑之脉，亦可用白虎汤。

雉间焕云：口不仁者，渴而舌上干燥生苔，故言语不利，且不知食味是也，加之以谵语遗尿，自汗身重，乃白虎证也明矣，为非白虎证者，余未得其说。

渊雷案：诸家释口不仁甚析，而不及面垢，唯《金鉴》以为阳明主面，热邪蒸郁，故面垢，则亦言其因而不言其状。面垢者，皮脂腺分泌亢进，故面色垢晦，即后世所谓油妆也。温热家以面色之光洁垢晦，辨伤寒温热，而不知面垢之本是伤寒阳明证，可谓疏矣。此证腹满谵语而不可下者，必因表热炽盛，正气犹有祛病外向之势，故不主承气而主白虎也。白虎虽清热之剂，其效犹偏于走表，昔贤谓石膏质重气轻，专达肌表，有以也。身重遗尿，皆因神经受热灼而麻痹之故，自汗出为本条证用白虎汤之标准，故冠以若字。此句当接遗尿句看，柯氏说是。山田与手足逆冷句连读，以为误下后之或然证，则句末者字不可通矣。此证若无汗者，可择用葛根芩连汤、黄连解毒汤之类。又，"发汗"以下十七字，尾台氏以为后人注文。

本论言合病者，为科四，为条七：曰太阳与阳明合病，主葛根汤者二条（三十三条、三十四条），主麻黄汤者一条（三十七条）；曰太阳与少阳合病，主黄芩汤者一条（百七十九条）；曰阳明少阳合病，主大承气者一条（二百六十一条）；曰三阳合病，主白虎汤者一条，不出主方者一条（二百七十一条）。合而考之，所以名为合病之故，殊无显明之证候，前贤注释，辄云："太阳阳明合病者，太阳之脉浮发热头痛恶寒，与阳明之喘渴胸满烦热不得眠等证，同时均病。"（程氏、《金鉴》等）"太阳少阳合病者，谓有太阳之发热、头痛、项强、脉浮，又有少阳之口苦、咽干、目眩、耳聋、胁痛、胸满也。"（《金鉴》、汪昂、山田等）"阳明少阳合病者，阳明病目痛鼻干不得卧，少阳病胸胁痛耳聋，两经病证各见一二证便是。"（张兼善、《金鉴》）虽然，考之经文，则葛根汤但云自下利，葛根加半夏汤但云呕，麻黄汤但云喘而胸满，黄芩汤、黄芩加半夏生姜汤但云自下利若呕，大承气汤但云下利脉滑数有宿食，而无两经相合之证。如旧注所云者，征之实验，则葛根汤但治表闭项强，其兼下利者，表解则利减，麻黄汤但治表闭，黄芩汤但治下利，大承气汤但治痞满燥实。苟施之两经相合之证，如旧注所云者，曾无一验也。且如本条所举，壹是皆阳明证，其主白虎汤，尤足征表证已罢，百七十七条云："伤寒其表不解，不可与白虎汤。"可以见也。而《金鉴》犹云："三阳合病者，太阳之头痛发热，阳明之恶热不眠，少阳之耳聋寒热等证皆具也。"斯真不念思求经旨者已。又如百三条、百九十七条、二百二十九条、二百三十七条，皆具三阳之证，而经文皆不称三阳合病，更征之方药：柴胡桂枝汤当治太少合病，大柴胡汤当治阳明少阳合病，大青龙汤当治太阳阳明合病，桂枝加附子汤、麻附甘草汤、麻附细辛汤当治太阳少阴合病，桂枝人参汤，当治太阳太阴合病。而经文用以上诸方者，皆不称合病。由是言之，有合病之证者，不称合病，称合病者，乃无合病之证，是知合病云者，古医家相传有此名目，仲景沿而用之，其本义已不可知。注家取六经病证为释，徒乱人意，无益于治，甚无谓也。唯吉益氏《类聚方》，一切域去不取，吾以是佩其卓识。

二阳并病，太阳证罢，但发潮热，手足漐漐汗出，大便难而谵语者，下之则愈，宜大承气汤。

成氏云：本太阳病，并于阳明，名曰并病。太阳证罢，是无表证，但发潮热，是热并阳明，一身汗出为热越，今手足漐漐汗出，是热聚于胃也必大便难而谵语。经曰："手足漐然而汗出者，必大便已硬也。"（二百一十六条）与承气汤，以下胃中实热。柯氏云：太阳证罢，是全属阳明矣。先揭二阳并病者，见未罢时便有可下之证，今太阳一罢，则种种皆下证。惟忠云：此俟其表之已除，而后攻其里者也。

阳明病，脉浮而紧，咽燥口苦，腹满而喘，发热汗出，不恶寒，反恶热，身重。若发汗则躁，心愦愦（公对切），反谵

语；若加温针，必怵惕烦躁不得眠；若下之，则胃中空虚，客气动膈，心中懊侬，舌上胎者，栀子豉汤主之。若渴欲饮水，口干舌燥者，白虎加人参汤主之。若脉浮发热，渴欲饮水，小便不利者，猪苓汤主之。

赵刻本自"若渴"以下，及"若脉"以下，析为别条，盖因复出栀豉方、人参白虎方之故，成本亦作三条，而注则联贯说之，今从《玉函》及《金鉴》、山田、丹波诸注本，合为一条。温针，成本作"烧针"，《玉函》《千金翼》，并无"加人参"三字。

尾台氏云：此章凡四段，若拟其治法，则自阳明至身重，白虎汤证也；若发汗以下，可与大承气汤；若加烧针以下，可与桂枝甘草龙骨牡蛎汤；若下之以下，栀子豉汤证也。山田氏云："阳明病"至"身重"二十七字，乃热结在里而无燥屎之证，与前三阳合病条同焉，宜与白虎汤，以挫其热。若认其脉之浮，以为表未解而发其汗，则津液越出，大便为硬，令人烦躁心乱而反谵语，乃承气证也。谓之反者，及其发汗非徒无益，反使增剧也。若加温针，则致火逆，怵惕烦躁不得眠，所谓太阳伤寒者加温针必惊，是也，乃桂枝去芍药加蜀漆牡蛎龙骨汤、桂枝甘草龙骨牡蛎汤等证也。若认其腹满汗出恶热，以为有燥屎而下之，则胃中空虚，客气动膈，令人心下痞硬，所以然者，以本无燥屎也，乃甘草泻心汤证也。

成氏云：愦愦者，心乱。方氏云：怵惕，恐惧貌。

渊雷案：此条甚难读。白虎猪苓二段，《脉经》《千金翼》俱为别条，且不与栀子豉段相接，而注家自成氏以下，皆作一串解之，谓下后热客上焦者栀子豉汤，下后热客中焦者人参白虎汤，下后热客下焦者猪苓汤。唯尾台、山田，见解独异。今案本条本证，咽燥（即口不仁之微者）腹满身重，与前二百二十七条三阳合病如出一辙，显然为白虎证误汗谵语之变，亦与合病条无异，然则人参白虎汤所以治本证，非所以救误下，明矣。中间汗下温针，为插入之笔，文法亦同三阳合病条，由此推之，误下之变证，盖止于心中懊侬句。原文本无救逆之方，后人因懊侬证似栀子豉汤，故旁注舌上苔者二句，传抄误入正文，注家不辨，遂以为三方皆救误下者。尾台、山田之识，自是不凡。末段猪苓汤，与本证本不相涉，因与人参白虎汤有渴欲饮水一证相似，故牵联辨之耳。至于汗下温针之救逆，则二君所举诸方，皆可择用。

本论于宜用清剂之证，辄详汗下温针之逆，盖汉时清法未备，不识宜清之证，故误施汗下温针耳。近世温热之说出，清法乃大备，温热书唯清法可采用。然误清过清之病，至今日而特多，医术与时隆污，苟或过正，病人即受其祸。医称仁术，而无形中往往祸人，每一念及，不寒而栗。

本论中猪苓汤证二条（本条及三百二十二条），猪苓汤禁一条（次条），证候殊不析，本条云脉浮发热，渴欲饮水，小便不利，乃与五苓散证无异，注家或以为太阳阳明之辨，或以为气分血分之差，皆徒托空言，未有确指其证候者。若非怀宝迷邦，则是不知用法耳。唯日本医谓猪苓汤治淋病脓血，殆因《金匮》载之淋病篇中，遂尔悟出，今所试效，则五苓证病在肾脏，虽小便不利，而小腹不满，决不见脓血，猪苓证病在膀胱尿道，其小腹必满，又多带脓血，苟熟知乎肾脏病与膀胱尿道病症状之异？则二方决不致误施，朱肱谓五苓脉浮，猪苓脉沉，王宇泰因谓本条"若脉"字下脱一"不"字，当作若脉不浮，皆捕风捉影之谈，不可从矣。

猪苓汤方

猪苓（去皮）　茯苓　泽泻　阿胶　滑石（碎，各一两）

上五味，以水四升，先煮四味，取二升，去滓，内阿胶烊消，温服七合，日三服。

《方极》云：猪苓汤，治小便不利，若淋沥，若渴欲饮水者。

《类聚方》云：当有便脓血证。

《方机》云：脉浮发热，渴欲饮水者，此其正证也。又治下利咳呕，渴而心烦，不得眠者，小便淋沥，或便脓血（原注：便者小便也）者，兼用滑石矾甘散（滑石、矾石各二分，甘草一分）或应钟。

和田东郭《导水琐言》云：满身洪肿，虽力按之，放手即胀起如故，其肿如是之甚，曾不碍其呼吸，气息如常者，是猪苓汤证也。又一种，肿势如前，虽腰以下满肿，而肩臂胸背绝不肿，呼吸如常者，亦可用猪苓汤，不必问渴之有无。渊雷案：肿而呼吸如常，谓非瘀血性水肿也，身半以下肿，身半以上不肿，殆因膀胱积尿过多，致胀大稀松，水气渗透于邻接组织之故，此等病变机转，中医观察亦得其大体。

《类聚方广义》云：猪苓汤，治淋病点滴不通，阴头肿痛，少腹膨胀

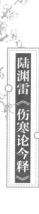

作痛者。若茎中痛，出脓血者，兼用滑石矾甘散。又云：孕妇七八月已后，有阴户燃热肿痛，不能卧起，小便淋沥者，以三棱针轻刺肿处，放出瘀水，后用此方，则肿痛立消，小便快利。若一身悉肿，发前症者，宜越婢加术汤。

《方函口诀》云：此方为下焦蓄热，利尿之专剂。若邪在上焦，或有表热者，为五苓散证。凡利尿之品，皆主泌别津液，故二方俱能治下痢（是指泄泻不是痢疾），但其病位有异耳。此方专主下焦，故治淋病或尿血，其他，水肿之属实者，及下部有水气，而呼吸如常者，用之皆能奏功，或加车前子、大黄，治尿血之重证，兼用黄连解毒汤。

渊雷案：本方虽以猪苓名汤，实以滑石为君，阿胶为臣，余三味不过佐使耳。苏颂谓古方治淋病，多单使滑石，殆以其能滑利尿道，故得名软；阿胶则专为止血，旧注以为育阴，盖以本方冠以阳明少阴字样，想当然耳；猪苓、茯苓、泽泻三味，同五苓散，所以促肾脏之分泌，盖下流不通，则上源亦塞，膀胱积尿不去，则肾脏之泌尿亦阻也。

《古方便览》云：一男子，患血淋二三年，一日，血大出，痛不可忍，顷刻二三升（案：夸辞也），目眩不知人事，余即与此方，渐收效，不再发。

东郭《医谈》云：一男子下血，大小便不通，腹满欲死，医与四物汤加山栀、黄柏之方，腹满仍甚，余与猪苓汤加大黄，小便始渐通。

阳明病，汗出多而渴者，不可与猪苓汤，以汗多胃中燥，猪苓汤复利其小便故也。

成氏云：《针经》曰："水谷入于口，输于肠胃，其液别为五，天寒衣薄则为溺，天热衣厚则为汗。"（案：出《灵枢·五癃津液别》篇）是汗溺一液也，汗多为津液外泄，胃中干燥，故不可与猪苓汤利小便也。柯氏云：汗多而渴当白虎汤，胃中燥当承气汤，具在言外。

渊雷案：经文"渴者"下，当有"虽小便不利"五字，言小便不利之由于汗多胃燥者，不可与猪苓汤。盖猪苓汤之主证为小便不利或淋沥，虽不渴，亦可用，若无此五字，似渴为猪苓汤之主证矣。

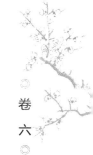

脉浮而迟，表热里寒，下利清谷者，四逆汤主之。

云脉浮，示发热也，虽脉浮发热，然下利清谷，脉浮不数而迟，故知是虚性兴奋，里真寒而外假热，宜四逆汤急救其里。此条承猪苓汤之脉浮，承气汤之脉迟而言，其病当属少阴，不属阳明，虽脉浮发热似太阳，衡以表里旧说，犹与少阴为近。

若胃中虚冷，不能食者，饮水则哕。

《脉经》冠以"阳明病"三字，《千金翼》无"若"字，似是。

此明不能食之非因胃有燥屎者（二百二十三条），胃中虚冷，则亦太阴病混入阳明篇者，说在百九十九条。饮水则哕，本论及《金匮》中屡见之，大概是胃寒不能运水下降，水液澹荡，激动横膈膜之故。汪氏云，武陵陈氏云："法当大温，上节已用四逆，故不更言治法。"余案常器之云宜温中汤，然不若用茯苓四逆汤，即四逆汤中加人参以补虚，茯苓以利水也（以上汪氏）。《金鉴》云：宜理中汤加丁香、吴茱萸，温而降之可也。

脉浮发热，口干鼻燥，能食者则衄。

魏氏云：脉浮发热，太阳病尚有存者，而口干鼻燥能食，虽阳明里证未全成，阳明内热已大盛，热盛则上逆，上逆则引血，血上则衄，此又气足阳亢之故，热邪亦随之而泄。渊雷案：魏说虽平允，吾犹有疑，何则，热病之衄，因气血上冲，鼻黏膜复脆薄之故，是脉浮发热，口干鼻燥者，已足致衄，不关能食与否也。今云能食者衄，则不能食者必不衄乎？又，此条之意，将教人先知其将衄而已乎，则徒知何益，将教人预防其衄，既衄而治衄乎，又何以不出方治，进退不得其主旨，则又何贵乎有此文？

山田氏云：能食当作不能食，上二条，通计二十七字（旧二十六字，今补"不"字，合二十七字），当在下条栀子豉汤句下，合为一章，盖承上文不能食，触类长之者也。案：山田亦不得其主旨，故云尔，然沾字移次，颇嫌牵强，姑备一说。

阳明病，下之，其外有热，手足温，不结胸，心中懊恼，饥

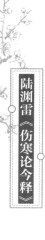

不能食，但头汗出者，栀子豉汤主之。

山田氏云：此阳明病下后，大邪已去，而余热少伏于内而不得越者，与栀子豉汤以解余热则愈。手足温乃手足热，已见前一百二条。汪氏云：饥不能食者，言懊恼之甚，则似饥非饥，嘈杂不能食也。成氏云：热自胸中熏蒸于上，故但头汗出。渊雷案：此下之过早之小逆，实去而热未尽，故用栀子豉汤善其后，以其云外有热，云不结胸，故知小逆。栀子豉汤本是发汗吐下后肃清胸中余热之方，若以栀子豉为退热之主方，则避重就轻矣。

阳明病，发潮热，大便溏，小便自可，胸胁满不去者，与小柴胡汤。

《玉函》、成本、《全书》并作"小柴胡汤主之"，盖非。

钱氏云：此阳明兼少阳之证也，邪在阳明而发潮热，为胃实可下之候矣，而大便反溏，则知邪虽入而胃未实也，小便自可，尤知热邪未深，胸胁满者，邪在少阳之经也。盖阳明虽属主病，而仲景已云："伤寒中风，有柴胡证，但见一证便是，不必悉具。"（百五条）故凡见少阳一证，便不可汗下，唯宜以小柴胡汤和解之也。

山田氏云：凡云与者，皆权用之义，与主字不同也。

渊雷案：此证虽云阳明，而胸胁满不去，则少阳未解，且大便溏，小便自可，故虽有潮热而不攻。二百五十六条云："须小便利，屎定硬，乃可攻之。"是也。此证若大便不溏，则柴胡加芒硝汤、大柴胡汤，亦为对证。

阳明病，胁下硬满，不大便而呕，舌上白苔者，可与小柴胡汤。上焦得通，津液得下，胃气因和，身濈然汗出而解。

钱氏云：此亦阳明兼少阳之证也。上文虽潮热，而大便反溏，小便自可也，此虽不大便，而未见潮热，皆为阳明热邪未实于胃之证。不大便为阳明里热，然呕则又少阳证也，若热邪实于胃，则舌苔非黄即黑，或干硬，或芒刺矣。舌上白苔，为舌苔之初现，若夫邪初在表，舌尚无苔。既有白苔，邪虽未必全在于表，然犹未尽入于里，故仍为半表半里之证。

程氏云：胁下硬满，不大便而呕，自是大柴胡汤证也。其用小柴胡汤者，以舌上白苔，犹带表寒故也。

尾台氏云：阳明胃实证，舌色多黑，若未至于黑，则必煤黄色。此条虽称阳明病，实为阳明少阳并病，是以有白苔。苔本以黑为义，故加一白字也。《素问·五脏生成》篇云："黑如炲者死。"此虽非论舌色，亦可借发胎字之义。又云：阳明病发潮热云云，阳明病胁下硬满云云二章，盖所谓少阳阳明并病也，此等证，多有宜柴胡加芒硝汤、大柴胡汤者，临处之际，宜注意焉。

刘栋云：上焦得通以下，后人之注，误混本文也。

渊雷案：上焦得通四句，谓小柴胡通上焦之药，三焦决水道之官，上焦通利，水道无阻，则胃府自润，大便自通。其病亦取柴胡汤通常之瞑眩，以汗出而解（参看百六条之解释），证虽不大便，无须用大柴胡也。盖手少阳之府为三焦，本论六经，虽与素灵之经脉不同科，犹时有相似处。譬之高僧云礽，性情面貌虽异，其遗传痕迹，固有存焉者耳。太炎先生及祝君味菊，皆谓三焦即淋巴系，今观柴胡汤少阳专药，而云上焦得通，津液得下，则其说良信。虽然，胸胁为上焦部位，胸胁部之淋巴管肿硬而苦满，谓小柴胡通利上焦，是也。若谓胃气之和因津液得下，则恐未必。淋巴液返流虽畅，无下入胃肠之理，盖胁下硬满未解时，正气竭全力以救胸胁，故内则不大便，外则不汗出，胁满既解，则大便自通，汗亦自出。旧说谓少阳为枢，柴胡转枢，正是此理。

《麻疹一哈》云：太夫人龄四旬有五，夏四月，患麻疹，其证或发热，或不发热，时或头目疼，项背强而疼烦（案：即百三条之颈项强也），或如疟状而无汗，郁陶不怡，饮食渐减，如是者六七日。初进葛根汤，不知，按其腹状，胸肋烦闷，胁下微痛，痼瘕如盘，应指而痛，大便秘结，小便短少，更进小柴胡汤及三黄丸，大便快利，汗出如流，疹子随汗而出。疹收后，唯治痼瘕，诸证全退，健履倍故云。

阳明中风，脉弦浮大，而短气，腹都满，胁下及心痛，久按之气不通，鼻干不得汗，嗜卧，一身及目悉黄，小便难，有潮热，时时哕，耳前后肿，刺之小差，外不解，病过十日，脉续浮

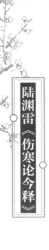

者，与小柴胡汤。脉但浮，无余证者，与麻黄汤。若不尿，腹满加哕者，不治。

《玉函》、成本"目"上并有"面"字，赵刻本，脉但浮以下为别条，今从《玉函》、成本合之。《金鉴》云：续浮之"浮"字，当是"弦"字，始与文义相属，则可与小柴胡汤，若俱是浮字，则上之浮既宜用小柴胡汤，下之浮又如何用麻黄汤耶？案：柯氏径改为弦浮。

刘栋云：此条，后人之所记也。因太阳中篇太阳病十日以去脉浮细之条（三十八条），又论柴胡汤麻黄汤之别也。

渊雷案：脉弦属少阳，浮属太阳，大属阳明。脉既浮大，必然发热，发热不得汗，为太阳证；短气，腹满，鼻干，嗜卧，身目黄，小便难，潮热，皆阳明证；胁下及心痛，为少阳证；耳前后肿，为阳明少阳共有之证。今乃不曰三阳合病，而曰阳明中风，可知合病与阳明中风之名，皆不可理解。耳前后肿，即并发流行性腮腺炎，《内经》所谓"发颐"，世俗所谓"痄腮"也，其肿在耳前耳下，余势及于耳后，耳轮或为之撑起。旧说以为阳明之脉出大迎（鼻旁穴名），循颊车，上耳前，少阳之脉下耳后，其支者，从耳后入耳中，出走耳前，故耳前后肿为阳明少阳证云。脉但浮无余证，谓无短气腹满以下诸证，盖言阳明中风之轻者，若不尿以下，言阳明中风之重者，非病过十日以后事，乃并举轻重三等耳。

钱氏云：久按之气不通者，言不按已自短气，若久按之，则气愈不通，盖言其邪气充斥也；嗜卧，阳明里邪也；小便难者，邪热闭塞，三焦气化不行也；若小便利，则不能发黄矣。

柯氏云：本条不言发热，看中风二字，便藏表热在内，外不解，即指表热而言，即暗伏内已解句。病过十日，是内已解之互文也，当在外不解句上。刺之，是刺足阳明，随其实而泻之。小差句，言内病俱减，但外证未解耳，非刺耳前后其肿小差之谓也。若不尿腹满加哕，是接耳前后肿来，此是内不解，故小便难者竟不尿，腹部满者竟不减，时时哕者更加哕矣，非刺后所致，亦非用柴胡麻黄后变证也。渊雷案：柯氏以小柴胡汤但治外不解，则解内之功，当在于刺，内为阳明，故云刺足阳明，然未知所据，姑备一说。

吉益猷云：小柴胡加石膏汤，治耳前耳后肿者。

《方伎杂志》云：鹿岛源藏之家人，年五十余，患大疫，恶热谵语，腹满便闭，渴而舌黑，脉沉实。余用大承气汤，下利日七八行，热渐解，十余日而精神复常。一日，又发大热，谵言妄语如前，无端耳前发肿，所谓发颐是也，隆起约一寸，根脚及二寸余，于是用小柴胡加石膏汤，三四日，见赤色，因贴破敌膏，二三日后溃破，流脓甚夥，疮口深及四五分，于是以干绵丝蘸破敌膏，押入疮口，昼夜易三次，耳中破溃，脓汁淋漓，热随脓出，食亦渐进，精神渐复，三十余日而痊愈。伤寒发颐，为稀有之症，余所疗治，仅数人耳，然皆全治，此其一也。

阳明病，自汗出，若发汗，小便自利者，此为津液内竭，虽硬不可攻之，当须自欲大便，宜蜜煎导而通之。若土瓜根及大猪胆汁，皆可为导。

《玉函》《脉经》猪胆上并无"大"字。

山田氏云：小便自利，当作小便不利，传写之误也，故下文承之云，此为津液内竭，乃前第六十条所谓"大下之后复发汗，小便不利者，亡津液"是也。盖小便以自利为常，以不利为病，唯其常，则"津液内竭"四字无所照应也，且也，论中云小便自利者，每于其当不利而反快利如常者而言，太阳中篇抵当汤诸条可见矣。今此条突然言之，益知其误写无疑焉。先辈诸家，未有一言及此者，呜呼！读书若斯疏漏，岂足窥古人精微之训哉？

渊雷案：津液内竭者，当留液自救而小便不利，山田说自通。唯蜜煎之用法，所以润直肠之枯燥，自汗出四句，举例以言直肠枯燥之因，而非蜜煎之证候。若因小便自利而致直肠枯燥者，蜜煎仍所宜用，勿拘可也。今之甘油锭，义同蜜煎导，灌肠法，意同猪胆汁。

成氏云：津液内竭，肠胃干燥，大便因硬，此非结热，故不可攻，宜以药外治而导引之。《金鉴》云：虽大便硬，而无满痛之苦，不可攻之，当待津液还胃，自欲大便，燥屎已至直肠，难出肛门之时，则用蜜煎润窍滋燥，导而利之。或土瓜根宣气通燥，或猪胆汁清热润燥，皆可为引导法，择而用之可也。

渊雷案：此证但肠燥便难耳，非因胃家实也，大病恢复期中往往见

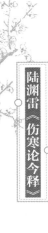

之。云阳明病者，盖追溯已往之病，非谓当前之证。今用甘油锭，颇简便，视蜜煎诸法为优。须，待也，字当作"湏"，须本须冉字，经典假"须"为"湏"而"湏"字废，后人乃复制"湏"字为须冉字，"湏"字仅于《汉书·翟方进传》见之。

蜜煎方

食蜜（七合）

上一味，于铜器内微火煎之，稍凝如饴状，搅之勿令焦着，俟可丸，并手捻作挺，令头锐，大如指，长二寸许，当热时急作，冷则硬。以内谷道中，以手急抱，欲大便时乃去之。"疑非"仲景意，已试甚良。

食蜜，《玉函》、成本、《千金翼》并作"蜜"一字，赵刻本，之稍二字作"当须"，俟作"欲"，今依《玉函》、成本改。"疑非"以下九字，《玉函》、成本并无之。

又，大猪胆一枚，泻汁，和少许法醋，以灌谷道内，如一食顷，当大便，出宿食恶物，甚效。

和少许法醋，《玉函》、成本并作"和醋少许"，内并作"中"，成本无"宿食以下"六字。

《伤寒准绳》云：凡多汗伤津，或屡汗不解，或尺中脉迟弱，元气素虚人，便欲下而不能出者，并宜导法。但须分津液枯者用蜜导，邪热盛者用胆导，湿热痰饮固结，姜汁麻油浸栝楼根导，唯下傍流水者，导之无益，非诸承气汤攻之不效，以实结在内而不在下也，至于阴结便秘者，宜于蜜煎中加姜汁、生附子末，或削陈酱姜导之。

《外台》引崔氏云：胃中有燥粪，令人错语，正热盛，令人错语，宜服承气汤，亦应外用生姜兑（读曰"锐"，下同），使必去燥粪。姜兑法，削生姜如小指，长二寸，盐涂之，内下部中，立通。

《三因方》云：蜜兑法，蜜三合，盐少许，煎如饧，出冷水中，捏如指大，长三寸许，纳下部，立通。

《得效方》云：蜜兑法，蜜三合，入猪胆汁两枚在内，煎如饴，以井水出冷，候凝，捻如指大，长三寸许，纳下部，立通。《活人书》单用蜜，一法入皂角末，在人斟酌用。一法入薄荷末代皂角用，尤好。又或偶无蜜，只嚼薄荷，以津液调，作挺用之，亦妙。

《丹溪心法》云：凡诸秘服药不通，或兼他证，又或老弱虚极不可用药者，用蜜熬，入皂角末少许，作兑以导之。冷秘，生姜兑亦可。

《医学入门》云：白蜜半盏，于铜杓内微火熬，令滴水不散，入皂角末二钱，搅匀，捻成小枣大，长寸，两头锐，蘸香油，推入谷道中，大便即急而去。如不通，再易一条，外以布掩肛门，须忍住蜜，待粪至，方放开布（案：以上皆蜜煎猪胆汁之活变法）。

《外台》引《古今录验》云：疗大小便不通方，取生土瓜根，取汁，以水解之，于筒中吹内下部，立通。

《证类本草》引《肘后方》云：治小便不通及关格方，生土瓜根，捣取汁，以少水解之，筒中吹下部取通，二便不通，前后吹之取通（案：本论阙土瓜根方，补以以上两则）。

《方极》云：蜜煎导，治肛中干燥、大便涩者（大猪胆汁主治同）。

雉间焕云：蜜皂荚末相和，灌谷道中，却胜于蜜煎猪胆汁法。若急，则用腊油，其法如蜜导，且不及煎成之，即用人家常用之腊挺。又云：土瓜根末海萝汁和为挺，用之，亦如蜜煎法，且别服土瓜根末佳。又治难产，用土瓜根内产门以为导，且服之，皆如上法，和海萝汁。

《类聚方广义》云：伤寒热气炽盛，汗出多，小便自利，津液耗竭，肛中干燥，便硬不得通者，及诸病大便不通，呕吐而药汁不入者。老人血液枯燥，大便每秘闭，小腹满痛者，共宜此方。蜜一合，温之，以唧筒射入肛中，尤为简捷。

阳明病，脉迟，汗出多，微恶寒者，表未解也，可发汗，宜桂枝汤。

此下两条，实为二阳并病，以表未解者不可攻里，故先与桂枝麻黄解表，以为承气攻里之地也。脉迟为阳明大承气证，汗出多为二阳共有之证，微恶寒为太阳未解，不言发热者，省文也。

阳明病，脉浮，无汗而喘者，发汗则愈，宜麻黄汤。

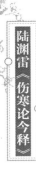

《玉函》《千金翼》并云："脉浮无汗，其人必喘。"无"而"字、"者"字。

山田氏云：不恶寒，恶热，大便硬，皆阳明证也，故有此等证者，每以阳明称之。汪琥云："无汗而喘，但浮不紧，何以定其为阳明病？必其人目痛鼻干身热不得眠，故云阳明病也。"（以上山田引汪氏语）虽然，此是《素问》阳明病之证，即仲景氏大青龙汤所主，安在其为阳明乎？

渊雷案：此条，乃并病之来自太阳伤寒者，故先用麻黄汤解表，其有里证当下，与上条同，从可知也。观此两条，知麻桂之解表，虽热证有所不忌，有人以为于本草有辛温苦温之说，始则不敢用于恶热之阳明病，竟至不敢用于恶寒之太阳病，延误病机，可为浩叹！夫伤寒阳证，岂无一二热候，有热候而用麻桂，每以为误药，嗟乎，必待纯寒阴证，则姜附犹虞不及，尚可麻桂攻表耶？亦有执桂枝下咽阳盛则毙之文，妄相左祖，不知此语出于叔和，原非仲景本意。且考叔和所谓阳盛，乃指热高汗不出之证，所谓桂枝，乃指桂枝汤，非桂枝一味。本论四十七条云："所以然者，阳气重故也，麻黄汤主之。"四十九条云："阳气怫郁在表，当解之熏之。"此皆叔和之语气，所谓阳气重、阳气怫郁，即阳盛之谓，其病皆不可与桂枝汤，当与麻黄大青龙发汗者，岂谓一二热候，即禁桂枝哉？

阳明病，发热汗出者，此为热越，不能发黄也。但头汗出，身无汗，剂颈而还，小便不利，渴引水浆者，此为瘀热在里，身必发黄，茵陈蒿汤主之。

《玉函》《千金翼》剂并作"齐"，并无"蒿"字，成本亦无"蒿"字。

山田氏云：阳明病，发热汗出而渴者，白虎加人参汤证也，若发热汗多而不渴者，此为有燥屎，大承气汤证也，二证俱不能发黄，以其热发扬也。越犹言"发"，剂犹言限，"瘀"盖与"菸"通用，衣虚切，音"于"，《说文》云："菸，郁也。"瘀热即郁热也已。若其但头汗出者，郁热不越，上蒸攻头也，其身发黄者，其热外薄肌肤而郁蒸也。茵陈蒿汤以通大便，则郁从而解矣。

元坚云：瘀热唯于发黄及蓄血称之，钱说可信。（案：钱云："瘀留蓄壅滞也，饮食之坚浊留滞于内，壅阏而作热。"）徐氏亦曰："凡言瘀字，有夹湿之义焉。"考"瘀"，系"淤"字从"疒"，《说文》曰："淤，淀滓浊泥，从水，于声。"盖其人州都不通，内蓄水湿，而得病之后，胃热相酿，以为重浊，殆如淤泥黏泞，是所以郁甚成黄，故以茵陈蒿汤逐除湿热也。其不言腹满不大便者，省文也。

渊雷案：此条言急性热病并发之黄疸也。凡发黄，皆因胆汁混入血液，其色素染着于全身诸组织所致。旧说以为热甚郁蒸，未免模糊影响。胆汁混入血液，必因胆囊胆管十二指肠等部有炎症或肿疡，或肝脏细胞发生障碍之故，此病理学所证明，已无疑义者也。此条云，发热汗出者不能发黄，头汗身无汗者必发黄，其说似与今日之病理相左，然所言故是事实，非若宋元人之凭空臆测。则汗之与黄，必有因果关系。余谓阳明发热，本较太阳少阳之热为高，身无汗，则其热无从蒸散，所谓瘀热在里也，肝脏又是体温最高之处，肝脏瘀热，则发急性炎症，肿大而障碍其细胞机能，自可想见。由是言之，阳明发黄，实因汗不出所致也。又，阳明病从燥化，独此证从湿化，谓之湿热，别有寒湿发黄，非此汤所主，当用理中辈。

茵陈蒿汤方

茵陈蒿（六两） 栀子（十四枚，擘） 大黄（二两，去皮）

上三味，以水一斗二升，先煮茵陈，减六升，内二味，煎取三升，去滓，分温三服。小便当利，尿如皂荚汁状，色正赤，一宿腹减，黄从小便去也。

一斗二升，《金匮》、《玉函》、成本、《全书》并作"一斗"，六升下，《肘后》《千金》《外台》并有"去滓"二字，三服上，赵刻本脱"温"字，今依《金匮》、《玉函》、成本补。

《方极》云：茵陈蒿汤，治一身发黄，大便难者。《方机》云：治发黄色，小便不利，渴而欲饮水，大便不通者；发黄色，小便不利，腹微满者，寒热不食，头眩，心胸不安者。

《方函口诀》云：此方，治发黄之圣剂也。世医于黄疸初发，辄用茵陈五苓散，非也，宜先用此方取下，后与茵陈五苓散。茵陈以治发黄为专长，盖有解热利水之效，故《兰室秘藏》之拈痛汤（白术、人参、苦参、升麻、葛根、苍术、防风、知母、泽泻、黄柏、猪苓、归身、炙草、黄

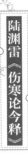

芩、茵陈、羌活，治湿热为病，肩背沉重，肢节疼痛，胸膈不利），《医学纲目》之犀角汤（犀角、茵陈、茯苓、地黄、麦冬、栀子、竹叶、生姜，治伤寒后伏热在心，怔忡惊悸，不得眠睡）亦用此品，不拘发黄也。栀子与大黄伍，则有利水之效。方后云"尿如皂角汁状"是也。后世加味逍遥散、龙胆泻肝汤等之栀子，皆主清热利水，但此方治发黄当以阳明部位之腹满小便不利为主，若心下有郁结者，不如大柴胡加茵陈，反效。

《温疫论》云：发黄疸，是腑病，非经病也。疫邪传里，遗热下焦，小便不利，邪无输泄，经气郁滞，其传为疸，身目如金者，宜茵陈汤（案：吴方茵陈一钱，山栀二钱，大黄五钱）。按：茵陈为治疸退黄之专药，今以病证较之，黄因小便不利，故用山栀除小肠屈曲之火，瘀热既除，小便自利，当以发黄为标，小便不利为本，及论小便不利，病原不在膀胱，乃系胃家移热，又当以小便不利为标，胃实为本，是以大黄为专功，山栀次之，茵陈又其次也。设去大黄而服山栀茵陈，是忘本治标，鲜有效矣。或用茵陈五苓，不唯不能退黄，小便间亦难利。渊雷案：吴氏生当明末，见崇祯辛巳岁（一六四一年）山东浙省南北两直（江南及河北也）之大疫，其病起于少阳，不数日，即转为阳明胃实，因着《温疫论》。以善用大黄名于世，即如茵陈蒿汤原方，茵陈最重，大黄较轻，吴氏增大黄，减茵陈，故其言云尔。其实，茵陈利尿，排除组织中之胆汁色素，而栀子佐之，大黄通涤肠管，开疏胆管下流之壅滞，不得质言胃实为本也，唯药味铢两，自可随证增损，不必执古方为此例耳。又，吴氏谓栀子除小肠屈曲之火，若以附会十二指肠之炎肿，恰甚合理，唯吴意实以小肠为造尿器官，且栀子亦非清小肠之药，则其说不足取也。

山田氏云："小便当利"以下二十三字，后人所掺，当删之。何则？此证小便不利者，因瘀热熬津液，而不因停饮，故方中无一品之主利水者，则小便当利之语，颇失主当，征一也。夫服大黄者，虽无病之人，其尿皆赤，岂唯黄病而然耶？又其"黄从小便去"一语，尤为无谓，盖黄之解于此汤，病根已去也，岂再从小便去乎？果是，则表病面赤，发汗而去，亦谓赤从其汗去乎？征二也。一宿腹减之语，依后之茵陈蒿汤腹微满（二百六十四条）文而言，然诸治腹满方，俱未见方后有腹减之文者，岂独于其微满者而言乎？征三也。三征既得，掺其可掩耶？一说云，"黄从小便去"之"黄"，指大黄而言，凿矣。

渊雷案："小便当利"以下二十三字，例以他方之文，当是后人所沾，然黄从小便去，却甚精当。盖黄疸病之色素，必混于小便及汗液中，以排出体外。此证身既无汗，方中又无发汗药，则黄色素悉从小便而出，自无疑义。若夫表证面赤，不过充血现象，初无色素须排泄，不得以彼例此。又，此证属湿热，旧说不误，其小便不利，不得谓热熬津液，当是小肠之蠕动吸收俱起障碍，因水液停瘀肠中，血中水少，故小便不利，用大黄以促其蠕动，则吸收亦从而恢复，小便自利矣。且茵陈、栀子，俱有利尿之效，山田谓方中无利水药，亦非。

《生生堂治验》云：伏见屋重兵卫，年三十，心中懊侬，水药入口辄吐，经日益甚。先生视之，眼中成黄，心下满，按之痛，乳下扇动，紊乱不定。先生为言曰："此瘀热在里也，盖不日当发黄色。"乃以食盐三匙调白汤吞之，大吐冷水，更与茵陈蒿汤，身果发黄色，圊黑粪，仍服前方，十有五日而复常。

阳明证，其人喜忘者，必有畜血。所以然者，本有久瘀血，故令喜忘。屎虽硬，大便反易，其色必黑，宜抵当汤下之。

喜忘，《外台》作"善忘"，赵刻本黑下有"者"字，今从《玉函》、成本、《全书》删之，《玉函》无"宜"字，下之作"主之"。

钱氏云：喜忘者，语言动静，随过随忘也。《素问·调经论》云："血气未并，五脏安定，血并于下，气并于上。"乱而喜忘者，是也。

山田氏云："喜忘"谓"数忘"，"畜""蓄"同。《韵会小补》"蓄"字注云："敕六切。"《说文》："积也，通作畜。"是也。所以然以下二十五字，王叔和释文，当删之（案：屎虽硬以下是证候不可删）。此论阳明证下焦有蓄血之证，凡论中称少阴证阳明证者（少阴证见四十条，阳明证见二百一十二条），皆于章中言之，其以为冒首，特斯一条已。阳明二字，以其久不大便而言，言病人久不大便，喜忘前言往事者，以下焦有久瘀血也，抵当汤下之则愈也。程氏云：病属阳明，故屎硬，血与粪并，故易而黑。王氏《准绳》云：邪热燥结，色未尝不黑，但瘀血则溏而黑黏如漆，燥结则硬而黑晦如煤，此为明辨也。又《海藏》云：初便褐色者重，再便深褐色者愈重，三便黑色者为尤重，色变者，以其火燥也，如羊血在日色

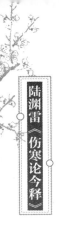

中，须臾变褐色，久则渐变而为黑色，即此意也。

渊雷案：喜忘与发狂（百三十条）如狂（百一十一条、百三十一条），皆是知觉神经之病证，瘀血而致此，殆因自家中毒，及大脑血管之栓塞，瘀血有沉降之性，其入于肠也，常在结肠下端，附近直肠之处，此处已无吸收能力，故瘀血中之脂肪、蛋白质、纤维素、血球等，附着于粪便之外，遂令大便胶黏而黑色。山田氏并删大便反易数句，非也。

阳明病，下之，心中懊憹而烦，胃中有燥屎者，可攻。腹微满，初头硬，后必溏，不可攻之。若有燥屎者，宜大承气汤。

成氏云：下后心中懊憹而烦者，虚烦也，当与栀子豉汤，若胃中有燥屎者，非虚烦也，可与大承气汤下之。

《金鉴》云：阳明病下之后，心中懊憹而烦者，若腹大满，不大便，小便数，知胃中未尽之燥屎复硬也，乃可攻之。

和久田氏云：栀子豉汤证，心下濡而不实满，此证则腹实满，故心中懊憹，而按其腹实满者，为胃中有燥屎之候，可用大承气攻之。若腹虽实满，而其满微者，为未有燥屎，是宜小承气和之，不宜大承气攻之也。

柯氏云：腹微满，犹是栀子厚朴汤证。

病人不大便五六日，绕脐痛，烦躁，发作有时者，此有燥屎，故使不大便也。

钱氏云：不大便五六日而绕脐痛者，燥屎在肠胃也，烦躁，实热郁闷之所致也，发作有时者，日晡潮热之类也。

渊雷案：此承上条，言胃中有燥屎之证候也。绕脐痛，燥屎在横结肠也，发作有时，当指绕脐痛烦躁而言，若夫潮热，虽属燥屎之证，不当上无所承，但称发作也。

《橘窗书影》云：山本藤兵卫母，以痒疾，不大便一月余，燥结不能通，肛门如火，痛甚。余令服大承气汤，加黄芩、乳香，以猪胆汁和醋灌肛门，且涂肿处，越一昼夜，下燥屎七八枚，痒痛亦安，数年之患，脱然如洗云。

病人烦热，汗出则解，又如疟状，日晡所发热者，属阳明也。脉实者宜下之，脉浮虚者宜发汗。下之与大承气汤，发汗宜桂枝汤。

《玉函》又作"复"，宜下之宜发汗，作"当下之当发汗"，与作"宜"。

《金鉴》云：病人，谓病太阳经中风伤寒之人也。

方氏云：烦热，太阳也，故脉浮虚而宜汗散。

张氏《缵论》云：日晡所发热，则邪入阳明审矣，发热即潮热，乃阳明之本候也。

钱氏云：脉浮虚者，即浮缓之义，谓之浮虚者，言浮脉按之本空，非虚弱之虚也。

山田氏云："又"字，《玉函》作"复"，是也。"如疟状"，即是潮热，但以其斯时而发言之，非寒热交作也。八十条曰："发汗若下之，而烦热胸中窒者，栀子豉汤主之。"论中烦热仅二条，犹烦疼、烦渴、烦惊、烦满、烦乱之烦，带说之辞也已。言太阳病烦热者，发汗汗出则解（百六十四条云"伤寒汗出解之后"，亦以发汗言也），汗后不啻不解，反如疟状潮热者，转属阳明也，其脉沉实者，转而纯也，故承气下之，若脉浮缓者，转而未纯也，当先与桂枝，以发太阳未尽之表也。

渊雷案：此条亦是二阳上病，先表后里之法，设以脉浮虚，用桂枝汤解表后，表去而里实存，仍当承气下之矣。又，山田氏原文辨汗出为发汗而汗出，其文甚繁，未免刻意立异，转失穿凿，今删之。试问桂枝汤条云头痛发热汗出恶风，亦以为发汗而汗出乎？

大下后，六七日不大便，烦不解，腹满痛者，此有燥屎也。所以然者，本有宿食故也，宜大承气汤。

方氏云：烦不解则热未退可知，腹满痛则胃实可诊，故曰有燥屎。

《金鉴》云：下之未尽，仍当下之。

山田氏云：所以然十字，叔和释文，当删之。

渊雷案：下后邪热复结，须再三下，而后病悉解者，世固有之，吴氏《温疫论》言之详矣。程应旄、张锡驹辈惑于本有宿食之句，以为宿食挡

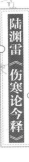

住去路，六七日内所食之物相与共作满痛，不知大下后烦不解，则六七日不当能食，即使能食而作食复，轻者损谷即愈，重者稍与消导亦愈，岂宜大承气峻攻乎？本条之解，当从方氏、《金鉴》为正。然余诊病以来，所遇大承气证绝少，其须再三下者，竟未一遇，不知时会使然，抑上海人之体质使然也？

舒氏云：此证虽经大下，而宿燥隐匿未去，是以大便复闭，热邪复集，则烦不解而腹为满为痛也。所言有宿食者，即胃家实之互辞，乃正阳阳明之根因也。若其人本有宿食，下后隐匿不去者，固有此证，且三阴寒证，胃中隐匿宿燥，温散之后而传实者，乃为转属阳明也。予内弟以采者，患腹痛作泄，逾月不愈，姜附药服过无数。其人禀素盛，善啖肉，因自恃强壮，病中不节饮食，而酿胃实之变，则大便转闭，自汗出，昏愦不省人事，谵语狂乱，心腹胀满，舌苔焦黄，干燥开裂，反通身冰冷，脉微如丝，寸脉更微，殊为可疑。予细察之，见其声音烈烈，扬手掷足，渴欲饮冷，而且夜不寐，参诸腹满舌苔等证，则胃实确无疑矣。于是更察其通身冰冷者，厥热亢极，隔阴于外也，脉微者，结热阻截中焦，营气不达于四末也，正所谓阳极似阴之候，宜急下之，作大承气汤一剂投之，无效，再投一剂，又无效，服至四剂，竟无效矣。予因忖道，此证原从三阴而来，想有阴邪未尽，观其寸脉，其事著矣，竟于大承气汤中加附子三钱，以破其阴，使各行其用，而共成其功，服一剂，得大下，寸脉即出，狂反大发。予知其阴已去矣，附子可以不用，乃单投承气一剂，病势略杀，复连进四剂，共前计十剂矣，硝黄各服过半斤，诸证以渐而愈。可见三阴寒证，因有宿食，转属阳明而反结燥者，有如是之可畏也。

《温疫论》云：温疫下后，二三日或一二日，舌上复生苔刺，邪未尽也，更下之。苔刺虽未去也，无锋芒而软，然热渴未除，更下之，热渴减，苔刺脱，日后更复热，又生苔刺，更宜下之。余里周因之者，患疫月余，苔刺凡三换，计服大黄二十两，始得热不复作，其余脉证方退也。所以凡下不以数计，有是证则投是药，医家见理不透，经历未到，中道生疑，往往遇此证反致耽搁。

又云：朱海畴者，年四十五岁，患疫得下证，四肢不举，身卧如塑，目闭口张，舌上苔刺，问其所苦，不能答。因问其子两三日所服何药，云进承气汤三剂，每剂投大黄两许，不效，更无他策，唯待日而已，但不忍坐视，更祈一诊。余诊得脉尚有神，下证悉具，药浅病深也，先投大黄一两五钱，目有时而小动，再投，舌刺无芒，口渐开，能言，三剂，舌苔少去，神思稍爽，四日服柴胡清燥汤（柴胡、黄芩、花粉、知母、陈皮、甘草），五日复生芒刺，烦热又加，再下之，七日又投承气养荣汤（知母、当归、芍药、生地、大黄、枳实、厚朴），热少退，八日仍用大承气，肢体自能少动，计半月，共服大黄十二两而愈。又数日，始进糜粥，调理两月平复。凡治千人，所遇此等，不过三四人而已，姑存案，以备参酌耳。

病人小便不利，大便乍难乍易，时有微热，喘冒（一作息）不能卧者，有燥屎也，宜大承气汤。

尾台氏云：此里热结成燥屎也，故虽小便不利，大便乍难乍易，而不至溏泄，其时有微热者，里热隐然见于表也，喘冒不能卧者，里热上撞使然也，此证脉多沉滑，或沉迟，舌色赤而光亮，或起苔刺而渴。

山田氏云：燥屎乃日外所食之糟粕，牢结而干着肠内者，大便乃现今所食之糟粕，润软而顺下肛门者。今病人小便不利，大便乍难乍易者，燥屎横道，为之障碍也。况微热喘冒不能卧，是烦躁谵狂之渐乎，虽无满痛，亦必有燥屎，故宜大承气汤下之。

渊雷案：此条唯喘冒不能卧是里热之证，然亦未必即宜大承气者。尾台氏以其经验，补出脉舌，方便学者不少，山田释燥屎及乍难乍易之故，自佳，然以大便为现今所食之糟粕，殊失本意。考论中云"不大便"，云"屎虽硬，大便反易"，皆以大便为动作之词，犹言更衣如厕，非与燥屎相对为名词也。

食谷欲呕，属阳明也，吴茱萸汤主之。得汤反剧者，属上焦也。

《玉函》、成本呕下并有"者"字。

山田氏云：阳明二字，本当作中焦，乃对下文上焦之句，王叔和不知文法若斯，妄谓中焦即阳明胃腑所位，遂改作阳明者已。食谷欲呕者，胃中虚寒而饮水瘀蓄故也，吴茱萸之温中，生姜之逐饮，为是之故也。按

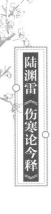

太阳下篇云："伤寒胸中有热，胃中有邪气，腹中痛，欲呕吐者，黄连汤主之。"由是观之，属上焦者，乃胸中有热之谓，当与小柴胡汤者也，前百五十二条指小柴胡汤以为治上焦之方，亦可以征矣。

渊雷案：食谷欲呕，谓食下乃呕，异于小柴胡证之不食自呕，此是慢性胃炎，胃中多水与黏液者，所谓痰饮是也。病在胃而属寒，当属太阴，此云属阳明，显然有讹，山田以为阳明当作中焦，理或然矣。属上焦之证，《准绳》拟葛根加半夏汤，常器之拟橘皮汤（橘皮、甘草、生姜、人参），魏氏拟黄连炒吴茱萸，生姜易干姜，或以猪胆为引，钱氏拟栀子豉汤涌之，雉间焕拟厚朴生姜半夏甘草人参汤，程氏、尾台氏仍与吴茱萸，柯氏以为痰饮在上焦为患，呕尽自愈，诸家纷无定论。上焦之呕，小柴胡似为的对，二百三十六条云："可与小柴胡汤，上焦得通，津液得下。"亦是小柴胡治上焦之征。山田以上焦得通数句为后人之注，故远引妇人伤寒条为征耳。

吴茱萸汤方

吴茱萸（一升，洗） 人参（三两） 生姜（六两，切） 大枣（十二枚，擘）

上四味，以水七升，煮取二升，去滓，温服七合，日三服。

七升，《金匮》及《外台》并作"五升"，是。

《肘后方》云：一方，治人食毕噫醋，及醋心（即本方）。

《圣济总录》云：人参汤（即本方），治心痛。

《医方集解》云：吴茱萸为厥阴本药，故又治肝气上逆，呕涎头痛。本方加附子，名吴茱萸加附子汤，治寒疝腰痛，牵引睾丸，尺脉沉迟。

《方极》云：吴茱萸汤，治胸满，心下痞硬，呕者。

《方机》云：治食谷欲呕者，方意以气逆为主证。又治吐利，手足厥冷，烦躁者，干呕，吐涎沫，头痛者，兼用南吕；呕而胸满者，兼用紫圆，脚气上攻而呕者，兼用紫圆。若水肿而呕者，非此汤之所知也。

雉间焕云：心下痞硬，呕而胸满，腹拘急者，专主之。又治小儿平生频吐白沫者。

《类聚方广义》云：哕逆，有宜此方者，按《外台》曰："疗食后醋咽多噫。"

又云：霍乱不吐不下，心腹剧痛欲死者，先用备急圆或紫圆，继投此方，则无不吐者，吐则无不下者，已得快吐下，则苦楚脱然而除，其效至速，不可不知。

《方函口诀》云：此方主下降浊饮，故治吐涎沫，治头痛，治食谷欲呕，治烦躁吐逆。《肘后》治吐酸嘈杂，后世治哕逆。凡危笃之症，审系浊饮上溢，处此方时，其效不可举数。吴崑加乌头，用于疝，此症自阴囊上攻，有刺痛而作呕者，要以上迫为目的也。又，久腹痛，吐水谷者，此方加沉香，有效。又，霍乱后之转筋，加木瓜，大效。

渊雷案：观以上用法，知吴茱萸汤实治胃炎胃多酸，人参姜枣，盖与生姜泻心汤同意，但以胃酸与胃中积水上逆，故君以吴茱萸之辛温降逆耳。陶隐居云：吴茱萸一升者，五两为正。

《续建殊录》云：天崎侯臣，堀氏某，卒然发干呕，医与小半夏汤，七日而不差，其声动四邻，于是迎先生请治。诊之，心下痞硬，四肢厥冷，乃与吴茱萸汤，饮之三帖，而疾全治。

《橘窗书影》云：姬路侯老臣，内藤平右卫门，往年在京都，患梅毒，差后，头痛，肩背强急，眼睛时复朦胧，医概以为遗毒，连服仙遗粮并汞剂，血液枯燥，胃中空虚。一日，发大呕吐，绝食，心下痞塞，烦躁欲死，众医惊辞去。余诊之曰："体本无深毒，其人自惧有病，为医过攻，至生斯变，所谓割鸡用牛刀也。先平其胃，下其呕逆，或可得活路。"因作吴茱萸汤加半夏、黄连，用官参三分，服之二日，呕吐止，食稍进，余仍持前方，他医或笑其顽固，弗动也，连服数旬，头痛肩背强亦随愈。

太阳病，寸缓关浮尺弱，其人发热汗出复恶寒，不呕，但心下痞者，此以医下之也。如其不下者，病人不恶寒而渴者，此转属阳明也。小便数者，大便必硬，不更衣十日，无所苦也。渴欲饮水，少少与之，但以法救之，渴者宜五苓散。

"如其以下"十三字，《玉函》作"若不下，其人复不恶寒而渴者"十二字。山田氏云"寸缓关浮尺弱其人"八字，叔和所掺，当删之。"小便数"以下，似有阙文，不可强解，姑存疑云。汪氏云："渴欲饮水"至"救之"十三字，当在小便数者之前，不恶寒而渴者，"者"字可删。吴氏

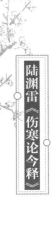

《伤寒分经》，删"渴欲"以下十九字，注云："旧本多衍文，今删之。《金鉴》云"但以法救之"五字，当是"若小便不利"，方与上文"小便数"，下文"渴者"之义相合。此条病势不急，救之之文，殊觉无谓，必有遗误。王三阳《伤寒纲目》云：此处五苓散难用，当有缺文也。渊雷案：寸缓关浮尺弱，表证仍在也，不呕，未传少阳也，若是而心下痞，知是前医误下所致，当先与桂枝汤解表，继与大黄黄连泻心汤攻痞（百七十一条）。若未经误下，病人复不恶寒而渴者，为转属阳明，阳明发热汗出而渴，心下痞而硬者，人参白虎证也。本条之文可解者，止此。小便数大便硬，乃小肠吸收亢进，水分偏走前阴之故，若无病之人，固有不更衣十日无所苦者，在伤寒病程中，恐不如此。渴欲以下，与上文更不连属，要之，此条多沾注误人之文耳。

脉阳微而汗出少者，为自和（一作如）也，汗出多者，为太过。阳脉实，因发其汗，出多者，亦为太过。太过者，为阳绝于里，亡津液，大便因硬也。

阳脉以下，成本为别条，此条亦非仲景文字。《金鉴》以脉阳微为脉浮无力而微，阳脉实为脉浮有力而盛，自和为欲解，文意固当如此。今案病之当从汗解者，无论自汗发汗，皆取遍身漐漐，不宜大汗如水流漓，不关脉之微实也。过汗之变，为伤津亡阳，说在太阳上篇。今云亡津液，大便因硬，则是伤津而已，阳绝于里一句，无所主当，盖从上文脉阳、阳脉说下，其义本自渺茫也。魏氏以为阳盛阻绝其阴，说亦牵强。

脉浮而芤，浮为阳，芤为阴，浮芤相搏，胃气生热，其阳则绝。

浮为病在表，浮而洪大者，为热盛，芤为血少之反应，详《金匮要略今释》。浮芤相搏以下，鹘突无理，凡《伤寒》《金匮》中，二种脉象相搏，以成某病者，皆不可解，皆非仲景文字也。合前后二条观之，大抵论津伤便硬，麻仁丸之证耳。

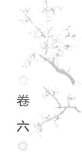

趺阳脉浮而涩，浮则胃气强，涩则小便数，浮涩相搏，大便则硬，其脾为约，麻子仁丸主之。

成本"仁"作"人"。古本当如是作。柯氏删此条，及麻仁丸方。山田氏云：上四条（从成本析二百五十条为二故云四条），叔和所掺，当删之。

趺阳，即冲阳穴所在，在足背上，去陷谷（穴名在足大指次指之间）三寸，脉动应手，属足阳明胃经，古人以候脾胃。

成氏云：趺阳者，脾胃之脉，诊浮为阳，知胃气强，涩为阴，知脾为约。约者，俭约之约，又约束之约，《内经》曰："饮入于胃，游溢精气，上输于脾，脾气散精，上归于肺，通调水道，下输于膀胱，水精四布，五经并行。"（《经脉别论》）是脾主为胃行其津液者也。今胃强脾弱，约束津液，不得四布，但输膀胱，致小便数，大便难，与脾约丸通肠润燥。

汪氏云：成注以胃强脾弱为脾约作解，推其意，以胃中之邪热盛为阳强，故见脉浮，脾家之津液少为阴弱，故见脉涩。

渊雷案：细绎古书所谓脾，本指小肠之吸收作用，推而广之，一切脏器组织之吸收毛细动脉血以自养，淋巴管之吸收组织液，莫不谓之脾焉。脾约云者，肠部吸收肠管中水分之力强，故小便数而大便硬，然其吸收动脉血以自养之力弱，故肠管之自身，无液为养，有似乎俭约，于是肠黏膜不能分泌黏液，以滑润其大便，又有似乎约束也。以今日之科学知识，推成氏、汪氏之意，义当如此。然其曰相搏，曰脾约，固非仲景辞气尔。

麻子仁丸方

麻子仁（二升） 芍药（半斤） 枳实（半斤，炙） 大黄（一斤，去皮） 厚朴（一尺，炙，去皮） 杏仁（一升，去皮尖，熬，别作脂）

上六味，蜜和丸如梧桐子大，饮服十丸，日三服，渐加，以知为度。

《玉函》、成本六味下，并有"为末炼"三字，和并"作为"。

《外台》引《古今录验》云：麻子仁丸，疗大便难，小便利，而反不渴者脾约。

《方极》云：麻子仁丸，治平日大便秘者。

雉间焕云：宜痔病。

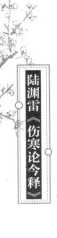

尾台氏云：谨案此章，非仲景氏之辞气，方意亦不明，疑非仲景方也。《外台》引《古今录验》，而不引《伤寒论》，亦可以证。虽然，赋质脆薄之人，或久病虚羸，及老人血液枯燥者，以此方令缓缓转泄，亦佳。

渊雷案：《外台》之例，本是仲景方，却引晋以后书者，不可胜数，不得以其不引仲景，决其方之不出仲景也。且《外台》于此方后明注云："此本仲景《伤寒论》方。"则王氏所见十八卷之《伤寒论》，已载本方矣。又案，尾台氏以本方治体弱虚羸老人之便秘，《方函口诀》亦引《闲斋》云："治老人之秘结最佳。"然本方虽和缓，究属攻破之剂，尝见有误用致死者。老人血液枯燥而便秘者，得大剂肉苁蓉，辄通利，若用本方，虽取快一时，不旋踵而秘结益甚，不可不知。唯体弱人病肠窒扶斯，于初期见下证，不堪承气之峻者，可用此丸入煎剂。

丹波氏云：案《本草》序例，厚朴一尺无考。《医心方》引《小品方》云：厚朴一尺，及数寸者厚三分广一寸半为准。

太阳病，三日发汗不解，蒸蒸发热者，属胃也，调胃承气汤主之。

《脉经》无"调胃"二字。

山田氏云：三日发汗不解，谓发汗及乎三日，仍未解也。不解者，邪气之不解也，非表之不解也。

钱氏云：蒸蒸发热，犹釜甑之蒸物，热气蒸腾，从内达外，气蒸湿润（案：暗指汗出也）之状，非若翕翕发热之在皮肤也。

程氏云：此即大便已硬之征，故曰属胃也。热虽聚于胃，而未见潮热谵语等证，主以调胃承气汤者，于下法内从乎中治，以其为日未深故也。

伤寒吐后，腹胀满者，与调胃承气汤。

伤寒汗、吐、下三法，汗下皆顺生理之自然，不过于时间质量上有所更改增益，初不令其营特殊机转，故汗下后，不须善后之药。若夫吐，及令胃及食管作逆蠕动，故较为蹈险而难用，用后诸证皆去，胃中逆气未和，因自觉胀满者，须调胃承气汤微下，以演安其气也。胀满是自觉证，而无他觉证，故不须枳朴。吐法善后诸方，详"瓜蒂散"条。

山田氏云：成无己以吐为呕吐，以胀满为热邪入胃，皆非矣。凡论中云后者，皆以施治之后言之，如发汗后下后，皆尔。若夫邪热入胃而胀满者，内必有燥屎，攻之不暇，岂取乎调胃缓弱之将耶？

太阳病，若吐若下若发汗后，微烦，小便数，大便因硬者，与小承气汤和之愈。

吐下发汗，皆足伤津，微烦，是太阳传入阳明之征，小便数，则肠中益干，故大便硬，此非代谢废料屯积之燥屎，故与小承气汤和之而已。

得病二三日，脉弱，无太阳柴胡证，烦躁，心下硬，至四五日，虽能食，以小承气汤，少少与微和之，令小安，至六日，与承气汤一升。若不大便六七日，小便少者，虽不能食（一云不大便），但初头硬，后必溏，未定成硬，攻之必溏。须小便利，屎定硬，乃可攻之，宜大承气汤。

不能食，赵刻本作"不受食"，今据《玉函》、成本《全书》改，《千金翼》作"不大便"，无大承气之"大"字。

丹波氏云：脉弱，非微弱、虚弱之弱，盖谓不浮盛实大也。汪氏云：无太阳柴胡证，谓无恶寒发热或往来寒热，在表及半表半里之证也。烦躁心下硬者，全是阳明腑热邪实。刘栋云：六日，当作"五六日"。山田氏云：承气汤上脱"小"字，当补之。四五日、五六日，皆不大便之日数也，故下文承之云，不大便六七日，古文错综之妙乃尔，否则至字无所承当。前二百二十条云："不大便五六日，上至十余日。"可见"至"字暗寓不大便之义焉。不大便而能食，其屎才硬而未燥之候，若不大便而不能食，乃定硬为燥之诊，宜与前二百二十三条互相参考矣。得病二三日脉弱者，其热不炽盛可知也，无太阳柴胡证，烦躁心下硬者，其邪已入里可知也，不大便至四五日者，其人虽能食，当以小承气汤少少与微和之，令小安也。少少者，不过三四合之谓，对一升而言也。若少少与之而不得屎，延至五六日者，乃与小承气汤一升。虽然，若其小便少者，则虽不大便至六七日，且不能食哉，攻之则令人溏，必待其小便数，屎为定硬，始可攻

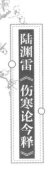

之，宜大承气汤。

渊雷案：得病二三日脉弱，无太阳柴胡证，烦躁心下硬者，由时医视之，亦是所谓温热，而非伤寒，以为仲景所不论也，岂知正是仲景所谓伤寒耶。本条示大承气之施用，当斟酌审慎，可参看二百一十六条、二百一十七条、二百四十三条，中间用小承气微和，令小安，通大便，盖如西医所谓对症处置，非攻病之法也。

方氏云：太阳不言药，以有桂枝麻黄之不同也，柴胡不言证，以专少阳也，凡似此为文者，皆互发也。

伤寒六七日，目中不了了，睛不和，无表里证，大便难，身微热者，此为实也，急下之，宜大承气汤。

汪氏云：不了了者，病人之目视物不明了也。睛不和者，乃医者视病人之睛光，或昏暗，或散乱，是为不和。

钱氏云：六七日，邪气在里之时也，外既无发热恶寒之表证，内又无谵语腹满等里邪，且非不大便，而曰大便难，又非发大热，而身仅微热，势非甚亟也，然目中不了了，是邪热伏于里，而耗竭其津液也。经云："五脏六腑之精，皆上注于目。"热邪内烁，津液枯燥，则精神不得上注于目，故目中不了了，睛不和也。《金鉴》云：目中不了了而睛和者，阴证也，睛不和者，阳证也，此结热神昏之渐，危恶之候，急以大承气汤下之，泻阳救阴，以全未竭之水可也。

渊雷案：病有脑症状者，为危候，由脑症状而引起植物性神经之症状性反射，常紊乱心脏机能，或竟令停息也。目中不了了，睛不和者，脑病之外候。脑神经纤维出于后脑之下面者，十有二对，其系于目睛者，四对，曰视神经、曰动眼神经、曰滑车神经、曰外展神经，故脑病之外候常见于目。古人不知神经系统病，但见睛不和之多为危候，推想其故，乃谓五脏六腑之精，皆上注于目耳。脑病由于热铄津伤者，宜大承气急下存阴。《金匮》以本方治痉，亦此意也。无表里证，盖谓无少阳半表半里之证，不禁攻者。

吴勉学《汇聚单方》云：余治一少年，腹痛，目不见人，阴茎缩入，喊声彻天，医方灸脐，愈痛，欲得附子理中汤。余偶过其门，诸亲友邀人，余曰："非阴证也。"主人曰："晚于他处有失，已审侍儿矣。"余曰："阴证声低少，止呻吟耳，今高厉有力，非也。"脉之，伏而数且弦，肝为甚，外肾为筋之会，肝主筋，肝火盛也，肝脉绕阴茎，肝开窍于目，故目不明，用承气汤，一服立止，知有结粪在下故也。凡痛，须审察实，诸症皆然，久腹痛，多有积，宜消之。

渊雷案：腹痛，目不见人，喊声彻天，脉伏，灸脐愈痛，已足据以投大承气矣。吴氏徒见其阴茎缩入，忆《内经》有肝脉绕阴，肝窍开目之说，遂附会以为肝火盛，心有所过信，则幻觉见于指端，遂觉数且弦，肝为甚耳。此等旧说，言伪而辨，最易惑人，不知大承气非泻肝之药，脉既伏矣，何由诊其弦数乎？

阳明病，发热汗多者，急下之，宜大承气汤。（一云大柴胡汤）

阳明病，谓胃实可下之证也，否则发热汗多，与白虎证何别？程氏、《金鉴》等，谓虽无内实，亦宜急下救阴，非也。本有可下之证，复发热汗多，则胃愈燥，津愈竭，故宜急下。二百二十一条云："阳明病，其人多汗，以津液外出，胃中燥，大便必硬。"可以互参。

尾台氏云：虽发热汗多，若仍恶寒者，可更发汗。

发汗不解，腹满痛者，急下之，宜大承气汤。

成氏云：发汗不解，邪热传入腑，而成腹满痛者，传之迅也，是须急下之。

尾台氏云：凡曰急下之、急温之、急救之者，皆救一时之急也。本论云急下之者，凡六条（余三条在少阴篇），虽其见证皆不过一二，然斯之不制，则必危险竞起，灾出不测，而至无可如何也，故曰急下，以示其不可缓治，所以用大承气汤也，应机制变，医之要务，可不慎哉？

渊雷案：急下诸条，皆指本有下证者而言，非但各条本证也。

《漫游杂记》云：阿波贾人，泊船尾道，食章鱼中毒，累日不解，经二旬，至赤马关，易医者三，病势益猛烈，命在旦夕，客舍主人某，造余庐请治，余往诊之。满腔如盛石，自心下至少腹，绞痛不可触，药食并

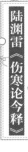

吐，不留些子，其脉紧数，唇舌焦黑。余呼主人问曰："斯人平生苦积块耶？"曰有之。余曰："是滞食激发积痛也，先下其滞食，随调其积痛，则犹或可解，唯连延须数日耳。"乃作大剂大承气汤，下之数十行，腹胀悉除，绞痛益剧，当其心下，有一巨块，状如活动者，于是与附子粳米汤，调之三月，腹痛减半，舌苔皆去，日啖薄粥二盏，与粳米汤一百日，茌苒得愈。舶主之滞食，不以瓜蒂取吐者，察其声气，知不堪瓜蒂之毒也，既下而后，不进芩连者，腹气竭乏，以苦寒攻之，则痛益激也。

腹满不减，减不足言，当下之，宜大承气汤。

和久田氏云：腹满下之而不减，及虽减不足言者，下之相当，则腹满可消，宜用大承气汤，此承前条腹满痛而言也。

钱氏云：然有下之而脉证不为少减者，死证也。

喻氏云："减不足言"四字，形容腹满如绘，见满至十分，即减去一二分，不足杀其势也。成氏云：若腹满时减，非内实也，则不可下。《金匮要略》曰：腹满时减，复如故，此为寒，当与温药。

《建殊录》云：堺屋治兵卫妻，积病五年，首疾腹痛，诸证杂出，无复定证，其族有医某者，久疗之，未见其效，最后腹肚烦胀，倍于平日，医以为必死，因谢退，于是召先生。先生为大承气汤与之，其人未服，某医复至，闻先生之主方，因谓其夫曰："嗟乎！如此殆速其死也。夫承气之峻烈，譬犹发火铳于腹内。"惧之不已。而其夫以其初久无效，竟不听，医退，连服数剂，坐厕之后，心腹顿安，而胸中尚觉喘满之状，先生又为控涎丹与之，其人未服，医复至，谓其夫曰："承气尚恐其不胜也，况此甚于彼者乎？必勿服。"再三叮嘱而去，其夫复不听，其夜辄服之。翌早，吐下如倾，胸腹愈安，医复至，见其如此，叹服去，后数日，痊愈。

尾路屋传兵卫女，患腹满，浪华医尽其术救之，一无其效，于是就先生于京师。先生诊之，为大承气汤饮之。二月所，腹全减如平人，而按之，脐旁有块尚未解，以故与前方不已。其父乃以为无所病，托事故谢罢。居六月所，大便渐燥结，饮食颇减，一日，忽腹痛，连呕吐，于是始服先生之明，更求诊治，为大半夏汤饮之。数日，痛止，不复吐，乃复为大承气汤下之，十日五日仅一行，块尚如故，久之，阴中下臭秽，下利日十余行，如此者三日所，利止块解，顿如平日。

渊雷案：此下，《金匮》《玉函经》复有一条云："伤寒腹满，按之不痛者为虚，痛者为实，当下之。舌黄未下者，下之黄自去，宜大承气汤。"《要略》腹满篇亦载之，释在《金匮要略今释》。

阳明少阳合病，必下利，其脉不负者，为顺也。负者，失也，互相克贼，名为负也。脉滑而数者，有宿食也，当下之，宜大承气汤。

负也之也，玉函作"若"，属下句读，此以下三条，山田氏以为叔和所掺。

和久田氏云：其脉不负者云云二十字，后人掺入，故删之。阳明少阳合病，不恶寒但热，心下痞硬，下利，其脉滑而有力且数者，虽下利，仍有宿食停滞也，当下而去之。丹波氏云：《金匮要略》曰："脉数而滑者，实也，此有宿食也，当下之，宜大承气汤。"乃知脉滑以下，正是别条，与阳明少阳合病不相干。渊雷案：二氏之言，皆近是。此条但有下利一证，其所以称合病之故不可知。其脉负不负者，成氏云："阳明土，少阳木，少阳不胜，阳明不负，是不相克，为顺也；若少阳脉胜，阳明脉负者，是鬼贼相克，为正气失也。"程氏申之云："见滑数之脉，为不负为顺；见弦直之脉，为负为失。"然五行克贼，仲景所不言，且脉弦者生（三百二十条），则弦直亦非克贼，其说不足据也。

病人无表里证，发热七八日，虽脉浮数者，可下之。假令已下，脉数不解，合热则消谷喜饥至六七日，不大便者，有瘀血，宜抵当汤。若脉数不解，而下不止，必协热便脓血也。

喜，《玉函》作"善"，若脉以下，赵刻本为别条，今依《玉函》《千金翼》合之，协，《玉函》作"挟"。案此条，后人掺入，纰缪之尤者。无表里证，发热七八日，脉浮数，何所见而可下？脉数善饥，六七日不大便，何以知有瘀血？脉数，下不止，继而便脓血，当是水泻转为痢疾者，此种病，固所常见。下不止之"下"字，文意明指自下利（旧注皆作自下

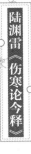

利解），然本论文例，凡曰下者，皆谓用药下之，其曰利，曰下利，曰自利者，乃谓自下利。然则此条施治失据，文例不符，岂非纰缪之尤？

伤寒发汗已，身目为黄，所以然者，以寒湿（一作温）在里不解故也，以为不可下也，于寒湿中求之。

《玉函》寒湿下，有"相搏"二字，以为下，有"非瘀热而"四字，于上有"当"字。

此黄疸病之初起有表证者，卡他性黄疸及 Weil 氏病皆如此。别有黄热病，则蒙古人种无感受性，本论所不言也。寒湿在里不可下，即后世所谓阴黄。上二种黄疸病，阴证阳证俱有之，盖汗出热越者不能发黄，今发汗已身目黄，知非瘀热，乃寒湿也，不可下，指茵陈蒿汤。王海藏云：阴黄，其证身冷汗出，脉沉，身如熏黄，色暗，终不如阳黄之明如橘子色。治法，小便利者术附汤，小便不利，大便反快者，五苓散。

山田氏云：上四条（二百六十二条依宋本析为二，故云四条），叔和所掺，当删之。

伤寒七八日，身黄如橘子色，小便不利，腹微满者，茵陈蒿汤主之。

《千金》七八日下，有"内实瘀热结"五字，《玉函》腹上有"少"字此是阳黄兼胃实者，故云腹微满，与二百四十一条互发。

《续建殊录》云：一男子，胸中烦闷，反复颠倒，温温不能食，腹微满，小便不利，一身微发黄色，与以茵陈蒿汤，两便快利，诸证顿愈。

伤寒身黄发热，栀子柏皮汤主之。

汪引武陵陈氏云：发热身黄者，乃黄证中之发热，而非麻黄桂枝证之发热也。热既郁而为黄，虽表而非纯乎表证，但当清其疸以退其黄，则发热自愈。

《金鉴》云：伤寒身黄发热者，设有无汗之表，宜用麻黄连轺赤小豆汗之可也；若有成实之里，宜用茵陈蒿汤下之亦可也；今外无可汗之表证，内无可下之里证，故唯宜以栀子柏皮汤清之也。

栀子柏皮汤方

肥栀子（十五个，擘）　甘草（一两，炙）　黄柏（二两）

上三味，以水四升，煮取一升半，去滓，分温再服。

《玉函》、成本、《全书》并无"肥"字，《玉函》作十四枚，《千金翼》作"煮取二升"。

《宣明论》云：栀子柏皮汤，头微汗出，小便利而微发黄者，宜服之。

《全婴方论》云：柏皮汤（即本方）治小儿衄血至一二胜（疑"升"字误），闷绝。渊雷案：黄疸病多兼内脏出血者，故黄疸方亦兼止血之效，可以移治鼻衄。此等治法，中外古今一贯，真有玉合子底盖相合之妙，近人多谓，中西医根本不同，多见其局隘不通而已。栀子治血证，详第三卷栀子豉诸汤用法中。

《方极》云：栀子柏皮汤，治身黄发热心烦者。

《方机》云：治身黄发热者，身黄心烦者，兼用解毒散。

方舆輗云：此云发热，乃蒸蒸发热，非翕翕发热，此方专以解热为治也。

《类聚方广义》云：栀子柏皮汤，洗眼球黄赤热痛甚者效。又，胞睑糜烂痒痛，及痘疮落痂以后，眼犹不开者，加枯矾少许洗之，皆妙。

渊雷案：化验分析所得，黄柏之主要成分与黄连同，而中医相承之用法，黄柏专主湿热，及下部之病，与黄连颇异，今仍从《本草》用法。

伤寒瘀热在里，身必发黄，麻黄连轺赤小豆汤主之。

赵刻本脱"发"字，今依《玉函》、成本、《全书》补，"轺"，《千金》及《翼》并作"翘"，方中同。此黄疸之有表证，里不实者，故以发表为治。

西仲潜云：此二条，证方互错，瘀热在里，理不宜发表，必是栀柏汤证。身黄发热，即为表候，殆即赤小豆汤证（元坚《述义》引）。案：此说似是而非，瘀热在里，谓湿热郁遏在里，未得从表解也。发热亦不必是表候，治黄三方之异，前条《金鉴》注为允。

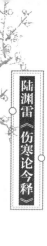

浅田氏云：今试之伤寒累日，或疮疡湿毒之人，浮肿发黄，或小便不利而瘀热在里者，其应如神。

麻黄连轺赤小豆汤方

麻黄（二两，去节）　连轺（二两，连翘根是）　杏仁（四十个，去皮尖）　赤小豆（一升）　大枣（十二枚，擘）　生梓白皮（切，一升）　生姜（二两，切）　甘草（二两，炙）

上八味，以潦水一斗，先煮麻黄再沸，去上沫，内诸药，煮取三升，去滓分温三服，半日服尽。

甘草二两，成本作"一两"，再沸，《玉函》作"一二沸"。

《类聚方广义》云：麻黄连轺赤小豆汤，治疥癣内陷，一身瘙痒，发热喘咳，肿满者，加反鼻，奇效。生梓白皮不易采用，今权以干梓叶或桑白皮代之。

汤本氏云：余曾以本方，兼用伯州散，治湿疹内攻性肾炎。

伊泽信恬云：连轺，即连翘，《本草经》所载之物，而非其根也。《千金》及《翼》，并作"连翘"。

渊雷案：连翘为诸疮疡消肿排脓之药，兼利小便，本方用连翘者，一以消胃肠之炎症，一以排除黄色素也，日本医生有用以镇呕者。《牛山活套》云：大人小儿呕吐不止，于对证方中加连翘，此予家不传之秘也。《生生堂治验》亦以连翘三钱，治小儿惊风后吐乳，一服即止。梓白皮清热杀虫，为皮肤病外治药，今药肆多不备，生者尤难得。元坚云：《金鉴》曰："无梓皮，以茵陈代之。"愚意不如李中梓之以桑白皮代之。案：桑皮泻肺药，有利水消肿之效，故可代梓皮入黄疸方，非谓二物同功也。钱氏云：李时珍云："潦水乃雨水所积。"韩退之诗云："潢潦无根源，朝灌夕已除。"盖谓其无根而易涸，故成氏谓其味薄不助湿气，而利热也。

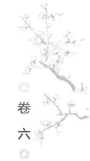

辨少阳病脉证并治

少阳之为病，口苦咽干目眩也。

六经病篇之首，各有之为病一条，说者相承，以为本经病之提纲。今复考之，唯太阳太阴二条，足以赅括本经病状，堪当提纲之名，其余四经，颇不然矣。阳明之提纲胃家实，是但举承气腑病，遗却白虎经病也；少阴之提纲，脉微细，但欲寐亦不足尽少阴之病状；观其本篇，及论中用姜附诸证，可以见也。厥阴病自分两种，其一上热下寒，其一寒热胜复（说本小丹波）。提纲亦举其一，遗其一。本条少阳之提纲，则举其近似之细者，遗其正证之大者，于诸提纲中为尤无理。夫柴胡汤为少阳正证，说者无异辞，论中用柴胡诸条，一不及口苦咽干目眩等证，验之事实，柴胡证固有兼此等证者，然阳明篇云："阳明中风，口苦咽干。"（百九十七条）又云："阳明病，脉浮而紧，咽燥口苦。"（二百二十九条）苓桂术甘证云："起则头眩。"真武证云："头眩身𥆧动。"是口苦咽干目眩者，非少阳所独，安得为少阳之提纲？又况"目眩"字，论中他无所见乎？山田氏云：少阳篇纲领，本亡而不传矣。王叔和患其阙典，补以"口苦咽干目眩也"七字者已，固非仲景氏之旧也。

少阳中风，两耳无所闻，目赤，胸中满而烦者，不可吐下，吐下则悸而惊。

山田氏云："中风"二字，系外邪总称，非"伤寒中风"之"中风"也。耳聋目赤，热攻上焦也，乃少阳兼证，犹小柴胡条或以下诸证也。此证宜以小柴胡汤以和解之不可吐下，若误吐下，则有变证若斯者。

汪氏云：《补亡论》庞安时云："可小柴胡汤，吐下悸而惊者。"郭白云

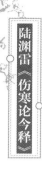

云："当服柴胡加龙骨牡蛎汤。"渊雷案：耳聋为少阳少阴共有之证，人犹知之，目赤则无有不以为热证者，然余所经验，亦有少阴，要之，目赤耳聋，皆兼见证，不可据以分经用药，胸中满而烦，即胸胁苦满而心烦也。

伤寒脉弦细，头痛发热者，属少阳。少阳不可发汗，发汗则谵语，此属胃，胃和则愈，胃不和，烦而悸。（一云躁）

《玉函》、成本烦上并有"则"字。

《王氏准绳》云：凡头痛发热，俱为在表，唯此头痛发热为少阳者，何也？以其脉弦细，故知邪入少阳之界也。

山田氏云：悸作躁为是，若烦而悸，乃小建中汤证，非胃实之候也。属者，太阳转属少阳而未纯之辞，故仍有头痛发热之表也。如是者，宜与柴胡桂枝汤。盖以其为并病也，若以麻黄汤以发其汗，则津液内竭，大便燥结，令人谵语，此为属胃，宜与小承气，以和胃气，胃和则愈。若其胃不和，则不但谵语，又令人烦而躁也，如此，则当与大承气汤也。渊雷案：和胃之治，成氏与调胃承气汤，汪氏用大柴胡汤，临证抉择可也。

以上两条，明少阳病禁汗吐下。所以然者，汗吐下所以祛除毒害性质，荡涤积结，而必凭借正气抗病之趋势以施之。少阳病位，在表里上下之间，正气抗病之趋势不可知，故汗吐下俱不可用也，唯柴胡能助少阳之抗病力，使自择适宜径路以祛毒，故独任之。少阳禁汗而独任柴胡，可知世俗目柴胡为发汗药之非。

本太阳病不解，转入少阳者，胁下硬满，干呕，不能食，往来寒热，尚未吐下，脉沉紧者，与小柴胡汤。若已吐下发汗温针，谵语，柴胡汤证罢，此为坏病。知犯何逆，以法治之。

《玉函》《千金翼》并无"本"字，不能食，并作"不欲食饮"，若已以下，赵刻本为别条，今据《玉函》《千金翼》合之。

《金鉴》云：脉沉紧，当是脉沉弦，若是"沉紧"，是寒实在胸，当吐之诊也，唯脉沉弦，始与上文之义相属，故可与小柴胡汤。

山田氏云："谵语"二字衍文，当删之。《诸病源候论》引此条文，无

"谵语"二字，为是矣。坏病，谓正证自败，不可以少阳阳明等目名焉，以法治之，乃随证治之之谓。

三阳合病，脉浮大，上关上，但欲眠睡，目合则汗。

"眠睡"二字，《玉函》《千金翼》并作"瞑"一字。此条但言脉浮大嗜卧盗汗，既无方治，又不足为三阳合病之特征，诚不得其主旨。吴仪洛与阳明篇第二百二十七条合为一条，刘栋以为后人之所掺也。

程氏云：上关上，从关部连上寸口也。

伤寒六七日，无大热，其人躁烦者，此为阳去入阴故也。

山田氏云：无大热，无翕翕之热也，阴阳乃表里之别称，阳去入阴者，谓其邪去表入里。

丹波氏云：表邪入于里阴而躁烦者，盖此阳明胃家实而已。

渊雷案：《素问·热论》，以胃家实为三阴，本论则未有称阳明为阴者。此条亦沿袭热论而自乱其例者，山田乃不云叔和所掺，何耶？钱氏、汪氏、《金鉴》，以阴为本论之三阴，其说更误。

伤寒三日，三阳为尽，三阴当受邪，其人反能食而不呕，此为三阴不受邪也。

此条亦沿《热论》之说，与太阳上篇第四、第五条，同为不合实际之驳文。三日三阳尽者，《热论》以为一日传一经也，三阴，即本论之阳明。阳明胃家实，则不能食，故以能食为三阴不受邪，不呕，盖言少阳已解也。

伤寒三日，少阳脉小者，欲已也。

成氏云：《内经》曰："大则邪至，小则平。"伤寒三日，邪传少阳，脉当弦紧，今脉小者，邪气微而欲已也。

丹波氏云：案：此语，《内经》中无所考，《脉要精微》云："大则病进。"

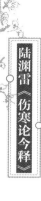

渊雷案：此条，冠以"三日"字，盖亦热论家言，而非本论之例也。《玉函》无此条，为是。

少阳病欲解时，从寅至辰上。

辨见太阳上篇。

刘栋云：上三条，后人之所掺也。

渊雷案：少阳正方，柴胡诸证，已详太阳篇中，故本篇文特简。盖少阳在阳明后者，自古相传，热论之次，仲景不敢移易也。热论以少阳为表证之一，以三阴为下证，故其所论，仅当《伤寒论》太阳阳明二病。医术进步，知表里二证之间，更有不可汗下之一种证候群，而仲景名之少阳，治以柴胡，又以阳明当热论之三阴，则少阳当次阳明之前，故论其方证于太阳篇中，而于本篇但存空洞之词，等诸告朔之饩羊，此仲景之不得已也。

卷
七

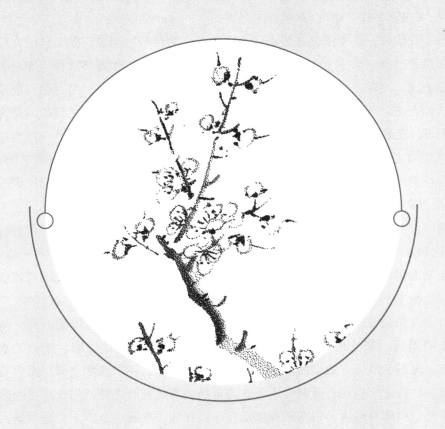

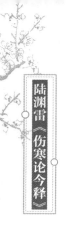

辨太阴病脉证并治

太阴之为病，腹满而吐，食不下，自利益甚，时腹自痛。若下之，必胸下结硬。

《脉经》《千金翼》自利作"下之"，而无"若下之，必"四字，盖是。结，《玉函》作"痞"，亦是。

凡病证，属于正气抵抗疾病之现象者，为药治之标准，此义已于太阳篇第十五条、第三十六条发之。人之气禀有强弱，饮食服御操作，亦有丰俭劳逸，因此之故，毒害性物质中人而正气起抵抗。正气之力有余，则显机能亢进之现象，是为阳证，正气之力不足，则显机能衰减之现象，是为阴证。更就阳证阴证之中，揣其病位所在，以类相从，各分三种，以为用药攻救之大纲，此三阴三阳之所由分也。昔贤震于《内经》、岐黄之圣，盲从热论传经之说，以为本论之太阴病，必从少阳传来，不知热论所谓三阴，即本论阳明胃家实之病。本论之三阴，乃热论所未言，根本不同，不得以彼释此。且传经之次，虽如太阳上篇第四、第五条所释，然非谓流行性热病必如是传变也。事实上有起病不从太阳者，有始终属一经不传者。至于太阴，虽有误治少阳而致者，然大多数为独立之原发病，此则当属杂病，根本不属伤寒，今论于伤寒篇者，以太阴亦或有身热故也。

太阴之证，腹满吐利，食不下，时腹自痛，明其病为胃肠虚寒，与阳明腑病，部位正同，而性质相反。盖胃肠虚寒，消化失职，残余之水谷，发酵为气体，故令腹满；腹虽满，按之则软，不若腑病之满，因内有燥屎，按之坚实也；吐利食不下，为胃肠病寒热通有之证，当于脉舌腹候辨之；时腹自痛者，得寒则肠蠕动亢进而作痛（参看《金匮》大建中汤），得暖则肠蠕动缓静而痛止，不若腑病因燥屎撑住而痛，痛无已时也。病属虚寒，自当温补而不当下，误下而胸下痞硬，非人参不可救矣。

本论六经之病，本非脏腑经络之谓，然注家以脾病释太阴，特为巧合。脾者古人以指小肠之吸收机能，吸收退减，则粪便中富有滋养液而下利，若蠕动亢进，亦令小肠不及吸收而下利，皆所谓脾不转输也。前贤又以理中汤丸为太阴主方，亦是，人参振其机能，术促其吸收，干姜温其寒冷，非太阴方而何？夫脾不转输之胃肠病，《金匮要略》中腹满吐利诸证之属寒者皆是，是皆所谓太阴病，故曰太阴当属杂病，不属伤寒也。伤寒阴证，实际唯少阴一种，因拘牵六经之数，必欲分阴证为三，故有此舛错耳。然则阳明何以不属杂病？曰：阳明之为胃肠，因代谢废料必须由肠排泄之故，非胃肠本身之病，废料之产生由于伤寒，则其病属伤寒，而非杂病矣。太阴篇文甚简略，少阴厥阴，亦皆有吐利之病，理中汤丸又不在本篇，而在霍乱篇，故本论三阴之界说，颇不明晰。小丹波见篇中有桂枝加芍药加大黄之方，遂以太阴为寒实证，山田见本条自利益甚之语，遂以太阴为少阴之邪入里，云："自利益甚，承少阴之自利不甚言之。"皆非也。丹波氏云："自利益甚四字不允当，且《脉经》《千金翼》文有异同，可知此条固有差错也。"

《伤寒蕴要》云：凡自利者，不因攻下而自泻利，俗言漏底伤寒者也。大抵泻利，小便清白不涩，完谷不化，其色不变，有如鹜溏，或吐利腥秽，小便澄澈清冷，口无燥渴，其脉多沉，或细或迟，或微而无力，或身虽发热，手足逆冷，或恶寒蜷卧，此皆属寒也；凡热症，则口中燥渴，小便或赤或黄，或涩而不利，且所下之物，皆如垢腻之状，或黄或赤，所去皆热臭气，其脉多数，或浮或滑或弦或大或洪也；亦有邪热不杀谷，其物不消化者，但脉数而热，口燥渴，小便赤黄，以此别之矣。

太阴中风，四肢烦疼，阳微阴涩而长者，为欲愈。

此条与太阴病例不合，非仲景意也。太阴中风，张锡驹以为风邪直中太阴，然太阴既是胃肠病，其证当不止于四肢烦疼。钱潢据《素问·阳明脉解》，以为脾病，四肢不得禀水谷气，故令烦疼。然胃肠病，影响及于四肢之营养，则非一朝一夕之故，又不得为太阴直中，阳微阴涩而长，说者皆谓微涩阴脉，长为阳脉，阴中见阳，阳将回而阴病欲愈，说固娓娓动

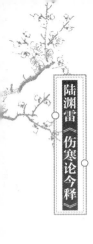

听，特未经实验，犹是纸上空谈耳。小丹波以为太阴之从外而愈者，然胃肠虚寒，由于正气之不济，非阳证祛病外达之比，岂有太阴而外愈者乎？愚谓此条盖指桂枝汤证之第四日，从热论，故曰太阴中风也。

太阴病，欲解时，从亥至丑上。

刘栋云：上二条，后人之所掺，故不采用。

太阴病，脉浮者，可发汗，宜桂枝汤。

《金鉴》云：既有吐利不食腹满时痛一二证，其脉不沉而浮，便可以桂枝发汗，先解其外，俟外解已，再调其内可也。于此又可知论中身痛腹满下利，急先救里者，脉必不浮矣。

山田氏云：此太阳太阴合病，以内寒不甚，故先治其表，若至于下利清谷，宜先救其里，而后解其表也。

渊雷案：既称太阴病，必有腹痛吐利诸证，尤以下利为主。下利兼表证者，治法当辨寒热：三阳热利，则先解其表，葛根汤是也；三阴寒利，则先温其里，四逆汤（九十四条、三百七十六条）是也。本条寒利，而先解表，于治为逆。《金鉴》但据脉浮为说，既属空言。山田以谓内寒不甚，盖亦知寒利不当先解表，故吞吐其词也。舒氏主理中加桂枝（即桂枝人参汤耳），所见独是。程氏谓桂枝胎建中之体，无碍于温，则回护之说，不敢破经文耳。又案：此条殆亦热论家之遗文耶，热论之太阴即本论之阳明，本论阳明病有表证，用桂枝汤，为正法，阳明篇二百三十九条、二百四十五条是也。

自利不渴者，属太阴，以其脏有寒故也，当温之，宜服四逆辈。

《玉函》《千金翼》并无"服"字。辈，《脉经》作"汤"。

《金鉴》云：凡自利而渴者，里有热，属阳也；若自利不渴，则为里有寒，属阴也。今自利不渴，知为太阴本脏有寒也，故当温之。四逆辈者，指四逆、理中、附子等汤而言也。

320

成氏云：自利而渴者，属少阴（二百八十五条），为寒在下焦；自利不渴者，属太阴，为寒在中焦，与四逆等汤，以温其脏。

山田氏云：自利而渴一证，间有津液内亡而然者，唯其人小便不利，亦属虚寒也。余尝疗下利烦渴，小便不利者，每用四逆辈，屡收全功。若徒以渴为热，以不渴为寒，则未为尽善矣。所谓自利不渴为有寒者，殊语其常已，若至其变证，则未必尽然也。

汤本氏云：以其脏有寒，"寒"字有二义，其一即指寒冷，其一乃指水毒。水性本寒，其归一也，当温之。"温"字亦有二义，其一如其本义，其一则指除水毒。水毒去则自温暖，其归亦一也。言自然下利而不渴者，属太阴病，所以然者，以内脏有水毒而寒冷也，当选用四逆汤类似诸方，去水毒以温暖内脏，乃为适当处置。

渊雷案：阳明病热铄津液则渴，少阴病阳亡而津不继则渴，厥阴病上热下寒则渴，五苓、猪苓诸证，水积而不行，则渴。渴之故于是多端，然皆无关于自利也。自利为势不暴，为曰不多者，例皆不渴，若崩注洞泄，或久利不止，则未有不渴者。崩注洞泄，其人必骤瘠，久利不止，亦必有营养障碍之证，此皆明白易晓之理。成氏、《金鉴》、山田，不过各举一端，唯汤本之说，独为可取。何以言之本条辞气，似就自利证中，辨其不渴者属太阴？此但就阴证而言，若兼及三阳，则葛根汤黄芩汤等所治之自下利，亦多不渴，不得为太阴也。即太阴自利，其势暴迫，或日久者，亦当渴，今不渴，则是里有水毒之故，汤本说之所以可取也。本条主四逆，而《药征》以附子主逐水，干姜主结滞水毒，此汤本之说所本。虽然太阴局部虚寒，乃干姜之任，当用理中，今用四逆辈，则兼少阴，非纯乎太阴矣，吾故曰三阴之界说不明晰。

伤寒脉浮而缓，手足自温者，系在太阴。太阴当发身黄，若小便自利者，不能发黄。至七八日，虽暴烦，下利日十余行，必自止，以脾家实，腐秽当去故也。

此条前半，已于阳明篇中（百九十五条）释迄，彼云至七八日大便硬，是太阴转为阳明而愈也，此云七八日暴烦下利，是自愈于太阴也。太阴本是小肠发炎之寒证，肠内容物及炎性渗出物停留不去，则刺激肠黏

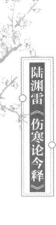

膜，助长其炎症。故令微利不止，今暴烦下利，乃正气奋起驱除肠中之有害物，故云脾家实，腐秽去，实，谓正气恢复也。此条本后人之言，末二句又为旁注，传抄误入正文者。

汪氏云：成注云："下利烦躁者死。"（引成注此成说，本少阴篇文）此为先利而后烦，是正气脱而邪气扰也，兹则先烦后利，是脾家之正气实，故不受邪而与之争，因暴发烦热也。

刘栋云：此条后人之所加也，故不采用。

本太阳病，医反下之，因尔腹满时痛者，属太阴也，桂枝加芍药汤主之。大实痛者，桂枝加大黄汤主之。

大实痛以下，成氏诸本为别条，非是。

此由误下太阳而传为太阴者。太阳误下，腹部之神经肌肉起挛缩，以抵抗下药，故令腹满时痛，然此等挛缩，未必能中和下药之毒，徒令满痛而已，故与桂枝汤以解表，倍加芍药，以治其挛痛也。若误下之后大实痛者，则不但挛缩，其人胃肠本有食毒，一部分表邪因误下而内陷，与食毒相结，故于前方加大黄以再下之。本条系误下后两种变证，非太阴本病。加芍药汤因腹满时痛，有似太阴，故谓之属太阴，加大黄汤则绝非太阴矣。小丹波乃据此条之文，谓太阴为寒实之证，非也。

山田氏云：前证腹满时痛，表证误下所生之病，而非表邪入里而然，故唯满而不实，时痛而不常痛。后证则表邪传入之所致，非太阴之证，故"属太阴"三字，在前证下，不在后证下。虽然，二证俱有表之未解，故皆以桂枝为主，唯后证虽实，非太阴证，然以其同得之下后，而同有表之未解，同有腹满痛，不得不附以辨其异。诸家不察，总二证以为太阴，合前后以为传入之邪，不思之甚。

《内台方议》云：表邪未罢，若便下之，则虚其中，邪气反入里。若脉虚弱，因而腹满时痛者，乃脾虚也，不可再下，与桂枝加芍药汤，以止其痛。若脉沉实，大实满痛，以手按之不止者，乃胃实也，宜再下，与桂枝汤以和表，加芍药、大黄，以攻其里。

桂枝加芍药汤方

桂枝（三两，去皮） 芍药（六两） 甘草（二两，炙） 大枣（十二枚，擘） 生姜（三两，切）

上五味，以水七升，煮取三升，去滓，温分三服。本云桂枝汤，今加芍药。

温分，《千金翼》作"分温"。

《方极》云：桂枝加芍药汤，治桂枝汤证，而腹拘挛剧者。雉间焕云：此方治腹拘挛剧者，诚然，然遍身拘挛皆治之，则腹字恐衍文。又云：治奔豚拘挛剧者。

《方机》云：烦，脉浮数，无硬满状者，腹满寒下（案：谓寒性下利也），脉浮，或恶寒，或腹时痛者，桂枝加芍药汤主之。

方舆輗云：其人宿有癥瘕痼癖，因痢疾引起固有之毒，作腹痛者，此方为之主剂。假令因宿食而腹痛，吐泻已后，腹痛尚不止者，此固有之毒所为也，盖桂枝加芍药汤，不仅治痢毒，只痛甚，或痢毒既解而痛不止之类，皆由固有之毒也，此方主之。若其人有固有之毒，其腹拘挛，或有块，又毒剧痛不止者，桂枝加芍药大黄汤所主也。

渊雷案：《本草经》谓芍药主邪气腹痛，除血痹，破坚积，寒热疝瘕，有持之说，可作注脚。

《麻疹一哈》云：东洞南涯二翁，及其流裔，以此二方（本方及加大黄汤），加用附子或术附子，治梅毒、风湿病（历节痛风）、脚气等病云。

又云：予尝治一妇人，发热二三日所，疹子已出，卒尔而隐。诊之，腹满拘挛甚，脐边有结块，自言经信不利，因作桂枝加芍药汤饮之，又以海浮石丸（海浮石、硝石、大黄、赤石脂）杂进，其夜发热甚，疹子从汗而出，经信利，诸证自安。

桂枝加大黄汤方

桂枝（三两，去皮） 大黄（二两） 芍药（六两） 生姜（三两，切）甘草（二两，炙） 大枣（十二枚，擘）

上六味，以水七升，煮取三升，去滓，温服一升，日三服。

大黄二两，《玉函》作"三两"，成本作"一两"。

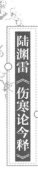

案：方名当作桂枝加芍药大黄汤。《方极》云：桂枝加芍药大黄汤，治桂枝加芍药汤证，而有停滞者。

《方机》云：寒下已止，而大实痛者，桂枝加芍药大黄汤主之。

雉间焕云：治小儿宿食不化而腹痛者，若呕者，倍大黄，凡用此方，宜倍加大黄。渊雷案：吉益氏《类聚方》《方极》诸书，据成本，作"大黄一两"，故子炳云尔。

方舆輗云：此方，痢疾初起有表证，腹痛而里急后重不甚者，用之，此表证，比葛根汤证为轻。又，痢疾初起，用桂枝汤，而腹痛稍剧者，宜用此方。又用于痢中之调理，其痛剧时，先用以和痛也。

又云：曾治一人病痢，用桂枝加芍药大黄汤，其人于左横骨上，约径二寸之际，痛极不堪，始终以手按之，用此方，痢止而痛亦治，是痢毒也。

《麻疹一哈》云：渡边获之进，年二十有五，发热如燃而无汗，经四五日，疹子不出，腹满拘挛，二便不利，时或腰痛甚（案：王好古云芍药治带脉病，苦腹痛满腰，溶溶如坐水中），因作桂枝加芍药大黄汤饮之。微利二三行，拘痛渐安，其翌，以紫圆下之，水下五六行，其夜熟眠，发汗如洗，疹子从汗而出，疹收后，全复旧。

太阴为病，脉弱，其人续自便利，设当行大黄芍药者，宜减之，以其人胃气弱易动故也。（下利者，先煎芍药三沸）

注文九字，成本无之。

刘栋云：上条之注文，后人之所加也，故亦不采用。

程氏云：前条之行大黄、芍药者，以其病为太阳误下之病，自有浮脉验之，非太阴为病也。若太阴自家为病，则脉不浮而弱矣。纵有腹满大实痛等证，其来路自是不同，中气虚寒，必无阳结之虑。目前虽不便利，续自便利，只好静以俟之，大黄、芍药之宜行者减之，况其不宜行者乎？诚恐胃阳伤动，则洞泄不止，而心下痞硬之证成，虽复从事于温，所失良多矣。胃气弱，对脉弱言，易动，对续自便利言，太阴者，至阴也，全凭胃气鼓动，为之生化，胃阳不衰，脾阴自无邪入，故从太阴为病，指出胃气弱来。渊雷案：阳明太阴，皆是肠病，古人每指肠曰胃，故阳明燥结为胃家实，太阴自利为胃气弱，本自直截了当，程氏拘牵《内经》之经络脏腑，必欲凿分胃阳脾阴，可谓作茧自缚。

张氏《直解》云：曰便利，其非大实痛可知也，曰设当行，其不当行可知也。渊雷案：前条行大黄、芍药者，本非太阴，而蒙太阴之名，后人沾注本条者，知太阴之不当行大黄、芍药，不知前条之本非太阴，故嗫嚅其词，曰设当行，曰宜减之耳。

又案：太阴篇文简而方证少，非太阴病证本少也，其主方理中汤丸在霍乱篇中，而《金匮要略》"腹满寒疝呕吐哕下利"诸篇中之虚寒证，皆太阴也。盖伤寒阴证，本只少阴一种，必欲成六经之数而分为三阴，故勉强足之以厥阴之牵凑，太阴之杂病，太阴既是杂病，则伤寒之部不得不略耳。

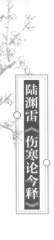

辨少阴病脉证并治

少阴之为病，脉微细，但欲寐也。

山田氏云：但字下，脱"恶寒"二字，当补之。何则？但者，示无他事之辞，但头汗出余处无汗，不恶寒但热，及温疟身无寒但热（《金匮·疟病篇》）等语，可见矣。少阴病，岂但欲寐一证得以尽之乎？若以其但欲寐，谓之少阴病，则所谓太阳病十日以去，脉浮细而嗜卧者，亦名为少阴病乎？阙文明矣。但恶寒者，所谓无热恶寒即是也，故麻黄附子细辛汤条云："少阴病始得之，反发热。"通脉四逆汤条云："少阴病，反不恶寒。"可见无热恶寒，乃为少阴本证矣。凡外邪之中人，其人素属实热者，则发为太阳，其人素属虚寒者，则发为少阴，寒热虽不同，均是外感初证也已。故太阳篇辨之云："发热恶寒者，发于阳也，无热恶寒者，发于阴也。"二"发"字，示其为初证也。今邪从其虚寒而化，故其脉微细，但恶寒而欲寐也，宜与麻黄附子甘草汤微发其汗也。成无己谓："脉微细为邪气传里深也。"非矣，按六经纲领诸条，脉证兼说者，唯太阳少阴，而其他四经，唯言证而不及脉，可见太阳乃三阳之始，而少阴果为三阴之首矣，古人未有此说，因赘于兹。

丹波氏云：案太阳中篇三十八条云："太阳病，十日以去，脉浮细而嗜卧者，外已解也，此当以脉浮沉而别阴阳也。"

程氏云：前太阴，后厥阴，俱不出脉象，以少阴一经可以赅之也。少阴病六七日前，多与人以不觉，但起病喜厚衣近火，善瞑睡，凡后面亡阳发躁诸剧证，便伏于此处矣，最要提防。

渊雷案：少阴病者，心力不振，全身机能衰减之病也，有抵抗外感而起者，有衰老虚弱，自然而成者。在抵抗外感之伤寒病中，有初起即属少阴者，有阳证误治过治而传变者，亦有虽不误治，日久自变者。其病理证候，体温不足则恶寒，心脏衰弱则脉微细，脑神经贫血，则但欲寐，四肢之神经肌肉失其煦濡，则身疼蜷卧，胃肠虚寒，则自利清谷，其人常静卧畏光，其舌苔常淡白，其腹常软而清，此其大较也。本条以"脉微细，但欲寐"为提纲，太简略，不足包举少阴之证候，故山田补"恶寒"二字，谓但恶寒不发热，然少阴固多发热者，但恶寒句，仍有语病，而其恶寒发热，又当与太阳有分别尔。盖太阳之恶寒，常与头痛同时发作，少阴则头不痛，太阳有恶寒甚而战栗者，少阴则不战栗。盖太阳恶寒，由于毒害性物质刺激，少阴恶寒，由于体温不足也。又案：旧注多牵引经络脏腑为说，而谓伤寒传足不传手，足少阴为肾经，乃谓少阴肾病。然仲景所谓少阴者，既非内生殖器、内分泌之病，亦非泌尿器病。考诸古书，征诸科学，皆不得为肾病。太炎先生则谓少阴心疾，虽非完全心疾，其心脏无有不衰弱者，必欲牵引经络脏腑，与其指为足经，无宁指为手经矣。

少阴病，欲吐不吐，心烦，但欲寐，五六日，自利而渴者，属少阴也，虚故引水自救。若小便色白者，少阴病形悉具。小便白者，以下焦虚有寒，不能制水，故令色白也。

此条辞气不似仲景，自此已下十九条，山田氏皆以为叔和自所掺也。欲吐，心烦，但欲寐，自利而渴皆少阴之或然证，然欲吐心烦者，多苦不得寐，但欲寐者，其欲吐心烦必不剧，渴因阳亡而津不继之故，虽渴，仍不能多饮，且喜热饮者，是也。小便色白最可疑，医书论小便，皆以赤为热，清为寒，病之常例固尔，然征之实验，亦有少阴病小便短赤，服姜附而转清者，以臆测之，当是液少，不敷溶解尿素诸酸之故，与渴同理。若小便白如米泔者，多见于小儿之食积，成人除淋浊糖尿诸病外，不多见，且皆非少阴也。设执定小便色白为少阴，则真少阴病必致失机，淋浊糖尿小儿食积诸病，必致误作少阴治，为害多矣。下焦虚有寒不能制水，尤荒诞，不合理。

病人脉阴阳俱紧，反汗出者，亡阳也，此属少阴，法当咽痛

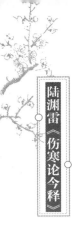

而复吐利。

"亡"，《脉经》作"无"。"脉阴阳俱紧"为伤寒，病本头痛发热而无汗，今乃头不痛不发热，又汗出不止，则为转属少阴，为无阳，无阳谓无表证，示不可发汗也。汗出无阳，固属少阴，然与转属阳明者当有辨，又不必吐利，不必咽痛耳。少阴咽痛，详下文三百一十三至三百一十六条。

柯氏云：上焦从火化而咽痛呕吐，下焦从阴虚而下利不止也，宜八味肾气丸主之。

丹波氏云：柯氏所论，于杂病往往有如此者，此条证，决非肾气丸所主也。

少阴病，咳而下利，谵语者，被火气劫故也，小便必难，以强责少阴汗也。

程氏云：少阴病咳而下利，真武中有此证。张氏《直解》引蒋宾侯云：少阴下利极多，何曾皆是被火，且被火未必下利，唯谵语乃是被火。经云："被火者必谵语。"（百一十八条）故咳而下利，谵语者，当分看为是。方氏云：强责，谓过求也。渊雷案：谓少阴咳而下利之真武证，若谵语小便难，则因火劫强汗所致也。咳而下利句，当读断。

丹波氏云：汪引《补亡论》云："常器之用救逆汤、猪苓汤、五苓散，以通小便。"《金鉴》云："白虎猪苓二汤，择而用之可耳。"并误也，盖因喻氏热邪夹火力之解，而袭其弊耳，当是茯苓四逆证矣。

少阴病，脉细沉数，病为在里，不可发汗。

病为在里，谓不能祛病向表，是正气虚于里，故不可发汗。程氏引薛慎庵云：人知数为热，不知沉细中见数为寒甚。真阴寒证，脉常有一息七八至者，尽概此一数字中，但按之无力而散耳，宜深察之。丹波氏云：此条，方喻诸家以热邪入里为解，乃与经旨乖矣。

少阴病，脉微，不可发汗，亡阳故也。阳已虚，尺脉弱涩者，复不可下之。

亡，《脉经》《千金翼》并作"无"。少阴本无汗下法，篇中麻黄附子微发汗二方，乃太阳少阴参半之证，急下三条，乃阳明证，皆非纯乎少阴也。今云脉微不可发汗，脉弱涩不可下，乃似脉不微不弱涩有可汗下者，此古文倒装之故也。其意盖云：少阴病，不可发汗，脉微亡阳故也，复不可下之，尺脉弱涩故也。盖脉微为阳虚，尺脉弱涩为阴虚血少，阴阳俱虚，故汗下并禁尔。

少阴病，脉紧，至七八日，自下利，脉暴微，手足反温，脉紧反去者，为欲解也，虽烦下利，必自愈。

旧注多以脉紧为寒邪盛，紧去为阳回寒解，而于下利不能自圆其说。今案急性热性病之病毒，常直接作用于动脉管壁，使暂时硬化，动脉硬化则脉紧。七八日自下利，乃正气恢复，抗病所生之代谢废料，积于肠间者，因以排除，是为阴证回阳之机，与太阴篇暴烦下利同理。病毒去，则动脉硬化之原因除，脉管恢复其弹力性，唯心脏尚弱，故紧去而脉微。少阴病脉暴之微，疑于病进，故以手足反温决其欲解，若病进之脉微，手足必更厥逆矣，此云手足反温，知七八日脉紧时，手足已不温，故为少阴也，必自愈。谓下利能自愈耳，非谓弗药可以痊愈。

少阴病下利，若利自止，恶寒而蜷卧，手足温者，可治。

《活人书释音》云：蜷，巨员切，蜷踡不伸也。

钱氏云：大凡热者，偃卧而手足四散，寒则蜷卧而手足敛缩，下文恶寒蜷卧而手足逆冷者（二百九十八条），即为真阳败绝，而成不治矣。若手足温，则知阳气未败，尚能温暖四肢，故曰可治。

渊雷案：下利恶寒蜷卧，为少阴本证，此条可治之机，乃在利自止而手足温。此条利止手足温，而云可治，知上条云必自愈，非弗药而自痊愈之谓。

少阴病，恶寒而蜷，时自烦，欲去衣被者，可治。

可治，《千金翼》作"不可治"。案此条不足据以决预后，何则？恶寒

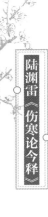

而蜷，为少阴本证，所以决预后者，乃在自烦欲去衣被。欲去衣被，即躁扰见于外者，下文屡言烦躁者死，决其不可治可也。少阴获愈之机，在于阳回，谓自烦欲去衣被，为阳势尚肯力争（程氏如此说），决其可治亦可也。征之实验，则少阴病烦躁者，苟用药中肯，看护得宜，十亦可救四五，故此条所云，不足以决预后也。

少阴中风，脉阳微阴浮者，为欲愈。

但云少阴中风，而无证候，将少阴直中之病俱为中风欤？抑别有少阴中风之病欤？不可知也。六经病皆有中风一条，皆与本论条例不合，说在厥阴篇中。钱氏以为阴阳指尺中寸口阳脉已微，则风邪欲解，阴脉反浮，则邪不入里，故为欲愈云。

少阴病欲解时，从子至寅上。

《玉函》作"从子尽寅"，辨见太阳上篇。

少阴病，吐利，手足不逆冷，反发热者，不死。脉不至者（至一作足），灸少阴七壮。

至，《千金翼》作"足"，与原注或本同。病至三阴，正气衰弱，即无外感之毒，亦虞虚脱，况有外感之毒，将何以抵抗而祛病乎？唯太阴为胃肠局部虚寒，救治尚易，故不言死证，少阴厥阴，则死证綦多矣。此条云不死，正以见少阴多死证也。吐利，手足不逆冷，反发热，盖犹是太阴病（旧说谓太阴不能发热，今验殊不尔），特脉不至为异耳。太阴吐利，固可不死，用抵当汤方温之可也，灸少阴七壮，盖专治其脉不至。《补亡论》常器之云：是少阴太溪二穴，在内踝后，跟骨动脉陷中。庞安常云：经曰："肾之原出于太溪，药方尚缓，唯急灸其原，以温其脏，犹可挽其危也。"丹波氏云：《活人书》亦云太溪穴。

少阴病，八九日，一身手足尽热者，以热在膀胱，必便血也。

元坚云：热在膀胱，即热结下焦之义，不是斥言净府，桃核承气、抵当二条可征也，然则便血亦大便血明矣。

渊雷案：少阴病八九日后，一身手足尽热者，阴证阳回，转为阳证也。此种转归，临床上往往见之，唯不必热在膀胱而便血耳。今云热在膀胱必便血，似少阴病阳回之后必便血者，非也。便血属桃核承气证，即所谓中阴溜府之类，若小腹不急结，下鲜血者，则宜黄连阿胶汤、芍药地黄汤。又案：喻氏《尚论篇》，有传经热邪之说，夫果有热邪，当属阳证，尚得谓之少阴乎？考其致误之由，盖有三端：《内经》有少阴君火之目，一也；少阴肾经，肾属下焦，本条热在膀胱，不啻热在下焦，二也；少阴篇方证，时有寒药热证，三也。不知六气本自渺茫，经络施于刺灸，与仲景专论汤液者，门户各异，至于本篇中寒药热证，或系阴证转阳，或系他家旧文，偶蒙少阴之名，少阴无所谓热邪也。喻氏放言高论，最易耸人听闻，传经热邪之说，钱氏、丹波氏已辨其非，世仍多迷惑，故为探本言之。

少阴病，但厥无汗，而强发之，必动其血，未知从何道出，或从口鼻，或从目出者，是名下厥上竭，为难治。

成本无"者"字。少阴病汗出肤冷者，为亡阳急证，但厥无汗者，阳亡而津不继，血燥无以作汗也，其势虽较缓，其病则尤重。少阴本无汗法，篇中麻附二汤，皆兼太阳者，非纯少阴也。今于阴阳两竭之证，强发其汗，必激动血行而出血，出血在内脏者，无由目验，唯口鼻腔等黏膜脆薄之处出血，乃得见之。下厥上竭，谓阳厥于下，阴竭于上，盖以真阳出于下焦肾中，故云下厥。此亦后人之论，非仲景意也。

程氏云：难治者，下厥非温不可，而上竭则不能用温，故为逆中之逆耳。

丹波氏云：下厥上竭，唯景岳六味回阳饮（人参、附子、干姜、甘草、熟地、当归），滋阴回阳两全，以为合剂矣。

少阴病，恶寒身蜷而利，手足逆冷者，不治。

钱氏云：前恶寒而蜷，因有烦而欲去衣被之证，为阳气犹在，故为可

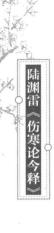

治（二百九十二条）。又下利自止，恶寒而蜷，以手足温者，亦为阳气未败，而亦曰可治（二百九十一条）。此条"恶寒身蜷而利"，且"手足逆冷"，则四肢之阳气已败，故不温，又无烦与欲去衣被之阳气尚存，况下利又不能止，是为阳气已竭，故为不治。虽有附子汤及四逆、白通等法，恐亦不能挽回既绝之阳矣。

舒氏云：案此证尚未至汗出息高，犹为可治，急投四逆汤加人参，或者不死。

少阴病，吐利躁烦，四逆者，死。

张氏《缴论》云：此条与吴茱萸汤一条（三百一十二条）不殊，何彼可治，而此不可治耶？必是已用温中诸汤不愈，转加躁烦，故主死耳。舒氏云：案此条，与后吴茱萸汤证无异，彼证未言死，此证胡为乎不主吴茱萸汤而断之曰死，是何理也？于中疑有阙文。《总病论》云：与吴茱萸汤，宜细审其死生也。

渊雷案：吴茱萸汤主呕吐烦躁，其证本非纯乎少阴者，少阴之主证厥逆而利，乃四逆白通等汤所主。三百一十二条吴茱萸汤证，虽云吐利手足逆冷，从药测证，知吐是主证，利与逆冷是副证，否则必须附子干姜矣。本条则吐是副证，利与躁烦逆冷是主证，否则不至遽死也。古文简略，当以意逆旨而得之，此条当与前二百九十五条对看。

少阴病，下利止，而头眩，时时自冒者，死。

此非病解而利止，乃肠内容竭涸，无所复利之故。头眩自冒，冒谓昏冒，脑贫血故也。肠内容竭涸者，必有缺乏营养之阴虚证，少阴本是阳虚，今复阴虚，阴阳两竭，不死何俟。虽有六味回阳饮，犹恐胃肠衰弱，不能消化腻药，反致胀满，必欲尽人事以施救，可服茯苓四逆汤，而注射西药补血剂。

少阴病，四逆恶寒而身蜷，脉不至，不烦而躁者，死。（一作吐利而躁逆者死）

钱氏云：恶寒身蜷而利，手足逆冷者，固为不治，此条但不利耳。上文吐利烦躁四逆者死，此虽不吐利，而已不见阳烦，但见阴躁，则有阴无阳矣，其为死证无疑，况又脉不至乎。前已有脉不至者，因反发热，故云不死（二百九十五条），又有脉不出者，虽里寒而犹有外热，身反不恶寒而面赤，其阳气未绝，故有通脉四逆汤之治（三百二十条）。此则皆现阴极无阳之证，且不烦而躁，并虚阳上逆之烦，亦不可得矣，宁有不死者乎。

渊雷案：烦是自觉证，躁则扰动见于外者也。病人呻吟者，多是烦（亦与其人素性有关，不可一概），静卧中时时转侧，手足擗床有声者，多是躁。旧说烦属阳，躁属阴，故不烦而躁者，其病尤危。经验所及，幼小脉细肢冷，两目无神，持脉时挺身咬牙而嗷呼者，躁也，其病死者多，亦间有得救者。若成年病人，则诊察时自能安忍，医者不易见其躁状矣。

少阴病，六七日，息高者，死。

凡呼吸之动作但见于胸咽部，不及胁腹部者，呼吸高大而不深长者，呼气多，吸气少者，皆息高之类，而为虚脱之征。少阴本心脏衰弱，至六七日而息高，则心脏之陷于极度衰弱矣。

少阴病，脉微细沉，但欲卧，汗出不烦，自欲吐，至五六日，自利，复烦躁不得卧寐者死。

《金鉴》引程氏（原文烦冗，《金鉴》删其要）云：今时论治者，不至于恶寒蜷卧，四肢逆冷等证叠见，则不敢温，不知证已到此，温之何及？况诸证有至死不一见者，则盍于本论中之要旨，一一申详之。少阴病，脉必沉而微细，论中首揭此，盖已示人以可温之脉矣；少阴病，但欲卧，论中又已示人以可温之证矣；汗出在阳经不可温，在少阴宜急温，论中又切示人以亡阳之故矣。况复有不烦自欲吐，阴邪上逆之证乎？则真武四逆，诚不啻三年之艾矣，乃不知预绸缪，延缓至五六日，前欲吐，今且利矣，前不烦，今烦且躁矣，前欲卧，今不得卧矣，阳虚扰乱，阴盛转加，焉有不死者乎？

渊雷案：焦头烂额，不如曲突徙薪，少阴病已至四逆脉微，虽用大

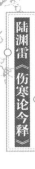

剂姜附，亦已死生相半，幸而获愈，所损已多，苟能乍见阳虚，即与温药，则保全必多。然温药难用，不若凉药易于苟安，盖温药苟不中病，则下咽即烦躁不适，人皆知为药误，然挽救甚易，凉药虽反病情，犹能镇静一时，不易发觉药误，逮其发觉，辄已无可挽救。故为病人计，宁误服温药，为医者逃咎微功计，宁误投凉药，过去少数医生，避温取凉，职由此故。若谓阳虚难识，则熟玩少阴诸证，自能洞见无遗。若略读科学书，知循环系生理病理之大概，略解西法诊断，参以听诊，则尤确然易知，以少阴之关键，为心脏衰弱故也。

山田氏云：上十九条，王叔和所掺，当删之。

渊雷案：十九条中，唯二百八十五条、二百八十六条、二百九十三条、二百九十四条、二百九十六条，无理致，不可从，其余诸条，要有参考之价值，山田一概删之，过矣。又案：中医之治疗，无非凭借正气，少阴正气虚衰，故死证特多。然篇中所举诸条，尽有可救者，但不敢决其必愈耳。医者遇此等病，当悉屏死生之念，毁誉之虞，潜心察证，以求处方之至当，处方至当而不获治，然后死者无憾，吾心无愧也。东洞有言：方证相对，其毒盛死者，是其命也，岂拘毁誉而变吾操乎？缺乏经验者，一遇危证，则掉首径去，不肯处方，独喜治寻常小病，犹必于方案中危词恫吓，预为诿过地步，非医者所应采之态度也。

少阴病，始得之，反发热，脉沉者，麻黄附子细辛汤主之。

赵刻本作"麻黄细辛附子汤"，今据《玉函》、成本、《全书》改。

此正气虚弱之人，因抵抗外感而见少阴证也。抵抗外感而发热，与太阳伤寒同理，但以正气虚弱，故脉不能浮而沉，不言恶寒者，省文也。太阳上篇云："无热恶寒者发于阴。"是纯少阴证不发热，今兼太阳而发热，故曰反。太阳发热当汗，麻黄主之，少阴恶寒脉沉当温，附子主之，细辛则兼温散之效，麻黄细辛相伍，又治喘咳痰饮，故本方又治寒咳头顶痛，及咽痛音喑。

麻黄附子细辛汤方

麻黄（二两，去节）　细辛（二两）　附子（一枚，炮，去皮，破八片）

上三味，以水一斗，先煮麻黄，减二升，去上沫，内诸药，煮取三升，去滓，温服一升，日三服。

《医贯》云：有头痛连脑者，此系少阴伤寒，宜本方，不可不知。

渊雷案：头痛连顶，有胃证者，吴茱萸主之，无胃证，或有支气管证者，细辛主之。

《医经会解》云：若少阴证脉沉欲寐，始得之，发热肢厥，无汗，为表病里和当用正方，缓以汗之。若见二便闭涩，或泻赤水，谓之有表复有里，宜去麻黄，名附子细辛汤，仍随各脏见证加药。房欲后伤寒者，多患前证。

《张氏医通》云：暴哑声不出，咽痛异常，猝然而起，或欲咳而不能咳，或无痰，或清痰上溢，脉多弦紧，或数疾无伦，此大寒犯肾也，麻黄附子细辛汤温之，并以蜜制附子含之，慎不可轻用寒凉之剂。又云：脚气冷痹恶风者，非术附麻黄并用，必不能开，麻黄附子细辛汤加桂枝白术。

《十便良方》云：《指迷方》附子细辛汤（于本方加川芎、生姜），头痛者，谓痛连脑户，或但额阁与眉相引，如风所吹，如水所湿，遇风寒则极，常欲得热物熨。此由风寒客于足太阳之经，随经入脑，搏于正气，其脉微弦而紧，谓之风冷头痛。

《方极》云：麻黄附子细辛汤，治麻黄附子甘草汤证，而不急迫，有痰饮之变者。

《方机》云：手足冷，发热脉沉者，或脉微细而恶寒甚者。

方舆輗云：余壮年时，四条街越后屋利兵卫男，年甫五岁，病痘，初发，与葛根加大黄汤，自第三日放点，至第四日，痘皆没，但欲寝，绝饮食，脉沉，热如除，宛然有少阴病状，因劝转他医。病家不听，强请治，于是潜心细诊，觉沉脉中神气犹存，乃作麻黄附子细辛汤服之。翌日，痘再透发，脉复，气力稍振，起胀灌脓，皆顺利，结痂而愈。因思此儿本无热毒，不过寻常之痘，以多用葛根加大黄汤，发汗过多，大便微溏，致有此变，此皆余初年未熟之咎也。

《方函口诀》云：此方解少阴表热。一老人咳嗽吐痰，午后背洒淅恶寒，后发微似汗不止，一医以为阳虚恶寒（案：阳虚不误，特方不中耳），与医王汤（即补中益气汤：芪、草、参、升、柴、橘、归、术）不效，服

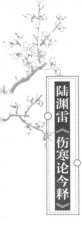

此方五贴而愈。

少阴病，得之二三日，麻黄附子甘草汤微发汗，以二三日无里证，故微发汗也。

赵刻本夺"里"字，今据《玉函》、成本、《全书》补。

周氏云：案此条，当与前条合看，补出"无里证"三字，知前条原无吐利躁渴里证也。前条已有"反发热"三字，而此条专言无里证，知此条亦有发热表证也。

柯氏云：要知此条是微恶寒微发热，故微发汗也。

山田氏云：无里证者，以其未见自利呕吐等证言之。少阴病得之二三日，寒邪在肌表，而未入于里，故微发汗。若其二三日与此汤不愈，延至四五日，则必带里证。真武汤条曰："少阴病二三日不已，至四五日，腹痛，小便不利，四肢沉重疼痛，自下利者，此为有水气，其人或咳，或小便利，或下利，或呕者，真武汤主之。"是也。渊雷案：日人喜多村直宽论六经病，以三阴三阳各自相对为言，虚则少阴，实则太阳，铁樵先生亟称之。然太阳但有表证，少阴则多有里证，其说实未当也。少阴里证，谓腹痛吐利清谷之等，盖少阴证本谓全身虚寒，其见于表者，为厥冷恶寒自汗，见于里者，为腹痛吐利清谷，有表证无里证者，仍为少阴，有里证无表证者，则为太阴，如此而已。又案：少阴证虽多由抵抗外感而起，其恶寒由于体温不足，非寒邪在表，其吐利由于胃肠自寒，亦非寒邪入里。山田说未核，又引真武汤条，谓四五日必见里证，不免附会文字验之病者，殊不尔矣。

赵嗣真云：(《仲景全书》引) 少阴发汗二汤，其第一证，以附子温经，麻黄散寒，而热须汗解，故加细辛，是汗剂之重者；第二证得之二三日。病尚浅，比之前证亦稍轻，所以去细辛加甘草，是汗剂之轻者。徐氏云：此较加细辛者，易甘草为调停，其药势之缓多矣。因细详立方之意，言少阴病二三日，比初得之略多一二日矣，日数多而无里证，寒邪所入尚浅，是以阴象不能骤发，故将此汤微发汗。微云者，因病情不即内入，而轻为外引也。渊雷案：此较前条病势轻缓，旧注是也，若有头中掣痛（山田云：用细辛代桂枝，意亦谓有头痛也），或咳痰之证，则仍用细辛为宜。

麻黄附子甘草汤方

麻黄（二两，去节）　甘草（二两，炙）　附子（一枚，炮，去皮，破八片）

上三味，以水七升，先煮麻黄一两沸，去上沫，内诸药，煮取三升，去滓，温服一升，日三服。

《方极》云：麻黄附子甘草汤，治麻黄甘草汤证，而恶寒，或身微痛者。

《方机》云：脉微细，但欲寐，恶寒者，兼用黄连解毒散；水肿脉沉微郁滞者（参看《金匮·水气病篇》），兼用桃花散或蕣宾，时时以紫圆攻之而可也。

少阴病，得之二三日以上，心中烦，不得卧，黄连阿胶汤主之。

山田氏云："少阴病，得之二三日以上"十字，宜从《肘后方》改作"大病差后"四字，"卧"字下当补"者"字（案：《千金翼》《外台》并有"者"字）。盖栀子豉汤证之轻者，大病差后，胸中有余热而烦也，唯病后血液未充，不可徒解其热，故以芍药、鸡子黄、阿胶三物，复其血液，芩连以治胸中热烦也。

元坚云：少阴之极，有下利亡阴，而孤阳上燔者，如心中烦不得卧，（本条）咽痛咽疮（三百一十三至一十六条），并系上焦燥热，故黄连阿胶、猪肤、苦酒诸汤，皆为润法。盖病既涉厥阴者也，此实悬料之言，然此诸方证，皆以润为主，不似变阳诸证之必要清凉者，知是亡阴虚燥，稍近厥阴矣。《医学读书记》曰：少阴阳虚，汗出而厥者，不足虑也。若并伤其阴，则危矣。是以少阴厥逆，舌不干者生，干者死（以上引尤），斯言稍是。然似不知少阴之变为厥阴者矣。黄连阿胶汤与栀豉一类，然此以润为主，盖以非邪热壅郁故耳。

渊雷案：黄连阿胶汤证，非少阴病也，少阴为阳虚，本方证为阴虚。阳虚有急性，有慢性，急性者，死亡最速，用药得当，则病愈亦速，伤寒少阴证是也。阴虚则但有慢性，无急性者，服药亦不能速效，要须美食将养者也。本论以伤寒名书，伤寒以六经分类，本方证无所附丽，姑附于少阴篇，姑谓之少阴病耳。然得病二三日，不当便见阴虚，故山田据《肘后》改之。又，本方证虽属阴虚，其胸膈则烦热（此非阴虚而热之热），小丹波以为病涉厥阴，犹为近似，我国注家，多以为少阴热邪，则非是。

黄连阿胶汤方

黄连（四两）　黄芩（二两）　芍药（二两）　鸡子黄（二枚）　阿胶（三两，一云三挺）

上五味，以水六升，先煮三物，取二升，去滓，内胶烊尽，小冷，内鸡子黄，搅令相得，温服七合，日三服。

黄芩二两，《玉函》、成本、《千金翼》、《外台》并作"一两"，当是。阿胶三两，《千金翼》作"三挺"，《外台》作"三片"。水六升，《玉函》、成本并作"五升"。

《肘后方》云：时气差后，虚烦不得眠，眼中疼疼，懊侬，黄连四两，芍药二两，黄芩一两，阿胶三小挺，水六升，煮取三升，分三服，亦可纳鸡子黄二枚。

《医宗必读》云：黄连阿胶汤，一名黄连鸡子汤，治温毒下利脓血，少阴烦躁不得卧。

《方极》云：黄连阿胶汤，治心中悸而烦，不得眠者。

《方机》云：心中烦而不能卧者，胸中有热，心下痞，烦而不能眠者。

《类聚方广义》云：黄连阿胶汤，治久痢，腹中热痛，心中烦而不得眠，或便脓血者。

渊雷案：久痢之"久"字，当著眼，否则不致阴虚，即不宜本方，便血为阿胶所主。

又云：治痘疮内陷，热气炽盛，咽燥口渴，心悸烦躁，清血者。

又云：治诸失血证，胸悸身热，腹痛微利，舌干唇燥，烦悸不能寐，身体困惫，面无血色，或面热潮红者。

《榕堂疗指示录》云：淋沥证，小便如热汤，茎中燃痛而血多者，黄连阿胶汤奇效。

《方函口诀》云：此方，柯韵伯所谓少阴之泻心汤，治病陷阴分，上热犹不去，心烦或虚躁者，故治吐血咳血，心烦不眠，五心热，渐渐肉脱者。凡诸病人，热气浸淫于血分，为诸症者，毒利腹痛，脓血不止，口舌干者，皆有验。又用于少阴下利脓血，而与桃花汤有上下之辨（案：本方心烦为上，桃花汤肠出血为下也）。又活用于疳泻不止者，痘疮烦渴不寐者，有特效。

渊雷案：芩连合用，与诸泻心汤同意，故治心烦心下痞；芩芍合用，又与黄芩汤同意；且鸡子黄治利，见《日华本草》《本草纲目》，故又治腹痛下利；阿胶止血，故又治血痢血淋，方意明白，非所以治阳虚之少阴也。

少阴病，得之一二日，口中和，其背恶寒者，当灸之，附子汤主之。

成氏云：口中和者，不苦不燥，是无热也。背为阳，背恶寒者，阳气弱，阴气胜也。经曰："无热恶寒者，发于阴也。"《金鉴》云："背恶寒，为阴阳俱有之证，如阳明病，无大热，口燥渴，心烦，背微恶寒者，乃白虎加人参证也。"（百七十六条）今少阴病，但欲寐，得之二三日，口中不燥而和，其背恶寒者，乃少阴阳虚之背恶寒，非阳明热蒸之背恶寒也，故当灸之，更主以附子汤。

丹波氏云：《补亡论》常器之云："当灸膈俞、关元穴，背俞第三行。"案：第三行者，当是膈关，非膈俞也。图经云："膈关二穴，在第七椎下两旁相去各三寸陷中，正坐取之，足太阳气脉所发，专治背恶寒，脊强俛仰难，可灸五壮。"盖少阴中寒，必由太阳而入，故宜灸其穴也。又，关元一穴，在腹部中行脐下三寸，足三阴任脉之会，灸之者，是温其里以助其元气也。

山田氏云：《脉经》无"附子汤主之"五字，此盖前条麻黄附子甘草汤证所谓无里证者也，故以艾火扶其阳气，而逐外寒耳。"口中和"三字，承无里证文发之，"附子汤主之"五字，宜从《脉经》删去。

渊雷案：少阴病，口中和，背恶寒者，未必即宜附子汤，且据《铜人图经》，膈关穴专治背恶寒，是背恶寒之证，灸之已足，故山田氏删"附子汤主之"五字，而移其方于次条下。然谓此证竟不宜附子汤，则又不然，附子汤证之口和背恶寒，自是意中事，要之，文略证不具耳。吉益氏云：附子汤证不具也，此方之于真武汤，倍加术附，以参代姜者也。而真武汤证有小便不利，或疼痛，或下利，此方倍加术附，则岂可无若证乎？（参看方后元坚之说）其证阙也明矣。

附子汤方

附子（二枚，炮，去皮，破八片） 茯苓（三两） 人参（二两） 白术（四两） 芍药（三两）

上五味，以水八升，煮取三升，去滓，温服一升，日三服。

《千金方》云：附子汤（于本方加桂心、甘草），治湿痹缓风，身体疼痛，如欲折，肉如锥刺刀割。

丹波氏云：此据下条证转用者。

《方极》云：附子汤，治身体挛痛，小便不利，心下痞硬，若腹痛者。

《方机》云：脉微细，其背恶寒者，身体痛，手足冷，骨节痛，脉沉者，兼用应钟；身体痛，小便不利，心下悸，或痞硬者，兼用仲吕（即如神丸也，大黄、甘遂、牵牛子）。

《类聚方广义》云：附子汤，治水病遍身肿满，小便不利，心下痞硬，下利腹痛，身体痛，或麻痹，或恶风寒者。

元坚云：附子汤二条，传变亦有如此证（案：本条云得之一二日，似专指始发故云尔）。其方亦在传变所必须，故注家未敢谓为直中。但成氏引无热恶寒以解之，似有所见，今详其文，曰背恶寒，曰身体痛，手足寒，骨节痛，俱为表寒之候。盖阳气素亏，筋骨乏液，寒邪因以浸渍所致，故不似麻附证之有发热，设自非里虚，何以至此寒盛乎？然则其兼见里寒证者（案：谓腹痛下利之等），亦可推知也。其方与真武相近，而彼主在内湿，此主在外寒，何则？此附子倍用，所以走外，术亦倍用，所以散表。盖仲景用术，多取治表，用人参者，固以救素弱之阳，并制术附之燥也。《千金》用此方治湿痹缓风，及《指迷方》于本方加甘草用苍术，名术附汤，以治寒湿，俱足互征此证之为表寒矣。先兄曰："附子之性，雄悍燥热，散沉寒，壮元阳，生则其力特猛，救里阳乎垂脱之际，炮则其性稍缓，走表分以温经逐寒。"前辈所辨，殊属乖舛错杂，此言能发未逮之秘，但率意论之，似治表宜力猛，治里宜性缓，此殊不然。盖里虚骤脱，非急救则不可，所以用生附，寒湿缠绵，过发则无功，所以用炮附也。

山田氏云：仲景氏之用附子，其与干姜配者皆生用，四逆、通脉四逆、白通加猪胆汁、茯苓四逆、干姜附子诸剂是也。其与他药配者，皆炮用，附子汤、真武汤、麻黄附子细辛汤、麻黄附子甘草汤、甘草附子汤、桂枝附子汤、桂枝加附子汤、桂枝去芍药加附子汤、芍药甘草附子汤、附子泻心汤是也。生用者其证皆急，炮用者其证皆缓，可见生则峻烈，炮则和缓，疗体本自有别矣。

《成绩录》云：一男子，两脚疼痛，不得屈伸，手足寒，腹拘挛，食颇减，羸瘦尤甚，时时痔血二三升，他无所苦。先生令服附子汤，疼痛退，拘挛缓，食亦进，能行步，唯余痔血，乃投黄连解毒散而止。

《古方便览》云：一僧，年三十六，请余诊治，曰："贫道二十前后，尝患淋浊二三年，愈后诸证杂出，既而腰已下冷，如在冰雪中，虽盛夏，必重絮衣覆其上，每发时，心腹疼痛，不可近手，腰脊痉痛，不得反侧，甚则不能息，又忽忽少气，终夜卧不安席，大抵每夜必发，且自幼龄有痔漏，每遇寒暄乃发，自初患至今，经十四年。"余诊之，心下悸而痞硬，腹皮拘挛，乃饮以附子汤及平水丸，时时以紫圆攻之，服之半岁许，诸证痊瘳。

又云：一妇人，年五十有余，患胸痹，饮食无味，身体尪羸，半岁许不愈。余诊之，心下痞硬，心悸，小便少，即作人参汤及三黄丸饮之，服之二十余日，未见其效，病者欲其速愈也，乃召他医。医视之，率尔灸脐旁，忽心腹切痛，下利数十行，臭秽不可近，殆至于死。于是复召余，乃以大承气汤下之，五六日，诸证顿退，饮食倍于前日，居七八日，小便不利，遍身洪肿，心下痞硬，腹皮拘挛，余又用附子汤及平水丸，服之三十日，诸证痊愈。

又云：一男儿十岁，脊梁曲而伛偻，两脚挛急不能起，已二年，余作此方及紫圆饮之，两月而痊愈。

少阴病，身体痛，手足寒，骨节痛，脉沉者，附子汤主之。

《王函》注云：沉一作"微"。

《金鉴》云：身体痛，表里俱有之证也，如太阳病，脉浮发热恶寒，身痛，手足热，骨节痛，是为表寒，当主麻黄汤发表以散其寒。今少阴

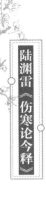

病，脉沉无热恶寒，身痛，手足寒，骨节痛，乃是里寒，故主附子汤温里以散寒。

渊雷案：表寒里寒，未析，当云外感之寒，阳虚之寒。盖太阴乃为里寒，少阴则表里俱寒，且为正气自寒，非若太阳之祛病向外，可以目为外寒也。

少阴病，下利便脓血者，桃花汤主之。

汪氏云：下利便脓血，协热者多，今言少阴病下利，必脉微细但欲寐，而复下利也。下利日久，至便脓血，乃里寒而滑脱也。

钱氏云：见少阴证而下利，为阴寒之邪在里，湿滞下焦，大肠受伤，故皮拆（案：当是坼字）血滞，变为脓血，滑利下脱，故以温中固脱之桃花汤主之。

元坚云：便脓血，非真有如肠痈之脓血杂下，盖肠垢与血同出者。《巢源》痢候，有脓涕及白脓如涕语，可征。

渊雷案：此条似痢疾，又似伤寒，注家不敢质言，唯山田谓便脓血三条，并系今之痢疾，绝非伤寒。余谓桃花汤既治痢病，亦治伤寒，山田说非是。其证候为虚寒而带血，多滑脱失禁，少里急后重。盖传染性赤痢，虽属杂病，亦是急性热性病，其药法亦不离伤寒矩矱，故其虚寒者，亦得称少阴，而伤寒之寒利，滑脱带血者，亦得称脓血也。利至滑脱，则所下者非复稀粪，多胶黏之物，故谓之脓，此即后人所谓肠垢，乃黏液及肠黏膜之上皮细胞等混合而成。亦有下真脓者，作秽褐色，其臭如鱼腥刺鼻，所谓坏疽性粪便是也。桃花汤治肠窒扶斯之肠出血，余早有此理想，一九三○年之秋，得实验而效。盖肠窒扶斯病人，患肠出血者，以西医所统计，不过百分之四，乃至百分之七，本不多见，故自来治伤寒者，皆不论列。而桃花汤之一部分效用，为之湮没不彰，可慨也。肠出血多见于肠窒扶斯之第二、第三星期，正值阳明时期，肠将出血，则突变为少阴证，颜面失色，四肢厥冷，脉数疾而弱，罹此者多不救，甚则血未及排出而死，亦有绝无外证，猝然而死，死后解剖，始知其死于肠出血者。余所治，系三十余岁妇人，先服单方签方等不愈，往诊时，腹微痛，下溏粪及黏液，杂以鲜红血星，舌苔非常垢腻，脉非常沉数，手足微冷，胸腹有白色小水泡，细视始见，俗所谓白㾦也，与桃花汤加附子、阿胶，增干姜至三钱，两服血止，调治十日，杖而后起。此病虽无细菌诊断，以证明其为肠窒扶斯，然询其经过证候，全是中医所谓湿温证，知是肠窒扶斯无疑，肠出血少见。余所治，迄今（一九四〇）不足十人，故附记于此。又案：铁樵先生谓："钱注大肠受伤，皮拆血滞，与肠穿孔无别，足以误人。又谓黑粪中有星星血点者，即是肠穿孔，其有非胶黏之鲜血并下者，尤其是肠穿孔确证。"今案肠穿孔与肠出血，是两事，不过穿孔者无有不出血，出血者不必皆穿孔耳。先生所说肠穿孔之征候，实是肠出血，其虚寒滑脱者，正是桃花汤所主，不审先生何以致误也。出血间或可救，穿孔无有不死。据统计，出血者甚少，穿孔则尤少，不过百分之三，余所遇，迄今不过三数例。

桃花汤方

赤石脂（一斤，一半全用，一半筛末） 干姜（一两） 粳米（一升）

上三味，以水七升，煮米令熟，去滓，温服七合，内赤石脂末方寸匕，日三服。若一服愈，余勿服。

尾台氏云：按干姜分量甚少，可疑。《外台》载阮氏桃花汤，作赤石脂八两，粳米一升，干姜四两，余多用此方。

《肘后方》云：疗伤寒若下脓血者，赤石脂汤方。赤石脂二两，碎，干姜二两，切，附子一两，炮，破。上三味，以水五升，煮取三升，去滓，温分三服，脐下痛者，加当归一两，芍药二两，用水六升。渊雷案：此明言伤寒，当即肠窒扶斯之肠出血矣。肠出血之证候，必亡阳虚脱，故必用附子。

《外台秘要》云：崔氏疗伤寒后赤白滞下无数，阮氏桃花汤方，赤石脂八两，冷多白滞者，加四两，粳米一升，干姜四两，冷多白滞者，加四两，切。上三味，以水一斗，煮米熟，汤成去滓，服一升，不差复作，热多则带赤，冷多则带白。

《方极》云：桃花汤，治腹痛下利（四字据《类聚方集览》补，《全集》无），便脓血者。

《方机》云：下利便脓血者，腹痛，小便不利，下利不止者。

方舆輗云：脓血痢久不止者，便脓血，痛在小腹者，用此方良。盖

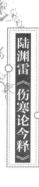

脓血痢，有阴证阳证之别，阳则柏皮汤，白头翁加甘草阿胶汤，阴则桃花汤。凡痢疾，痛在小腹者，纵里有热，亦宜赤石脂、阿片之类止之为良（汤本氏云：诚有里热，虽痛在小腹，亦不宜石脂、阿片）；若热势大减，不渴，只脓血甚者，用桃花汤；其脓血不甚，而下利尚不止者，宜赤石脂禹余粮汤（案：辨桃花赤禹二汤之异极是）。若柏皮汤证误用桃花赤禹，则更增腹满，而或为肿气，或为块，或为痿躄鹤膝，宜细审无错，是余所经验也。后阅《本事方》，亦载此事，宜参看之。《本事方》用丸，余试之，其效钝，当从大论用汤。

又云：痢疾经久入阴证者，若痛在大腹，是理中、四逆、白通等汤所主，不可用赤禹之类。又，经久而肠不滑，只下真脓血者，桃花汤之正证也。平常下血，无脓无痛，以此为辨，下重一证，亦有里寒者，不可概以为热证（案：此说极是。若见后重，必与通利药，误人多矣）。盖痢有始终无痛者，此当决其宜驱毒，抑宜止利。其宜止者，后重而遗尿者也，大概阳证，赤物多，白物少；里寒之赤石脂证，则多带白物，是所谓肠滑而不后重者也。

《类聚方广义》云：痢疾累日之后，热气已退，脉迟弱或微细，腹痛下利不止，便脓血者，宜此方。若身热脉实，呕渴里急后重等证犹存者，当先随其证，以疏利之剂，驱逐热毒，荡漆肠胃，若执腹痛下利便脓血之证，以用此方及禹余粮汤等，譬犹启门养盗，其变宁可测乎？学者思之。

《方函口诀》云：此方《千金》为丸用之（案：《千金》治下冷脐下搅痛，以其不用粳米不录），极便利，脓血下利，非此方不治。若有后重者，非此方所主，宜用白头翁汤（案：此言其大概耳）。后重而痛在大腹者，用之为害更甚。

张志聪《伤寒宗印》云：石脂色如桃花，故名桃花汤，或曰即桃花石。成氏云：涩可去脱，赤石脂之涩，以固肠胃，辛以散之，干姜之辛，以散里寒，粳米之甘，以补正气。吴仪洛《伤寒分经》云：服时又必加末方寸匕，留滞以固肠胃也。

渊雷案：观诸家用法，皆不过曰下利脓血，似不知有伤寒肠出血者，唯《肘后》揭出伤寒，葛仙翁自是不凡。盖肠出血本属罕见之证，我国人病伤寒者，多便难，不若欧西人之多下利，中医之治法，又兢兢戒下早，不若西医之动辄通便，故我国人患肠出血者尤少，遂致肠出血之治方，无人讨索。近人业西医者，以肠出血必在伤寒之第二、第三星期，适当阳明之候，因谓大论下法，不适于肠窒扶斯，其言固可资借镜，然大论汗下诸法，视证候，不视日期，阳明下证，与肠出血之少阴证，阴阳迥别，无庸葸葸过虑也。西医治肠出血，药物则阿片以制止肠蠕动，副肾精以止血，看护则绝对静卧，且令绝食，法虽不同，然欲令肠部安静，则与桃花汤无异。余之臆测，肠得寒药则蠕动盛，得温药则蠕动减，干姜之温，所以抑制肠蠕动，石脂不但止血，《本草》亦言气味大温，则亦有抑制肠蠕动之效，以此二味治肠出血，谁曰不宜？余初用时虽出尝试，自谓非幸中也。

少阴病，二三日至四五日，腹痛，小便不利，下利不止，便脓血者，桃花汤主之。

腹痛，小便不利，下利不止，便脓血，为痢疾通常证候，故注家多以为痢疾，冠以少阴病者，明其病属虚寒也。腹痛，因肠管内壁糜烂，又受痢毒刺激之故，其痛不剧，若按其腹，至糜烂处辄拒按，然无坚块应手，与实痛异。小便不利，因下利频数之故，未必是伤津矣。二三日至四五日，似无深意，二三日以下二十字，与下文真武汤证同，然真武不治脓血，本方不治咳，易知其辨。山田氏以为叔和剿窃真武汤条，加以"便脓血"三字，殆非笃论矣。

少阴病，下利便脓血者，可刺。

钱氏云：不曰刺何经穴者，盖刺少阴之井荥俞经合也。

汪氏云：《补亡论》常器之云："可刺幽门交信。"

渊雷案：刺灸之法，通治诸病，病必有可刺之穴，犹之病必有可服之方也。今云下利便脓血者可刺，似他证不可刺者，且大论专用方药之书，而特出一条云可刺，又不言刺某穴，疑是后人所掺，非仲景语也。

少阴病，吐利，手足逆冷，烦躁欲死者，吴茱萸汤主之。

逆冷，成本作"厥冷"。

山田氏云：少阴病，以无热恶寒脉微细言之（案：此说太拘少阴，盖

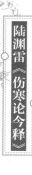

谓手足逆冷耳）。吐利逆冷，烦躁欲死，已见里证也。盖少阴兼厥阴者，如不合病，则是并病已。阳明篇云："食谷欲呕者，吴茱萸汤主之。"厥阴篇云："干呕吐涎沫头痛者，吴茱萸汤主之。"此条以呕为主者，谞矣。若原其因，则胃中虚寒，而饮水瘀蓄，阳气为是被闭，因乃厥逆者也。渊雷案：吴茱萸汤证，为胃肠局部之寒，非全身虚寒，当属太阴，非少阴也。

尾台氏云：吐利，手足厥冷，烦躁欲死者，与四逆汤证相似而不同。四逆汤主下利厥冷，此方主呕吐烦躁，是其别也。又治脚气冲心，烦愤呕逆闷乱者。

餐英馆《治疗杂话》云：吐利，手足厥冷，烦躁欲死者，吴茱萸汤主之。其证似与四逆汤证无异，然四逆汤证，元气飞腾，元阳欲绝，故内外彻冷，腹软而心下不痞塞；吴茱萸汤证，虽足手厥冷，而不甚恶寒，心下必有痞塞之物，二证固不同也。夏月霍乱吐泻之症，有吐利后手足厥冷烦躁者，世医辄以为虚寒，连进四逆、附子理中等药，烦躁益甚，不知心下膨满痞塞者，非虚寒证，宜用吴茱萸汤。盖吴茱萸之苦味，压心下之痞塞，则阴阳通泰，烦躁已，厥冷回，此余新得之法。但以心下痞塞，手足指表寒冷为标准，可也。此证黏汗出者，为脱阳，非附子不治。若夏月通常之薄汗，仍是吴茱萸证。服汤后，烦躁除，厥回，心下之痞亦十开七八，而痞未尽除者，宜《活人书》枳实理中汤。凡吐泻后心下痞者，枳实理中汤为妙，即理中汤加枳实也。

《续建殊录》记一病人初患头痛，次日，腹痛而呕，手足厥冷，大汗如流，正气昏冒，时或上攻，气急息迫，不能言语。先生与吴茱萸汤，诸证顿除，既而困倦甚，四肢掷席，乃更与当归四逆加吴茱萸生姜汤，经数日而瘳。

《成绩录》云：一男子，猝然如狂，捧头踊跃，如头痛状，不能言语，干呕，手足微冷，目闭，面无血色，旋转室中，不得少安，先生与吴茱萸汤，五六帖而痊愈。

少阴病，下利咽痛，胸满心烦，猪肤汤主之。

心烦下，成本有"者"字。

山田氏云：满，懑也，胸满心烦，谓胸中忧忧而困，心中郁郁而热也，皆上焦有热之候，权与猪肤汤，以治其标也。此是少阴异证，而胸中有假热者，非芩连苦寒所宜，是以用猪肤白蜜白粉等，其性平而能解热者，以调中解热也。下利咽痛，通脉四逆汤亦有之证，宜参考。

猪肤汤方

猪肤（一斤）

上一味，以水一斗，煮取五升，去滓，加白蜜一升，白粉五合，熬香，和令相得，温分六服。

山田氏云：猪肤即猪肉，《本草》明称性平解热毒，白粉即米粉，"熬香"二字，特于白粉言之。

渊雷案：猪肤汤，即是猪肉汤拌炒米粉，和以白蜜者，特粉少汤多，仅如稀糊耳，滑润而甘，以治阴虚咽痛，其咽当不肿，其病虽虚而不甚寒，非亡阳之少阴也。

《张氏医通》云：徐君育，素禀阴虚多火，且有脾约便血证，十月间患冬温，发热咽痛，里医用麻仁、杏仁、半夏、枳、橘之属，遂喘逆倚息不得卧，声飒如哑，头面赤热，手足逆冷，右手寸关虚大微数，此热伤手太阴气分也（案：此等案断有如梦呓，而有人最喜套用，观其用药，不应便知无谓）。与葳蕤、甘草等药，不应，为制猪肤汤一瓯，令隔汤顿热，不时挑服，三日声清，终剂而痛如失。

少阴病，二三日，咽痛者，可与甘草汤，不差者，与桔梗汤。

赵刻本不差下夺"者"字，今据《玉函》、成本补。二汤所治，盖急性喉炎，其主证为声音之变化，语音钝浊粗糙，甚则嘶嗄，喉头自觉灼热干燥而痒痛，初时干咳，继乃出白色混浊痰，终则黄厚若脓。在小儿，则夜间突发重剧症状，喘鸣息迫，咳声如犬吠，极似白喉风，然饮以温汤热乳，少顷即轻快，次夜复发。此病以喉镜检视，喉头黏膜红肿特甚，常有黏液脓汁附着其上，或凝固而成所谓义膜，则外表颇似白喉（实扶的里），其异于白喉者，为不发热（发热者甚少），为声暗咳剧，为小儿危险证候之易消散，及复发，用甘草者，缓其急迫痒痛，用桔梗者，排其黏液脓汁

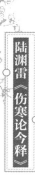

也。此非真少阴病，故不用少阴药。又案：俗传白喉忌表，即指此种喉炎，非指实扶的里，铁樵先生等力持白喉当表，则指实扶的里，非指少阴咽痛，中医以病名不统一之故，腐鼠为璞，常令闻者眩惑，余谓整理中医学，当从事于古方主疗之证候，而弃置其病名理论，诚不得已也。白喉忌表之书，误毙实扶的里甚多，不可不察，由病理以论治法，实扶的里之菌毒漫延全身，故宜麻杏甘石取汗。喉炎不过局部病变，故但取甘桔之缓急排脓，心知其故，自然不惑群言。又本方及麻杏甘石汤之甘草，皆可用甘中黄。

甘草汤方

甘草（二两）

上一味，以水三升，煮取一升半，去滓，温服七合，日二服。

丹波氏云：单味甘草汤，功用颇多。《玉函》经：治小儿撮口发噤，用生甘草二钱半，水一盏，煎六分，温服，令吐痰涎，后以乳汁点儿口中（案：此治小儿急性喉炎，与西法正合）。

《千金方》：甘草汤，治肺痿涎唾多，心中温温液液者（参看《金匮要略今释》肺痿篇）。又，凡服汤呕逆不入腹者，先以甘草三两，水三升，煮取二升，服之得吐，但服之不吐，益佳，消息定，然后服余汤，即流利，更不吐也，此类不遑枚举也。

《得效方》云：独胜散（即本方），解药毒蛊毒，虫蛇诸毒。

《外台秘要》云：近效一方（即本方），疗赤白痢日数十行，无问日数老少。

《锦囊秘录》云：国老膏（甘草一味熬膏），一切痈疽将发，预期服之，能消肿逐毒，不令毒气内攻，功效不可具述。

《圣济总录》云：甘草汤，治热毒肿，或身生瘭浆，又治舌卒肿起，满口塞喉，气息不通，顷刻杀人。

《方极》云：甘草汤，治病逼迫，及咽急痛者。

《方机》云：治急迫而咽痛者。

《类聚方广义》云：凡用紫圆、备急圆、梅肉丸、白散等，未得快吐下，恶心腹痛，苦楚闷乱者，用甘草汤，则吐泻俱快，腹痛顿安。

《青囊琐探》云：甘草主治缓急和胃，协和诸药，解百药毒，人所知也，但未有知以此一味治他病者。凡小儿啼哭，逾时不止，以二钱许浸热汤，绞去滓，与之，即止。又，初生牙小儿，咽喉痰壅，声不出者，频与生甘草，如前法。又，伤寒经日，不省人事，谵语烦躁，不能眠者，每服五六钱，煎汤，昼夜陆续与之，有神效，此取《本经》所谓主治五脏六腑寒热邪气者也。其他，发癫疾搐搦上窜，角弓反张者，及呕吐不止，汤药入口即吐，用半夏、生姜、竹茹、伏龙肝之类而益剧者，用之有奇效，不可不知也。

桔梗汤方

桔梗（一两）　甘草（二两）

上二味，以水三升，煮取一升，去滓，分温再服。

赵刻本分温作"温分"，今依《玉函》、成本、《千金翼》改。

《肘后方》云：喉痹传用神效方，桔梗，甘草炙（案：当生用）各一两，上二味，切，以水一升，煮取服，即消，有脓即出。

《圣惠方》云：治喉痹肿痛，饮食不下，宜服此方。桔梗一两，去芦头，甘草一两，生用，上件药，都锉，以水二大盏，煎至一大盏，去滓，分为二服，服后有脓出即消。

《和剂局方》云：如圣汤（即本方），治风热毒气，上攻咽喉，咽痛喉痹，肿塞烦闷，及肺壅咳嗽，咯唾脓血，胸满振寒，咽干不渴，时出浊沫，气息腥臭，久久吐脓，状如米粥，又治伤寒咽痛。

《圣济总录》云：散毒汤（用桔梗、甘草各二两），治喉痹肿塞。

《备预百要方》云：喉闭，饮食不通，欲死，方（即本方）兼治马喉痹，马项长，故凡痹在项内不见处，深肿连颊，壮热，吐气数者，是也。

《医垒元戎》云：仲景甘桔汤例，仁宗御名如圣汤，治少阴咽痛。炙甘草一两，桔梗三两，上粗末，水煎，加生姜煎亦可，一法加诃子皮二钱煎，去渣饮清，名诃子散，治失音无声。渊雷案：失音无声，急性喉炎之特征也，原文有加味法，文繁而不切要，故不录。

《证治准绳》云：痘疮初出咳嗽，到今未愈者，是肺中余邪未尽也，宜甘桔汤（即本方）。

《方极》云：桔梗汤，治甘草汤证而有脓，或黏痰者。

《类聚方》云：黏痰如脓者，主之。

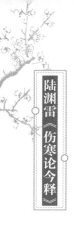
《方机》云：桔梗汤，治咽痛者，咽中肿，不能饮食者（应钟），肺痈（应钟），痈疽（伯州或梅肉初发宜灸），诸肿有脓者（伯州梅肉）。

山田氏云：二方甘草皆生用而不炙，宜熟察焉，《外台》甘草汤方，亦无炙字。按甘草汤以下治咽喉五方，盖杂病论中之方，不可独属少阴病也，想因前条有咽痛一证，叔和氏遂以咽痛为少阴一候，妄冠少阴病三字，以附载于此已，非谓不为仲景氏方也。

少阴病，咽中伤生疮，不能语言，声不出者，苦酒汤主之。

此似比前条重一等，咽喉腐烂者，故云咽中伤生疮欤，声不出，亦是喉炎耳。余尝试用于猩红热咽痛不可忍者，得意外奇效。

苦酒汤方

半夏（洗，破如枣核大，十四枚）　鸡子（一枚，去黄，内上苦酒，著鸡子壳中）

上二味，内半夏，著苦酒中，以鸡子壳置刀环中，安火上，令三沸，去滓，少少含咽之，不差，更作三剂。

枣核大，赵刻本夺"大"字，今依《玉函》、成本补。上苦酒，《玉函》无"上"字，《千金翼》作"上好苦酒"。著，《玉函》作"于"。煮服法中"著"字，《玉函》无，又无"三剂"二字。

丹波氏云：案《活人书》，苦酒，米醋是也（案：《圣惠》作"醋"），盖原于《本草》陶注。考《本草》，醋也，醯也，苦酒也，并为一物。

陶云：以有苦味，俗呼苦酒。

元坚云：刀环，刀即古钱，今犹传世，其形狭长，柄端有环，以安鸡卵，甚适好。

渊雷案：《圣济总录》云，放剪刀环中，盖宋时古刀币已难得，故用剪刀环，此不过持鸡子壳以就火，初不拘刀币剪刀也。又案：《外台》《圣惠》《圣济》，并载此方。《圣济》云：鸡子去黄留白，留白则鸡子所中空，但有一卵黄子地位，安能容半夏十四枚，更安能容苦酒耶？《外台》云："去中黄白。"《圣济》云："出黄白当是，盖但用空鸡子壳也。然一壳之中，仍不能容半夏十四枚，如枣核大十四枚，疑是已破之半夏细粒十四枚，非整个半夏十四枚。《外台》作"半夏末方寸匕",《圣济》作"半夏一七枚,破如棋子大"皆近是。此方用鸡子壳煮,不知何所取义,方意亦难解。《金鉴》谓蛋清敛疮,钱氏谓优人啖生鸡子,声音即出,亦此方之遗意。不知蛋清已去,实无敛疮之效,假令不去,已煮之三沸,亦不得与生鸡子等视矣。

少阴病,咽中痛,半夏散及汤主之。

浅田氏云:咽痛者,谓或左或右一处痛也,咽中痛者,谓咽中皆痛也(案:此说本《金鉴》,然《外台》此条作咽喉痛),甚则痰涎缠于咽中,不得息,或咽中伤,生疮,滴水不下,不急治,则必死,即俗所谓急喉痹、走马喉风,皆言其速也。其证属少阴,盖少阴者,里之本源,咽喉者,里之窍口,其位深且急也,是故虽有一二表证,见咽痛一候,直以救其里为法。若徒攻其表,则愈攻愈剧,遂令咽喉秘闭腐烂,谷气绝而毙。本论不载之太阳,而载之少阴,抑亦有深意存焉。

渊雷案:此方所治,当是急性咽炎,腭扁桃及周围炎等病。急性咽炎之外证,与白喉(实扶的里)绝相似,唯预后佳良,不若白喉之危险。浅田氏谓不急治则必死者,乃白喉耳,白喉似非本方所主,然浅田为日本学验俱优之良工,记之以俟试效。

又云:甘草汤、桔梗汤曰咽痛,半夏散及汤曰咽中痛,半夏苦酒汤曰咽中伤生疮,则皆主咽痛者也。盖咽痛有轻重,轻者不必肿,重者必大肿。是以咽痛不肿之轻者,为甘草汤,其大肿之重者,为桔梗汤;不但肿,或涎缠咽中,痛楚不堪者,为半夏散及汤、苦酒汤。

半夏散及汤方

半夏(洗) 桂枝(去皮) 甘草(炙)

上三味,等分,各别捣筛已,合治之,白饮和服方寸匕,日三服。若不能散服者,以水一升,煎七沸,内散两方寸匕,更煮三沸,下火令小冷,少少咽之。半夏有毒,不当散服。

"半夏有毒,不当散服"八字,《玉函》、成本并无之,是。

《活人书》云:半夏桂枝甘草汤(即本方作汤入生姜四片煎服),治伏

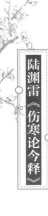

气之病，谓非时有暴寒中人，伏气于少阴经（案：温热家谬说所由来也），始不觉病，旬月乃发，脉便微弱，法先咽痛，似伤寒，非咽痹之病，次必下利，始用半夏桂枝甘草汤主之，次四逆散主之，此病只二日便差，古方谓之肾伤寒也。渊雷案：咽痛，似伤寒，二日便差，显然为急性咽炎，唯下利一笑证可疑耳。

《方极》云：半夏散及汤，治咽喉痛，上冲急迫者。

雉间焕云：喉痹，肿痛甚而汤药不下，语言不能，或为痰涎壅盛之状者，主之。渊雷案：合观雉间、浅田之说，则喉痹痰壅之证，正气衰，不堪白散者，宜此方，此所以系之少阴欤。

《方函口诀》云：此方宜冬时中寒，咽喉肿痛者，亦治发热恶寒，此证冬时多有之，又后世所云阴火喉癣之证（汤本云喉头结核也）。上焦虚热，喉头糜烂，痛不可堪，饮食不下咽，甘桔汤及其他诸咽痛药不效者，用此辄效。古本草载桂枝治咽痛之效，合半夏之签（疑辛字之误）辣，甘草之和缓，其效尤捷。渊雷案：一般医生治咽痛，例用玄参、生地等甘寒药，若半夏之燥，桂枝之温，视为大禁。语以仲景方，则云古今人体质不同，古方不合今病也，然浅田氏近时人，而其言如此，岂谓我国有古今之变，而日本独不变耶？

少阴病，下利，白通汤主之。

此证似四逆汤证，而有头痛巅疾者，其方即四逆汤以葱白易甘草也，葱白治面目浮肿，伤寒头痛，见《本经》《别录》。

山田氏云：由下条考之，此条下利下，脱"脉微者"三字，其方亦脱"人尿五合"四字，俱当补之。按三阴病下利，有大同小异数证，不可不详也。凡三阴病，寒邪纵肆，阳气为是所郁闭，下利脉微者，乃白通汤所主也，其剧者，白通加猪胆汤所主也；寒邪太盛，阳气虚脱，下利清谷者，四逆汤所主也，其剧者，通脉四逆汤所主也；若夫真武汤，则有水气而下利者，乃用之。白通之用葱白，加猪胆，而不取甘草，岂非为闭之故乎？四逆之一主扶阳，岂非为脱之故乎？真武之用苓术，岂非为水之故乎？

白通汤方

葱白（四茎）　干姜（二两）　附子（一枚，生，去皮，破八片）

上三味，以水三升，煮取一升，去滓，分温再服。

附子一枚生，《玉函》、成本，生下并有"用"字。

《肘后方》云：白通汤，疗伤寒泄利不已，口渴，不得下食，虚而烦。方，即本方用葱白十四茎，干姜半两，更有甘草半两，炙。

《方极》云：白通汤，治下利腹痛，厥而头痛者（据汤本氏所引）。

《类聚方》云：当有气逆证。

山田氏云：白通即人尿之别称，此方以人尿为主，故云白通汤也。

渊雷案：下条之方，但云白通加猪胆汁，而方中有人尿，故山田谓本方亦有人尿。然白通汤用人尿者，唯山田、浅田（《勿误药室方函》）二人，且加猪胆汁汤方后云，若无胆亦可用，则彼方但加人尿，知此方本无人尿也。又案：人尿秽物，西医常持以致诮，雉间焕代以水银或黄金水，《发秘》代以竹沥，渡边熙代以化学制成之尿素，汤本竟不用人尿，然病笃危急之际，苟有益于救疗，岂可以其臭秽而忌之，但须注意供尿之人无传染病及肾脏病耳。呕血盈盆者，饮人尿则立止，他药莫能及。知人尿治厥逆独优，白通汤加之，盖治头痛干呕也。

少阴病，下利脉微者，与白通汤。利不止，厥逆无脉，干呕烦者，白通加猪胆汁汤主之。服汤脉暴出者死，微续者生。

此是阳亡而津不继者，胃中无黏液以自濡，故干呕而烦也。人尿、猪胆，所以润燥降逆，旧注以为反治反佐，盖非是。

《伤寒类方》云：暴出乃药力所迫，药力尽则气仍绝，微续乃正气自复，故可生也。前云其脉即出者愈（后通脉四逆汤下之文类方次在前，故曰前云），此云暴出者死，盖暴出与即出不同。暴出，一时出尽，即出，言服药后少顷即徐徐微续也，须善会之。

山田氏云：其脉暴出者，犹油尽将灭之灯，一被挑剔，忽明而终灭，故为死征。若其微续渐出者，犹为霜雪所抑屈之草，得春阳之气，徐徐甲坼，故为生也。

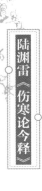

雉间焕云：服汤脉暴出者死，实尔实尔，不独此方尔，诸厥逆脉伏者，服汤后微续渐出者，嘉兆也。

白通加猪胆汁汤方

葱白（四茎）　干姜（二两）　附子（一枚，生，去皮，破八片）　人尿（五合）　猪胆汁（一合）

上五味，以水三升，煮取一升，去滓，内胆汁、人尿，和令相得，分温再服。若无胆，亦可用。

《名医方考》云：白通加人尿猪胆汁汤，久坐湿地伤肾，肾伤则短气腰痛，厥逆下冷，阴脉微者，宜此方。

《方极》云：白通加猪胆汁汤，治白通汤证而厥逆干呕烦躁者（据汤本氏引）。

《餐英馆治疗杂话》云：大吐泻后，面目无神，虚寒厥冷，其冷发自指里，心下膨满烦躁，夏月霍乱，亦间有此等证。脉微欲绝，或全绝，世医虽知用附子、理中等回阳之药，而忘治其心下之膨满，故投药不效。此时用此方，胜参附理中十倍。大吐泻后，心下所以痞塞者，以脾胃暴虚，虚气与余邪搏结，聚于心下故也。用此方，以附子、干姜回阳，猪胆压痞塞，葱白温下元，人尿之镇坠下行，引肾中欲飞腾之阳气归源。一方而四能备，仲景制方之精如此。此方不但治霍乱吐泻，凡中风卒倒，小儿慢惊，其他一切暴卒之病，脱阳之证，皆建奇效，要以心下痞塞为标准耳。

少阴病，二三日不已，至四五日，腹痛，小便不利，四肢沉重疼痛，自下利者，此为有水气，其人或咳，或小便利，或下利，或呕者，真武汤主之。

《千金》及《翼》作"玄武汤"。尾台氏云：《玉函》，或小便利，作"或小便自利"。按：或下利，当作"或不下利"，否则与上文自下利之语不相应（惟忠、山田说同），且或以下四证，亦皆本方所治也（案：此暗驳方后加减法无理也）。

山田氏云：不已者，谓其病不瘥，示前药无效之辞。腹痛以下，皆属有停水之证，或以下，皆是兼证，言或如是者与否者，皆在一真武汤所得而疗也。按：太阳病有水气者，桂枝加白术茯苓汤、五苓散、小青龙汤所主也。今此证少阴病而有水气，故附子为主，以疗少阴证，芍药以止腹痛，白术、茯苓、生姜三味，以利停水也。此方亦治太阳病发汗后仍发热，心下悸，头眩身瞤动，振振欲擗地者（太阳中篇八十七条），亦以汗后中虚而饮水停蓄故也。此方名真武者，以附子色黑也，方名本曰玄武汤，宋版改作真武，避讳也。

真武汤方

茯苓（三两）　芍药（三两）　白术（二两）　生姜（三两切）　附子（一枚，炮，去皮，破八片）

上五味，以水八升，煮取三升，去滓，温服七合，日三服。若咳者，加五味子半升，细辛一两，干姜一两；若小便利者，去茯苓；若下利者，去芍药，加干姜二两；若呕者，去附子，加生姜，足前为半斤。

白术，《外台》作"三两"，为半斤下。《千金翼》更有十一字云：利不止，便脓血者，宜桃花汤。钱氏：汪引武陵陈氏，皆谓加减法非仲景原文，是也。咳加五味辛姜，尚无不可，若去苓芍附，即无以去少阴水气，不得为真武汤矣。

《伤寒绪论》云：不得眠，皆为阳盛，切禁温剂，唯汗吐下后虚脉浮弱者，因津液内竭，则当从权用真武汤温之。渊雷案：亦有干姜附子汤等证，非真武之专主，真武不过举例耳。

《王氏易简方》云：此药不唯阴证伤寒可服，若虚劳人憎寒壮热，咳嗽下利，皆宜服之，因易名固阳汤，增损一如前法。今人每见寒热，多用地黄、当归、鹿茸辈，补益精血，殊不知此等药味多甘，却欲恋膈，若脾胃大段充实，服之方能滋养，然犹恐因时致伤胃气。胃为仓廪之官，受纳水谷之所，五脏皆取气于胃，所谓精气血气，皆由谷气而生，若用地黄等药，未见其生血，谷气已先有所损矣。孙兆谓补肾不如补脾，正谓是也。故莫若以固阳汤调其寒热，不致伤脾，饮食不减，则气血自生矣。

渊雷案：王氏说真武汤之用法，函胡不析，其论甘凉药之败事，则切中时弊。王氏所谓未见生血，谷气已损者也，若以甘凉药治急性热病，小则延长经过，大则横致夭札，其祸尤烈。王氏谓脾胃大段充实，服之方能滋养者，盖消化吸收分泌诸作用，须赖各脏器之力，所谓阴生于阳也。

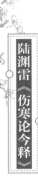

病中消化力大衰，奚能胜滋腻之品，可参看太阳上篇桂枝加附子汤条之解释。

《方极》云：真武汤，治心中躁（一作心下悸），身𥆧动，振振欲擗地，小便不利，或呕，若下利，若拘痛者。

雉间焕云：宜疝家，附子汤同，又治一食一行者（案：谓下利也），附子汤同。

《方机》云：真武汤，治腹痛，小便不利，四肢沉重疼痛，下利或咳或呕者，兼用消块；心下悸，头眩，身𥆧动，振振欲擗地者，兼用应钟；舌上干燥，黑苔生，口中有津液，身热头眩，手足振振，或下利者，兼用紫圆。

《类聚方广义》云：真武汤，治痿躄病，腹拘挛，脚冷不仁，小便不利，或不禁者。

又云：腰疼腹痛恶寒，下利日数行，夜间尤甚者，称为疝痢，宜此方。又久痢见浮肿，或咳或呕者亦良。

又云：产后下利，肠鸣腹痛，小便不利，肢体酸软，或麻痹，有水气，恶寒发热，咳嗽不止，渐为劳状者，尤为难治，宜此方。

《方函口诀》云：此方以内有水气为目的，与他附子剂异。水饮之变，为心下悸，身𥆧动，振振欲倒地；或觉麻痹不仁，手足引痛；或水肿，小便不利，其肿虚濡无力；或腹以下肿，臂肩胸背羸瘦，其脉微细；或浮虚而大，心下痞闷，饮食不美者；或四肢沉重疼痛，下利者，用之有效。方名当从《千金》及《翼》，作玄武。

《医史·撄宁生传》云：宋可与妾，暑月身冷自汗，口干烦躁，欲卧泥水中。伯仁诊其脉，浮而数，沉之，豁然虚散。曰："此为阴盛隔阳，得之饮食生冷，坐卧风露。"煎真武汤冷饮之，一进汗止，再进烦躁去，三进平复如初。

又云：余子元病恶寒战栗，持捉不定，两手皆冷汗浸淫，虽厚衣炽火不能解。伯仁即与真武汤，凡用附子六枚，一日，病者忽出，人怪之，病者曰："吾不恶寒，即无事矣。"

《成绩录》云：京师寺町一僧，年可三十，胸中烦闷，数日，吐下黑血。诊之，脉沉微，腹满小便难，手足浮肿，不仁沉重，大便日二三行，默默不欲饮食，食则停滞胸间，入腹则气急而腹满殊甚，其状如世所谓黄胖病。先生与真武汤，百患悉治。

又云：一妇人，腹痛硬满挛急，时时发热，小便不利，手足微肿，微咳目眩。患之百余日，一医投大柴胡汤，诸证日甚，热亦益炽。先生诊之，与以真武汤，一二日，热退利止，经五六日，小便快利，肿随去，食亦进，腹不痛，目不眩，但硬满挛急如故，兼以当归芍药散，诸证痊愈。

《古方便览》云：一男子，年四十二岁，患下疳疮，后左半身不遂，手足颤掉欲掷地，且兼痫，十日五日必发，食则须人代哺，仰卧蓐上，已三年矣。余诊之，自少腹至心下硬满，心悸拘挛，乃作此方及三黄丸与之，时时以备急圆攻之，服之一月所，痫不复发，又作七宝丸，每月服一次，凡七次而痊愈。

《方伎杂志》云：屋张屋某，年四十，乞诊云："二三年来，气分不常，饮食无味，夜不安寐。"诊之，面色青黑，一身无滋润之气，稍有水气，舌色刷白，声嘶气促，脉不浮不沉，但无力如绵，形如游魂行尸，真重患也。余告以病重，使知必死（病人当安慰，不当恫吓），先与真武汤，半岁许，气力稍复，呼吸渐平，声亦渐出，至冬月，觉腰痛，自脚至少腹麻痹，呼吸又急，乃转用八味丸料，通计一年而痊愈。因思病证虽危，尽力治疗，亦或可愈（此论极是，但不可以语持盈保泰之名医耳），医之于术，可不勉乎。

《橘窗书影》云：三笏屋兼吉，行旅后，得温疫，医疗之数十日，不解，微热，有水气，脉沉微，四肢微冷，精神恍惚，但欲寐。余以为病在少阴，因与真武汤加人参（案：即真武附子合方也），二三日，精气大复，微热解，食大进，调理数旬而愈。余每遇如此之证，不论热之有无，与真武加人参，每每奏效。或以为异乎仲师之旨（古方派拘成方之论），余曰："唯其认为少阴，故与真武汤、附子汤少阴之正方耳，况发热一证，俱载真武汤中乎。"（八十五条云其人仍发热）又云：小笠原长信之母，年垂七十，自春至夏，头眩不止，甚则呕逆欲绝，脉沉微，两足微肿，医二三疗之而不愈，余与真武汤，兼用妙香散（《局方》治神经衰弱、盗汗、头眩等证。黄芪、茯苓、茯神、薯蓣、远志、人参、桔梗、甘草、辰砂、麝香、木香）。数日，目眩大减，起居得安。

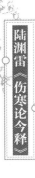

少阴病，下利清谷，里寒外热，手足厥逆，脉微欲绝，身反不恶寒，其人面色赤，或腹痛，或干呕，或咽痛，或利止脉不出者，通脉四逆汤主之。

成氏云：下利清谷，手足厥逆，脉微欲绝，为里寒，身热不恶寒，面色赤，为外热，此阴甚于内，格阳于外，不相通也，与通脉四逆汤散阴通阳。《金鉴》引林澜云：格，拒格也，亦曰隔阳，阴阳隔离也，又曰戴阳，浮于上如戴也。夫真寒入里，阴气未有不盛者，然其剧，不过阳愈微，阴愈盛耳。

渊雷案：四逆汤为少阴主方，本方即四逆汤倍干姜，故下利清谷，手足厥逆，与四逆证同，更有不恶寒、面赤等格阳证，比四逆尤重耳，其或然诸证，亦皆本方所主。腹痛者，肠寒而蠕动亢进也；干呕者，胃中枯燥之故；咽痛者，咽喉枯燥之故，皆阳亡而津不继也；利止脉不出者，因腹痛下利时，肠蠕动亢进而腹腔充血，上肢为之贫血故也。格阳之证，大汗出，手足冷，面赤头热，顷刻毙命，然用药得当，恢复亦易，说详《金匮要略今释》。旧注以为真寒入里，阳微阴盛者，非是。盖体温散尽，机能停息，唯体魄独存耳，非有所谓真寒，亦非所谓阴盛也。夫人身所实，唯在阳气，自丹溪倡滋阴，明清二代医生，相沿畏忌温药，流风所扇，病家知医与否，必自诉内热，愿得凉剂，宁死不悔。陈修园虽沉迷运气，独知回阳为急务，君子不以人废言可也。

通脉四逆汤方

甘草（二两，灸） 附子（大者一枚，生用，去皮，破八片） 干姜（三两，强人可四两）

上三味，以水三升，煮取一升二合，去滓，分温再服，其脉即出者愈。面色赤者，加葱九茎；腹中痛者，去葱，加芍药二两；呕者，加生姜二两；咽痛者，去芍药，加桔梗一两；利止脉不出者，去桔梗，加人参二两。病皆与方相应者，乃服之。

《玉函》无"去葱""去芍药""去桔梗"字，桔梗作"二两"，无"病皆"以下十字，成本同。案：加味法，本是俗师沾附，去葱、去芍药、去桔梗，更出后人所搀。

《方极》云：通脉四逆汤，治四逆汤证，而吐利厥冷甚者（据汤本氏引）。

《方机》云：吐利汗出，发热恶寒，四肢厥冷，脉微欲绝，或腹痛，或干呕，或咽痛者，通脉四逆汤主之。

雉间焕云：此方，干姜君药也，干呕不止者，加粳米。又云：加葱白大有验，不拘面色。

渊雷案：方氏、汪氏、钱氏，皆谓本方当有葱白，如白通之义，唯子炳之言，出于实验，故从之。本方用葱白，不过引通阳气，其续脉之效，当在干姜，干姜温里而收缩肠管，则腹腔之血液，被压以入于浅层动脉，故其脉即出欤。

钱氏云：加减法，揣其词义浅陋，料非仲景本意，何也？原文中已先具诸或有之证，然后出方立治，则一通脉四逆汤，其证皆可该矣，岂庸续用加减耶？况其立意，庸恶陋劣，要皆出于鄙俗之辈，未敢竟削，姑存之，以备识者之鉴云。

少阴病，四逆，其人或咳或悸，或小便不利，或腹中痛，或泄利下重者，四逆散主之。

四逆散，即大柴胡汤去大黄、黄芩、半夏、姜枣，加甘草，其病盖少阳之类证，决非少阴。本条云四逆，旧注以为热厥，然热厥又非本方所能开，本方实治后世所谓肝郁之病，亦治腹痛泄利下重，经文以腹痛泄利下重为或然证，以四逆为正证，复冒以少阴之名，学者注意其用法治验可也。

四逆散方

甘草（炙）　枳实（破，水渍，炙干）　柴胡　芍药

上四味，各十分，捣筛，白饮和服方寸匕，日三服。咳者，加五味子、干姜各五分，并主下利；悸者，加桂枝五分；小便不利者，加茯苓五分；腹中痛者，加附子一枚，炮令坼；泄利下重者，先以水五升，煮薤白三升，煮取三升，去滓，以散三方寸匕内汤中，煮取一升半，温分再服。

各十分，当作"等分"，盖后人沾入加味法，俱用五分，因改等分为

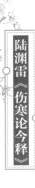
"各十分"耳。柯氏云：加味俱用五分，而附子一枚，薤白三升，何多寡不同若是，不能不疑于叔和编集之误耳。案：加味法，不合仲景药例，本不足信，岂但多寡不侔而已。

和田东郭《蕉窗方意解》云：是亦大柴胡汤之变方也，其腹形专结于心下及两胁下，其凝及于胸中，而两胁亦甚拘急，然少热实，故不用大黄黄芩，唯主缓和心下两胁下之药也，至本论之证，今殊不详，恐是后人之作也。苟能体会全体之腹形，心下胁下之证候，如上文所述者，则四逆厥亦可以此药治之，但与真少阴之四逆厥，脉状腹候大异耳。又，疫病兼痫，甚则谵语烦躁，发呃逆等证，用陶氏散火汤（人参、当归、芍药、黄芩、麦冬、白术、柴胡、陈皮、茯苓、甘草、生姜）之类，无寸效者，用本方即验，固不必用呃逆之药也。唯心下胁下胸中拘急甚，除上述诸证外，有发种种异证者，切勿眩惑，余用此药于疫证及杂病多年，治种种异证，不可胜计，真希世之灵方也。

《类聚方广义》云：四逆散，治痢疾累日，下利不止，胸胁苦满，心下痞塞，腹中结实而痛，里急后重者。

渊雷案：柴胡、芍药，俱能镇静交感神经，本方治神经衰弱之证见于胸胁部（枳实可随证改枳壳），其人不虚者。后世平肝诸方，以此为祖，《局方》逍遥散，其嫡裔也，此亦杂病方耳。

《医学入门》云：祝仲宁，号橘泉，四明人，始周身百节痛，及胸腹胀满，目闭肢厥，爪甲青黑，医以伤寒治之，七日昏沉，弗效。公曰："此得之怒火与痰相搏。"与四逆散加芩连，泻三焦火而愈。丹波氏云：此案本出程篁墩《交集·橘泉翁传》，但不著四逆散之名，云与柴胡、枳壳、芍药、芩、连泻三焦火，明日而省，久之愈。

《蕉窗杂话》云：一贵妇，四十岁，得病十八年，向唯服一医之药，其方皆轻浮之气剂也，其证头痛头眩，郁冒艰于行步，因之面貌细长瘦皱，失其血色，两胫骨立，十年来经水不行，右脐旁有疝块，胁下甚拘挛。予即用四逆散加良姜、牡蛎、刘寄奴，于风市、三里、三阴交诸穴，日施灸火，其间虽有小故，始终不转方，未及期年，胁腹大宽，肌肉充盈，如无病时，头眩郁冒诸证悉除，至冬初，月信亦渐通。

又云：某者，患鼻渊三年，诸医以为肺虚，百治不效，其后于役东武，过京师，求治于予。其人两鼻流浊涕甚多，自言官书甚急，不能久留，予答云："凡疗病，本不能限期日，今此证不然，可径往东武。"与四逆散加吴茱萸、牡蛎，令途中日服三帖，未抵品川，鼻水自止。此证自古以为肺家之病，多用白芷、辛夷之类，又谓风邪后余邪所成，皆无稽之谈也，实由肝火上熏肺部，上下之气隔塞所成耳。

《橘窗书影》云：久留岛伊豫守侯，年十四，气宇闭塞，颜色青惨，身体羸瘦，医以为劳瘵。余诊之，任脉拘急，胸中动悸，自左胁下至鸠尾烦闷，余以为癖疾所为，与四逆散加鳖甲、茯苓。数日，烦闷去，拘急解，气宇大开，唯四肢无力，对物倦怠，因与千金茯苓汤（茯苓、人参、柴胡、麦冬、地黄、桂枝、芍药），数旬而全治。

又云：参政远山信浓守侯，年年患脚气，今年不发，但心下痞塞，任脉拘急，郁闭不堪职事，余与四逆散加吴茱萸、茯苓。数日，腹里大和，然饮食不美，元气颇馁，与柴芍六君子汤（柴芍参夏橘苓术草），元气颇旺，时已免职，恬然静养，不药而愈。

又云：黑田老侯自笑庵，心下痞塞，任脉全拘急，有动气，不得酣寐，时时吐血，医与滋补剂，无效。余诊之曰："非虚证，此肝火所为也，宜和开腹中，清凉肝火。"与四逆散加黄连、茯苓，兼用黄连解毒散，数旬而宿疾渐愈。

又云：唐津侯次女，春来，脊骨六七椎上突起，状如覆杯，胸膈亦高张，气分郁塞，不能作事，腹里拘急，背亦觉强。余与四逆散加钩藤、羚羊角，兼用大陷胸丸，经旬日，胸腹宽快，气色大旺，益进前方，脊骨凹没，身体复故。

少阴病，下利六七日，咳而呕渴，心烦不得眠者，猪苓汤主之。

丹波氏云：此条，视之黄连阿胶汤证，乃有咳呕渴，及小便不利，而大便下利之诸证，所以不同也。又案前条云："少阴病，欲吐不吐，心烦但欲寐，五六日自利而渴者，属少阴也，虚故引水自救，若小便色白者，少阴病形悉具。"小便白者，以下焦虚有寒，不能制水，故令色白也。可知此条下利呕渴心烦同证，而有不得眠及不白之异，乃是寒热分别处。

渊雷案：猪苓汤所治，系湿热证，其病变在膀胱尿道，本是阳明方，

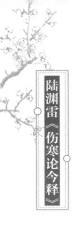

谓之少阴者，殆《内经》、热论家之少阴，即仲景之阳明故欤。丹波引黄连阿胶汤及二百八十五条，证其为少阴，然黄连阿胶汤所治，本非真少阴病，二百八十五条亦非仲景辞气，且既有寒热之异，热者更非少阴明甚。此等体例不纯处，苟非后人掺入，殆仲景撰用旧说耳。山田以猪苓汤为猪肤汤之误，未知是否，存以待考。

少阴病，得之二三日，口燥咽干者，急下之，宜大承气汤。

少阴篇用大承气急下者三条，其病皆是阳明，盖亦热论家之旧文，故称少阴耳。热论五日始入少阴，今二三日已见下证而口燥咽干，故不待日而急下也。三条旧注多以为少阴复转阳明，盖即所谓中阴溜府之病，然既转阳明，则径称阳明可矣。若以其自少阴转来而仍称少阴，则太阳少阳之转入阳明者，仍称之太阳少阳可乎？其为热论家之文可知。又阳明下证，有酷似少阴者，医者遇此，常迷惑失措，今参以腹诊，则确然易知。口燥咽干一证，未可据以急下，必别有可下之脉证腹候，兼见口燥咽干，则津液将竭，当急下存阴耳，以下二条仿此。

舒氏云：少阴夹火之证，复转阳明，而口燥咽干之外，必更有阳明胃实诸证兼见，否则大承气汤不可用也。

少阴病，自利清水，色纯青，心下必痛，口干燥者，急下之，宜大承气汤。（一法用大柴胡）

急，赵刻本作"可"，今据《玉函》、成本改。宜大承气汤，《脉经》作"属大柴胡汤、大承气汤证"。

山田氏云：清，圊也，清水犹言下水，与清谷、清便、清血、清脓血之清同，非清浊之清也。若是清浊之清，则其色当清白，而不当纯青也，注家皆为清浊之清，非矣。心下痛，似结胸而非结胸，盖彼有硬满，而此无硬满，其别可知也。《金鉴》云：自利清水，谓下利无糟粕也，色纯青，谓所下者皆污水也。渊雷案：自利清水，即后人所谓热结旁流也，因肠中有燥屎，刺激肠黏膜，使肠液分泌异常亢进所致。色纯青，则胆汁之分泌亦亢进矣，体液之分泌及排除两皆过速，大伤阴液，急下所以存阴也。

《名医类案》云：孙兆治东华门窦太郎，患伤寒经十余日，口燥舌干而渴，心中疼，自利清水，众医皆相守，但调理耳，汗下皆所不敢。窦氏亲故相谓曰："伤寒邪气，害人性命甚速，安可以不次之疾，投不明之医乎？"召孙至，曰："明日即已不可下，今日正当下。"遂投以小承气汤，大便通，得睡，明日平复。众人皆曰："此证因何下之而愈？"孙曰："读书不精，徒有书尔。口燥舌干而渴，岂非少阴证耶？少阴证固不可下，岂不闻少阴一证，自利清水，心下痛，下之而愈，仲景之书，明有此说也。"众皆钦服。

《古方便览》云：一妇人患伤寒，谵语狂笑，下利清水，日数十行，诸医不能疗。余诊之，腹硬满，按之痛甚，乃作此方，（大承气汤）连进三剂，利即止，诸证并治。

少阴病，六七日，腹胀不大便者，急下之，宜大承气汤。

胀，《脉经》《千金》《千金翼》，并作"满"。

山田氏云：胃中有燥屎也。舒氏云：少阴复转阳明之证，腹胀不大便者，然必兼见舌苔干燥，恶热饮冷，方为实证。

渊雷案：论中急下六条，皆属阳明证，其云少阴者，热论家之驳文也。盖有胃实可下之证，而复有其本条所言之证者，乃当急下，非谓据其本条之证，即当急下也。此乃古人经验之谈，斯时不急下，其变即不可测，学者察焉。又案：阳明篇论大承气之用法，既十分审慎，至急下诸条，又十分明决，此所谓胆欲大而心欲细，不如是不足以为医也。

少阴病，脉沉者，急温之，宜四逆汤。

少阴宜急温，四逆汤为少阴正方，急温自宜四逆汤，是皆理所当然者。然本条主旨，似急温之故在于脉沉，则有可疑者，何则？少阴急证，莫如厥逆下利，及身热面赤之格阳，白通、通脉四逆诸条是也。然其脉微细欲绝，或浮数而虚散（由实验而知），皆不言脉沉，言脉沉者二条，始得发热者，麻附细辛汤，肢厥体痛者，附子汤，其证皆不甚急，今云脉沉宜四逆汤急温，反觉肤廓矣。成氏以为初头脉沉，未有形证，不知邪气所之，将发何病，是急与四逆汤温之，信如所言，则以四逆汤为少阴权用之方，似乎小题大做，又与急温之旨不合。山田以为急温对上三条急下而

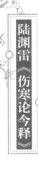

言，若如上三条之证而脉沉者，不可下，当急温，明急下三条，脉皆滑数（以上隐括山田之说），信如所言，则同一证候，有承气四逆之异，而其鉴别，唯在于脉，然大承气证之脉，固多沉迟者，误与四逆，祸不旋踵，斯皆不足为训。唯吉益氏《类聚方》域去本条，诚有所见，非专辄也。

少阴病，饮食入口则吐，心中温温欲吐，复不能吐。始得之，手足寒，脉弦迟者，此胸中实，不可下也，当吐之。若膈上有寒饮，干呕者，不可吐也，当温之，宜四逆汤。

心中，《玉函》作心下。温温，《玉函》作"嗢嗢"，《千金》作"愠愠"。

山田氏云：温温即"愠愠"，古字通用也，当以"愠愠"为正字。"少阴病"三字，以始得之无热恶寒言之，言少阴病，饮食入口，则心下愠愠，欲吐反不能吐，自始得之，手足寒而其脉弦迟者，此为邪气实于胸中。盖邪实于胸中，则阳气为是所闭，而不能通达四末，是以令人手足厥寒，其脉弦迟，如是者，当与瓜蒂散吐之。《素问》所谓："其高者因而越之。"是也。若下之，则于治为逆，故曰不可下也。厥阴篇三百五十八条云："病人手足厥冷，脉乍紧者，邪结在胸中，心下满而烦，饥不能食者，病在胸中，当须吐之，宜瓜蒂散。"盖与本节同因而殊证者耳。若其人手足厥冷，饮食不吐，而唯干呕者，此为膈下（山田改作膈下）有寒饮，盖脾胃虚冷，不能转化水浆之所致，故不可吐，宜以四逆汤急温之，中焦得温而寒饮自散也。

尾台氏云：少阴病，饮食入口则吐云云，疑于调胃承气汤证，故曰不可下也。

渊雷案：此条证候，手足寒，脉弦迟，欲吐干呕，瓜蒂散、四逆汤所同也。其异者，瓜蒂证饮食入口则吐，四逆汤不因饮食而自吐，或干呕，然腹候之虚实，亦自可辨，四逆证固是少阴，瓜蒂证本非少阴，而亦谓之少阴者，殆亦热论五日少阴之谓欤。胸中实而手足寒，旧注皆以为阳气被阻，不得宣越，理固可通，余谓气血抵抗病毒，集中于胸际，故令四肢不温耳。膈上有寒饮，山田据不可吐篇，改为膈下，然寒饮所在，究未能确知。其外证为干呕，则不离膈膜附近耳，正气虚衰，体液之分泌吸收失其平衡，故停为寒饮，用四逆汤恢复正气，则寒饮自散。服姜附剂之证，多瞑眩而吐水，此其验也。尾台氏谓饮食入口则吐云云疑于调胃承气证者，百二十九条云："太阳病过经十余日，心下温温欲吐，而胸中痛，大便反溏，腹微满，郁郁微烦，先此时自极吐下者，与调胃承气汤。"是也。

又案：若膈上五句，疑是后人注文，此君知少阴之不可用吐法，乃不悟热论家之少阴即是阳明，故附注以明少阴之干呕属四逆证尔，理既不谬，不妨存以互勘。

少阴病，下利脉微涩，呕而汗出，必数更衣，反少者，当温其上，灸之。(《脉经》云，灸厥阴，可五十壮)

刘栋云：此寒邪在上焦也，当须灸之以温其上焦也。钱氏云：必数更衣反少者，即里急后重之谓也，当温其上，前注皆谓灸顶上之百会穴，以升其阳。或曰：仲景无明文，未可强解，以意测之，非必巅顶，然后谓之上也。盖胃在肾之上，当以补暖升阳之药温其胃，且灸之，则清阳升而浊阴降，水谷分消，而下利自止矣。灸之者，灸少阴之脉穴，或更灸胃之三脘也，即前所谓当灸之附子汤主之之法。

丹波氏云：温其上灸之，义未详。方氏云：上谓顶百会是也。汪氏云：百会治小儿脱肛久不差，此证亦灸之者，升举其阳也。喻氏、程氏、柯氏、《金鉴》，皆从方说为解。特志聪、锡驹并云：温其上，助上焦之阳，与钱所援或曰之说略同，汪氏又引常器之云灸太冲，郭白云云灸太溪，脉经云灸厥阴俞，俱误也。

舒氏云：此证阳虚气坠，阴弱津衰，故数更衣而出弓反少也（更衣者，古人如厕，大便必更衣，出弓者，矢去也）。曾医一妇人，腹中急痛，恶寒厥逆，呕而下利，脉见微涩，予以四逆汤投之，无效。其夫告曰："昨夜依然作泄无度，然多空坐，醉胀异常，尤可奇者，前阴醉出一物，大如柚子，想是尿脬，老妇尚可生乎？"予即商之仲远，仲远踌躇曰："是证不可温其下以逼迫其阴，当用灸法，温其上以升其阳，而病自愈。"予然其言而依其法，用生姜一片，贴头顶百会穴上，灸艾火三壮，其脬即收，仍服四逆汤加芪术，一剂而愈。

365

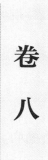

卷八

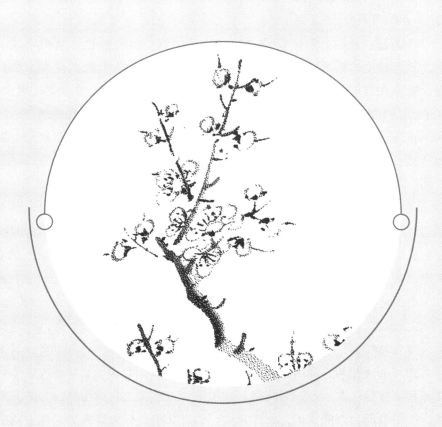

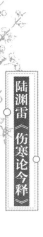

辨厥阴病脉证并治

厥阴之为病，消渴，气上撞心，心中疼热，饥而不欲食，食则吐蛔。下之利不止。

食则上，《玉函》有"甚者"二字。利不止，《玉函》《脉经》《千金翼》，并作"不肯止"。

舒氏云：此条，阴阳杂错之证也，消渴者，膈有热也，厥阴邪气上逆，故上撞心，疼热者，热甚也，心中疼热，阳热在上也，饥而不欲食者，阴寒在胃也，强与之食，亦不能纳，必与饥蛔俱出，故食则吐蛔也。此证上热下寒，若因上热误下之，则上热未必即去，而下寒必更加甚，故利不止也。张氏《缵论》引张卿子云：尝见厥阴消渴数证，舌尽红赤，厥冷脉微，渴甚，服白虎、黄连等汤，皆不救，盖厥阴消渴，皆是寒热错杂之邪，非纯阳亢热之证，岂白虎、黄连等药所能治乎？

元坚云：厥阴病者，里虚而寒热相错证，是也。其类有二：曰上热下寒，曰寒热胜复。其热俱非有相结，而以上热下寒为之正证，盖物穷则变，是以少阴之寒极，而为此病矣。然亦有自阳变者，少阳病误治，最多致之，以其位稍同耳，更有自阳明病过下者，其为证也。消渴，气上撞心，心中疼热，饥而不欲食者，上热之征也，食则吐蛔，下之利不止者，下寒之征也，是寒热二证一时并见者，故治法以温凉兼施为主，如乌梅丸，实为其对方，干姜黄芩黄连人参汤，亦宜适用矣。寒热胜复者，其来路大约与前证相均，而所以有胜复者，在人身阴阳之消长，与邪气之弛张耳。其证厥热各发，不一时相兼，故治法，方其发热，则用凉药，方其发厥，则用温药，调停审酌，始为合辙，倘失其机，必为偏害矣，此厥阴病要领也。要之，上热下寒，与寒热胜复，均无所传，其唯阴阳和平，病当快瘥焉。

　　渊雷案：伤寒厥阴篇，竟是千古疑案，篇中明称厥阴病者仅四条，除首条提纲有证候外，余三条文略而理不清，无可研索，以下诸条，皆不称厥阴病，《玉函》且别为一篇，题曰"辨厥利呕哕病形证治第十"，然其论意与序次，则厘然可辨。首论厥与发热，次专论厥，次论吐利，次专论下利，次专论呕，末二条论哕。夫下利呕哕，为诸经通有之证，无由辨为厥阴，易辨者唯乌梅丸条吐蛔一证，与厥阴提纲偶同耳。且下利呕哕诸条，皆《金匮》杂病之文，唯厥热诸条，为《金匮》所不载，故小丹波但取厥热诸条为寒热胜复，与提纲一条为上热下寒，合为厥阴病，以符旧注寒热错杂之定义焉。今案上热下寒之证，伤寒杂病俱有之，伤寒为尤难治，特其证候，不能悉如提纲所云耳。寒热胜复之证，太炎先生谓即今之回归热，虽不无疑义，舍此亦无他病可以当之，说详三百三十九条。然回归热与上热下寒之证，尤不相及，凑合而俱称厥阴，仲景之志荒矣。盖尝思之，六经之名，始见《素问》，其原或出《素问》之前，本义已不可知。《素问·热论》，以病势出表者为阳，病势内结者为阴，仲景撰用《素问》，同其名而异其实，以机能亢进者为阳，机能衰减者为阴。阴证变态本少（杜清碧、王安道、丹波元坚俱云尔见述义），既以全身虚寒证为少阴，胃肠虚寒证为太阴，更无他种虚寒证堪当厥阴者，乃不得不出于凑合，此拘牵六经名数，削趾适履之过也。就本论原文以释厥阴病者，小丹波最为近是，山田氏以为阴证之极，至深至急者，如吴茱萸汤（案：吴茱萸汤证并不至深至急）、通脉四逆汤等证，信如所言，则是少阴之剧者尔，其说难从。铁樵先生以为肠胃病之兼风化者，盖沪上习见之慢性肠胃病，多兼神经衰弱，因忧郁而起，又多兼梅毒，先生臆称梅毒为内风，又以神经为肝，厥阴为肝之经脉，于六气为风木，辗转牵连，以成其说，此实先生心目中之厥阴病，非《伤寒论》之厥阴病矣。又旧说，皆以舌卷囊缩为厥阴证，而本论无明文可征，验之病者，多是大承气汤之重证，乃阳明，非厥阴也。盖因《热论》有六日厥阴，烦满囊缩之文，而不知《热论》之厥阴，即仲景之阳明胃家实，故沿误如此，读书不能辨别异同，使施治者贻误无穷，不可不正也。

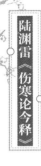

厥阴中风，脉微浮为欲愈，不浮为未愈。

六经篇各有中风一条，唯太阳中风桂枝汤证，义最明晰；若夫阳明中风，实具三阳之证，当是三阳合病（本论称合病者，义不可解说，详二百二十七条）；少阳中风，仍是柴胡汤证，其所以名中风之故，皆不可知；至三阴中风，唯太阴有四肢烦疼一证，余二条无证候。其主旨，皆以脉法预决愈否，此亦别一派古医家之传说，与本论条例自异，不知是仲景漫而录之，抑叔和所撰入也。旧注必循文曲解，不验诸事实，徒令学者迷惑失据而已。

厥阴病欲解时，从丑至卯上。

下文三百三十五条云：期之旦日夜半愈。夜半是子上，既非丑，更非卯，矛盾若斯，不足为法明矣。

厥阴病，渴欲饮水者，少少与之愈。

丹波氏云：消渴乃厥阴中之一证，曰愈者，非厥阴病愈之义，仅是渴之一证，得水而愈也。

渊雷案：渴得水而愈，犹饥得食而饱，寒得衣而温，人皆所知之，何劳告语？厥阴病四条，其三条皆无理，非仲景意也，凡渴欲饮水者，唯白虎证可以恣饮，他证皆宜少少与之，又不独厥阴为然也。

诸四逆厥者，不可下之，虚家亦然。

丹波氏云：《玉函》，从此条以下至篇末，别为一篇，题曰"辨厥利呕哕病形证治第十"。

渊雷案：假定本篇首条为仲景原文，为厥阴提纲，则厥阴本无厥证，下文厥热诸条，虽若连类相及，实是望文生义耳。因病名厥阴，遂连类论厥，因证有心中疼热，食则吐蛔，下之利不止，遂连类论发热吐利，复因吐而论哕，此等凑合，不知是仲景原文，抑后人所补缀。《玉函》以不称厥阴诸条别为一篇，颇有见，《玉函》之文字及编次，胜《伤寒论》，类如此矣。

四逆厥是外证，论治当揣其病情，所谓病情者，亦参合他种证候以决之耳。有四逆厥证者，多属虚寒，虚寒固不可下，然白虎承气证亦有四逆厥者，不可执一而论，故曰当揣其病情也。虚家有下证者，不可径用承气汤，然如河间之当归承气汤（小承气加当归、姜、枣），又可之承气养荣汤（小承气加知、归、芍、地），节庵之黄龙汤（大承气加参、草、归、桔、姜、枣）等，不妨择用。盖不下则毒害性物质不去，固非甘寒滋补所能济也，此条似为下文厥热诸条发施治之例，然病情太不相应，阙知是凑合无疑。

伤寒先厥后发热而利者，必自止，见厥复利。

厥利并作，其后厥止而发热者，利必自止，热止复厥，则又下利，旧注皆如此解，盖据次条及三百三十七条而言，然于原文"而"字者字，颇不稳贴，且厥热互发之病，实未之见也，故本篇厥热诸条，皆不可强解。

伤寒始发热六日，厥反九日而利。凡厥利者，当不能食，今反能食者，恐为除中（一云消中）。食以索饼，不发热者，知胃气尚在，必愈，恐暴热来出而复去也。后日脉之，其热续在者，期之旦日夜半愈。所以然者，本发热六日，厥反九日，复发热三日，并前六日亦为九日，与厥相应，故期之旦日夜半愈。后三日脉之而脉数，其热不罢者，此为热气有余，必发痈脓也。

后日脉之，《玉函》、成本并作"后三日脉之"，所以然至夜半愈三十八字，《玉函》无之。

此条大旨，谓热与厥利互发之病，其热与厥利之日数相当者，必自愈，若热多于厥，必发痈脓。条文自凡厥利者，至胃气尚在必愈，为插入之笔。自所以然者，至夜半愈，盖后人之傍注，传抄者混入正文也。言伤寒初起发热仅六日，继之以厥利九日，较发热多三日，似是病进，后三百四十五条云："伤寒厥四日，热反三日，复厥五日，其病为进。"是热少厥多者为病进也。既似病进，则九日厥利止而发热，恐是暴热来出，须臾复去，暴热来出，犹白通加猪胆汁汤之脉暴出，俗所谓回光返照，乃垂

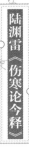

死之象，故于后日脉之，后日谓发热之第二日，脉谓诊察也，此时热若仍在，则非暴出之热，仍是厥去热复之热，而病有向愈之象矣。先是发热六日，厥九日，今又发热二日，并前共八日，若继热一日，即热亦九日，与厥相当而病愈，故期之旦日夜半愈。期，预期也，旦日，明日也。若于发热之第三日后脉之，其脉数，热犹不罢者，则为热气有余，将发痈脓，此病当厥利时，多不能食，今反能食，恐是除中。次条云："除中必死。"欲知之法，可试食以索饼，若除中者，食饼当发热，今不发热，则是胃气尚在而能食，非除中，知其可愈也。索饼者，钱氏云："疑即今之条子面，及徽子之类。"热气有余必发痈脓者，成氏引经曰："数脉不时，则生恶疮。"柯氏云："是阳邪外溢于形身，俗所云伤寒留毒者是也。"

寻文绎义，当如上文所释，然吾终不敢自信者，未尝目验此种病，古人医案中亦未有此种病，犹是纸上空谈耳。山田氏云：上三条，系后人之言，当删之。

伤寒脉迟六七日，而反与黄芩汤彻其热。脉迟为寒，今与黄芩汤复除其热，腹中应冷，当不能食，今反能食，此名除中，必死。

汪氏云：脉迟为寒，不待智者而后知也。六七日反与黄芩汤者，必其病初起，便发厥而利，至六七日，阳气回复，乃乍发热而利未止之时。粗工不知，但见其发热下利，误认以为太阳少阳合病，因与黄芩汤彻其热，彻即除也，又脉迟云云者，是申明除其热之误也。成氏云，除，去也，中，胃气也，言邪气太甚，除去胃气，胃欲引食自救，故暴能食也。

山田氏云：伤寒脉迟句下，当有"发热"二字，应下文"反与黄芩汤彻其热"之语。盖黄芩汤，本治太阳少阳合病之方，岂用之于无发热者乎？"彻"与"撤"通，除中者，谓中气被剪除，除中反能食者，胃气将绝，引食以自救故也，不祥莫大焉，不死何待？《易》曰："枯杨生华，何可久也。"

渊雷案：此条主旨，谓胃气虚寒之极，而反能食者，为除中死证，此固事之所有，理之当然也。脉迟与黄芩汤，不过言胃虚寒之原因，胃虚寒之原因甚多，不必拘矣。与黄芩汤时，病人当发热，汪氏、山田说并是，汪补出下利，亦是，山田但云发热，意谓下利非黄芩汤之主证，非也。汪因此条列于厥热诸条中，故云初起发厥下利，山田删前后诸条，故注义不及发厥，厥阴病之真际虽不可知，推撰次之意，则汪注为得。

伤寒先厥后发热，下利必自止，而反汗出，咽中痛者，其喉为痹。发热无汗而利，必自止，若不止，必便脓血，便脓血者，其喉不痹。

此与阳明篇二百五条、二百六条同一辞气，殆非仲景语也。大旨谓先厥后发热者，有两种不同之病情：汗出喉痹者，为热盛于上（汗出为向表，表与上常互关，说详太阳篇）；无汗便脓血者，为热盛于下。合三百三十四条、三百三十五条观之，凡厥热互发之病，厥时必下利，发热则利止。三百三十四条云："先厥后发热而利者，必自止。"本条云："发热无汗而利，必自止。"句法正同，皆谓下利自止，其利与厥同起，非与热同起也。咽与喉，古人通称不别，于痛必称咽，于痹必称喉，此因习惯使然，无义例也。汪氏云：余疑此条证，或于发厥之时过用热药，而至于此，学者临证，宜细辨之。

伤寒一二日至四五日而厥者，必发热。前热者后必厥，厥深者热亦深，厥微者热亦微。厥应下之，而反发汗者，必口伤烂赤。

赵刻本四五日下无"而"字，今从《玉函》、成本补。

成氏云：前厥后发热者，寒极生热也，前热后厥者，阳气内陷也，厥深热深，厥微热微，随阳气陷之深浅也。热之伏深，必须下去之，反发汗者，引热上行，必口伤烂赤。《内经》曰："火气内发，上为口糜。"

程氏云：伤寒毋论一二日至四五日，而见厥者，必从发热得之。热在前，厥在后，此为热厥，不但此也，他证发热时不复厥，发厥时不复热，盖阴阳互为胜复也。唯此证孤阳（案：当云亢阳义较稳）操其胜势，厥自厥，热仍热，厥微则发热亦深，厥微则发热亦微，而发热中兼夹烦渴不下利之里证，总由阳陷于内，菀其阴于外而不相接也。

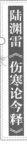

　　元坚云：厥者必发热，程氏曰厥必从发热得之，恐不然。轩熙曰本经"必"字，多预决定日后之辞，此言为是。盖此章言热伏于内而厥见于外之证，或有前厥者，是热先郁里，后日必热闭于外；或有前热者，是热先外达，后日必热闭于内而厥矣。必发热、后必厥二句，是双关法，且既言厥当下之，则此厥明属热郁所致，实以外厥之微甚，卜里热之浅深也。

　　渊雷案：此条为里热外厥之证，与前后诸条寒热胜复者异。所以知者，以云厥应下之，则为里热之厥，非虚寒之厥，若虚寒之厥，则诸四逆厥者不可下之（三百三十三条）矣。诸家注释，大体粗同，而小节互异。成氏以先热后厥者为热闭于里，先厥后热者为寒胜热复，程意亦然，盖谓始初一二日至四五日皆发热之日也，成于"必发热"三字无解释，意仍指热闭于里耳。然热闭于里，不得云发，故程氏易之，谓厥自厥、热仍热，盖谓手足厥冷，同时身面发热也。因之，热亦深热亦微二"热"字，亦作发热解。小丹波与成、程异，从宋本，四五日下无"而"字，谓一二日至四五日皆发厥之日，且谓热闭于里之厥，有先厥后热者，亦有先热后厥者，热闭于里之厥与寒热胜复之厥，其情虽异，其热厥互发则同，当其厥时，身面亦不甚热，当其热时，手足亦不复冷，非手足厥而身面热者，故特举程注而难之也。以文法论，小丹波之说较允，若论病情，则热盛之证，其热既已显越于外，日后不当复厥，其热闭于里而厥者，若不服药，亦绝难自越于外而为发热，则此条终竟不可解耳。又案：热闭于里而厥，乃阳明胃家实之证，故云厥应下之，此与后三百五十三条之白虎汤，皆不得为厥阴病。今以厥证入于厥阴篇，显然牵凑，益知太阴少阴之外，更无所谓厥阴病也。又案：热闭于里之厥证，与里寒外热之四逆汤证，实际上所见甚少，故四肢厥冷者，阴证为多，有人畏惧温药，见四逆证不敢用姜附，乃以热深厥深为借口，恣用寒凉，虽死无悔。想古人下笔时，初不料千百年后流弊至此也。

　　伤寒病厥五日，热亦五日，设六日当复厥，不厥者自愈。厥终不过五日，以热五日，故知自愈。

　　魏氏云：厥热各五日，皆设以为验之辞，俱不可以日拘，如算法设为问答，以明其数，使人得较量其亏盈也。喻氏云：厥终不过五日以下三句，即上句之注脚。

渊雷案：此条大旨，谓先厥后热之病，热之日数与厥相当而不再厥者，为病愈，若再厥，则厥之日数不超过第一次也。厥热之日数逐渐减少，颇似西医所谓回归热，太炎先生因谓厥阴即回归热矣。回归热者，类似疟疾之传染病，病原为一种螺旋体，病发时，骤起寒战，热亦骤高至四十度，乃至四十一度，其他证候，与常见之急性传染病略同，如是持续至四日乃至十一日，汗出热退，恢复健康状态，尔后经四日乃至十四日，复寒战发热如前，故曰回归，唯日数渐缩，热亦渐低，如是回归三次乃至五次，而病痊愈。此病，中国北方及腹地多有之，南方少见，以与厥阴（当云厥热互发之病，为文便姑称厥阴）相较，唯往复发热相似，其他则不似，何则？回归热热退时，虽有骤降至常温下者，少顷自复，并不厥冷，厥阴则热退时厥冷。次条云："厥者手足逆冷。"是也。且有先厥后发热者（三百三十七条），若仅仅无热，何云先厥？此不相似者一也。厥阴厥时多下利，回归热发热时虽有下利者，热退则利亦止，与厥阴正相反，此不相似者二也。厥阴诸兼证，如发痈脓、便脓血、喉痹等，回归热俱无之（回归热之脾脓疡病在腹里，不便脓血，古人无由知之），回归热最常见之衄血、肾炎、耳下腺炎等，厥阴亦无之，此不相似者三也。厥阴能食则恐为除中，厥去热复则恐为暴热来出，下文更有死证三条，其病之危笃可知，回归热则预后概良，苟无并发病，死者不过百分之四，此不相似者四也。即非回归热，而但依旧注寒热胜复之说，犹有不可通者。厥阴之厥，唯三百三十八条之热厥为可下，其余诸条，厥时当温，热时当清（见提纲小丹波注），是其厥为真寒，热亦真热也。夫病至真寒而厥，厥已发热，则所谓暴热来出耳，死不旋踵，尚可清之乎？今乃厥热往复，至三数次而不已，血肉之躯，岂能如此坚韧？吾固谓太阴少阴之外，更无所谓厥阴病，若厥热互发之病，则匪特未之闻见，亦且太不合理矣。又案：经文末二句，似后人注文。

凡厥者，阴阳气不相顺接，便为厥。厥者，手足逆冷是也。

赵刻本"逆冷"下更有"者"字，今从《玉函》、成本删之。

手足逆冷之故，有因生温机能低减，不能传达四末者；有因体温放散

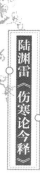

过速，不及补充者；有因血中水分被夺，血液浓厚，循环不利，体温因而不得传达者，此皆寒厥之因，其因仍互相关联，故寒厥多非单纯一因所致。若夫热厥，则因腹里有某种急剧病变，气血内趋，以事救济，血不外行，因见厥冷耳。此云阴阳气不相顺接，语颇浮泛，山田氏以阴阳为动脉、静脉，谓循环有一所痞塞，则出者不入，入者不出，厥冷于是乎生，脉动于是乎绝，以此释不相顺接，虽似稳贴，然血管非属平行状，而为网状，一所痞塞，固不至厥冷脉绝，若厥冷之故由于循环痞塞，则厥冷无有不死者矣。

伤寒脉微而厥，至七八日肤冷，其人躁无暂安时者，此为脏厥，非蛔厥也。蛔厥者，其人当吐蛔。今病者静，而复时烦者，此为脏寒。蛔上入其膈，故烦，须臾复止，得食而呕，又烦者，蛔闻食臭出，其入当自吐蛔。蛔厥者，乌梅丸主之，又主久利。

今，赵刻本作"令"，今从《玉函》改。又主久利四字，《玉函》无之，《千金翼》作细注。

喻氏云：脉微而厥，则阳气衰微可知，然未定其为脏厥蛔厥也，唯肤冷而躁无暂安时，乃为脏厥，用四逆汤及灸法，其厥不回者死。张氏《缵论》云：脏厥用附子理中汤及灸法，其厥不回者死。

希哲云：此为脏寒蛔上入其膈故烦，十一字为一句，为字去声，脏寒者，胃寒也，古书有指腑为脏者，不可拘泥也。

柯氏云：脏厥蛔厥，细辨在烦躁，脏寒（案：此指脏厥之里寒，非斥经文之脏寒）则躁而不烦，内热则烦而不躁，其人静而时烦，与躁而无暂安者迥殊矣，此与"气上撞心，心中疼热，饥不能食，食即吐蛔者"，互文以见意也。看厥阴诸证，与本方相符，下之利不止，与又主久利句合，则乌梅丸为厥阴主方，非只为蛔厥之剂矣。

渊雷案：此条以脏厥蛔厥相对为说而辨其异，乌梅丸但治蛔厥，则蛔厥为主，脏厥为宾。脏厥犹是少阴病之剧者，蛔厥则是消化器之寄生虫病，二病迥殊，而经旨似皆以为厥阴，然则所谓厥阴病者，明是杂凑成篇，吾故曰："少阴太阴之外，更无厥阴也。"蛔为人体内最大之寄生虫，患者，通常无显著之证候，唯小儿多显胃肠病证，或痉挛惊厥，疑蛔厥亦小儿之病也。蜗卵杂人屎中，农圃作为肥料，卵遂附着于蔬菜茎叶间，人误食之，卵入小肠而被吸收，经循环系而入于肺泡，上出气管，自喉入咽，复至小肠，乃渐发育成虫，成虫后居于小肠上段，自一二条，至数十百条不等，至其游走，则无定处。若肠壁穿孔，有穿至腹膜腔者，在消化管中，或集于输胆管附近，令人发黄疸，或大群成团，充塞肠管，令人吐粪，或上入胃中，更上出咽头，入耳咽管而至外耳道，或栖喉中，令人气塞，或入支气管，令发肺坏疽，若是者，皆足致命，但较少发生耳。其在胃，或被呕出，在咽头，或被取出，此即所谓"蛔上入其膈而吐蛔者"也。唯蛔之上入其膈，未必是胃寒，烦而吐蛔，亦未必是蛔闻食臭出，特因蛔而厥，其胃肠固无有不寒耳。

乌梅丸方

乌梅（三百枚） 细辛（六两） 干姜（十两） 黄连（十六两） 当归（四两） 附子（六两，炮，去皮） 蜀椒（四两，出汗） 桂枝（去皮，六两） 人参（六两） 黄柏（六两）

上十味，异捣筛，合治之，以苦酒渍乌梅一宿，去核，蒸之五斗米下，饭熟，捣成泥，和药令相得，内白中，与蜜杵二千下，丸如梧桐子大，先食饮服十丸，日三服，稍加至二十丸，禁生冷滑物臭食等。

附子六两，方周魏吴本并作"六枚"。

《千金方》云：治冷痢久下，乌梅丸，即本方，黄连作十两，黄柏下注云："一方用麦柏。"

《圣济总录》云：乌梅丸，治产后冷热利，久下不止。

《内科摘要》云：乌梅丸，治胃腑发咳，咳甚而呕，呕甚则长虫出。

雉间焕云：反胃之症，世医杂其治，此方速治之，实奇剂也。

《百疢一贯》云：乌梅圆煎剂亦效，蛔或因脏寒，或因热病，病至末传吐蛔者，多死。此证后世用理中安蛔汤（理中汤去甘草加茯苓、蜀椒、乌梅），古方则用乌梅圆。

《方函口诀》云：厥阴多寒热错杂之证，除茯苓四逆汤、吴茱萸汤外，泛用此方而奏效者多，故别无蛔虫之候。但胸际略痛者，亦用之，又反胃之坏证，以半夏干姜人参丸料送下此方，奇效。又能治久下利。

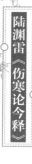

《内台方议》云：蛔厥者乃多死也，若病者时烦时静，得食而呕，或口常吐苦水，时又吐蛔者，乃蛔证也，又腹痛脉反浮大者，亦蛔证也（案：此是经验之谈）。有此当急治，不治杀人，故用乌梅为君，其味酸，能胜蛔，以川椒、细辛为臣，辛以杀虫，以干姜、桂枝、附子为佐，以胜寒气而温其中，以黄连、黄柏之苦，以安蛔，以人参、当归之甘而补，缓其中，各为使，且此蛔虫为患，为难比寸白等剧用下杀之剂，故得胜制之方也。

渊雷案：此方用药繁杂，附子作"两"不作枚，故刘栋、山田谓非仲景方，然试用辄效，未可废矣。古方有极繁杂者，《千金》所载甚多，疑其故作周详，以求中病，未必每味皆对主证，后人辄以君臣佐使为解，如许氏之说本方，殆未必得立方之意也。寸白即蛲虫，细长如线，其主证为肛门作痒，或入妇人阴道中，治寸白，多用黑锡、灰胡粉、狼牙等有毒之品，故许氏云尔。

伤寒热少厥微，指（一作稍）头寒，嘿嘿不欲食，烦躁数日，小便利，色白者，此热除也，欲得食，其病为愈。若厥而呕，胸胁烦满者，其后必便血。

厥微，赵刻本作"微厥"，今从《玉函》、成本改。指，《千金翼》作"稍"。

程氏云：热既少，厥微而仅指头寒，虽属热厥之轻者，然热与厥并现，实与厥微热亦微者同为热厥之例，故阴阳胜复，难以揣摩，但以嘿嘿不欲食烦躁，定为阳胜（不欲食似属寒、以烦躁知其热），小便利色白，欲得食，定为阴复。盖阴阳不甚在热厥上显出者。如此证热虽少而厥则不仅指头寒，且不但嘿嘿不欲食，而加之呕，不但烦躁，而加之胸胁满，则自是厥深热亦深之证也。微阴当不能自复，必须下之，而以破阳行阴为事矣。苟不知此，而议救于便血之后，不已晚乎？此条下半截曰小便利色白，则上半截小便短色赤可知，是题中二眼目；嘿嘿不欲食，欲得食，是二眼目；胸胁满烦躁，与热除，是二眼目。"热"字包有烦躁等证，非专指发热之热也。

渊雷案：此条亦非仲景文字，程注虽顺文稳贴，然病不经见，终不能无疑。

病者手足厥冷，言我不结胸，小腹满，按之痛者，此冷结在膀胱关元也。

《金鉴》云：论中有小腹满，按之痛，小便自利者，是血结膀胱证（百三十至百三十二条）；小便不利者，是水结膀胱证（同上）；手足热，小便赤涩者，是热结膀胱证（无明文）；此则手足冷，小便数而白，知是冷结膀胱证也。

程氏云：发厥虽不结胸，而小腹满实作痛结，则似乎可下，然下焦之结多冷，不比上焦之结多热也。况手足厥，上焦不结，唯结膀胱关元之处，故曰冷结也。钱氏云：关元者，任脉穴也，在脐下三寸，亦穴之在小腹者，总指小腹满痛而言，故谓冷结在膀胱关元也。

渊雷案："言我不结胸"一句，颇突兀，山田改为"言我不厥冷"，引《金匮》"病人腹不满，其人言我满"为征，此于文法虽顺，于事实仍未核。盖腹满，有自觉而不形诸外者，厥冷则不当不自觉。太阳篇身大寒反不欲近衣，乃厥冷与恶热同见，亦非不自觉也。《总病论》删此句，似是。山田又谓关元上当有"当灸"二字，云：后三百五十二条云："伤寒脉促，手足厥逆者，可灸之。"三百六十五条亦云："下利手足厥冷，无脉者，灸之。"《甲乙经》云："关元在脐下三寸，刺入二寸，留七呼，灸七壮。"又云："胞转小腹满，关元主之。"又云："奔豚寒气入小腹，时欲呕，关元主之。"合而考之，脱简无疑。又《金匮》云："妇人怀娠六七月，小腹如扇，子脏开故也，当以附子汤温其脏。"此证亦当用附子四逆辈。

伤寒发热四日，厥反三日，复热四日，厥少热多者，其病当愈。四日至七日，热不除者，必便脓血。

成本，必上有"其后"二字。此以热多于厥仅一日，两次皆尔，明阳气稍胜，为欲愈，若热之日过多，则便脓血，与三百三十五条发痈脓同意。

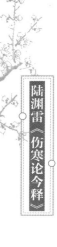

伤寒厥四日，热反三日，复厥五日，其病为进。寒多热少，阳气退，故为进也。

此与前条相对为说，明阳缩而阴渐胜者为病进，故喻氏、程氏、魏氏、《金鉴》，皆接前条为一条矣。世固未必有此等病，然可见阳气之消长，疾病之进退系焉，死生之本根别焉。若不识病之寒热，专用寒凉攻伐，唯恐阳气之不消，诚不知其可也。

伤寒六七日，脉微，手足厥冷，烦躁，灸厥阴，厥不还者死。

脉微，《千金翼》作"其脉数"。

《金鉴》云：此详申厥阴脏厥之重证也。虽用茱萸、附子、四逆等汤，恐缓不及事，唯当灸厥阴，以通其阳，如手足厥冷过时不还，是阳已亡也，故死。

汪引常器之云：可灸太冲穴，以太冲二穴为足厥阴脉之所注，穴在足大指下后二寸或一寸半陷中，可灸三壮。又引武陵陈氏云：灸厥阴，此关元、气海之类。丹波氏云：今验气海、关元为得矣。

渊雷案：脉微厥冷烦躁，乃亡阳急证，汤药常不及救，灸法或可济急，固不必问其是否厥阴也。气海在脐下一寸五分，关元在脐下三寸，皆中行任脉之穴。

伤寒发热，下利厥逆，躁不得卧者死。

山田氏云：此即阴证之极，里寒外热之证。

渊雷案：谓身面热，手足冷，下利而躁者，是所谓阳离于上，阴绝于下，故不可生也。

伤寒发热，下利至甚，厥不止者死。

《玉函》无此条。

山田氏云：不止者，以服药无效言。

渊雷案：此与前条同，但下利更甚而不言躁耳，以臆测之，此等病殆

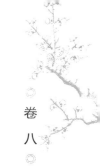

无有不躁者。

伤寒六七日不利，便发热而利，其人汗出不止者死，有阴无阳故也。

《玉函》，不利作"不便利"，便作"忽"。六七日不利，盖手足厥冷而不下利也。六七日后，忽发热下利，汗出不止，则为急变亡阳，故死。

山田氏云：不利便，当作小便不利，"有阴无阳故也"六字，系后人之言。案："不利"二字不恰当，《玉函》作"不便利"，亦未见通顺，故山田破读以改之，然此证小便不利，似无关弘旨，其说难从。

张氏《直解》引王元成云：厥阴病发热不死，此三节发热亦死者，首节在"躁不得卧"，次节在"厥不止"，三节在"汗出不止"。

渊雷案：前辈以为篇中皆论厥热互发之病，则王氏之说自佳。然世无厥热互发之病，断章取义，则此三条者，皆头面热手足冷之格阳证，故山田以厥阴为阴证之极，至深至急者矣。

伤寒五六日，不结胸，腹濡脉虚，复厥者，不可下，此为亡血，下之死。

赵刻本夺"为"字，今据《玉函》、成本补。

轩村宁熙云：照前病者手足厥冷条（三百四十三条有小腹满之文），濡当作满，字之误也。果是腹濡，则其不可下，诚不俟言。此证使人疑误处，正在虚燥腹满，所以致禁也（元坚《述义》引）。

渊雷案：程氏亦改"濡"作"满"，是也。此指血燥津伤，便秘且厥者，宜地黄、苁蓉、附子同用。

发热而厥，七日下利者，为难治。

《玉函》《千金翼》，条首并有"伤寒"二字。案此条亦非仲景语，若谓先发热后厥七日，当无此种病，若谓身热肢厥七日，则不下利已难治，今加下利，有死而已，尚何难治之足云？

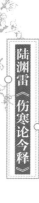

伤寒脉促，手足厥逆者，可灸之。（"促"一作"纵"）

赵刻本夺"者"字，今据《玉函》、成本《全书》补。

喻氏云：伤寒脉促，则阳气局蹐可知，更加手足厥逆，其阳必为阴所格拒而不能返，故宜灸以通其阳也。

丹波氏云：汪引常器之云灸太冲穴，未知是否。

渊雷案：此脉促由于格阳，乃虚阳上越所致，阳极虚，故脉促而手足仍冷。

伤寒脉滑而厥者，里有热也，白虎汤主之。

赵刻本无"也"字，今据《玉函》、成本《全书》补。

《发秘》云：厥逆，脉沉微者为寒，用四逆；脉滑大者为热，用白虎。

《金鉴》云：伤寒脉微细，身无热，小便清白而厥者，是寒虚厥也，当温之。脉乍紧，身无热，胸满而烦，厥者，是寒实厥也，当吐之。脉实，大小便闭，腹满硬痛而厥者，热实厥也，当下之。今脉滑而厥，滑为阳脉，里热可知，是热厥也，然内无腹满痛不大便之证，是虽有热而里未实，不可下而可清，故以白虎汤主之。

张氏《宗印》云：此章因厥故，复列于厥阴篇中，亦非厥阴之本病也。

《活人书》云：热厥者，初中病必身热头痛，外别有阳证，至二三日乃至四五日，方发厥。其热厥者，厥至半日却身热，盖热气深则方能发厥，须在二三日后也。若微厥即发热者，热微故也，其脉虽沉伏，按之而滑，为里有热。其人或畏热，或饮水，或扬手掷足，烦躁不得眠，大便秘，小便赤，外证多昏愦者，知其热厥，白虎汤。又有下证悉具而见四逆者，是失下后血气不通，四肢便厥，医人不识，却疑是阴厥，复进热药，祸如反掌。大抵热厥，须脉沉伏而滑，头上有汗，其手虽冷，时复指爪温，便须用承气汤下之，不可拘忌也。

渊雷案：脉滑者，浅层动脉之血行甚畅，例不当厥，朱氏补出沉伏，始合病理，此非经验者不能道也。

手足厥寒，脉细欲绝者，当归四逆汤主之。

382

脉细欲绝者，《玉函》《千金翼》并作"脉为之细绝"。

手足厥寒，脉细欲绝，则四逆汤为正方。今当归四逆汤虽以四逆名，其方乃桂枝汤去生姜，加当归、细辛、通草，故前贤多疑之。钱氏、柯氏以为四逆汤中加当归，如茯苓四逆汤之例。今案本方方意，实为肌表活血之剂，血被外寒凝束，令手足厥寒，脉细欲绝，初非阳虚所致，日本医以本方治冻疮，大得效验，可以见其活血之功焉。

和久田氏云：此平素气虚之人，外邪袭入，在于心胸，正气为之抑压，四肢厥逆，脉细欲绝者，以此方排心胸间之寒邪，导下水气，舒畅正气，则厥寒复温，脉带阳气而愈矣。其与三味四逆汤之别，彼既在内，有下利清谷之证，故于四肢称厥冷，冷者属内之词，此云厥寒，寒者外来之气，属外之词，此证在心胸间，而腹内无变，故变文书厥寒，示其异也。

渊雷案：邪袭心胸，意盖谓心力不足以抵抗外寒之束血欤。厥冷与厥寒，字例不必尔，然以释本方与三味四逆汤之异，恰甚稳贴。

当归四逆汤方

当归（三两） 桂枝（三两，去皮） 芍药（三两） 细辛（三两） 甘草（二两，炙） 通草（二两） 大枣（二十五枚，擘，一法十二枚）

上七味，以水八升，煮取三升，去滓，温服一升，日三服。

细辛三两，《玉函》作"一两"。本论不可下篇云：下利脉大者，虚也，以其强下之故也。设脉浮革，因尔肠鸣者，属当归四逆汤主之。

《伤寒六书》云：少阴病但厥无汗而强发之，必动其血，或从口鼻耳目中出，名下厥上竭，为难治（二百九十七条）。又咽喉闭塞者，不可发汗，发汗则吐血，气欲绝，手足厥冷，蜷卧不能自温。又脉弱者，不可发汗，发之则寒栗不能自还（并不可发汗篇），并当归四逆汤主之。渊雷案：陶氏之主疗未必对，然以本方为理血之剂，固有所见矣。

方舆輗云：当归四逆汤，用于纯血痢，但下血便者。伤寒下血，虽为恶候（案：盖指肠出血也），然痢疾下血则不同，以此汤愈之。

《百疢一贯》云：休息痢来自疝者，当归四逆汤所主也。黑便与血交下者，当归四逆汤有效。五更泻，当归四逆、真武所主也，用此二方不效者，死证也。

《餐英馆治疗杂话》云：此方证，以热手按其腹，则发蛙鸣。又，病

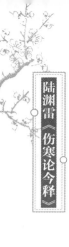

人自觉腹中或左或右有冷处，或自腰至股，或一体一足，觉冷者，用此方之标准也。此等病，有历五年十年之久而不愈者，时发时止，虽形体起居不衰，已难操业谋生矣。

《类聚方广义》云：当归四逆汤，治疝家发热恶寒，腰腹挛痛，腰脚拘急，手足寒，小便不利者，兼用消块。

又云：治妇人血气痛，腰腹拘挛者。

又云：治经水不调，腹中挛急，四肢酸痛，或一身习习如虫行，每日头痛者。

《方函口诀》云：此方虽为治厥阴表寒厥冷之药，然本是桂枝汤之变方，凡桂枝汤证而血分闭塞者，用之有效，故先哲不仅治厥阴，凡寒热胜复之手足冷，亦用之云。又加吴茱萸生姜汤，为后世疝积之套剂，阴㿗（汤本云：鼠蹊赫尼亚也）之轻者，亦用此方。

和久田氏云：本方证，腹皮拘挛，似桂枝加芍药汤、小建中汤之腹状，且有左脐旁天枢（穴名在脐旁各二寸）上下挛痛者，又似当归芍药散、当归建中汤之证。凡于上述之少腹腰间有结聚，而手足冷，脉微细无力者，当归四逆汤证也。案：此方，即桂枝汤方中去生姜代细辛，更加当归、通草，增大枣。盖下焦寒气上迫心下，正气为之抑塞，不充肌表，不及四肢，故血脉涩滞，不复作缺流之势。细辛能散中焦冷气，排除抑塞胃口之水气，通草能引其水，利小便而通关节以导阳气，余则和血脉而滋达正气，观于桂枝汤而可知也，但以当归为主，和以芍甘二味，亦能解腹中之结血挛引。

《续建殊录》云：病者，年十余岁，有寒疾，初服药二三日，发汗不解，热反倍于前日，眼中赤，短气躁烦，手足厥冷，大便秘涩，众医皆以为元气虚，曰："非参附白术等，无以补其虚也。"因与理中汤。得汤，疾弥进，因求治于先生。诊之曰："此所谓厥阴证，血气内迫所致也。"乃与桃仁承气汤，其翌，下利如倾盆，续服数帖，尔后厥冷甚，殆如将死者，更与当归四逆汤，厥冷即愈，再用前方，疾痊愈。

清川玄道（《温知医谈》作织田贯）云：冻疮（原书作冻风）治法，未见有神效者。余壮年西游时，访古田玄道翁于远州见付驿，翁笃信仲景氏之方法，伤寒无论已，至于杂病，亦但以《金匮》《伤寒论》为规矩。见翁治冻疮，用当归四逆汤，奏效奇速。余寻其所以，翁曰:《伤寒论》厥阴篇云："手足厥寒，脉细欲绝者，当归四逆汤主之。"余因大有所得。别后殆三十余年，每于冻疮用此方，必见效。庚辰二月，数寄屋町绸布商上总屋吉兵卫之妻，年三十许，左足拇指中指紫黑溃烂，肿自跌上及脚膝，寒热烦疼，昼夜苦楚，不得寝食，一医误认为脱疽之类症，种种施治而无效，主人仓皇邀余。余问旧年曾患冻疮否，曰："多年有之。"余曰："是决非脱疽之类，即冻疮也，全由误治而致此。"乃与当归四逆汤，外贴破敌中黄膏等，一月余而痊愈。此冻疮之最重者，若平常紫斑痒痛，前方四五帖，即时奏效，捷于桴鼓，真神方也。

渊雷案：古田诚深思妙悟，然药证互参，不难得之于言外。盖当归四逆汤明是肌表调血之剂，于是知手足厥寒脉细欲绝云者，谓手足因寒冷所迫，使血脉细涩欲绝，脉盖通指血脉，不必斥寸口脉搏也，冻疮多在手足，其原因无非外寒凝血，治以本方，诚心安理得哉。

若其人内有久寒者，宜当归四逆加吴茱萸生姜汤。

此承上条而言，谓手足厥寒，脉细欲绝，其人腹内有久寒也。久寒，指停痰宿水之类。论中称水饮为寒者，不一而足。久寒，言其因，其证则呕吐上逆，从吴萸生姜之药效，可知也。

当归四逆加吴茱萸生姜汤方

当归（三两） 芍药（三两） 甘草（二两，炙） 通草（二两） 桂枝（三两，去皮） 细辛（三两） 生姜（半斤，切） 吴茱萸（二升） 大枣（二十五枚，擘）

上九味，以水六升，清酒六升，和煮取五升，去滓，温分五服。一方，水酒各四升。

《玉函》《千金翼》，吴茱萸并作"二两"，并作"水酒各四升"。

《千金方》云：四逆汤（即本方），主霍乱多寒，手足厥冷，脉绝。

严氏《济生方》云：通脉四逆汤（即本方加附子），治霍乱多寒，肉冷脉绝。

方舆輗云：内有久寒者，在男子为疝瘕，在妇人为带下之类是也。此病痛引脐腹腰胯者，此汤甚良。戴氏《证治要诀》载此方曰："治阴癫大如

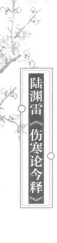

斗，诸药不能效者。"余谓此可以疗一应疝瘕耳，若癞既大，犹蚍蜉撼大树，岂此方所能敌哉？

《类聚方广义》云：治当归四逆汤证，而胸满呕吐，腹痛剧者。

又云：治产妇恶露绵延不止，身热头痛，腹中冷痛，呕而微利，腰脚酸麻，或微肿者。

和久田氏云：此条但言久寒，不详其证。或指吐利为说，今余之实验，或宿饮滞于中焦，成吐酸吞酸等证，或冷气冲逆，迫心下，攻胸胁，令干呕吐涎沫，或腹痛，或吐利，或转筋，妇人积冷血滞，经水短少，腹中拘挛，时迫心下胁下，肩背强急，头项重痛之类，概为久寒所致。苟审其脉证，得手足寒脉微细者，用本方无有不效，不仅吐利一证已也。盖吴茱萸、生姜、细辛，有排除胸膈停饮宿水之力，豁胃口，散冷气，下冲逆，以成其利用也。

又云：湖南老翁侨居浪华堂州之日，一夕患转筋，其证胸腹拘急，背膊强，头脑痛，口舌干燥，试弄舌濡唇，则忽转筋脉直（案：谓舌强也）欲死。令门生旁侍者处方，作桂枝加芍药汤或栝楼桂枝汤以进，无寸效，因服鸡屎白二钱，亦无效。近邻有汤村生者，招令来诊。生曰："脉涩转筋，可用当归四逆加吴茱萸生姜汤。"其口舌干燥者，因舌筋转戾，血分动而津液少，不可以为热候也，乃作本剂服之，且加针治，病势颇减，续服一昼夜，翌夕竟病愈复常。翁大称汤村生之伟效，以语予，因附记共事，备参考云。

《续建殊录》云：病人一日患头痛，如感冒状，及次日，谵语烦躁不得眠，其翌周身厥冷，于是求治于先生。诊之，脉微细欲绝，眼中赤，四肢强直，口不能语言而呕，乃与当归四逆加吴茱萸生姜汤，食顷呕止，诸证稍差，但心下如石硬，按之则痛，不欲触手，因更与桃仁承气汤二帖，大便快通，硬痛顿除。于是复与前方，数日而全瘳。

又云：一丈夫，恶寒身热而呕，腰痛，口干燥，一日，振寒发热，汗出而渴，如疟状，朝发，夕发，夜又发，脉缓而恶寒，尔后呕止，身热腰痛口干燥如故，五六日，振寒再发，其状如初。则与当归四逆加吴茱萸生姜汤，诸证少退，经八九日，发悬痈，痛不可忍，与大黄牡丹皮汤，脓溃，数日而愈。

又云：一男子，初患头痛恶寒，手足惰痛，干呕不能食，至四五日，手足寒，喘急息迫，一身冷汗出，下利日四五行，脉微细而欲寐，则与当归四逆加吴茱萸生姜汤，服之旬余，诸证悉愈。

又云：一男子，恶寒身热头痛，四肢惰痛，恍惚如梦，微渴微呕，胸肋挛急，胸下引痛，咳嗽吐痰血，则处之以当归四逆加吴茱萸生姜汤，兼用解毒散，服之，诸证得痊愈。

《成绩录》云：一男子，寒热六七日，谵语不大便，至八九日，昏冒不能言，舌上黑，腹硬满，按之痛不可忍，干呕食不下，四肢疼痛，不得屈伸。先生诊之，与以当归四逆加吴茱萸生姜汤，兼用桃仁承气汤，大便快利，大下黑物，黑苔去，神气复，诸证乃已。

又云：一丈夫患疫，四肢惰痛，身热恶风，干呕不能食，头汗出，腹挛急，按之痛。先生与当归四逆加吴茱萸生姜汤，经五六日，不大便，小便日夜仅一行，三四合许，谵语烦闷，喘咳潮热，心下硬满，舌上黑苔，于是与大柴胡加芒硝汤，遂得全治。

《橘窗书影》云：御书院番清野助右卫门之女，年十九，患伤寒，尾崎医员高井玄益疗之。十余日，精神恍惚，舌上无苔而干燥，绝食五六日，四肢微冷，脉沉细，按其腹，自心下至脐旁左边拘急，重按如有痛者，血气枯燥，宛如死人。余以为厥阴久寒之证，与当归四逆加吴茱萸生姜附子汤，服之一日夜，心下大缓，始啜粥饮，三日而精神明了，始终服一方，其人痊愈。玄益他日会余，询问此治法，余笑曰："是即本之《时还读我书》录小川雄斋之案，非别有所发明也。"

又云：川路之妻，数年患头痛，发则吐苦清水，药食不下咽，苦恼二三日，头痛自止，饮啖忽如故，如此者一月二三次，青木春岱与伊藤玄朴交治，更无验。余诊之曰："浊饮上逆之头痛也，饮畜则发，饮涌（案：谓吐出也）则止，所以有休作，宜制其饮。"与当归四逆加吴茱萸生姜汤，兼用半硫丸，服之一月，病不复发，迄今二三年间，积年之头痛竟痊，川路氏深服余说。

大汗出，热不去，内拘急，四肢疼，又下利厥逆而恶寒者，四逆汤主之。

《千金翼》无"内"字，又作"若"。《脉经》无"又"字。

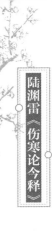

大汗出则体温放散，身热当去，今热不去，明其热是格阳之热，热在头面，下文云厥逆，知手足不热也。内拘急，旧注皆谓腹内拘急，验之病者，四逆证腹内拘急者甚少，唯方氏谓亡津液而骨节不利，意指四肢拘急，则霍乱四逆证常见之，所谓转筋者是也。

山田氏云："此证而脉微欲绝者，通脉四逆汤所主。"

大汗若大下利而厥冷者，四逆汤主之。

成氏云大汗大下利，内外虽殊，其亡津液损阳气则一也。阳虚阴胜，故生厥逆，与四逆汤固阳退阴。

《玉函经》此下复有两条，一条云："表热里寒者，脉虽沉而迟，手足微厥，下利清谷，此里寒也；所以阴证亦有发热者，此表热也。"又一条云："表寒里热者，脉必滑，身厥舌干也，所以少阴恶寒而倦（案：蜷误倦），此表寒也；时时自烦，不欲厚衣，此里热也。"案两条皆非仲景辞气。

病人手足厥冷，脉乍紧者，邪结在胸中，心下满而烦，饥不能食者，病在胸中，当须吐之，宜瓜蒂散。

辨可吐篇，乍紧作"乍结"，《千金翼》同。

此条一方两证，邪结在胸中以上为一证。胸中盖指胃，毒害性物质骤结于胃，气血奔集胸中，不复达于四末，故手足为之厥冷。旧说所谓，胸中阳气为邪所遏，不能外达四肢（《金鉴》、山田）者也。乍紧作"乍结"为是（参看第五卷瓜蒂散条《生生堂治验》第三案），亦因血循环偏集于胸中，故桡骨动脉为之歇止，平素不结，忽然而结，故曰乍结，与炙甘草汤之渐结久结者不同。厥冷脉结，皆病势急骤所致，邪结之结字可味，此证与少阴篇三百二十七条颇同，但较急耳。心下满以下为又一证，其病颇缓，而寒实则一。所谓寒实者，痰饮也，胃中黏液过多，故满而烦。胃有消化之功能，当其需要食物时，非单纯因为饥饿或营养缺乏，乃胃之习惯使然，故平人饥时，吞咽非营养物，如纸团土块等，亦能止饥。此证胃中既有黏液而仍饥者，以黏液非纸团土块之比，不足以疗饥故也，然黏液既充满胃腔，则虽饥不能食矣。

张氏《宗印》云：曰病人者，非厥阴之为病，而亦非外受之寒邪也，以手足厥冷，故列于厥阴篇中。

伤寒厥而心下悸者，宜先治水，当服茯苓甘草汤，却治其厥；不尔，水渍入胃，必作利也。

赵刻本夺"者"字，今据《玉函》、成本、《全书》补。服，《玉函》作"与"。

《金鉴》云：此先水后厥之治也。盖停水者必小便不利，若不如是治之，则所停之水渍入胃中，必作利也。此证虽不曰小便不利，而小便不利之意自在，若小便利，则水不停，而厥悸属阴寒矣，岂宜发表利水耶？

山田氏云：悸乃停水所致，其人小便必不利，观小柴胡条，可以见矣（案：九十九条云：或心下悸，小便不利）。是以不先与茯苓甘草汤以治其水，则停水渍入大肠中，必作下利。水渍入胃之"胃"字，当为"肠"字解之，如胃中有燥屎，亦然。其实肠胃一腑，唯就其广狭大细，以殊其名已。

渊雷案：却治其厥，《补亡论》郭雍用四逆汤。此盖寒厥之轻者，故先治水，后治厥耳。若四逆证急，殆无先与茯苓甘草之理。山田以为此条承上条而言，治厥当用瓜蒂散，此殆不然，瓜蒂涌吐，则心下之水与黏液俱去，何必先用茯苓甘草耶？

伤寒六七日，大下后，寸脉沉而迟，手足厥逆，下部脉不至，喉咽不利，唾脓血，泄利不止者，为难治，麻黄升麻汤主之。

《千金翼》无"寸"字，《玉函》无"而"字，喉咽作"咽喉"，成本同。

麻黄升麻汤方

麻黄（二两半，去节）　升麻（一两一分）　当归（一两一分）　知母（十八铢）　黄芩（十八铢）　葳蕤（十八铢，一作菖蒲）　芍药（六铢）　天门冬（六铢，去心）　桂枝（六铢）　茯苓（六铢）　甘草（六株，炙）

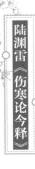

石膏（六铢，碎，绵裹） 白术（六铢） 干姜（六铢）

上十四味，以水一斗，先煮麻黄一两沸，去上沫，内诸药，煮取三升，去滓，分温三服，相去如炊三斗米顷，令尽，汗出愈。

《玉函》《千金翼》，升麻、当归并作"一两六铢"，天门冬并作"麦门冬"。案：汉晋以二十四铢为两，唐人以四分为两，故唐之一分，即汉晋之六铢，其量本同。然一方之中，有铢有分，掺改之迹显然矣。

柯氏云：麻黄升麻汤，其方味数多，而分两轻，重汗散而畏温补。乃后世粗工之伎，必非仲景方也。此证此脉，急用参附以回阳，尚恐不救。以治阳实之品，治亡阳之证，是操戈下石矣，敢望其汗出而愈哉？绝汗出而死，是为可必，仍附其方，以俟识者。丹波氏云：此条证方不对，注家皆以为阴阳错杂之证，回护调停，为之诠释。而柯氏断然为非仲景真方，可谓千古卓见矣。山田氏云：此条论与方，俱后人之所掺，非乎仲景氏之言，故今删之。

《伤寒选录》云：此药之大者，若瘟毒瘴利，表里不分，毒邪沉积，或咳或脓或血者，宜前药。渊雷案：此不过依附本条之证而为之说，非经效之事实，未可信据。又案《外台》第一卷亦载此方，引《小品》，注云："此张仲景《伤寒论》方，是此方出于六朝以前。"

伤寒四五日，腹中痛，若转气下趣少腹者，此欲自利也。

"趣"，成本作"趋"。案："趋"者正字，"趣"者假借字，趋走也，趣之本义，疾也。

山田氏云：俚语有之"腹鸣者必下"，盖喻之于事之必有前兆而言，乃此条之意。百六十四条生姜泻心证曰："胁下有水气，腹中雷鸣。"下利，同是有水而雷鸣也，《金匮》曰："腹中寒气，雷鸣切痛，附子粳米汤主之。"此条证亦宜用粳米汤，不可用生姜泻心汤，何也？水则一也，证则有痛不痛之别也。渊雷案：腹痛，转气下趣，欲自利，亦有理中汤黄连汤等证，不必悉属附子粳米汤。附子粳米汤方，附子、半夏、粳米、甘草、大枣，出《金匮·腹满寒疝宿食篇》。又案此条似无深意，腹痛而转气下趣，其将自利，不问可知，何待告语耶？

伤寒本自寒下，医复吐下之，寒格更逆吐下，若食入口即吐，干姜黄芩黄连人参汤主之。

"医复吐下之"，《玉函》、成本、《全书》、《千金翼》，并作"医复吐之"，无"下"字。《玉函》即吐下有"者"字。此条"寒下"字（王肯堂以为"吐下"），"寒格更逆"字，皆不可解，必有讹夺，唯"食入口即吐"一句，为本方之证候。凡朝食暮吐者，责其胃寒，食入即吐者，责其胃热。胃热，故用芩连，本方证，胃虽热而肠则寒，故芩连与干姜并用，以其上热下寒，故入之厥阴篇。然自来注家，皆不敢指本证为厥阴病，盖自昔唯以乌梅丸为厥阴主方，本方得泻心之半，目为少阳方故也。唯小丹波谓厥阴亦适用本方，引见本篇首条，证候用法，当从方所引诸家之说。

干姜黄芩黄连人参汤方

干姜　黄芩　黄连　人参（各三两）

上四味，以水六升，煮取二升，去滓，分温再服。

《保幼大全》云：四味人参汤（即本方），治伤寒脉迟，胃冷呕吐。

黄仲理云：翻胃之初，亦可用，止逆而和中也。

柯氏《附翼》云：凡呕家夹热者，不利于香砂桔半，服此方而晏如。

《方极》云：干姜黄连黄芩人参汤，治心烦，心下痞硬，呕吐者。

《类聚方》云：此方主心中烦悸，及心下痞硬而吐下者也。

《方机》云：治下利心烦，食入口即吐者，下利心下痞硬，干呕者，俱兼用紫圆。

雉间焕云：胃反者主之。

《类聚方广义》云：治胃反心胸郁热，心下痞硬，或嘈杂者，兼用消块丸。

又云：骨蒸劳热，心胸烦闷，咳嗽干呕，或下利者，宜此方。

《方函口诀》云：此方治膈有热，吐逆不受食者，与半夏、生姜诸止呕吐药无寸效者，有特效。又治噤口痢。

柯氏又云：伤寒吐下后，食入口即吐，此寒邪格热于上焦也，虽不痞硬（案：用人参当有痞硬），而病本于心（案：谓心下实即胃也），故用泻心之半，调其寒热，以至和平。去生姜、半夏者，心下无水气也，不用甘

391

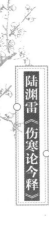
草大枣者，呕不宜甘也。

《成绩录》云：道修街一贾人之儿，年甫七岁，恍然失人事，烦闷不语，急请先生，往诊之，直视胸满，心下痞硬，身热殊甚。先生曰："此俗所谓虫热者，血气聚于心胸故也。"乃作干姜黄连黄芩人参汤，及黄连解毒散，一日夜迭进六帖，儿能服之，二日而病愈。

又云：一小儿十余岁，夏月不大便十余日，终则烦闷不语，一医以为暍病，与白虎汤，一医以为外邪，与发表剂，皆无效。请先生诊之，胸满太甚，腹中虚软，但胸腹热如烙，他处无热，舌上微黄而无苔，问曰："胸满几日矣？"家人曰："不过三日。"先生曰："此病非有外袭，乃血气由内上迫使然。凡内发之病，初多吐下。"家人曰："实然。"乃与干姜黄连黄芩人参汤，兼用解毒散，服之二日，大便一行，烦闷止，更与紫圆少许，复与前方如故，遂痊愈。

下利有微热而渴，脉弱者，今自愈。

《玉函》无"今"字，是。此条殆非仲景语，揣其意，盖谓病轻而脉证不乖张，有自愈之趋势耳，然未可断其不药必愈也。

王履《溯洄集》云：六经病篇，必非叔和所能赞辞也，但厥阴经中下利呕哕诸条，却是叔和因其有厥逆而附，遂并无厥逆而同类者，亦附之耳。

下利脉数，有微热汗出，今自愈，设复紧，为未解。（一云设脉浮复紧）

今，《玉函》《千金翼》并作"者"，属上句读，是。此条当是葛根汤证，故微热汗出者愈。若复紧，则汗不得出，仍须服葛根汤，故为未解。

山田氏云：上二条，系后人之言，当删之。

下利，手足厥冷，无脉者，灸之，不温，若脉不还，反微喘者死。

汪氏云：此条仲景不言当灸何穴。常器之云：当灸关元、气海二穴。

钱氏云：微喘乃阳气已绝，其未尽之虚阳，随呼吸而上脱，其气有出无入，故似喘非喘而死矣。山田氏云：此乃白通加猪胆汁汤证。渊雷案：读当灸之句绝，灸后若手足温而脉还者，病尚可治，意在言外。钱氏谓真阳已竭，已成死证，故虽灸之亦不温，则是死证已定，灸之为多事矣，非也。此证当外灸关元、气海，内服白通加猪胆汁，间有可救者。

少阴负趺阳者，为顺也。

赵刻本接前条为一，《千金翼》同，今据《玉函》、成本、《全书》析为两条。此条不特理不足，文气亦不完，柯氏删之，是也。

下利，寸脉反浮数，尺中自涩者，必清脓血。

此是热利清脓血者，王肯堂主黄连阿胶汤，既清脓血时可用，柯氏主白头翁汤，汪氏主黄芩汤，未清脓血时可择用。唯凭脉测病，非仲景法，旧注以为热利故脉数，热邪盛故寸浮，血散阴虚故尺涩，热盛血散而下利，故必清脓血云。

山田氏云：上二条，亦系后人之言，当删之。

下利清谷，不可攻表，汗出必胀满。

山田氏云：下利清谷，里寒为甚，可与四逆汤温之。虽有表证，不可发汗，汗出则表里俱虚，而中气不能宣通，故令人胀满，亦四逆汤证也，宜与后三百七十六条参考。渊雷案：胀满多实证，间有虚者，旧说多从脉上分辨，较为困难。今以按腹辨之，则坚软判然，此条由里寒证误汗而致，则原因自明。虚胀之故，营养液停潴而不被吸收，所谓脾不健运，一也；胃肠之内容物不消化不下降，发酵而生气体，二也。此条证，郭白云主通脉四逆汤，亦得。

下利脉沉弦者，下重也；脉大者，为未止；脉微弱数者，为欲自止，虽发热不死。

此条文气虽不似仲景，然于里急后重之痢疾，却甚合事实。病在里，

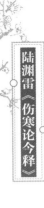

故脉沉，肠神经及腹直肌皆挛急而痛，故脉应之而弦。脉大者，病势方进，正气方大起抵抗，故为未止。脉微弱而数者，邪去而正亦惫，心脏亦因而稍弱，故为欲自止。欲自止，则虽发热而不死也。

汪氏云：下利一候，大忌发热，兹者脉微弱而带数，所存邪气有限，故虽发热，不至死耳。《金鉴》云：由此可知滞下脉大身热者，必死也。

舒氏云：按厥阴下利，法当分辨阴阳，确有所据，对证用药，无不立应。但言脉者，玄渺难凭，吾不敢从。渊雷案：岂特厥阴下利为然哉，凡不言证而言脉者，皆玄渺难凭。

下利脉沉而迟，其人面少赤，身有微热，下利清谷者，必郁冒汗出而解，病人必微厥。所以然者，其面戴阳，下虚故也。

此条亦非仲景文字。下利清谷，身微热戴阳者，其人微厥，固不待言，若云初本不厥，郁冒汗出时厥，则亡阳虚脱而死耳，尚望其病解耶？且此病之解，当手足温，面热退，方是阳回，今云郁冒汗出，则是阳证热不得越之解，非阴证戴阳之解矣。又少阴篇三百条云："少阴病，下利止，而头眩时时自冒者死。"理既甚通，今云必郁冒而解，则矛盾不可信矣。所以然三句，虽无刺谬，而浅率已甚。

《伤寒绪论》云：戴阳者，面赤如微酣之状，阴证冷极，发躁面赤，脉沉细，为浮火上冲，水极似火也，凡下元虚急之人，阳浮于上，与在表之邪相合，则为戴阳，阳已戴于头面，而不知者更行发散，则孤阳飞越，危殆立至矣。大抵阳邪在表之怫郁，必面合赤色而手足自温，若阴证虚阳上泛而戴阳，面虽赤，足胫必冷，不可但见面赤，便以为热也。

下利脉数而渴者，今自愈。设不差，必清脓血，以有热故也。

此条亦非仲景辞气，旧注以寒利为解，谓脉数而渴者，寒去而利当止，设不止，则为热气有余，故便脓血，盖与三百三十五条发痈脓同义。

山田氏云：上三条，亦系后人之言，当删之。

下利后脉绝，手足寒冷，晬时脉还，手足温者生，脉不还者死。

《玉函》《千金翼》，"不还"下，并有"不温"二字。

成氏云：晬时，周时也。山田氏云：此条盖以通脉四逆汤服后言之。柯氏云：此不呕不烦，不须反佐而服白通，外灸少阴及丹田、气海，或可救于万一。渊雷案：此指洞泄暴利而言，霍乱多如此证，若久利后脉绝厥冷者，即无可生之理。

伤寒下利日十余行，脉反实者死。

成氏云：下利者，里虚也，脉当微弱，反实者，病胜脏也，故死。《难经》曰：脉不应病，病不应脉，是为死病。钱氏云：所谓实者，乃阴寒下利，真阳已败，中气已伤，胃阳绝而真脏脉现也。

渊雷案：凡病，脉证不相应者，难治，事实上诚有之。旧说谓阴证见阳脉者生，阳证见阴脉者死，则迷信脉法之言，殊非事实。即如此条，下利脉实，非阴证见阳脉乎，何以主死？暑病人参白虎证，其脉弦细芤迟（《金匮·痉湿暍篇》），非阳证见阴脉乎，何以可治？其不足信明矣。下利脉实，乃心脏起虚性兴奋，以图背城借一，卒之心脏愈益疲敝以死。余所经验，但觉血液在血管中劲疾直前，不复有波动起落，盖脉管已失弹力，而心脏之虚性兴奋未已也。若是者，其死不出一周时。所谓真脏脉见者，盖亦不外此理，若《内经》所言真脏之象，竟未一遇，殆古人想当然之说，非纪实也。

下利清谷，里寒外热，汗出而厥者，通脉四逆汤主之。

外热者，身有微热也。三百二十条之面色赤，本条之汗出，皆虚阳欲脱，外显假热之候。本条不言脉微欲绝者，省文，从可知也。

丹波氏云：案吴人驹云，有协热下利者，亦完谷不化，乃邪热不杀谷，其别在脉之阴阳虚实之不同（以上引吴），今验之，小儿患此者最多。

热利下重者，白头翁汤主之。

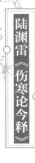

岛寿曰：热利下重者，有热致利，下焦重滞也。山田氏云：此亦系今之痢病，下重谓下部沉重，又谓之后重。身热下利，腹里拘急，下部沉重，后世所谓热毒痢也，白头翁汤可以解其热毒。按：痢字盖后世俗字，《素》《灵》谓之肠澼，《病源》《千金》《外台》诸书又谓之滞下。卢和《丹溪纂要》云：仲景以泻利滞下混同论治，殊不知肠澼滞下及痢，皆属病名，而仲景氏所论，唯以病证而言矣。再按白头翁汤主热利，桃花汤主冷利（此说不尽然，详桃花汤条），俱是治利之方，本在杂病论中者，而非伤寒之方也。视《金匮》二方接在一处，可以见矣。

渊雷案：热利，谓下利之属于热者，不必指身热，但脉舌腹候有热象者皆是。下重即里急后重也。热言其性质，利言其所病，下重言其证候。凡热利下重之病，今世科学分为二种，一为传染性赤痢，一为肠炎。赤痢之病灶常在大肠，而直肠为甚，直肠有病灶，肛门之括约肌挛缩，则令下重；肠炎症侵及直肠者，亦令下重。赤痢又分两种，一为细菌性，一为阿米巴性（或称拟足虫性），二者证候略同。鉴别唯恃验菌，唯阿米巴性者，多为慢性，或初起急剧，而转归亦成慢性，此外又有小儿之疫痢。中医之治疗，不唯其因而唯其证，故不论肠炎赤痢，苟有热象而下重者，白头翁汤悉主之。最近科学家之实验，谓白头翁治阿米巴性赤痢有特效。

白头翁汤方

白头翁（二两）　黄柏（三两）　黄连（三两）　秦皮（三两）

上四味，以水七升，煮取二升，去滓，温服一升，不愈，更服一升。

白头翁二两，《玉函》《全书》及徐镕本《金匮》并作"三两"，是。

《方极》云：白头翁汤，治热利下重而心悸者。

《方机》云：治热利下重者，下利欲饮水者，胸中热而心烦下利者，以上兼用紫圆。

方舆輗云：热利下重，即后世所谓痢症也，此方用于痢之热炽而渴甚者。白头翁以解痢热着，盖痢热与伤寒之热大异，非白虎辈所能治，唯黄连、黄柏、白头翁之类能治之。他家用黄连解毒汤，或三黄汤加芒硝，虽能治此，予用此汤，数奏奇功，是由于白头翁治痢热之殊效也。此汤之要点，在热虽盛而不需下剂之际。

《类聚方广义》云：热利下重，渴欲饮水，心悸腹痛者，此方之主治也。又云：貉邱岑先生曰："尝在甲斐，时痢疾流行，无不患此者，其证，每大便，肛门灼热如火（案：此真赤痢，因肠炎无此重笃故也），用此方，多有效。"余奉此说，数得效。

又云：治眼目郁热，赤肿阵痛，风泪不止者，又为洗蒸剂，亦效。渊雷案：细菌性赤痢常并发眼病。

钱氏云：白头翁，《神农本经》言其能逐血止腹痛，陶弘景谓其能止毒痢，故以治厥阴热痢（案：此非厥阴病）。黄连苦寒，能清湿热，厚肠胃，黄柏泻下焦之火，秦皮亦属苦寒，治下痢崩带，取其收涩也。

渊雷案：有人认积滞不消化为痢疾之重大原因，有无积不成痢之口号，故治痢之方，无有不用大队消导药者。殊不知消化作用，在胃与小肠，果有积滞，其病当在消化管之上部，决不及直肠。痢疾以里急后重为主证，病位明在直肠，用消导药，则攻伐无过而已。白头翁汤无一味消导药，但与清热排毒，恰合赤痢与直肠炎之病理。盖古方多由实验，后世方多由理想，故古方多暗合病理，后世方多肤廓不中病也。

下利腹胀满，身体疼痛者，先温其里，乃攻其表。温里宜四逆汤，攻表宜桂枝汤。

喻氏云：此与太阳中篇下利身疼，用先里后表之法大同（九十四条）。彼因误下而致下利，此因下利而致腹胀，总以温里为急者。见睍曰消之义也，身疼痛，有里有表，必清便已调，其痛仍不减，方属于表。太阳条中已悉，故此不赘。渊雷案：此虚寒胀满，故温之而消。见睍曰消者，《小雅角弓篇》文，引之，明得温而消之意也。《毛传》云：睍，日气也。韩诗作《燕睍聿消》。云：燕睍，日出也。《广雅释诂》云：燕燃，暖也。毛韩张三义互相足，《荀子·非相篇》，又引作"晏然聿消"。见睍，燕睍，燕燃，晏然，皆同声通借。

下利欲饮水者，以有热故也，白头翁汤主之。

"以有热故也"五字，《玉函》《千金翼》并作"为有热也"四字。

前条云热利下重，此条举欲饮水一例，以申明热证，然热证不止于渴，渴亦不皆属于热耳。刘栋云：此条当在上白头翁条之下也。

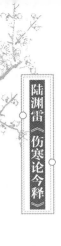

钱氏云：渴与不渴，乃有热无热之大分别也。里无热邪，口必不渴，设或口干，乃下焦无火，气液不得蒸腾，致口无津液耳。然虽渴亦不能多饮，若胃果热燥，自当渴欲饮水，此必然之理也。

山田氏云：下利饮水，多是内有热邪所致，间亦有津液内竭而然者，或大汗后，或大下若大吐后，或痘疮灌脓后，往往有之，概为热邪所致，非也。又因所饮之冷热，以辨其虚实，亦非也。

下利谵语者，有燥屎也，宜小承气汤。

《金鉴》云：下利里虚，谵语里实，若脉滑大，证兼里急，知其中必有宿食也。其下利之物，又必稠黏臭秽，知热与宿食合而为之也，此可决其有燥屎也，宜以小承气汤下之。于此推之，可知燥屎不在大便硬与不硬，而在里之急与不急，便之臭与不臭也。

渊雷案：此小承气亦可去屎之明文，参看阳明篇二百二十三条之说。

丹波氏云：案少阴篇云："少阴病，自利清水，色纯青，心下必痛，口干燥者，急下之，宜大承气汤。"辨可下篇云："下利心下硬者，急下之，宜大承气汤。""下利脉迟而滑者，内实也，宜大承气汤。""下利不欲食者，有宿食故也，当下之，宜大承气汤。"并与此条证同。

渊雷案：引此者，示下利尽有宜下之证，且有宜大承气者，不必疑惧小承气也。下利可下之证，不特痢疾，通常泻利亦有之，要在辨其虚实耳。此条以谵语为实证，故用小承气。然谵语之实，与郑声之虚，极难辨认，未可据信。辨下利虚实之法，详第二卷三十三条，第七卷二百七十六条，又下利之所以可下，不必皆因燥屎，盖肠中之炎性渗出物，与肠内容物混合而腐败发酵，足以助长炎症，下去此等有害物，则肠炎易于恢复尔。

下利后更烦，按之心下濡者，为虚烦也，宜栀子豉汤。

方氏云：更烦，言本有烦，不为利除而转甚也。柯氏云：虚烦，对实热而言，是空虚之虚，不是虚弱之虚。

山田氏云：凡伤寒发汗吐下后，诸证皆去，但心烦者，是大邪已去，正气暴虚，而余热内伏故也。心下濡者，下后无物也，是虽言虚烦，其实非真虚，亦唯一时假虚已，栀子豉汤以解余热则愈。

呕家有痈脓者，不可治呕，脓尽自愈。

呕本是病理机转，其人甚困苦，本当以法止之。若呕出痈脓者，则其呕为排除有害物之天然作用，当与排脓汤散（皆《金匮》方）等助其祛脓，脓尽则呕自止。若强止其呕，则脓不得出，生他变矣。此条旧注多以为肺痈，余谓是胃或食道之溃疡，当云胃痈，若肺痈则其脓咯出，非呕出者。

呕而脉弱，小便复利，身有微热，见厥者，难治，四逆汤主之。

成氏云：呕而脉弱，为邪气传里，呕则气上逆，而小便当不利，小便复利者，里虚也。身有微热见厥者，阴胜阳也，为难治，与四逆汤温里助阳。

雉间焕云：此条皆举证之相反者也，其为难治，实然，然空论也，不足以为据。

山田氏云：既云难治，又处以四逆汤，论中断无此例，疑非仲景之言。

干呕，吐涎沫，头痛者，吴茱萸汤主之。

钱氏云：涎沫者，黏饮白沫也。山田氏云：此胃虚寒而饮水瘀蓄者，与少阴篇膈下有寒饮，干呕，与四逆汤，差后病篇"大病差后喜唾，久不了了，胃上有寒，宜理中丸"者，同胃寒有饮之证，故与吴茱萸汤，以温胃逐水也。吐涎沫乃是吐痰，此证也，今世所谓痰厥头痛者，《外台》第八卷载痰厥头痛方八首，至于后世，则有元人李杲半夏白术天麻汤方（半夏、白术、苍术、天麻、干姜、人参、黄芪、陈皮、麦芽、神曲、黄柏、茯苓、泽泻），载在《兰室秘藏》，盖皆吴茱萸汤之支流余裔耳。

渊雷案：干呕者，呕而无物吐出之谓。既吐涎沫，则不得为干呕，故舒氏谓此条多一"干"字，柯氏谓干呕吐涎是二证，不是并见，唯张氏

《直解》谓涎沫随呕而吐出。今案此证之吐涎沫，非从胃中翻出，乃干呕之际，口中自出酸冷之涎，不吐去则不快，故曰干呕吐涎沫也。此证显然为慢性胃炎，胃中多酸性黏液有微毒，其头痛乃自家中毒也。吴茱萸汤为胃药，无论已，后世虽名痰厥头痛，而东垣方用夏、术、姜、参、橘皮、麦芽、神曲，犹是专治其胃，余故曰中医之理论病名可能有误，其用药施治固不误也。由是言之，研究中医学者，致力于药方与证候，已无余蕴矣。

呕而发热者，小柴胡汤主之。

成氏云：经曰，呕而发热者，柴胡证具（百五十六条）。

渊雷案：本篇下利呕哕诸条，皆非所谓厥阴病，撰次者连类相及耳，注家不知此义，强附厥阴为说。如本条，以为厥阴少阳相表里，厥阴之邪还出少阳，前条之头痛，以为厥阴经脉与督脉会于巅，要之，取《素》《灵》之单辞只义为论据，虽颠倒白黑，必有可持之说，苟知经脉表里之不可信，则承讹之说不攻自破。

伤寒大吐大下之，极虚，复极汗出者，以其人外气怫郁，复与之水，以发其汗，因得哕。所以然者，胃中寒冷故也。

赵刻本，极汗下无"出"字，其人上无"以"字，今据《玉函》、成本补。

此条大旨，谓表里俱虚之人，得水则哕，哕者，呃逆也。外气怫郁者，表闭不得汗之谓。太阳中篇四十九条云："阳气怫郁在表，当解之熏之。"是也。夫大吐下而极虚者，因留液自救，故不汗出，此不须发汗，亦不可发汗者。医者不省，徒见其外气怫郁，妄与冷水以发汗，遂致极汗出，而其副作用又为哕也。极汗出为冷水发汗所致，故着复字，以别于极虚之由于大吐下者。辨脉篇云："寸口脉浮大，而医反下之，此为大逆，浮则无血，大则为寒，寒气相搏，则为肠鸣，医乃不知，而反饮冷水，令汗大出，水得寒气，冷必相搏，其人即噎。"此即冷水发汗之法。阳明篇二百一十七条云："欲饮水者，与水则哕。"二百三十二条云："若胃中虚冷，不能食者，饮水则哕。"此皆胃寒饮水多而致哕之事。然此等条文，皆非仲景辞气，疑冷水发汗，乃魏晋间法，饮水致哕之戒，亦是叔和撰入，后世既不行用，遂并其法而不知。钱氏注此条，以为与暖水以发汗，殆未考辨脉篇耳。山田氏云：此条系后人之言，当删之。

伤寒哕而腹满，视其前后，知何部不利，利之即愈。

"视"，《玉函》作"问"，"即"，成本作"则"。

《金鉴》云：伤寒哕而不腹满者，为正气虚，吴茱萸汤证也；哕而腹满者，为邪气实，视其二便，何部不利，利之则愈也。

张氏《直解》云：伤寒至哕，非中土败绝，即胃中寒冷，然亦有里实不通，气不得下泄，反上逆而为哕者。《玉机真脏论》曰："脉盛，皮热，腹胀，前后不通，闷瞀，此谓五实，身汗得后利，则实者活。"今哕而腹满，前后不利，五实中之二实也。实者泻之，前后，大小便也，视其前后二部之中，何部不利，利之则气得通，下泄而不上逆，哕即愈矣。

汪氏云：常器之云："前部不利猪苓汤，后部不利调胃承气汤。"余以须小承气汤利之。丹波氏云：案常氏原于《活人》，盖前部不利，五苓散、猪苓汤，后部不利，宜三承气选而用之。仲景不载主方，意在于此耶。

渊雷案：病至末传而哕者，为危候，痢疾得此，尤百无一生，此皆虚寒之哕，其腹不满。若腹满之实哕，则宜攻利，本条所言是也。若见哕，即用蒂丁香，匪特病不得愈，哕亦不能得止，须知病哕而死者，非死于哕，死于致哕之原发病也。不治其原发病而治其哕，譬如扬汤止沸，徒劳无功，治其原发病，则病减而哕自止。虚证如此，实证亦然，本条利其前后，即治其原发病也。

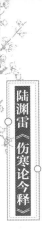

辨霍乱病脉证并治

问曰：病有霍乱者何？答曰：呕吐而利，此名霍乱。

此篇当是杂病篇之文，今不在《金匮要略》而在《伤寒论》，其撰次之意不可知。霍乱之名，西医书或音译为虎列拉，Cholera 其语来自希腊，有吐利之意，故呕吐而利为霍乱之主症。亦有不吐不利，但腹满烦乱，绞痛短气者，其死尤速，不过数小时，名干霍乱。古方用盐汤备急圆等取吐利，往往获救。又有并无昭著之证候，但眠食不健，消瘦甚速，经细菌诊断，始知为霍乱者，此则非但不吐利，即干霍乱之状亦无之。故呕吐而利，言霍乱之通常证候而已。霍乱之原因，细菌专家科嚜氏发现为霍乱弧菌，今以死菌制为预防注射剂，又以抗菌血清疗病，皆有效验，是弧菌之为霍乱病原，已无可疑。顾古人不知细菌，乃以饮食露卧等助因为原因，征之事实，助因亦未可忽视，今引其说如下，并以见本论未言之证候焉。

《肘后方》云：凡所以得霍乱者，多起于饮食，或饱食生冷物，杂以肥鲜酒脍，而当风履湿，薄衣露坐，或夜卧失覆之所致也。

《诸病源候论》云：霍乱者，由人温凉不调，阴阳清浊二气有相干乱之时（案：此语出《内经》，然太含混），其乱在于肠胃之间者，因遇饮食而变，发则心腹绞痛。其有先心痛者，则先吐，先腹痛者，则先利，心腹并痛者，则吐利俱发。夹风而实者，身发热，头疼体痛，而复吐利，虚者，但吐利，心腹刺痛而已，亦有饮酒食肉，腥脍生冷过度，因居处不节，或露卧湿地，或当风取凉，而风冷之气归于三焦，传于脾胃，脾胃得冷则不磨，不磨则水谷不消化，亦令清浊二气相干，脾胃虚弱则吐利，水谷不消则心腹胀满，皆成霍乱。霍乱，言其病挥霍之间便致缭乱也。渊雷案：腹痛者当非真性霍乱。又案：近人考据，谓真霍乱至清代道光间始传入中国，则道光以前中医书所论，皆非真霍乱矣。

又云：干霍乱者，是冷气搏于肠胃，致饮食不消，但腹满烦乱，绞痛短气，其肠胃先夹实，故不吐利，名为干霍乱也。《医心方》引《极要方》云：得吐利者，名湿霍乱，不吐利者，名干霍乱。干霍乱多煞人，往往有，湿霍乱不有性命之忧（案：此句文不通顺，且湿霍乱亦多死者）。

《千金方》云：原夫霍乱之为病也，皆因食饮，非关鬼神。夫饱食朏脍，复餐奶酪，海陆百品，无所不啖，眠卧冷席，多饮寒浆，胃中诸食，结而不消，阴阳二气，拥而反戾，阳气欲升，阴气欲降，阴阳乖隔，变成吐痢，头痛如破，百节如解，遍体诸筋，皆为回转。论时虽小，卒病之中，最为可畏，虽临深履危，不足以谕之也。

渊雷案：以上诸论，皆推原于饮食不节，盖以起病时胃肠证最剧故也，验之于病，起于暴饮恣食者，十常七八。今案霍乱菌畏酸性而喜碱性，其传染又从饮食吞入，若胃腑健全，则胃液之强酸性自能杀之，必因胃酸减弱，病菌通过胃囊而入于碱性之肠液中，乃能发病。饮食不节最能引起胃病，则旧说自不可易也。然仅伤饮食，不染病菌，其极不过为伤食而已。日人香川太仲及山田氏，竟以霍乱为伤食，则不可从矣。

伊泽信恬云：《易说》："谷雨气当至不至，则多霍乱。"《春秋考异邮》："襄公朝荆，士卒度岁，愁悲失时，泥雨暑湿，多霍乱之病。"（并《太平御览》引）《汉书·严助传》："夏月暑时，呕泄霍乱之病，相随属也。"此霍乱之名见古书者，亦可以资霍乱所因之考证焉。

问曰：病发热头痛，身疼恶寒，吐利者，此属何病？答曰：此名霍乱。霍乱自吐下，又利止，复更发热也。

恶寒下，《玉函》有"不复"二字，是。《千金翼》作"而复"，字之误也，案自吐下，当作自吐利。

霍乱初起，但有胃肠证候，吐利而不发热，其后转为全身症状，乃发热谵妄，颇似伤寒，全身症状，或谓因肠中吸收菌毒所致，或谓因尿中毒所致。盖霍乱病者，小便多不利也。此条明霍乱之初，但作吐利，其后吐利止，乃见全身证，故云不复吐利。又云利止复更发热也，然此亦言其大概，验之事实，有始终不发热者，有虽已发热，而吐利仍不止者，不可拘

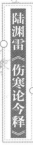

矣。张氏《直解》云：但曰利止，而不曰吐止者，省文也。

伤寒，其脉微涩者，本是霍乱，今是伤寒，却四五日，至阴经上，转入阴必利，本呕下利者，不可治也。欲似大便，而反矢气，仍不利者，此属阳明也，便必硬，十三日愈。所以然者，经尽故也。下利后当便硬，硬则能食者愈。今反不能食，到后经中，颇能食，复过一经能食，过之一日当愈，不愈者，不属阳明也。

《玉函》、成本，析下利后以下为别条。此条非仲景语，盖后人因前条而附记者。伤寒，指前条之发热头痛、身疼恶寒而言。言有此等伤寒证者，其脉当浮紧，今微涩者，以其本是霍乱，今转为全身症状，作伤寒状故也。于此可见古人名一切发热为伤寒，初无暑湿风诸温之名，却四五日以下，词理俱不可通，不可强解。

恶寒脉微（一作口）而复利，利止，亡血也，四逆加人参汤主之。

原注"或作"字，原本失刻。

恶寒脉微而复利，霍乱之通常证候也，其有利自止者，乃因亡血而无所复利之故，非病之欲解。此其病，视利不止者尤急，故主四逆加人参汤。盖霍乱所下，多为血清，由肠管倒吸血液而出，故曰亡血，非谓见红之失血证也。《金鉴》改利止为利不止，改亡血为亡阳，乃不知病理之误。

四逆加人参汤方

甘草（二两，炙） 附子（一枚，生，去皮，破八片） 干姜（一两半） 人参（一两）

上四味，以水三升，煮取一升二合，去滓，分温再服。

丹波氏云：《千金》《外台》用人参三两，利甚者加龙骨二两，《小品》名四顺汤。

《景岳全书》云：四味回阳饮（即本方），治元阳虚脱，危在顷刻者。

《卫生宝鉴补遗》云：四逆加人参汤，治伤寒阴证，身凉而额上手背有冷汗者。

《方极》云：四逆加人参汤，治四逆汤证而心下痞硬者。

《方机》云：下利恶寒脉微，手足厥冷，或心下痞硬者，四逆加人参汤主之。

方舆輗云：血脱及手足厥冷者，亟与四逆加人参汤，迟延则不可救。

《类聚方广义》云：此方主自下利脱证，茯苓四逆汤主汗下脱证。虽然，执匕家不必拘泥，唯操纵自在为得，诸方皆然，按此条疑有脱误。

《方函口诀》云：此方以亡血亡津液为目的，后世家虽参附同称，仲景则阴虚主附子，阳虚主人参，与后世所云，参入脾胃，温养脾元之气，附入下元，壮命门火源者，正相违异。渊雷案：此说可疑，待考。

徐氏云：利虽止，而恶寒脉微如故，则知其非阳回而利止，乃津液内竭而利止也，故曰亡血，又当加人参，以生津益血矣。

霍乱，头痛发热，身疼痛，热多欲饮水者，五苓散主之；寒多不用水者，理中丸主之。

"丸"，《玉函》《千金翼》并作"汤"，成本作"员"。

此条言霍乱既转全身症状时，分热多、寒多二种治法。热多寒多，是言其因，非言其证，从欲饮水与不用水上勘出。病虽转属全身症状，其吐利仍未止，何以知之？以五苓散主水入则吐，理中丸亦主吐利故也。五苓散必小便不利，此条不言者，省文也。凡霍乱小便不利者，预后多恶，故五苓为霍乱要药。由药效以测病理，知头痛发热身疼，皆尿中毒所致，其证颇近于表，理中则专治胃肠，其证仍在于里，虽有全身症状，自较五苓为少也。

汤本氏云：上古无亚细亚霍乱，日本于德川幕府之末叶（当我国清代雍乾之际），始渐传来，则古代之治方，似不适用，然尾台榕堂、今村了庵二氏，于其初期，用葛根加术汤，颇能顿挫之，至其下利发热，口舌干燥，烦渴引冷，或有水逆证时，用五苓散或茯苓泽泻汤，亦能收效。由此见师之方法，可谓八面玲珑，圆满无碍。

渊雷案：霍乱之名，见于《易说》《春秋考异邮》《内经》诸书，是我

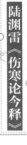

国秦汉以前已有之。仲景方书，成于汉末，初非以上古之方，治后世新出之病也。汤本以霍乱于德川时代传入日本，遂若德川以前并无霍乱者，又若仲景方出于日本上古者，真可笑之至。又案葛根加术汤所治者，乃夏日流行之胃肠炎，与霍乱相似，而非真性霍乱也。葛根汤治下利，本论有明文，加术者，以有湿证故也，唯其有湿，故误诊为霍乱矣。霍乱有湿证，可参看第二卷五苓散下所引张杲《医说》及《博闻类纂》。

理中丸方（下有作汤加减法）

人参　干姜　甘草（炙）　白术（各三两）

上四味，捣筛，蜜和为丸，如鸡子黄许大，以沸汤数合，和一丸，研碎温服之，日三服，夜二服。腹中未热，益至三四丸，然不及汤。汤法，以四物依两数切，用水八升，煮取三升，去滓，温服一升，日三服。若脐上筑者，肾气动也，去术，加桂四两；吐多者，去术，加生姜三两；下多者，还用术；悸者，加茯苓二两；渴欲得水者，加术，足前成四两半；腹中痛者，加人参，足前成四两半；寒者，加干姜，足前成四两半；腹满者，去术，加附子一枚。服汤后如食顷，饮热粥一升许，微自温，勿发揭衣被。

"丸"，《玉函》作"圆"，捣筛下，《玉函》、成本并有"为末"二字，日三服夜二服，上服字，赵刻本误作"四"，今据《玉函》、成本改。钱氏云：后加减法，文理背谬，量非仲景之法。山田氏云：腹中未热以下，至汤法及加减方，皆王叔和所掺，可删矣。理中者，丸剂之名也，非汤剂之名，故药味分量虽同，于其作汤者名曰人参汤，见于《金匮要略》，至其加桂枝者，则谓之桂枝人参汤况标理中丸方，而不标理中丸及汤法乎？（案：少阴篇有半夏散及汤方）又况言汤法以四物依两数切，而不言汤法以四物依两数㕮咀乎？后人不察，妄指人参汤以为理中汤，虽无害于大义，终非立方之本旨也。又至如其处理中丸证以人参汤，则以牛易马之类，驮重致远虽同也，迟疾利钝则殊异，不可不择矣。渊雷案：丸法，盖本云上四味等分，而无两数，今云各三两者，后人掺入汤法，以一剂之量易之也。

《千金方》云：治中汤，治霍乱吐下，胀满，食不消化，心腹痛（即本方）。四味㕮咀，以水八升，煮取三升，分三服，不瘥，频服三剂，远行防霍乱。依前作丸，如梧子大，服三十丸，如作散，服方寸匕，酒服亦得。若转筋者，加石膏三两。

又云：四顺理中圆（即本方），已产讫，可服此方，新生脏虚，此所以养脏气也。

《三因方》云：病者因饮食过度，伤胃，或胃虚不能消化，致翻呕吐逆，物与气上冲，蹙胃口决裂，所伤吐出，其色鲜红，腹绞痛，白汗自流，名曰伤胃吐血。理中汤能止伤胃吐血者，以其功最理中脘，分利阴阳，安定血脉，方证广如局方，但不出吐血证，学者自知之。

《医方选要》云：理中汤，治五脏中寒，口噤失音，四肢强直，兼治胃脘停痰，冷气拉痛。渊雷案：前一证加附子为佳。

《卫生宝鉴补遗》云：仲景理中汤，治伤寒阴证，寒毒下利，脐下寒，腹胀满，大便或黄或白，或青黑，或清谷，及寒蛔上入膈，吐蛔，此胃寒，而非实寒也。

《妇人良方》云：人参理中汤（即本方），治产后阳气虚弱，小腹作痛，或脾胃虚弱，少思饮，或后去无度（当指下利）或呕吐腹痛，或饮食难化，胸膈不利者。

《直指方附遗》云：理中汤，治柔痓厥冷自汗。渊雷案：此非脑脊髓病，乃四逆汤证之四肢拘急也（三百九十二条），当于本方加附子，或用四逆汤。

《圣济总录》云：白术丸（即本方），治小儿躯啼，脾胃伤风冷，心下虚痞，腹中疼痛，胸胁逆满。又云：理中汤，治风入腹，心腹疠痛，痰逆恶心，或时呕吐，隔塞不通。

《赤水玄珠》云：理中汤，治小儿吐泻后，脾胃虚弱，四肢渐冷，或面有浮气，四肢虚肿，眼合不开。

《小青囊》云：理中汤，治恶心干呕，欲吐不吐，心下映漾，如人畏船。又治小儿慢惊，脾胃虚寒，泄泻，及受寒腰痛。

《外科正宗》云：理中汤，治中气不足，虚火上攻，以致咽间干燥作痛，妨碍吐咽，及脾胃不健，食少作呕，肚腹阴疼等证。

《疡医大全》云：理中汤，治痈疽溃疡，脏腑中寒，四肢强直。

《痘疹金镜录》云：理中汤，治痘里虚寒泄泻。方后云：手足厥冷，泄泻甚者，加附子，名附子理中汤。

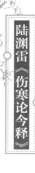

《方极》云：人参汤，治心下痞硬，小便不利，或急痛，或胸中痹者。

《方机》云：治心下痞硬者，兼用太蔟；心下痞，喜唾，不了了者，兼用南吕；暑病（所谓霍乱），呕吐下利，心下痞硬者，兼用紫圆。

《证治摘要》云：人参汤加附子，治腹平满，大便滑者。

《类聚方广义》云：产后续得下利，干呕不食，心下痞硬，腹痛，小便不利者；诸病久不愈，心下痞硬，干呕不食，时时腹痛，大便濡泄，见微肿等证者；老人每至寒暑下利，腹中冷痛，沥沥有声，小便不禁，心下痞硬，干呕者，俱为难治，宜此方。若恶寒或四肢冷者，加附子。

《方函口诀》云：此方治胸痹之虚证（案：详《金匮要略今释》），亦理中丸为汤之意，宜用于中寒霍乱、太阴吐利之证。厥冷者，从《局方》加附子，术附相伍，即附子汤、真武汤之意，有驱内湿之效。与四逆汤，其意稍异，四逆汤即以下利清谷为第一目的，此方则以吐利为目的也。

渊雷案：理中丸、人参汤为太阴病主方，其证心下痞硬，腹痛吐利，心下痞硬且吐者，胃机能衰弱也。人参干姜主之，腹痛者，肠寒而蠕动亢进也，干姜主之，下利者，小肠有卡他性炎症，肠内容物不被吸收，反有炎性渗出物流于肠管也，术主之，吐利腹痛，则急迫可知，甘草主之。学者参看太阴篇首条之解释，则其理益明。今以治霍乱者，以霍乱之吐利，由胃肠感寒而起，补救本体之弱点，即所以抵抗毒害性物质也。《简易方》云：其圆者，得蜜而润，入脾为快，温补为宜，若以荡涤寒邪，祛逐冷积，则汤为捷，且免蜜之困脾也。

《医史·戴良撰吕沧洲翁传》云：内子王，病伤寒，乃阴隔阳，面赤足蜷而下利，躁扰不得眠。论者有主寒主温之不一，余不能决，翁以紫雪匮理中丸进，徐以水渍甘草干姜汤饮之，愈。且告之曰："下利足蜷，四逆证也，苟用常法，则上焦之热弥甚。今以紫雪折之，徐引辛甘以温里，此热因寒用也。"闻者皆叹服。

《古方便览》云：一男子，一身悉肿，小便不通，心下痞硬，郁郁不欲饮食，与此方，兼用三黄丸，二十剂而愈。

《橘窗书影》云：太田生女，向患痔疾，脱肛不止，灸之数十壮，忽发热衄血，心下痞硬，呕吐下利，一医以寒凉剂攻之，增剧，余与理中汤，渐愈。痞有虚实，邪气为痞，宜用疏剂，若胃中空虚，客气冲逆而为痞者，攻之有害，古方泻后膈痞用理中汤，又以理中汤治吐血，洵有故也。

元坚云：按《外台》引仲景论云：霍乱脐上筑者，肾气动也。先疗气，理中汤去术加桂。凡方加术者，以内虚也，加桂者，恐作奔豚也。理中汤方，人参二两，余并三两，煮服加减法，文有少异，今不具录。次有一条及附子粳米汤方，并系本经所佚。云："又霍乱脐上筑者，以吐多故也。若吐多者，理中汤主之，方如前法加减。霍乱四逆，吐少呕多者，附子粳米汤主之。方：附子一枚（炮，去皮，破六片），半夏半升（洗，完用），甘草一两（炙，大枣十枚）擘，粳米半升。上五味，切，以水八升，煮米熟，去滓，温服一升，日三。"《小品》《千金》同。出第十七卷中，一方有干姜一两，今详《千金》有干姜，云仲景方无。

渊雷案：雉间焕标人参汤云，药入则吐者，宜加铁锈水、粳米，用粳米治吐，盖本于《外台》附子粳米汤。

吐利止，而身痛不休者，当消息和解其外，宜桂枝汤小和之。

身痛不休，承前条身疼痛而言。此云吐利止，明前条之证吐利未止矣。身痛为表证，乃毒害性物质由血循环而出于肌表之故，旧注以为霍乱之兼风寒者，非是。然既是表证，即宜解表，所以然者，正气欲祛毒害性物质出表，以药力助之也。利用正气以治病，为中医治疗法之大本，执此义以寻古方之药证，触处可通，学者其验诸。消息，犹斟酌也，小和，盖谓少少与之，不必尽剂之意，以霍乱阳虚里寒，不宜过表也。

吐利汗出，发热恶寒，四肢拘急，手足厥冷者，四逆汤主之。

此霍乱极期之正治法，四肢拘急，盖即所谓转筋，俗称吊脚痧者是也。凡真性霍乱，于极期无有不作四逆证者。俗传霍乱有寒热二种，热者宜黄连剂，热多寒少，因议四逆汤之不可用，不知所谓热霍乱者，不过急性胃肠炎症，服泻心汤，病即良已，不若真霍乱之危急。中医于病名无明确之定义，医书执病名以论治，不细察其证候者，常多无谓之争执，滋可

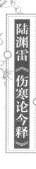

笑也。

既吐且利，小便复利，而大汗出，下利清谷，内寒外热，脉微欲绝者，四逆汤主之。

丹波氏云：据少阴篇、厥阴篇之例，此条所主，当是通脉四逆汤。山田氏云：此是虚寒盛于内，而阳气脱去也，四逆上脱"通脉"二字也。一说云，复利，当作不利，是也。渊雷案：此条属通脉四逆汤证，二君之说并是，刘栋、尾台说并同。复利，当作不利，验之霍乱病者，小便皆不利，若小便利，病已向愈矣。

吐已下断，汗出而厥，四肢拘急不解，脉微欲绝者，通脉四逆加猪胆汁汤主之。

吐已下断，《千金》作"吐下已断"。赵刻本夺"汁"字，今据《玉函》、成本补。《千金》《外台》不用猪胆汁，案下字当作"利"，始合本论字例。

吐利已断，非病差也，体液已竭，无可复吐，无可复利故也，与四逆加人参汤之利止亡血同理。观其汗出而厥，四肢拘急不解，脉微欲绝，则病之危急可知。吴氏云：固为阳之欲亡，亦兼阴气亏损，故用通脉四逆以回阳，而加猪胆汁以益阴，庶几将绝之阴，不致为阳药所劫夺也。注认阳极虚，阴极盛，故用反佐之法，以通其格拒，误矣（丹波氏云，成氏、方氏、钱氏、《金鉴》并同）。

丹波氏云：案志聪、锡驹注，本方更加人尿，然原文中无所考，盖据白通加猪胆汁汤而有此说耳。锡驹云：每见夏月霍乱之证，四肢厥逆，脉微欲绝，投以理中四逆，不能取效，反以明矾少许，和凉水服之而即愈，亦即胆汁人尿之意。先贤立法，可谓周遍详明矣（以上锡驹本高世栻说）。霍乱用矾石，原见于华佗危病方，与胆汁人尿，盖其意迥别。

通脉四逆加猪胆汁汤方

甘草（二两，炙） 干姜（三两，强人可四两） 附子（大者一枚，生，去皮，破八片） 猪胆汁（半合）

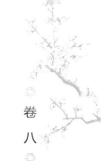

上四味，以水三升，煮取一升二合，去滓，内猪胆汁，分温再服，其脉即来，无猪胆，以羊胆代之。

猪胆汁半合，《玉函》作"四合"，《肘后》作"一合"，盖非。

《方极》云：通脉四逆加猪胆汁汤，治通脉四逆汤证，而干呕烦躁不安者（据汤本氏引，《全集》无）。

雉间焕云：慢惊风危笃者主之。又云：以上数方中（谓四逆：通脉四逆、四逆加人参茯苓、四逆及本方也），此方最如神，笃志者记之。又云：若无猪胆，代之以水银，或铅丹，或黄金水，却有效。

《类聚方广义》云：霍乱吐下大甚之后，脱汗如珠，气息微微，厥冷转筋，干呕不止，烦愦躁扰，脉微欲绝者，死生系于一线，非此方则不能挽回。服后脱汗烦躁俱止，小便利者，为佳兆。若无猪胆，以熊胆代之。又云：诸四逆汤，其证皆无不危笃，而此为最重极困之证，宜查照参究，以了其义。又云：子炳曰"慢惊风危笃者，此方有效"斯言信矣。但曰"代猪胆以水银铅丹金汁等，反效"则误也。

《方函口诀》云：二方（谓通脉四逆及本方）共治四逆汤之重证，后世但用姜附汤、参附汤等单方，然甘草之设，有妙旨存焉。以其混和姜附之多量，故名通脉，以其分布地麦之滋润，故名复脉（谓炙甘草汤也），非漫然也。

吐利发汗，脉平，小烦者，以新虚不胜谷气故也。

发汗下，发汗吐下后病篇有"后"字，是。

吐利汗出之后，脉已平，是病已瘥也，而复小烦者，以霍乱后胃气暴虚，遽尔食谷，胃虚不胜谷气之故，损谷则愈，不须服药。《千金方》云：霍乱务在温和将息，若冷，即遍体转筋，凡此病定，一日不食为佳。仲景法虽不必久饥，然乍愈辄进饮食，往往复作，故一日不食为佳。

霍乱危急之病，治法实不出篇内诸方。尾台氏《霍乱治略》，综括诸方而明辨其异，最便实用。又干霍乱，篇中无治法，《外台》引许仁则之论方致佳，今并录之。

《霍乱治略》云：下利甚，呕而腹中水鸣，或腹痛，小便不利，四肢冷，或挛痛者，真武加半夏汤（真武汤、小半夏汤合方也）。下利不止，

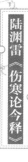

厥冷烦躁，四肢转筋，腹拘急，面青肉脱，眼凹声嘶者，四逆汤，亦可随证用四逆加人参汤。下利转筋益甚，厥冷过臂膝，精神衰弱，脱汗缀珠，脉微细，又沉伏不见者，通脉四逆汤。前证心胸气闭，干呕甚，或发呃逆者，宜通脉四逆加猪胆汁汤，此证多死。若下利干呕共止，厥冷烦躁，转筋自汗，呃逆不止，小便不利者，宜茯苓四逆汤，此证亦多死。然用此方至小便通利，大便之色带黄者，亦有诸证渐退，得回生者。

许仁则云：此病有两种，一名干霍，一名湿霍。干霍死者多，湿霍死者少。俱由饮食不节，将息失宜。干霍之状，心腹胀满，搅刺疼痛，烦闷不可忍，手足逆冷，甚者流汗如水，大小便不通，求吐不出，求痢不下，须臾不救，便有性命之虑。湿霍之状，心腹亦搅痛，诸候有与干同，但吐痢无限，此病始得，有与天行相似者，亦令头痛，骨肉酸楚，手足厥冷，四体发热。干霍大小便不通，烦冤欲死，宜急与巴豆等三味丸服之，服取快利。方，巴豆一百枚，熬，去心皮，干姜三两，崔氏以芒硝五两代，与《千金》同（案：此十二字当是王氏之注本，方用干姜为是），大黄五两，上药先捣干姜、大黄为散，后别捣巴豆如膏，和前二味同捣令调，细细下蜜丸，以饮下。初服三丸，如梧子大，服讫，数挼肚，令转动速下利，良久不觉，则以热饮投之，又良久不利，更服一丸，须臾当利，利后好将息，食饮寒温，以意取适。如渴者，煮浆水粥，少少啜之，忌野猪肉、芦笋等物。案此即备急圆也，用法详《金匮要略今释》。

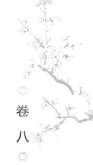

辨阴阳易差后劳复病脉证并治

伤寒阴阳易之为病，其人身体重，少气，少腹里急，或引阴中拘挛，热上冲胸，头重不欲举措，眼中生花（花一作眵），膝胫拘急者，烧裈散主之。

生花下，《玉函》有"眼胞赤"三字，《巢源》作"眼内生眯"。

山田氏云：按阴阳易一条，论之与方，其非仲景氏固矣。虽然，验之今日，往往有焉，因兹录愚见，以备后贤采择。盖阴阳易病，便是伤寒变证，故冠以伤寒二字也。阴阳二字，斥房事言之，易者，变易也，此平素好淫人，伤寒病中，更犯房事，夺精血，以致此变易者，是以谓之阴阳易。其证身体重，少气，小腹里急或引阴中拘急，热上冲胸，头重不欲举，眼中生花，膝胫拘急。——与暑中注夏之病不殊，盖彼则精血素虚，不能耐暑热而病，此则体先有邪热，更夺精血而病，虽有前后（案：盖谓前虚后热与前热后虚）之异也，其因乃一而已矣。治法宜以小建中汤为主焉，古人用烧裈散治之者，何也？裈之近隐处，乃男女精血所流滴熏染，取以用之，直是以精补精已。按：巢元方《病源论》则曰："阴阳易者，男子病新瘥，未平复，而妇人与之交接得病者，名曰阳易；妇人得病新瘥，未平复，而男子与之交接得病者，名曰阴易。"后世注家，皆遵守此说，无有异论。虽然，平素壮实无病之人，一夕与病后之人交接，安得有病证如此者乎？又按方后男妇二字，以夫妇言之，易所谓男女媾精，万物化生，可以见也。亦各取不病人之裈也，如《病源》所言，则取先病伤寒人之裈，以与新传染之人，岂不戾乎？

渊雷案：阴阳易之病，旧注皆从《巢源》为说，以为因交接而传染之病。然交接传染之病，以淋毒梅毒为最，其证与本条自异。若他种接触传

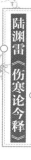

染，则不必因于交接，其病亦各有本证，决不能画一如本条所言也。且以临床实验言，病新瘥未平复而交接，先病之人复病者多，无病之人传染者少，故姑用山田之说，作瘥后交接劳复解（《巢源》别有瘥后交接劳复候，当参考）。然吾终有疑者，原文并不斥言交接，巢氏及诸注家，盖以病名有阴阳字，药方用烧裈散，遂以交接为说，皆想当然耳。又案：山田谓与暑中注夏之病不殊，今验注夏，无少腹里急，阴中拘挛之证，小建中不中与之，阴阳易有此证，则小建中胜烧裈散多矣。"裈"音"昆"，字亦作"裩"，亵衣也。

烧裈散方

妇人中裈近隐处，取烧作灰。

上一味，水服方寸匕，日三服，小便即利，阴头微肿，此为愈矣。妇人病，取男子裈烧服。

《伤寒蕴要》云：阴阳易，仲景治以烧裈散，《活人书》以貒鼠屎汤、栝楼根竹茹汤、竹皮汤、当归白术散之类主之，易老分寒热而治。若伤在少阴肾经，有寒无热者，以附子汤调下烧裈散；若伤在厥阴肝经者，以当归四逆汤加吴茱萸、附子，送下烧裈散主之；如有热者，以鼠屎竹茹汤之类，送下烧裈散主之。要在审察脉证，分其冷热而治矣。

《阴证略例》云：若阴阳易果得阴脉，当随证用之，若脉在厥阴，当归四逆汤送下烧裈散，若脉在少阴，通脉四逆汤送下烧裈散，若脉在太阴，四顺理中丸送下烧裈散。

《证治准绳》云：尝治伤寒病未平复犯房室，命在须臾，用独参汤调烧裈散，凡服参一二斤余，得愈者三四人，信哉用药不可执一也。

渊雷案：以上三家之论，皆不独任烧裈散，盖取效在调散之方，不在散也。王肯堂所治，正是交接劳复，而非《巢源》所谓阴阳易，亦可见王氏不从《巢源》之说。

大病差后劳复者，枳实栀子汤主之。

《巢源》云：大病者，中风伤寒热劳温疟之类是也。又云：伤寒病新瘥，津液未复，血气尚虚，若劳动早，更复成病，故云复也。若言语思虑

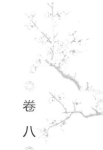

则劳神，梳头澡洗则劳力，劳则生热，热气乘虚，还入经络，故复病也。

山田氏云："差"者，言病瘥解而未复常也，与"愈"不同。

元坚云：差后劳复者，大邪既解，阴阳未谐，早有劳动，余热复集是也，热必自内发，故枳实栀子汤为其对治。此条不举其证，想心烦不眠等，为所必有也。徐大椿曰：劳复，因病后气虚，邪气又结于上焦，其证不一，故不着其病形，唯散其上焦之邪足矣。后人以峻补之剂治劳复，则病变百出矣，此说与汪氏同（汪说引于方后方解），而似得当，盖此方属栀子厚朴汤之类，则亦不外乎清膈利滞也。

枳实栀子汤方

枳实（三枚，炙） 栀子（十四个，擘） 豉（一升，绵裹）

上三味，以清浆水七升，空煮取四升，内枳实栀子，煮取二升，下豉，更煮五六沸，去滓，温分再服，覆令微似汗。若有宿食者，内大黄如博棋子五六枚，服之愈。

方名，《玉函》、成本并作"枳实栀子豉汤"。清浆水，《千金》及《翼》并作"酢浆"。五六枚，《千金》《外台》并作"一枚"。

《伤寒蕴要》云：枳实栀子汤，治食复劳复，身热，心下痞闷，如有宿食不下，大便秘实，脉中有力者，可加大黄。

《内外伤辨惑论》云：食膏粱之物过多，烦热闷乱者，亦宜服之。

《方极》云：枳实栀子豉汤，治栀子豉汤证而胸满者，栀子大黄汤，治前方证而闭者。

《方机》云：若胸满烦热者（承栀子豉汤而言），枳实栀子豉汤主之。若大便不通，胸胁满痛者，黄疸心中懊侬，或热痛者，栀子大黄豉汤主之。

雉间焕云：以上四方（栀子豉汤、栀子甘草豉汤、栀子生姜豉汤及本方），粗无大异，大概皆主差后宿食，而独此方为最胜，然不加大黄者，不足以立功。

《类聚方广义》云：凡大病新瘥，血气未复，劳动饮啖过度，则或作心胸满闷，或作烦热，与此方将养则愈。若大便不利，有宿食者，宜枳实栀子大黄豉汤。

《伤寒类方云》：浆水，即淘米泔水，久贮味酸为佳。吴氏云：清浆水，一名酸浆水，炊粟米熟，投冷水中，浸五六日，味酢，生白花，色类

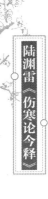

浆，故名，若浸至败者，害人，其性凉，善走，能调中宣气，通关开胃，解烦渴，化滞物。元坚云:《说文》，浆，酢浆也，从水，将省声。《本草》玉石部下品新补云：浆水，味甘酸，微温无毒。又云：粟米新熟白花者佳，煎令醋，止呕哕。

《千金方》羊脂煎方后云：棋子，大小如方寸匕。又服食门云：博棋子，长二寸，方一寸。《医心方》引《经心方》云：胡粉十二棋，博棋者，大小方寸是也。

汪氏云：劳复证，以劳则气上，热气浮越于胸中也，故用枳实为君，以宽中下气，栀子为臣，以除虚烦，香豉为佐，以解劳热，煮以清浆水者，以瘥后复病，宜助胃气也。周氏云：如多食停滞，因生热者，必按之痛，宜加大黄，去之快，愈之速，使不大耗胃液也。设不知者，以病后不可用，所损多矣。

刘栋云：上二条，后人之所记也，故不采用。山田氏云：阴阳易瘥后劳复，其论之与方，但亡而不传，王叔和乃以意补之已。渊雷案：前条方证不对，本条有方无证，故二君云尔，虽然，烧裈散固可疑，枳实栀子汤则有验，未可废矣。

伤寒差以后更发热者，小柴胡汤主之。脉浮者，以汗解之，脉沉实（一作紧）者，以下解之。

赵刻本发热下夺"者"字，今据《玉函》、成本补。

元坚云：小柴胡汤，亦瘥后劳复之正治也。此与上方证，病位不同，然其热自内发则一也。

方氏云：脉浮，有所重感也，脉沉，饮食失节也。

山田氏云：此条与阳明篇二百四十五条同一义例，下以承气言之，汗以桂枝言之，此条瘥后因劳动失节而复者，脉不浮不沉者，因动作，余烬复然者也。浮者，因劳动再感者也，沉实者，饮食失节者也。发热二字，兼浮沉二病言之。

尾台氏云：按瘥已后更发热者有三：死灰欲再燃者，与小柴胡汤；其热新因外感而发者，选用麻桂二汤以发汗；因过食宿滞者，宜审其证，以枳实栀子大黄豉汤、大柴胡汤、调胃承气汤、大承气汤下之。

渊雷案：瘥后劳复作小柴胡汤证者，往往有之，唯因于御内者，即《巢源》所谓瘥后交接劳复（后世亦名女劳复），服汤不效。尝治一壮年男子劳复，其病胸胁苦满而呕，但稍疲惫，无他恶候，与小柴胡汤，许其可治，乃服汤半日而死。余闻而疑讶，按问之，则女劳复也。然诊视之际，病人病家俱不以实告，持脉按腹，亦无他异，记此以识吾过，凡女劳复者多死。《巢源》再三言之，医者不可不知。《三国志·华佗传》云：故督邮顿子献，得病已瘥，诣佗视脉，曰："尚虚，未得复，勿为劳事，御内即死，临死当吐舌数寸。"其妻闻其病除，从百余里来省之，止宿交接，中间三日发病，一如佗言。

大病差后，从腰以下有水气者，牡蛎泽泻散主之。

喻氏云：腰以下有水气者，水渍为肿也。《金匮》曰："腰以下肿，当利小便。"此定法矣。

钱氏云：大病后若气虚，则头面皆浮，脾虚，则胸腹胀满，此因大病之后下焦之气化失常，湿热壅滞，膀胱不泻，水性下流，故但从腰以下水气壅积，膝胫足跗皆肿重也。以未犯中上二焦，中气未虚，为有余之邪，脉必沉数有力，故但用排决之法，而以牡蛎泽泻散主之。

渊雷案：牡蛎泽泻散，治实肿阳水，大验，不必腰以下肿，尤不必大病瘥后也，大病瘥后多虚肿，宜参苓术附之类，故钱氏辨之。

牡蛎泽泻散方

牡蛎（熬） 泽泻 蜀漆（暖水洗，去腥） 葶苈子（熬） 商陆根（熬） 海藻（洗，去咸） 栝楼根（各等份）

上七味，异捣，下筛为散，更于臼中治之，白饮和服方寸匕，日三服。小便利，止后服。

于臼，成本《全书》并作"入臼"。

《方极》云：牡蛎泽泻散，治身体水肿，腹中有动，渴而小便不利者。

《方机》云：治胸腹有动而渴，腰以下水肿者，兼用蕤宾。

雉间焕云：脚气肿满，小便不利者，宜以八味丸煎汁，服此方。又云：加赤小豆等份，尤妙，若无葶苈，宜以甘遂代之。

《类聚方广义》云：后世称虚肿者，有宜此方者，宜审其证以与之。

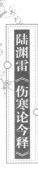

渊雷案：虚肿非本方所主，若肿盛者，先以此方排决其水，衰其六七，从而补益之可也。

《方函口诀》云：此方虽治腰以下水气，用于腰以上水气，亦效。其病在虚实之间，若实者，可加大黄，此刘教谕茝庭（即丹波元简）之经验也。

渊雷案：商陆根治水肿，最为峻快，服之二便畅行，肿亦随消，铃医常以此取一时之效。海藻，今人用治瘰疬，而《本经》亦有下十二水肿之文，盖催促淋巴还流之药也。泽泻、葶苈诸味，皆逐在里之水，本方表里俱治，故为水肿快药。元坚云：此方栝楼根，盖取之淡渗，不取其生津。《金匮》治小便不利者有水气，用栝楼瞿麦丸，可以相证。而《本草》则曰止小便利，未审何谓（案：盖言治消渴糖尿病也）。

《金鉴》云：此方施之于形气实者，其肿可随愈也。若病后土虚不能制水，肾虚不能行水，则又当别论，慎不可服也。

大病差后，喜唾，久不了了，胸上有寒，当以丸药温之，宜理中丸。

胸上，《玉函》、成本并作"胃上"，《玉函》无"以丸药"三字。

方氏云：唾，口液也，寒以饮言，不了了，谓无已时也。

山田氏云：按论中寒字，有对热而言者，有指留饮而言者，有指痰而言者，此条与小青龙汤条、四逆汤条（三百二十七条），皆以留饮言者也。

元坚云：理中丸证，胃虚而上焦有饮者也，胸上，诸注多作胃上，然他无此称。余意喜唾不了了，是胸上有寒所致，而胸寒必生于胃寒，故用理中温胃，以达上焦也，膈上有寒饮用四逆。《金匮》，肺中冷多涎唾，用甘草干姜汤，并是一理。金匮又曰："上焦有寒，其口多涎。"又曰："色黄者胸上有寒。"此二证者（前条与本条），盖不过以其系病后隶之，实不必劳复也。

渊雷案：此亦慢性胃炎之多黏液者，与吴茱萸汤之唾涎沫同理，唯彼有头痛干呕，而此无之，故主方不同矣。此证不必由于大病瘥后，尤不必由于劳复，其由于大病瘥后者，即西医所谓后遗病也。

《成绩录》云：一男子，项背强急，或腰痛，饮食停滞，时时胸痛，心下痞硬，噫气喜唾，先生与人参汤，兼用当归芍药散而愈。

伤寒解后，虚羸少气，气逆欲吐者，竹叶石膏汤主之。

赵刻本夺"者"字，今据成本、《全书》补。

方氏云：羸，病而瘦也，少气，谓短气不足以息。

《金鉴》云：是治病后虚热也。

钱氏云：仲景虽未言脉，若察其脉虚数而渴者，当以竹叶石膏汤主之，虚寒者别当消息也。

汤本氏云：余之经验，本方证，病者常肉脱羸瘦，有疲劳困惫之状，脉概虚数无力，皮肤及口唇口腔黏膜多干燥，舌干燥有白苔。诉烦渴，呼吸浅表，屡发喘咳，腹部凹陷，甚则如舟底状，食机不振，常恶心，然属阳虚证（案：谓阳证而虚者下仿此），而非阴虚证。故有热状而无寒状，呼气及其他排泄物，辄有臭气，尿亦浓稠而赤浊，有此等内热情状可征焉。渊雷案：汤本所言证候，盖从方药揣测而得，颇觉显明，唯本方证当有身热，无热者难用，不可不知。

元坚云：此条，成氏谓津液不足而虚羸，余热未尽，热则伤气，故少气。气逆欲吐，诸家概从之。然余窃疑虚羸少气气逆欲吐，似无些热，何以主以清凉，又疑《玉函》所载劳复发热者麦门冬汤主之（引见卷末），亦似证方不协，因以为恐是两条其方互错，此条虚羸少气诸证，盖麦门冬汤所主，即与《金匮》大逆上气、咽喉不利、止逆下气相类，彼所谓劳复发热者，却是竹叶石膏汤证，然实系臆揣，姑录俟识者。

竹叶石膏汤方

竹叶（二把） 石膏（一斤） 半夏（半升，洗） 麦门冬（一升去心）人参（三两） 甘草（二两，炙） 粳米（半升）

上七味，以水一斗，煮取六升，去滓，内粳米，煮米熟，汤成去米，温服一升，日三服。

人参，赵刻本用"二两"，今据《玉函》、成本、《全书》改。

《外台秘要》云：文仲疗天行表里虚烦，不可攻者，竹叶汤，即本方。方后云，此仲景方。

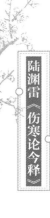

《和剂局方》云：竹叶石膏汤，治伤寒时气表里俱虚，遍身发热，心胸烦闷，或得汗已解，内无津液，虚羸少气，胸中烦满，气逆欲吐，及诸虚烦热，并宜服之。诸虚烦热与伤寒相似，但不恶寒，身不疼痛，头亦不痛，脉不紧数，即不可汗下，宜服此药。

《总病论》云：竹叶汤（即本方），治虚烦病，兼治中暍，渴，吐逆，而脉滑数者。

《直指方》云：竹叶石膏汤，治伏暑内外热炽，烦躁大渴。

《伤寒选录》云：竹叶汤，阳明汗多而渴，衄而渴欲水，水入即瘥，复渴，即本方，汤成去滓，入生姜自然汁三匙，再煎一沸服，神效。

《张氏医通》云：上半日嗽多，属胃中有火，竹叶石膏汤降泄之。

又云：唇青有二，若唇与爪甲俱青而烦渴引饮者，为热伏厥阴，竹叶石膏汤；若唇青厥冷而畏寒，振振欲擗地者，为寒犯少阴，真武汤。渊雷案：竹叶石膏汤能治烦渴引饮耳，若唇与爪甲俱青，乃体内缺少氧气所致，或有气喘证，或为白血病，竹叶石膏汤无能为力矣。

又云：夏月感冒，吐泻霍乱，甚则手足厥逆，少气，唇面爪甲皆青，六脉俱伏，而吐出酸秽，泻下臭恶，便溺黄赤者，此火伏于厥阴也，为热极似阴之候。急作地浆，煎竹叶石膏汤，误作寒治，必死。

渊雷案：此唇面爪甲皆青由于少气，即气喘，而少气由于火伏厥阴，火伏厥阴谓体内深处有热耳，无他深意。

《伤寒绪论》云：太阳证下之，头痛未除，唇寒面青，指头微厥，复发热者，为表邪内陷于阴分，虽头痛发热，不可用表药，宜竹叶石膏汤，瘥后虚烦不得眠，竹叶石膏汤。

雉间焕云：竹叶石膏汤，治枯燥气逆，或欲吐者。

《类聚方广义》云：竹叶石膏汤，治伤寒余热不退，烦冤咳嗽，渴而心下痞硬，或呕或哕者，麻疹痘疮亦同。

又云：治骨蒸劳热，咳而上气，衄血唾血，燥渴烦闷，不能眠者。

又云：治消渴贪饮不止，口舌干燥，身热不食，多梦寝汗，身体枯槁者，若大便不通，腹微满，舌上黑苔者，兼用调胃承气汤。

《方函口诀》云：此方治麦门冬汤之热候较甚（参看上文元坚之说），烦闷少气，或呕渴咳嗽者，同一石膏剂也。而此方与竹皮大丸（《金匮》方）专治上焦，白虎汤专治中焦，麻杏甘石、越婢加半夏关系肺部，大青龙特专表热，皆参照其方而可知也。又张璐玉之经验，宜病后虚渴而小便赤者云。

《先哲医话》云：福井枫亭曰：噤口痢虚烦，宜用竹叶石膏汤，或用百一选方之人参、黄连、陈皮、莲子四味，亦佳。此证发哕逆者不治。

《发秘》云：竹叶宜用生者，若夫淡苦，不必拘焉。

山田氏云：《证类本草》引梁陶弘景《名医别录》云：凡云一把者，二两为正。又云：《外台》引《集验》，有生姜四两，是当从矣。

钱氏云：竹叶性寒而止烦热，石膏入阳明而清胃热，半夏躅饮而止呕吐，人参补病后之虚，同麦冬而大添胃中之津液，又恐寒凉损胃，故用甘草和之，而又以粳米助其胃气也。

《金鉴》云：是方也，即白虎汤去知母，加人参、麦冬、半夏、竹叶，以大寒之剂，易为清补之方，此仲景白虎变方也。

夷坚志云：袁州天庆观主首王自正，病伤寒旬余，四肢乍冷乍热，头重气塞，唇寒面青，累日不能食，势已甚殆。医徐生诊之曰："脉极虚，是为阴证，必服桂枝汤乃可。"（信是阴证，岂有服桂枝汤者，恐记者之误）留药而归，未及煮，若有语之曰："何故不服竹叶石膏汤？"王回顾不见，如是者三，遂买见成药两帖，付童使煎，即尽其半，先时头不能举，若戴物千斤，倏尔轻清，唇亦渐暖，咽膈通畅，无所碍，悉服之少，顷，汗出如洗，径就睡，及平旦，脱然如常时。

《治瘟编》云：一妇人，发热微恶寒，心下苦闷，下利呕逆，舌上白苔，脐上动悸高，脉弦紧，与大柴胡汤，下利稍止，呕逆益剧，胸腹热炽，烦渴欲饮水，四肢微冷，脉沉紧，与竹叶石膏汤，服七剂而愈。

又云：席工为吉，年十二，下利日二三行，略无所苦，日日出游，一日，洞泄如注，凡六行，而眼陷鼻尖，身热炽盛，心下苦闷，呕逆，舌上白苔，渴欲饮水，脉沉紧，与竹叶石膏汤，五日而愈。

《橘窗书影》云：中川左右卫门弟，年二十有余，患暑疫，数十日不解，虚羸，脉细数，舌上无苔而干燥，好冷水，绝谷数日，烦冤极。余与竹叶石膏汤，服之二三日，烦渴解，食少进，后脉数不解，气血枯燥，大便难，与参胡芍药汤（人参、柴胡、芍药、枳实、黄芩、知母、地黄、甘草、麦冬、生姜），徐徐恢复，遂免危笃。

又云：今井左右橘女，外感后，寒热数日不解，咳嗽吐痰，不食，渐

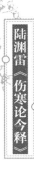

渐虚羸，殆将成劳。服柴胡剂数百帖，无效，余诊之曰："此暑邪内伏不得解也，宜讲伏暑之策。"与竹叶石膏汤加杏仁，五六日，热大解，咳嗽随止，食进，后与人参当归散（人参、当归、麦冬、地黄、桂枝、芍药、竹叶、粳米），虚羸复常。

又云：一老医曰，有一女子，年三十余，晚春感微邪，发作如疟，至季夏，尚未解，医三四辈杂治而不愈。一日，心下迫塞，如将气绝，余因有经验，与竹叶石膏汤，十余日而寒热去，食进，盗汗亦减。此全由心下有水气，不下利而发此症也。其他胸膈有水气之病，有吐水者，有眩晕者，有动悸者，皆以小半夏加茯苓石膏汤、半夏泻心加石膏汤等而取效，此说颇有理，而与余之治验颇暗合，因附于此。

又云：吉田秀贞妻，年三十，伤寒数月，热不解，脉虚数，舌上黄苔，不欲食，咳嗽甚，痰喘壅盛。余与竹叶石膏汤，二三日，热稍解，舌上湿润，小便色减，因与竹茹温胆汤（柴胡、橘皮、半夏、竹茹、茯苓、莎草、枳实、黄连、人参、桔梗、麦冬、甘草、生姜），痰退咳安，食大进，不日全快。

渊雷案：以上诸案，皆发热者，足证元坚说不误，若如原文伤寒解后，则不发热矣。

病人脉已解，而日暮微烦，以病新瘥，人强与谷，脾胃气尚弱，不能消谷，故今微烦，损谷则愈。

病人，《玉函》作"伤寒"。脉已解，谓更无病苦也，强与谷，劝令多食也，损谷，节减食饮也，此即食复之轻证。微烦必于日暮时，其理未明，平人体温，一日间亦有高下，日暮时最高。意者，新瘥胃弱而多食，故于体温最高时自觉微烦欤。

元坚云：病邪解除，既至勿药，则唯任调养，医之能事，于是毕矣。是故结以损谷则愈，亦所以例百病也矣。

《玉函经》此下复有一条云：病后劳复发热者，麦门冬汤主之。其方即《金匮要略·咳嗽上气篇》之方也。案麦门冬汤不治发热，竹叶石膏汤乃治发热，故元坚以为两条证方互错矣。麦门冬汤之用法治验，详《金匮要略今释》。